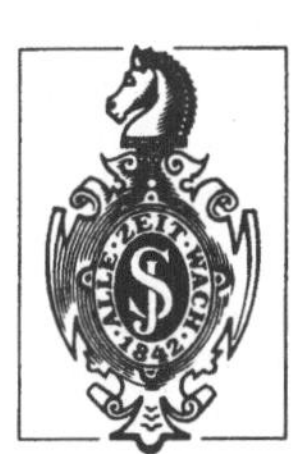

Probleme des Jugendalters

Neuere Sichtweisen

Herausgegeben von
E. Olbrich und E. Todt

Mit 22 Abbildungen und 50 Tabellen

Springer-Verlag
Berlin Heidelberg New York Tokyo 1984

Prof. Dr. Erhard Olbrich
Prof. Dr. Eberhard Todt

Justus Liebig-Universität Gießen, FB 06 Psychologie
Otto-Behaghel-Str. 10, 6300 Gießen

ISBN-13: 978-3-540-12444-3   e-ISBN: 978-3-642-69128-7
DOI: 10.1007/978-3-642-69128-7

CIP-Kurztitelaufnahme der Deutschen Bibliothek. Probleme des Jugendalters : neuere
Sichtweisen / hrsg. von E. Olbrich u. E. Todt. – Berlin; Heidelberg; New York; Tokyo:
Springer, 1984.
ISBN 3-540-12444-6 (Berlin, Heidelberg, New York, Tokyo)
ISBN 0-387-12444-6 (New York, Heidelberg, Berlin, Tokyo)
NE: Olbrich, Erhard [Hrsg.]

Druck- und Bindearbeiten: Beltz Offsetdruck, 6944 Hemsbach/Bergstr.
2126/3140-543210

VORWORT

In dem vorliegenden Buch geht es darum, in einer Zeit, in der in der Öffentlichkeit nach wie vor "Jugend" vor allem als gestörte bzw. störende Altersstufe apostrophiert wird, die wachsende Zahl an Befunden und Argumenten für eine veränderte Betrachtungsweise des Jugendalters zu sammeln und zu diskutieren.

Dabei geht es keineswegs darum, Probleme, die zu allen Zeiten bei und mit Jugendlichen beobachtet werden, zu negieren. Es soll vielmehr der quantitative und qualitative Stellenwert dieser Probleme für die Zeit des Jugendalters neu bestimmt werden.

Mit dem Jugendlichen, der die Herausforderungen des Jugendalters annimmt und erfolgreich bewältigt, wird hier gewissermaßen "die andere Seite der Medaille" trans-
parent gemacht.

Wir danken herzlich

> der Deutschen Forschungsgemeinschaft,
> dem Herrn Hessischen Kultusminister und
> der Werner REIMERS-Stiftung (Bad Homburg)

für mannigfaltige, besonders finanzielle Unterstützung unseres Vorhabens, ebenso
danken wir den Autoren[1] dieses Bandes sowie unseren Mitarbeiterinnen und Mitarbeitern F. HOLZ-EBELING, B. WOLF, R. SHAY, Dr. R. KRIEGER, I. DEIBEL, A. LEIPOLD,

L. BRÖDERL, A. KLEFFMANN und M. PETERS für ihre unermüdliche Hilfe bei der Planung und Durchführung unseres Vorhabens. Nicht zuletzt gilt unser Dank Herrn Dr. THIE-KÖTTER vom SPRINGER-Verlag für seine engagierte Förderung des Buches.

Gießen, im Januar 1984

E. OLBRICH   E. TODT

Anm. 1: Einen zunächst eingeplanten Beitrag konnten wir leider nicht mehr in diesen Band aufnehmen:

HÜBNER-FUNK, S.: Berufsbild in sozialökologischer Perspektive – Geschlechts- und umweltspezifische Strategien der Lehrstellensuche bei Hauptschulabsolventen. In: H. FRIEBEL (Hrsg.): Von der Schule in den Beruf ... Alltagserfahrungen Jugendlicher und sozialwissenschaftliche Deutung. Opladen 1983, S. 262-308;

ausführlicher in: HÜBNER-FUNK, S. et al.: Sozialisation und Umwelt, DJI Forschungsbericht, München 1983

TEILNEHMER

ANDERSSON, Bengt-Eric, Prof. Dr., Department of Educational Research, Stockholm,
    Institute of Education, FACK, S-10026 Stockholm, Schweden

BACHMAN, Jerald G., Dr., Program Director, Survey Research Center, Institute for
    Social Research, The University of Michigan, Ann Arbor, Mich. 48106, USA

BENDER-SZYMANSKI, Dorothee, Dr., Deutsches Institut für Internationale Pädagogische
    Forschung, Schloßstraße 29-31, 6000 Frankfurt/Main 90

COLEMAN, John C., Ph.D., The Sussex Trust, 23 New Road, Brighton BN 1 1WZ, England

DITTMANN-KOHLI, Freya, Dr., Max-Planck-Institut für Bildungsforschung, Letzeallee
    94, 1000 Berlin 33 (Dahlem)

EWERT, Otto, Prof. Dr., Psychologisches Institut, Universität Mainz, Jacob-Welder-
    Weg 18, 6500 Mainz 1

FOCKEN, Adalbert, Dr., Klinik für Kinder- und Jugendpsychiatrie Wichernstifte,
    2875 Ganderkesee 1 bei Delmenhorst

HOLZ-EBELING, Friederike, Dipl.-Psych., Fachbereich 06 Psychologie, Justus-Liebig-
    Universität, Otto-Behaghel-Straße 10, 6300 Gießen

LERNER, Richard M., Prof. Dr., College of Human Development, The Pennsylvania State
    University, University Park, Pennsylvania 16801, USA

MÖNKS, Franz, Prof. Dr., University of Nijmegen, Department of Psychology, Montes-
    sorilaan 3, NL-6500 HE Nijmegen, Niederlande

MUSSEN, Paul, Prof. Dr., Institute of Human Development, 1203 Tolman Hall, Berkeley,
    California 94720, USA

NEWMAN, Barbara M., Prof. Dr., 315 Campbell Hall, 1787 Neil Avenue, Columbus, Ohio
    43210, USA

NUNNER-WINKLER, Gertrud, Dr., Priv.-Doz., Max-Planck-Institut für psychologische
    Forschung, Leopoldstraße 24/26, 8000 München 40

OERTER, Rolf, Prof. Dr., Lehrstuhl für Entwicklungspsychologie und Pädagogische
    Psychologie, Universität München, Am Stadtpark 20, 8000 München 60

OFFER, Daniel, Prof. Dr., The University of Chicago, 29th Street and Ellis Avenue,
    Chicago, Ill. 60616, USA

OLBRICH, Erhard, Prof. Dr., Fachbereich 06 Psychologie, Justus-Liebig-Universität,
    Otto-Behaghel-Straße 10, 6300 Gießen

SEIFFGE-KRENKE, Inge, Dr., Fachbereich 06 Psychologie, Justus-Liebig-Universität,
    Otto-Behaghel-Straße 10, 6300 Gießen

SHAYE, Robin, Fachbereich 06 Psychologie, Justus-Liebig-Universität, Otto-Behaghel-
    Straße 10, 6300 Gießen

THOMAE, Hans, Prof. Dr., Psychologisches Institut der Universität Bonn, An der
    Schloßkirche 1, 5300 Bonn

TODT, Eberhard, Prof. Dr., Fachbereich 06 Psychologie, Justus-Liebig-Universität,
    Otto-Behaghel-Straße 10, 6300 Gießen

WOLF, Bernd, Dipl.-Psych., Fachbereich 06 Psychologie, Justus-Liebig-Universität,
    Otto-Behaghel-Straße 10, 6300 Gießen

INHALTSVERZEICHNIS

1.	Jugendalter - Zeit der Krise oder der produktiven Anpassung?	1
	Erhard OLBRICH	
1.1	Einleitung	1
1.2	Jugendalter: Umgrenzung eines Entwicklungsabschnittes	3
1.2.1	Beginn der Jugend	3
1.2.2	Ende der Jugend	3
1.2.3	Übergänge im Jugendalter - eine kurze Beschreibung	4
1.3	Geschichte der Jugend: Der Einfluß gesellschaftlicher Kräfte und Ideen	7
1.4	Produktive Anpassung im Jugendalter: Theoretische Vorläufer	11
1.4.1	Die psychoanalytische Konzeption	11
1.4.2	Neo-analytische Konzeptionen	14
1.4.2.1	Die Verbindung neo-analytischer und kognitiver Theorien bei Norma HAAN	16
1.4.2.2	Konkretisierung: Produktive Anpassung im neo-analytischen Konzept	18
1.4.3	Die kognitionspsychologische Konzeption	21
1.4.3.1	Entwicklung durch Bearbeitung von Entwicklungsaufgaben	21
1.4.3.2	Die Lösung von Entwicklungsaufgaben als produktive Anpassung	22
1.4.3.3	Produktive Anpassung im Jugendalter aus kognitionspsychologischer Sicht	25
1.4.3.4	Die Erfassung eigener Kompetenz (self-efficacy) als kognitiver Vermittler produktiver Anpassung	26
1.4.4	Die biographisch-deskriptive Konzeption	27
1.4.5	Die biokybernetische Konzeption	30

X

1.4.6	Jugend als Übergang aus dem sozialen Feld des Kindes in den Lebensraum des Erwachsenen	30
1.5	Coping und Entwicklung: Ein neuer Zugang zum Verständnis des Jugendalters	32
1.5.1	Coping	32
1.5.2	Coping und Entwicklung	34
1.6	Übersicht und Einordnung der Beiträge	36

2.	Eine neue Theorie der Adoleszenz *John COLEMAN*	49
2.1	Die psychoanalytische Theorie	50
2.2	Die soziologische Theorie	54
2.3	Empirische Belege	57
2.4	Eine neue Theorie	62

3.	Jugendliche als Produzenten ihrer eigenen Entwicklung *Richard M. LERNER*	69
3.1	Einleitung	69
3.2	Die Annahmen des kontextuellen Paradigmas	70
3.3	Implikationen der Vernetztheit und der kontinuierlichen Veränderung	71
3.4	Adoleszenz: Eine Entwicklungsperiode im gesamten Lebenslauf	72
3.5	Reziproke Beziehung zwischen Jugendlichen und ihrer sozialen Welt	75
3.6	Ein Modell der Passung von Jugendlichen und Umgebung	76
3.7	Die Bedeutung individueller physischer Merkmale	79
3.8	Die Bedeutung individueller Temperament-Merkmale	83
3.9	Schlußfolgerungen	85

4.	Formen der Auseinandersetzung mit Konflikt und Belastung im Jugendalter *Hans THOMAE*	89
4.1	Einleitung	89
4.2	Erlebte Belastung, Konflikt und Lebensalter	91
4.3	Formen der Auseinandersetzung mit Konflikt und Belastung	93
4.4	Coping-Arten normaler Jugendlicher	94
4.5	Zusammenfassende Charakteristik der Reaktionsformen auf Belastung im Jugendalter	99
4.6	Geschlechts- und kohortenspezifische Unterschiede	99
4.7	Vergleich der Reaktionen von gesunden und chronisch kranken Jugendlichen	103

4.8   Vergleich zwischen Reaktionshierarchien in der Jugendzeit und im hohen Alter   106

4.9   Diskussion   109

5.   Das Selbstbild normaler Jugendlicher   111
Daniel OFFER

5.1   Einleitung   111

5.2   Methode der Untersuchung   112

5.3   Ergebnisse der Untersuchung   113

5.3.1   Das psychologische Selbst des normalen Jugendlichen   113

5.3.1.1   Geschlecht, Alter und das psychologische Selbst   114

5.3.1.2   Generationswandel, Kultur und das psychologische Selbst   115

5.3.2   Das soziale Selbst des normalen Jugendlichen   116

5.3.2.1   Geschlecht, Alter und das soziale Selbst   118

5.3.2.2   Generationswandel, Kultur und soziales Selbst   118

5.3.3   Das sexuelle Selbst des normalen Jugendlichen   119

5.3.4   Das Familien-Selbst des normalen Jugendlichen   119

5.3.4.1   Generationswandel, Kultur und das Familien-Selbst   120

5.3.5   Das problembewältigende ("Coping"-) Selbst des normalen Jugendlichen   121

5.3.5.1   Geschlecht, Alter und das problembewältigende Selbst   122

5.3.5.2   Generationswandel, Kultur und das problembewältigende Selbst   123

5.3.6   Der Jugendliche mit abweichendem Verhalten   124

5.4   Diskussion der Ergebnisse   126

6.   Die Bedeutung des Bildungsniveaus für Selbstwertgefühl, berufsbezogene Einstellungen, Delinquenz und Drogenkonsum von Jugendlichen   131
Jerald G. BACHMAN

6.1   Einleitung   131

6.2   Beziehungen zwischen dem Selbstwertgefühl und anderen Variablen   135

6.3   Berufsbezogene Anspruchsniveaus und berufsbezogene Einstellungen   140

6.4   Delinquentes Verhalten   147

6.5   Drogenkonsum   149

6.6   Zusammenfassung und Diskussion der Befunde im Zusammenhang mit konstruktiven Anpassungsprozessen (Coping) im Jugendalter   155

7.   Selbstkonzept und Selbstkonzeptänderung als Mittler bei der Bewältigung von Anforderungen in der Adoleszenz   159
Eberhard TODT

XII

8.	Selbstkonzeptänderungen beim Eintritt von Mädchen in die Reifezeit *Otto EWERT*	179
8.1	Einleitung	179
8.2	Veränderungen des Selbstkonzepts als Differenzierung der wahrgenommenen Distanz von Selbst und bedeutsamen Personen aus dem sozialen Nahraum	180
8.3	Veränderung des Selbstkonzepts beim Jugendlichen als Polarisation von Zentrifugalität und Zentripetalität	182
9.	Zur Entwicklung der Handlungsstruktur im Jugendalter: Eine neue theoretische Perspektive *Rolf OERTER*	187
9.1	Einleitung	187
9.2	Die Entwicklung des Gegenstandsbezuges bei selbstverursachter Leistung	188
9.2.1	Leistung als selbsterzeugtes Resultat (S-0)	189
9.2.2	Leistung als Resultat eigener Anstrengung (S-A-0)	189
9.2.3	Leistung als Resultat von Anstrengung und Fähigkeit (S-F-A-0)	190
9.2.4	Leistung als selbstverursachtes Resultat vor delegierter Anstrengung und Fähigkeit (S- F-A-0)	191
9.2.5	Kognitive Strukturniveaus	194
9.3	Erweiterung des Ansatzes auf Planung, soziale Interaktion und auf die generelle Handlungsstruktur	195
9.3.1	Planungsniveau und Handlungsstruktur	195
9.3.2	Soziale Interaktion	197
9.4	Das Niveau des "reinen" Subjekts und seine Konsequenzen für die Entwicklung im Jugendalter	199
9.4.1	Reflexivität	200
9.4.2	Aufbau formallogischer Operationen	200
9.4.3	Passivität	200
9.4.4	Gefahr der Desorientierung	201
9.4.5	Tendenz zur Bildung von Subkulturen	202
9.4.6	Gefahr der Entstehung neuer Abhängigkeit	204
9.5	Zum Gewinn des vorliegenden theoretischen Zugangs	205
9.5.1	Nutzung der ökologischen Perspektive	205
9.5.2	Generelle Entwicklungsniveaus innerhalb unserer Kultur beyond childhood	206
9.5.3	Ableitung von relativ rasch wechselnden Erscheinungen aus den gleichen allgemeinen Annahmen	207

10.   Bedingungen der Bewältigung der Berufswahlproblematik
            im Jugendalter   209
            Dorothea BENDER-SZYMANSKI

10.1   Einleitung   209

10.2   Fragestellungen   210

10.3   Modellannahmen und ihre Operationalisierung   210

10.3.1   Die Antizipation von Handlungskonsequenzen   211

10.3.2   Die Bewertung der Handlungskonsequenzen   214

10.3.3   Die Handlungsbereitschaft   214

10.3.4   Die Verfügung über Entscheidungsregeln   215

10.4   Methodisches Vorgehen   216

10.5   Ergebnisse der Untersuchung   217

10.5.1   Zur Bewertung der antizipierten Berufs- und Ausbildungs-
            anforderungen zweier Alternativen anhand der Bewertungs-
            kriterien "Können", "Zutrauen" und "Interessen"   218

10.5.2   Zur Bewertung der antizipierten berufs- und ausbildungs-
            anforderungsunabhängigen Folgenerwartungen für zwei Ent-
            scheidungsalternativen   218

10.5.3   Zur Bereitschaft der Schüler, sich unter nachteiligen
            Bedingungen für eine vor einer anderen Alternative zu
            entscheiden   218

10.5.4   Zur Antizipation und zur Wahrnehmung von Berufs- und
            Ausbildungsanforderungen   219

10.5.5   Zur Antizipation und Wahrnehmung von anforderungsunabhängigen
            Entscheidungsfolgen   220

10.5.6   Zu den Bewertungen der Entscheidungsfolgen   221

10.5.7   Die Handlungsbereitschaft trotz negativ bewerteter Folgen   223

10.6   Zusammenfassung   224

11.   Die Bewältigung von Entwicklungsaufgaben bei Lehrlingen:
            Analyse- und Interventionsgesichtspunkte   227
            Freya DITTMANN-KOHLI

11.1   Einleitung: Ziele und Positionen   227

11.1.1   Entwicklungspsychologische Grundposition   227

11.1.2   Die Zielgruppe   228

11.1.3   Fragestellung und Zielsetzung   229

11.2   Theoretische Rahmenkonzeption   230

11.2.1   Das Aufgabenkonzept in der Entwicklungspsychologie   230

11.2.2   Allgemeinpsychologische Grundlagen   232

11.2.3   Alltagsaufgaben und kognitive Problemstellungen im Vergleich   233

11.2.4   Die Perspektive der Lebensbewältigung und ihre Differenzierung
            in Kompetenzbereiche   234

11.2.5   Verankerung des Aufgabenkonzepts in allgemeinen Persönlichkeits-
            konzeptionen   235

11.3   Das Klassifikationssystem für Lebens- oder Entwicklungs-
           aufgaben   237

11.3.1   Die sozial-ökologische Dimension und ihre Kategorien   237

11.3.2   Die transaktionale Dimension und ihre Kategorien   239

11.4   Die empirische Untersuchung   241

11.4.1   Die Stichprobe   242

11.4.2   Datensammlung   242

11.4.2.1   Die Umwelt   242

11.4.2.2   Das Interview   243

11.4.3   Datenanalyse   244

11.4.4   Ergebnisse   245

11.4.4.1   Extrapersonales Handeln   246

11.4.4.2   Interpersonelle Beziehungen   247

11.4.4.3   Intrapersonales Handeln   249

11.4.5   Zur Interpretation der Ergebnisse auf dem Hintergrund von
           Jugendtheorien   249

11.5   Interventionsgesichtspunkte   250

11.5.1   Sozialisation und Ausbildung im Jugendalter   250

11.5.2   Prinzipien zur Entwicklung von Interventionsprogrammen   252

11.5.3   Konstruktionsprinzipien für Interventionsprogramme   253

11.5.4   Transaktionale Leitlinien   254

11.5.5   Lebensweltliche Lerneinheiten   256

12.   Abwehr- und Bewältigungsprozesse in normalen und kritischen
           Lebenssituationen   259
           Rainer DÖBERT und Gertrud NUNNER-WINKLER

12.1   Einleitung   259

12.2   Kompetenzentwicklung als Bewältigungsressource: Die Entwicklung
           zunehmend realitätsgerechter und erklärungskräftiger ("wahrer")
           Selbstmordtheorien als Ressource für die (funktionale) Bewälti-
           gung von Selbstmordimpulsen   262

12.3   Abwehrprozesse in moralischen Konfliktsituationen   266

12.3.1   Das Bezugsproblem und die Konflikte zwischen moralischen und
           außermoralischen Interessen   266

12.3.2   Zur Definition und Operationalisierung von Abwehrmechanismen
           und Bewältigungsprozessen   269

12.3.3   Korrelate unterschiedlicher Abwehrstile   271

12.3.4   Auswirkungen unterschiedlicher Abwehr- und Bewältigungsstile   272

12.4   Bewältigung als "funktionale" Krisenbearbeitung oder als
           wahrheitsgemäße Situationsschematisierung?   275

13.   Die psychosoziale Entwicklung hochbegabter Jugendlicher   279
       Franz J. MÖNKS und Tamara J. FERGUSON

13.1   Einleitung   279

13.2   Ein Bezugsrahmen zur Analyse von Hochbegabung im Jugendalter   280

13.3   Ein Überblick über die Hochbegabtenliteratur   284

13.4   Einige Schlußfolgerungen   293

14.   Wie Jugendliche die erwachsene Generation und die
       Erwachsenenrolle wahrnehmen   297
       Bengt-Erik ANDERSSON

14.1   Einleitung   297

14.2   Jugendliche und Erwachsene beurteilen sich gegenseitig   298

14.3   Wahrnehmung der Charakteristika der Erwachsenenrolle durch
       Kinder und Jugendliche   307

14.4   Wahrnehmung des eigenen Status durch Jugendliche   311

15.   Persönlichkeit und politische Einstellungen im Jugendalter   317
       Paul MUSSEN

15.1   Einleitung   317

15.2   Voraussetzungen von Liberalismus und Konservatismus bei
       Erwachsenen   319

15.3   Ergebnisse   322

15.4   Persönlichkeit und Sozialisation in ihrer Beziehung zu
       politischen Orientierungen von Jugendlichen   326

15.5   Künftige Forschungsrichtungen   330

16.   Merkmale interpersonalen Verhaltens während der frühen
       Adoleszenz   333
       Barbara NEWMAN

16.1   Was ist interpersonales Verhalten?   333

16.2   Warum ist interpersonales Verhalten wichtig für die
       Beschäftigung mit Anpassungsprozessen im Jugendalter?   335

16.3   Welches sind die Merkmale interpersonalen Verhaltens in der
       frühen Adoleszenz?   336

16.4   In welchem Ausmaß stützen empirische Untersuchungen die
       Implikation, die wir aus diesen theoretischen Perspektiven
       abgeleitet haben?   339

16.4.1 Die Variationsbreite der Interaktionen   339

16.4.2 Egozentrismus   342

16.4.3 Soziales Urteil   343

16.4.4   Abwehrstile   345

16.4.5   Qualität von Interaktionen   346

16.4.6   Zusammenfassung der Merkmale interpersonalen Verhaltens   349

16.5   Ist das frühe Jugendalter eine sensible Phase für die
           Bildung eines interpersonalen Stils?   350

17.   Formen der Problembewältigung bei besonders belasteten
           Jugendlichen   353
           Inge SEIFFGE-KRENKE

17.1   Einleitung   353

17.2   Theoretischer Ausgangspunkt: Kontroverse Befunde zur
           Problembewältigung im Jugendalter   354

17.2.1   Kontinuierliche Bearbeitung von Entwicklungsaufgaben oder
           "Krise"?   354

17.2.2   Zunahme oder Abnahme psychischer Störungen in der Adoleszenz?   356

17.2.3   Geglückte Problembewältigung und depressive Stimmung?   357

17.2.4   Die ambivalente Funktion der Erwachsenen beim Prozeß der
           Problembewältigung: Rollenprobleme und mangelnde Toleranz   359

17.3   Das Konzept des Coping und seine Bedeutung für die Bearbeitung
           von Entwicklungsaufgaben   361

17.4   Fragestellung und Methode der Untersuchung   363

17.5   Ergebnisse   367

17.5.1   Problembelastung und Bewältigungsstrategien normaler
           Jugendlicher   367

17.5.1.1   Altersspezifische Unterschiede in der Problembewältigung   367

17.5.1.2   Geschlechtsspezifische Unterschiede in der Problembewältigung
           und ihre Beziehungen zum Selbstkonzept, zur Selbstreflexion
           und zur Behandlungsbereitschaft   370

17.5.2   Charakteristische Unterschiede in den wahrgenommenen Problemen
           und dem Umgang mit diesen Problemen bei besonders belasteten
           Jugendlichen   374

17.5.2.1   Problembewältigung bei besonders belasteten Jugendlichen:
           Beziehungen zum Selbstkonzept, zum Ausmaß der Selbstaufmerk-
           samkeit und zur Persönlichkeitsstruktur   374

17.5.2.2   Beziehungen zwischen den Kenntnissen über Möglichkeiten
           therapeutischer Hilfe und der Bereitschaft zur aktiven
           Mitarbeit in einer Behandlung   380

17.6   Diskussion der Befunde vor dem Hintergrund kompetenter Problem-
           bewältigung im Jugendalter   383

           Literaturverzeichnis   387

           Sachverzeichnis   423

           Namenverzeichnis   431

1. Jugendalter – Zeit der Krise oder der produktiven Anpassung?

E. Olbrich

1.1 Einleitung

"Unsere Zivilisation ist dem Untergang geweiht, wenn wir die unerhörten Taten
der Jugend nicht unterbinden" - so lesen wir auf einer 4000 Jahre alten Tafel, die
in der Gegend von Ur gefunden wurde (LAUER 1973, S. 176). Ähnlich erschreckt klin-
gende Beschreibungen der Jugend finden wir durch die Geschichte hindurch bei PLATO,
bei ARISTOTELES, bei LOCKE, SCHILLER und vielen anderen (BRAUNGART 1980). Bis heute
ist eine Orientierung an einem "Störreizmodell" der Entwicklung im Jugendalter
(THOMAE 1969) zu finden - auch in der wissenschaftlichen Literatur. Man denke nur
an die "Sturm- und Drangperiode" der emotionalen Entwicklung, die HALL (1904) beschrieb, an die "Identitätskrise" in der Persönlichkeitsentwicklung (ERIKSON 1950),
an den Jugendlichen, der sozialpsychologisch als "Marginalperson" verstanden wurde
(LEWIN 1948), man denke an die "Generationenkluft", die sich angeblich zwischen
einer jugendlichen Subkultur und der Erwachsenenwelt auftut (COLEMAN 1961), an das

Aufstellen von Problemkatalogen Jugendlicher (COLE 1961), den Aufweis von Störungen, Krisen und an vieles andere mehr. Es sind Bilder, die wir heute in den Medien ebenso wiederzufinden gewohnt sind wie in der privaten Diskussion.

Die Beiträge in diesem Buch gehen davon aus, daß während des Jugendalters ein beschleunigter und qualitativ sich wandelnder Entwicklungsprozeß abläuft. Dieser Prozeß wird vor allem in seinem ersten Drittel durch krisenhafte somatische, aber auch durch psychische und soziale Veränderungen bestimmt. Entwicklung stellt sich als eine Sequenz von miteinander verwobenen (interagierenden) Prozessen dar, die in der Regel auf eine produktive Anpassung an die Anforderungen des Jugendalters hinauslaufen. Es wird keineswegs übersehen, daß bei Adoleszenten, welche unter ungünstigen familiären Interaktionsbedingungen aufwachsen, die nur begrenzten Zugang zu ökonomischen Ressourcen, zu Ausbildungschancen, vor allem aber zu einem Milieu haben, das die Ausbildung von adäquaten Formen der Auseinandersetzung fördert, Störungen im Entwicklungsverlauf auftreten. Doch wird vorgeschlagen, nicht generell von "Störreizen" des Jugendalters sondern von "Entwicklungsreizen" zu sprechen. Damit sollen die Anforderungen zur Anpassung an veränderte somatische, soziale und psychische Bedingungen benannt werden, die doch in der Regel zu einer Weiterentwicklung beitragen.

Ziel dieses Kapitels ist es, nach einer kurzen Definition des Jugendalters hinsichtlich der angesprochenen Zeitspanne und der wichtigsten Veränderungen zunächst einen historischen Überblick über die Geschichte der Jugend und die Wurzeln eines Verständnisses des Jugendalters als einer Zeit der produktiven Auseinandersetzung mit Entwicklungsaufgaben zu geben. Es schließt sich eine Darstellung einiger klassicher Theorien von Entwicklung im Jugendalter an, in der akzentuierend herausgearbeitet wird, inwieweit sie bereits die Konzeption von produktiver Auseinandersetzung und Weiterentwicklung ansprechen.

Nachdem damit eine Basis für das Thema gelegt worden ist, können der Coping-Prozeß und die Verbindung von Coping und Entwicklung behandelt werden. Coping wird als eine aktuelle oder episodische (d.h. kurz andauernde) Form der Anpassung an Anforderungen verstanden, die mit habitualisierten Verhaltensprogrammen der Person nicht oder nicht mehr erfüllt werden können. Entwicklung wird als diachronischer Prozeß verstanden, als ein über eine längere Zeitspanne erstreckter Prozeß, in dem Späteres auf Früheres zurückgeht, soweit psychische und körperliche Elemente betroffen sind. Altersspezifische (normative) sowie non-normative Anforderungen aus dem sozialen und dem ökologischen Bereich werden in diesem Prozeß berücksichtigt und mitverarbeitet. Die Verbindung von Paradigmen der Coping-Forschung mit denen

der Entwicklungspsychologie wird im Element der produktiven Anpassung gesehen. Im
fünften Abschnitt dieser Einführung wird schließlich eine Übersicht und Einordnung
aller Einzelbeiträge gegeben, die während der Bad Homburger Konferenz vorgetragen
und diskutiert bzw. schriftlich vorgelegt wurden.

1.2   Jugendalter: Umgrenzung eines Entwicklungsabschnittes

Es ist schwer, eine allgemein akzeptierbare Definition des Jugendalters zu geben.
Mögen auch die Arbeiten über diesen Entwicklungsabschnitt in den letzten Jahrzehnten an Zahl stark zugenommen haben (HORNSTEIN 1966), ihre Unschärfe und Heterogenität ist nach wie vor nicht behoben. Eine erste Erklärung finden wir bei Dorothy
ROGERS (1972). Sie macht uns auf die verschiedenen Aspekte aufmerksam, unter denen
Jugendalter betrachtet wird: Es ist eine Periode körperlicher Entwicklung, Jugend
ist aber auch ein sozio-kulturelles Phänomen, sie kann als Altersspanne gesehen
werden, genausogut als eine distinkte Entwicklungsstufe, Jugend kann auch als eine
bestimmte Art zu empfinden, zu denken und zu leben verstanden werden. ROGERS selbst
sieht Jugend als einen Prozeß, einen komplexen Prozeß, in dessen Verlauf Einstellungen und Überzeugungen erworben werden, die für eine effiziente Teilhabe am gesellschaftlichen Leben notwendig sind (1972, S. 9). - Versuchen wir, diesen Prozeß zunächst zeitlich einzugrenzen, bevor wir ihn inhaltlich behandeln.

1.2.1   Beginn der Jugend

Das Jugendalter wird durch das biologische Geschehen der Pubeszenz (UNDEUTSCH
1981) eingeleitet. ANDERSON (1949) sieht vor allem die körperlichen Wachstumspro-
zesse, STRANG (1957) betont die sexuelle Reifung und ihre emotionalen, sozialen
und weiteren Begleitphänomene. In diesen Definitionen wird ebenso wie schon in
früheren (etwa HALL 1904; KRETSCHMER 1951) oder späteren (PETERSEN & TAYLOR 1980)
der Beginn der Adoleszenz durch die physiologischen und morphologischen Veränderungen der geschlechtlichen Reifung markiert. Psychische und soziale Veränderungen
werden als Begleitphänomene beschrieben.

1.2.2   Ende der Jugend

Unschärfer sind die Kriterien, die das Ende des Jugendalters markieren. Es sind
schon bei HALL (1904) in erster Linie psychische und soziale Merkmale.

4

In der anglo-amerikanischen Literatur (etwa CONGER 1973; KENISTON 1975; HAVIG-
HURST et al. 1975) ist in den beiden letzten Jahrzehnten eine Differenzierung akzeptiert worden, welche die Bedeutung solcher Kriterien hervorhebt. Es ist die
Unterscheidung zwischen "adolescence" und "youth". Adoleszenz wird als das Übergangsgeschehen definiert, das mit der Pubeszenz beginnt und das neben somatischen
durch psychische und soziale Veränderungen gekennzeichnet ist. Jugend dagegen bezeichnet den in den westlichen Kulturen deutlich verlängerten Abschnitt der Vorbereitung und Erreichung einer ökonomischen und sozialen Unabhängigkeit. Sie bezeichnet die in hochdifferenzierten und komplexen Gesellschaften verlängerte Lernphase,
die erst mit Erreichen einer "erwachsenen Funktionsfähigkeit" abgeschlossen ist. -
Diese Unterscheidung wollen wir nach Möglichkeit beibehalten, jedoch den Terminus
Jugendalter gebrauchen, wenn der gesamte Entwicklungsabschnitt von der Pubeszenz
bis zum Erwachsenenalter gemeint ist.

Versuchen wir, anhand von pädagogischen, psychologischen, psychiatrischen oder
soziologischen Umschreibungen festzuhalten, wie sich volle psychosoziale Reife darstellt, dann müssen wir sehr hohe Maßstäbe setzen. Jugend wäre nach ROTH (1969) beispielsweise erst dann beendet, wenn eine Strukturierung der inneren Welt, das Finden eines festen inneren Haltes, das Finden eines produktiven Gleichgewichtes zur
Welt, das Finden eines adäquaten Abstandes zu sich und der Welt und die Erlangung
der Kompetenz zur seelischen Auseinandersetzung abgeschlossen sind; Kriterien, die
wohl nur in wenigen Biographien jemals erfüllt werden. Konkreter bleibt UNDEUTSCH
(1981), der den Erwachsenenstatus dann als gegeben ansieht, wenn der junge Mensch
zivilrechtlich die Volljährigkeit erreicht hat, wenn er eine feste Stellung im Beruf eingenommen und eine eindeutige Entscheidung über seinen Familienstand getroffen hat. Allerdings sieht der Autor die mögliche Irrelevanz solcher externer Kriterien, brauchen sie doch nicht Entwicklung der Person zu repräsentieren, sondern
können genausogut Funktion äußerer Einflüsse sein.

Eine eindeutige Bestimmung des Erwachsenenstatus ist schwer zu gewinnen, nicht
nur wegen der Mehrdimensionalität der Prozesse, die zu ihm führen, sondern auch
aufgrund der schlichten Tatsache, daß Entwicklung im Erwachsenenalter andauert. Die
Bestimmung von Zielpunkten oder von zu erreichenden Kriterien kann also immer nur
eine künstliche Momentaufnahme sein, die das eigentlich Interessierende - hier die
besondere Prozeßqualität der autonomen Funktionen des Erwachsenen - nicht fassen
kann. - Was aber ist es, das das Übergangsgeschehen der Adoleszenz und Jugend inhaltlich ausmacht?

1.2.3 *Übergänge im Jugendalter - eine kurze Beschreibung*

Inhaltlich sind beim Bemühen um Definition des Jugendalters vor allem die relativ raschen Veränderungen hervorzuheben, die kognitive, persönlichkeitsspezifische,
soziale und biologische Prozesse in dieser Zeit durchlaufen. Kurz sei hier angedeutet, was an anderen Stellen dieses Buches klarer und umfassender ausgeführt wird. -

PIAGET (1947, 1977) hat die kognitiven Veränderungen gut beschrieben, die sich im Stadium der formalen Denkoperationen beobachten lassen: Der Jugendliche kann über konkret Gegebenes hinausdenken, er kann Hypothesen bilden und testen, er kann nicht nur vorausdenken und planen, er kann auch über alte Grenzen hinausdenken, neue Perspektiven suchen, umwerten, anderen Sinn im Bekannten suchen und finden; schließlich kann der Jugendliche jetzt nicht nur über sich, seine Gedanken und seine Welt nachdenken, er hat auch die Möglichkeit, mentale Operationen auf mentale Operationen selbst anzuwenden - und so zu einer Veränderung der Strategien des Denkens selbst beizutragen (vgl. ausführlicher bei KEATING 1980; in diesem Band bei MÖNKS und FERGUSON).

Die rapide und tiefgreifende Wandlung von psychischen und psychosozialen Prozessen in der Adoleszenz betont ERIKSON (1963). Er sieht den ersten Teil des Jugendalters als eine Zeit, "in der all die Gleichheit und Kontinuität, auf die zuvor Verlaß war, wieder in Frage gestellt wird" (S. 261). Hinter dem steht eine Wandlung nicht allein der Triebdynamik der heranwachsenden Person, sondern auch der Art, wie diese zum Ich und zur Umwelt in Beziehung tritt (deutlicher ausgeführt bei EWERT, bei OFFER und MUSSEN; vgl. auch COLEMAN, sowie DÖBERT und NUNNER-WINKLER in diesem Band).

SEIDMAN (1953) hebt soziale Veränderungen hervor, insbesondere eine Wandlung hinsichtlich des Gefühls der Zugehörigkeit: Nicht mehr die Gruppe der Kinder ist es, der sich der Jugendliche zugehörig fühlt, er erlebt sich als Mitglied einer Übergangsgruppe, die sich mehr und mehr den Erwachsenen annähert (dazu ANDERSSON in diesem Band). - Den Übergang hinsichtlich des gesellschaftlich zugeschriebenen Status betont HOLLINGSHEAD (1949). Jugendalter ist für ihn eine Periode, in der die Gesellschaft den Jugendlichen nicht länger als Kind betrachtet, ihm aber auch noch nicht den vollen Status und die Rollen sowie Funktionen des Erwachsenen zuspricht (mehr bei NEWMAN in diesem Band). Die wesentlichen Aspekte der Vorbereitung auf das berufliche Leben sowie des Überganges in den Beruf werden in der Literatur selten explizit angesprochen. Sie werden in diesem Band von TODT sowie von BENDER-SZYMANSKI und von DITTMAN-KOHLI behandelt.

Die Verarbeitungsprozesse, die in einem solchen offenen Zustand ablaufen und die oft den Charakter des Experimentierens tragen, betont SCHULZ. Er sieht Adoleszenz als "normative Krise", in deren Verlauf der junge Mensch "die Erlaubnis hat, mit verschiedenen Erwachsenenrollen zu experimentieren, ohne die Konsequenzen der vollen Verantwortlichkeit tragen zu müssen" (1972, S. 323). Wird hier noch eine primär soziale Perspektive zum Verständnis der produktiv-adaptiven Prozesse zugrundegelegt, so steht bei BLOS (1962) die ich-psychologische Perspektive im Vordergrund, wenn er Adoleszenz als letzte Stufe der psycho-sexuellen Entwicklung

sieht, in der "alle psychischen Prozesse der Anpassung" an die mit der Pubeszenz
aufgebrochenen genitalen Strebungen erarbeitet werden müssen (S. 2). Verarbeitungsprozesse behandeln alle Beiträge dieses Buches. Auf den Beitrag von THOMAE sei im
Zusammenhang von eher "normal" verlaufender Entwicklung, auf den von SEIFFGE-KRENKE
im Zusammenhang krisenhaft verlaufender Entwicklung verwiesen. Neue Erklärungen von
Entwicklung im Jugendalter bieten die theoretischen Beiträge von OERTER und COLEMAN.

Bis hierher zusammenfassend kann Jugendalter als Zeit der Entwicklung verstanden werden, die sich beim Übergang aus fremdbestimmter Kindheit in den eigenverantwortlichen Erwachsenenstatus abspielt. Der Beginn der Adoleszenz geht nach übereinstimmender Auffassung mit dem Beginn der Pubeszenz einher, also mit den biologischen Veränderungen des Organismus um die Zeit der geschlechtlichen Reifung. Diese
ist eine Zeit der "abschließenden, stark beschleunigt verlaufenden Entwicklung der
reifen Fortpflanzungsfähigkeit" (PETERSEN & TAYLOR 1980, S. 131), also wohlgemerkt
ein Abschnitt eines bereits intra-uterin begonnenen Kontinuums, der sich durch eine
besondere Entwicklungsgeschwindigkeit und vor allem durch qualitative Veränderungen
(veränderte Rückkoppelungen zwischen peripheren und zentralen Teilen des Hormonpro-
duktionssystems) auszeichnet.

Neben somatischen Veränderungen lösen soziale Einflüsse ebenso wie ökologische
und psychische die Adoleszenz (nicht Pubeszenz) aus. Sie alle beeinflussen auch
den Verlauf des Jugendalters. Historische und kulturelle Einflüsse, die im nächsten
Abschnitt beschrieben werden, belegen dies ebenso wie aktuelle gesellschaftliche
Zuweisungen von Erwachsenenrollen und resultierende Verhaltensplanungen des Individuums. In Verbindung damit sind altersnormierte Verhaltenserwartungen zu erwähnen
(NEUGARTEN & DATAN 1973). Nicht zuletzt aber spielt das subjektive Erleben einer
veränderten sozialen Gruppenzugehörigkeit eine Rolle, ebenso wie das weiterent-
wickelte Selbstkonzept des Jugendlichen (FILIPP 1979).

Der Durchsicht von über hundert Definitionen zufolge erstreckt sich das Jugendalter über die Zeit zwischen dem 9. und dem 26. Lebensjahr (MANASTER 1977). Sein
Ende ist erreicht, wenn das Individuum sich selbst als autonom und erwachsen definiert und ihm diese Definition auch sozial zugesprochen wird. Dabei ist "das" erwachsene Verhalten ebenso wie "das" jugendliche Verhalten nicht exakt zu fassen.
Entwicklung wird als Prozeß verstanden, der eine beachtliche interindividuelle,
über-situative und diachronische Varianz aufweist.

1.3 Geschichte der Jugend: Der Einfluß gesellschaftlicher Kräfte und Ideen

Folgen wir den Beschreibungen jugendlichen Verhaltens durch die Geschichte, dann beginnen wir, die Verschiedenheit der Lebensformen der Jugend - im totalitären Kriegerstaat Spartas, in der demokratischen Polis Trojas, in der Familie Roms, der "Zelle" im Imperium, in vielen anderen Gesellschaftsformen - zu verstehen. Ihre Prägung durch ökonomische und soziale Faktoren wird deutlich, vor allem aber gewinnen wir die Einsicht, daß es geistige Impulse, Ideen waren, die hinter solchen gesellschaftlichen Einflüssen auf die Jugend standen. Sie drücken sich in der vorherrschenden Konzeptualisierung von Jugend aus, sie beeinflussen pädagogische und Sozialisationsmaßnahmen und wirken auf die Selbstkonzeptualisierung der jungen Menschen ebenso wie auf ihr Verhalten.

HORNSTEIN (1966) zeigt solche Kräfte in seiner Geschichte der Jugend Europas, insbesondere Deutschlands. Ähnlich, wenn auch stärker an historischen und sozialen Faktoren orientiert, geht GILLIS (1974) vor, der deutsche und englische Jugendliche von der vorindustriellen Zeit bis in die Mitte unseres Jahrhunderts verfolgt.

Ein jugendspezifisches Element trat an der Schwelle der Neuzeit zum christlichen Menschenbild hinzu. Mit der Betonung kritischer Weite, vorrangiger Nutzung der Vernunft trat auch eine Beachtung "jugendlichen Naturells" hervor: Das "Jünglingsalter" wurde beschreibbar, jugendliches Fühlen, jugendliches Erleben und jugendliches Wollen wurden erfahrbar, und Jugend wurde zum ersten Mal als eine eigene Entwicklungsphase aufgefaßt. GILLIS (1974) meint, Jugend sei vor dem 18. Jahrhundert kaum definierbar gewesen. Er spricht zwar von Übergängen - der schrittweisen Lösung des Kindes von seiner Familie (oft schon um das 7./8. Lebensjahr), der partiellen Unabhängigkeit des Lehrlings, der Magd, des jungen Knechtes oder des Schülers, der außerhalb der Familie unterrichtet wurde. GILLIS zeigt aber ausdrücklich, daß Anforderungen und Aufgaben damals weniger sequentiell geordnet waren. Aktuelle Anforderungen waren gestellt und wurden erfüllt - auf das Alter ihrer Adressaten wurde wenig Rücksicht genommen. Lebensabschnitte waren wenig prägnant voneinander unterschieden.

Eine in unserem Kontext wesentliche Ausweitung erfuhr die Konzeptualisierung von Jugend durch die Philosophie und Pädagogik von ROUSSEAU. Das unverbildete Kind wird ihm zufolge im Jugendalter unweigerlich vor Konflikte gestellt: Geschlechtliches Verlangen und Gefühl brechen in ihm auf. Wesentlicher aber noch als das: der Jugendliche muß in eine Beziehung zur Gesellschaft treten, die durch die Selbstsucht der Menschen "verdorben" ist. Um davon nicht schlicht überschwemmt zu werden, kann der Jugendliche eine Art ideales "Gegenbild" entwickeln, ein Gegenbild, welches die tiefere, die idealere menschliche Wirklichkeit umfaßt. Der Erzieher kann helfen, eine

Instanz zu formen, die den Jugendlichen für den Kontakt mit der sozialen Wirklichkeit wappnet.

Ein solches Verständnis scheint durch die weitere Geschichte hindurch mit Jugend
verbunden sein. HORNSTEIN sieht es einerseits als eine pädagogisch nutzbare Kraft:
Durch "Ausschließen des unmittelbar Wirklichen und vom Erzieher als störend Empfundenen wird ein Raum abgegrenzt, in dem mit Hilfe von Einbildungskraft, ahnender Vorwegnahme und in die Zukunft gerichteter Träume" (S. 174) nicht nur eine jugendspezifische Innerlichkeit gefördert werden kann, sondern auch Evolution. Die soziale
Bedeutung dieses Verständnisses spricht HORNSTEIN an, wenn er ausführt: Jugend wird
zum erstenmal als Potenz erkannt, die es für die Verbesserung der menschlichen Angelegenheit zu nutzen gilt; sie ist das "Mutationspotential" der Gesellschaft, das
allerdings nur dann seine Zinsen abwirft, wenn man es mit der notwendigen Intensität behandelt" (S. 174). - Fügen wir dem noch eine persönlichkeitspsychologische
Interpretation hinzu: In der sowohl von Ideen als auch von vorgefundenen Interaktionen geprägten Konzeptualisierung des Jugendlichen liegt eine Quelle für die Entwicklung einer "Theorie von sich selbst" (EPSTEIN 1973), eines Selbstkonzeptes, das
Verhalten ausrichten kann. Die Nähe dieser "Theorie von sich selbst" zu den hand-
lungsleitenden Kognitionen (KUHL 1981) sollte nicht übersehen werden.

Bei von WEILLER scheint um 1800 dann eine förmliche Ontologisierung des Selbst
zu erfolgen. Weitere Stimmen sind zu nennen: HERDER hat die produktive Kraft der
Jugend betont. KLEIST "ist fasziniert, ja berauscht von der Vorstellung, daß der
Mensch sich seinen Lebensplan selbst wählen könne, ja müsse" (HORNSTEIN 1966, S.
181). REISER sieht deutlich, wie mit der Entdeckung eines Ich das Erleben gekoppelt ist, daß der Jugendliche auf unaufhebbare Weise von allen anderen Menschen
getrennt ist. HORNSTEINs Interpretation wirkt überzeugend, daß "die neue Form der
Erwachsenheit, wie sie durch die Aufklärung vor allem und die nachfolgenden geistigen Bewegungen entstanden war, nur zu erreichen war auf dem Weg über eine Zwischen-
stufe geistigen Ringens und jugendspezifischen Daseins" (S. 184).

Kritik an einer derartigen Auffassung regte sich schon früh. LESSING beispielsweise geißelte die Künstlichkeit und mangelnde Lebensfähigkeit solcher Konzeptualisierungen, indem er sie mit den Auswüchsen des "Wertherfiebers" in Zusammenhang
brachte, einer Welle elegischer Betrachtungen, von Träumen und Zurückweisungen der
äußeren Welt, die sogar eine Reihe von Selbstmorden einschloß.

Es kann jedoch gesagt werden, daß Jugend in der weiteren Geschichte nicht auf
sich selbst und die inneren Prozesse verwiesen blieb. Zu Beginn des 19. Jahrhunderts treten soziale Elemente in den Beschreibungen von Jugend hervor: Wir erkennen
sie in den Aktivitäten der Burschenschaften, in der Betonung des Nationalen, etwa
in der Heidelberger Romantik, im Erleben eines gemeinschaftlichen Kraftgefühls im
Soldatentum - bis hin zum Durchstehen der napoleonischen Freiheitskämpfe.

Die Industrialisierung verdeutlicht die Einbettung der Jugend - hinsichtlich
Verhalten sowie Konzeptualisierung - in ökonomische Zusammenhänge: Ideen scheinen

an den "Werktagsverstand" (HORNSTEIN 1966) verraten worden zu sein. GILLIS verdeutlicht: Aus wirtschaftlicher Notwendigkeit heraus mußten schon Kinder arbeiten. Mangel an eigenen Ressourcen zwang Jugendliche der Arbeiterklasse oft bis kurz vor der
Heirat und der Gründung eines eigenen Hausstandes im elterlichen Haushalt zu woh-
nen. - Andererseits begann sich in der Mittelklasse die Gruppe der Adoleszenten
herausbilden: Ökonomisch besser gestellte Eltern konnten ihre Kinder länger im
Haushalt behalten oder sie in eine sozial kontrollierte Umgebung (Schule) schicken.
Striktere Altersnormierung des Verhaltens und eine "Abbremsung" zu früher psychischer und sozialer Reifung waren die Regel für Jugendliche aus respektablen Eltern-
häusern. Dieses "Moratorium" unterschied sie von den Straßenjungen. GILLIS meint,
"ein wichtiger Teil des gemeinsamen Lebens war die Konformität mit den Konventionen
eines Mittelklasse-Lebenszyklus, der um 1900 bereits die Adoleszenz als einen natürlichen Part einer respektablen Gesellschaft ausmachte" (1974, S. 105). In der
ersten Hälfte unseres Jahrhunderts wurde dann das, was zunächst basierend auf besseren ökonomischen Bedingungen das Produkt einer besser gestellten Schicht gewesen
war, ein universelles Phänomen: die Adoleszenz.

Wie stark das soziale jugendspezifische Element geworden war, zeigen die Emanzi-
pations- und Aufstandsbewegungen der jungen Generation um die Jahrhundertwende. Sie
wurden als Strebungen gedeutet, ein Leben mit jugendspezifischen Rechten und Verhaltensweisen realisieren zu wollen. Andere sahen darin eine Reaktion gegen den Ab-
solutismus der Erziehung, eine Auflehnung gegen die bloße Rezeptivität, welche über-
mächtige Erwachsene und eine von ihnen geprägte Gesellschaft forderten. Wiederum
andere werten die Jugendbewegung als einen Protest gegen die Vermännlichung und Intellektualisierung des Lebens. Schließlich wird sie von einigen Historikern als
eine Vorbereitung auf den Nationalsozialismus gesehen.

Die Geschichte der deutschen Jugend muß jetzt den Wandervogel erwähnen, einen
Bund, der ohne elterliche, ohne schulische oder andere institutionalisierte Beglei-
tung ausschließlich im Interesse der Jugend arbeiten wollte. Spontaneität, Sensitivität, innovative Kräfte, die in einer gewissen Gegenposition zu Regulationen gesehen wurden, unter denen Jugendliche leben mußten, sollten gepflegt werden. - Die
breite Resonanz, die der Wandervogel fand, zeigt, daß mit solchen Ideen Kräfte in
der Jugend angesprochen wurden, die auch im weiteren Verlauf der Geschichte immer
wieder manifest wurden.

Schon in der Zeit vor 1914 begann dann eine Politisierung der Jugendbewegung.
Noch war sie heterogen, sowohl dem Sog des sozialistischen Lagers als auch der
rechtsgerichteten Gruppierungen ausgesetzt. Auch brachte der Erste Weltkrieg eine
Ernüchterung in die Jugend, die jetzt den oft spekulativen Weltsichten und dem
idealisierenden Selbstverständnis der Jahrzehnte zuvor eine Absage erteilte. -

Sinnfragen traten für die Jugend nach 1918 in den Vordergrund. Aber sie standen auf
dem Boden einer Bereitschaft zur Aktivität, zur Hingabe. Das Schlagwort vom "heroi-
schen Skeptizismus" kennzeichnet die Jugend der frühen zwanziger Jahre wohl recht
gut.

Die endzwanziger und die dreißiger Jahre zeigen den Weg in die Hitlerjugend. Sie
münden in das, was Arthur AXMANN mit heroisch klingendem Pathos die Bewegung der
"jungen Panzerbrecher" bezeichnet, eine Bewegung, deren Ende nur zu gut bekannt ist.
HORNSTEIN dazu: "Auch im Tod und Untergang ist es der Jugend vorbehalten, voranzu-
gehen und das bittere Ende, das die Erwachsenen ihr bereitet haben, bis zum letzten
auszukosten" (S. 306).

Für den Pädagogen und den Psychologen war es ein Weg, der unter dem "Faszinosum
der geschlossenen, kompromißlosen Bewegung" stand, der nach dem fortwährenden Zau-
dern und Zögern der Weimarer Republik von vielen Jugendlichen als Befreiung empfunden wurde. Nach SCHELSKY war die nicht mehr überschaubare Situation vor dem Dritten
Reich Auslöser eines Bedürfnisses nach Ideologie, das entstandene Lücken ausfüllen
sollte. - Wahrscheinlich haben auch solche äußeren Faktoren wie die geschickte Befriedigung vieler jugendlicher Bedürfnisse mitgewirkt. - Nicht übersehen werden
sollten Einbruchstellen für den Nationalsozialismus, welche die Jugendbewegung auf-
wies: die Verherrlichung eines Führer-Gefolgschaftsverhältnisses, eine Betonung des
Nationalen und nicht zuletzt eine erlebte Kraft im Einheitlichen und Geschlossenen.

Jugend erscheint in psychologischer Betrachtung nach wie vor durch Offenheit und
Nicht-Festgelegtheit beschreibbar. Jugend ist nach wie vor die Altersgruppe, die
evolutionäres oder manchmal revolutionäres Verhalten hervorbringt. Es ist jedoch
deutlich geworden, daß Entwicklungsmöglichkeiten der Jugend mißbraucht werden können. Externale Beeinflussungen - politische Strebungen - haben sich im Dritten
Reich die Entwicklungskraft der Jugend zunutze gemacht. Die "geistigen und moralischen Kräfte" fehlten, "die notwendig gewesen wären, dieser ins Freie strebenden
Jugend eine Wegweisung mitzugeben. So mußte die Jugendbewegung notwendig der Ver-
führung anheimfallen und einem Pfad folgen, den die Erwachsenen, ebenso richtungs-
los und gefährdet, aber wissender und verantwortlicher, gebahnt hatten" (HORNSTEIN
1966, S. 279).

Die Jugend nach 1945 ist wieder von Grund auf verwandelt. Die ungeheure materielle Not der Nachkriegsjahre und die veränderte geistige Situation lassen keinen Raum
mehr für idealisierende individuelle und gruppenspezifische Konzeptualisierungen.
Anknüpfungen an die ehemaligen Jugendbewegungen werden abgelehnt.

Zwar lassen sich in den folgenden Jahrzehnten immer wieder Etikettierungen der
Jugend finden, die einen Einfluß auf das Denken sowie auf Fremd- und Selbstkonzeptualisierungen genommen haben. Aber sie sind heterogen. SCHELSKY spricht von der
skeptischen Generation (1957), bei SALISBURY ist von einer zerrütteten Generation
die Rede (1962), BONDY spricht von der Generation ohne Bindung, in Amerika etwa
zur gleichen Zeit RIESMAN von der Generation ohne Engagement, BLOCHER (1966)
schließlich prägte das Schlagwort von der unauffindbaren Generation.

In den endsechziger Jahren steht dann die außerparlamentarische Opposition einer revoltierenden Jugend im Vordergrund bei prägnant klingenden, aber stereotypisierenden Charakterisierungen. In den siebziger Jahren gewinnt schließlich in den USA, geprägt durch KOHUT, das Schlagwort von der "me-generation" an Aufmerksamkeit, in der Bundesrepublik Deutschland ist es "Narziß, ein neuer Sozialisationstyp" (ZIEHE 1975). Sie werden im Kontext einer Zeit gedeutet, in der nicht nur die frühkindliche Sozialisation weniger Verbundenheit zwischen einer ambivalenten Mutter und ihrem Kleinkind erlaube, auch in späteren Entwicklungsabschnitten fehle die Verwurzelung, ebenso aber die Auseinandersetzung mit Normen. - Die Jugend der letzten Jahre ist durch ein weiches Engagement für die ökologische Bewegung und für den Frieden gekennzeichnet worden. Allerdings überschlagen sich in den letzten Jahren die Stereotypisierungen.

GILLIS (1974) findet, daß sich für die Jugend der Nachkriegszeit kein prägnantes Etikett mehr formulieren läßt. Heterogenität steht im Vordergrund. Adoleszente vollzogen eine Emanzipation, die sie in ihrem Effekt stärker als je zuvor auf ihre eigene Individualität verwies. Vielfalt der Erscheinungsformen von Jugend und ihrer Verhaltensäußerungen sind "das" hervorstechende Merkmal der Jugend der letzten Jahrzehnte. Die Gruppe der Gleichaltrigen ist zwar nach wie vor von Bedeutung für den Adoleszenten, sie variiert jedoch mit dem Alter, mit den jeweils vorherrschenden Aktivitäten, mit dem sozialen Umfeld. Tatsächlich scheint die Auseinandersetzung mit gesellschaftlichen Normen und mit der elterlichen Kontrolle heute zurückgetreten, die Auseinandersetzung mit der eigenen Person in den Vordergrund geraten zu sein. Allerdings bedarf dies einer exakteren geschichtlichen Bestätigung und einer besseren Untersuchung der Jugend der heutigen Zeit. Als Beitrag zu letzterem verstehen sich die Arbeiten in diesem Buch.

1.4   Produktive Anpassung im Jugendalter: Theoretische Vorläufer

In diesem Abschnitt sollen entwicklungspsychologische Theorien besprochen werden, die eine Konzeption von produktiver Anpassung vorwegnahmen oder die sie explizit enthalten. Es sind dies Theorien, die sowohl Entwicklung als auch Coping ansprechen.

1.4.1   Die psychoanalytische Konzeption

Die psychoanalytische Konzeption geht auf Sigmund FREUD (1905) zurück. In der Adoleszenz - der letzten Phase der Persönlichkeitsentwicklung - kristallisieren sich die bislang nur partiell ausgelebten Formen des Triebausdruckes in einer prägnannten Lebensorientierung. Sie wird von einem stärker gewordenen Ich mit der Umgebung des Adoleszenten - ihren Anforderungen und Restriktionen, aber auch ihren Chancen - in Einklang gebracht. Dies umschließt, daß Impulse, welche in der Kindheit noch nicht ausgelebt werden konnten, und solche, die auch jetzt nicht direkt befriedigt werden können, durch Abwehrmechanismen des Ich kontrolliert bzw. transformiert werden. Adoleszenz erlaubt eine Ausbalancierung unbewußter Dynamiken mit externalen Anforderungen sowie mit Normen: Denn jetzt werden Ich-Funktionen ausgebildet, die einerseits die Realität bewerten, andererseits für eine Integration bzw. für Kompromisse zwischen äußeren Anforderungen, Es-Impulsen und Über-Ich-Regulationen sorgen.

Doch geht die Lösung derartiger konflikthafter Aufgaben, die sich ja in der Regel als eine erstmalige Bewältigung und damit als Erarbeitung "neuer Programme" darstellen, kaum einmal ohne Ängste, manchmal geradezu mit panischen Befürchtungen ab. Nach FREUD steht einer großen mit den puberalen Veränderungen aufgebrochenen "Lustdynamik" eine tiefe Hoffnungslosigkeit gegenüber, die eine Bewältigung dieser Aufgaben im Sinne einer weiterführenden Integration zunächst fast ausweglos erscheinen läßt.

Allerdings sind diesbezügliche Ausführungen in den Arbeiten FREUDs uneinheitlich, wenig präzis. Anna FREUD meint 1958, das Jugendalter sei von der frühen Psychoanalyse überhaupt sehr stiefmütterlich behandelt worden. Eine der wesentlichen Annahmen von S. FREUD war ja gerade, daß die ersten vier oder fünf Lebensjahre die Persönlichkeit entscheidend prägen. Wenn auch eine lebenslange Flexibilität und Plastizität der Person von der heutigen Entwicklungspsychologie belegt worden ist, bleibt doch FREUDs Erkenntnis, daß alles spätere Verhalten "historisch" ist, also seine Ursprünge in der persönlichen Geschichte des Individuums hat. So sind Triebstrebungen, Objektbeziehungen und innerpsychische Mechanismen ihrer Regulation in der Adoleszenz immer Funktion früherer Prozesse; sie gehen in ihrer Dynamik immer auf frühere Quellen zurück. FREUD war es auch, der schon früh die Abwehrmechanismen erkannte. Dies sind bei ihm unbewußte Techniken zur Regulierung von Trieben und Affekten, die ebenso adaptiv wie pathologisch wirken können. Zwar hat erst Anna FREUD (1937) eine systematische Beschreibung und Klassifikation der Abwehrmechanismen vorgelegt. Doch finden sich bei Sigmund FREUD bereits Hinweise darauf, daß Verdrängung, Verschiebung oder Projektion einen pathologischen Charakter haben, während etwa Sublimierung, Unterdrückung, Altruismus und Humor als "reifere" Mechanismen des Ich bezeichnet werden (VAILLANT 1977, S. 78) - in unserer Terminologie: eine weiterführende Anpassung erlauben.

Anna FREUD (1936) stellt dann Ich-Prozesse in den Vordergrund ihrer Arbeit, nicht mehr unbewußte Mechanismen. Allerdings ist das Ich des Jugendlichen mit einer emi-

nent schweren Aufgabe konfrontiert, wenn wir einer Beschreibung folgen, die aus
"Das Ich und die Abwehrmechanismen" entnommen ist:

"Jetzt hat das Es mehr libidinöse Energien zur Verfügung und es richtet seine
Impulse undifferenziert auf alle Libidoobjekte, die verfügbar sind. Aggressive Im-
pulse werden intensiviert bis zur vollständigen Disziplinlosigkeit, Hunger wird zur
Gier und die Ungezogenheiten der Latenz münden in kriminelles Verhalten der Jugend.
Orale und anale Interessen, die längst untergetaucht schienen, kommen wieder an die
Oberfläche. Sauberkeit, die während der Latenz mühsam erworben wurde, weicht einem
Vergnügen an Schmutz und Unordnung, und anstelle von Bescheidenheit und Mitgefühl
finden wir exhibitionistische Tendenzen, Brutalität und Grausamkeit gegenüber Tieren. Die Reaktionsbildungen, die fest im Ich verwurzelt zu sein schienen, drohen
wieder zu zerfallen. Gleichzeitig kommen verschwundene Tendenzen wieder zum Vor-
schein. Ödipale Wünsche werden in Phantasien und Tagträumen erfüllt, sie sind kaum
verändert; bei Jungen rücken Kastrationsgedanken und bei Mädchen der Penisneid wieder in den Mittelpunkt der Aufmerksamkeit. Es sind nur sehr wenig neue Elemente in
diesen aufschießenden Kräften. Ihr Aufbrechen bringt die bekannten Inhalte der Kind-
heitssexualität wieder an die Oberfläche."

In einer solchen Situation - die Anna FREUD aufgrund ihrer Arbeit mit klinisch
auffälligen Jugendlichen beschrieb, bei denen Schwierigkeiten auftraten, sei es bei
der Neubearbeitung der Liebesbeziehungen zu den Eltern, beim Aufbau neuer Beziehungen zu heterosexuellen Partnern oder bei der Kontrolle verstärkter Es-Impulse - beginnt das Ich mit allen ihm zur Verfügung stehenden Methoden einen Kampf ums Überleben. Die Lösung libidinöser Beziehungen zu den Eltern wird durch (1) Verlagerung
von Libido auf andere erwachsene Personen (Idole, Führer, etc.) oder auf Gleichaltrige, durch (2) Umkehr der Affekte, (3) Rückzug der Libido auf sich selbst oder
durch (4) Regression versucht. Gelingen solche Formen einer mehr oder minder kon-
flikthaft verlaufenden Abwehr nicht, dann werden oft Asketizismus oder Kompromißlosigkeit praktiziert, klinisch auffälligere oder gar pathologische Formen der Abwehr: Der asketische Jugendliche ist voll von Mißtrauen gegenüber jeglicher Impuls-
äußerung. Nicht nur sexuelle und aggressive Strebungen werden bekämpft, manchmal
auch physiologische Bedürfnisse wie der Wunsch nach Schlaf, nach Nahrung oder anderen Formen des körperlichen Wohlbefindens. Ein "Krieg" gegen jegliche Form des Ver-
gnügens entbrennt. - Kompromißlosigkeit stellt sich als eine häufig intellektuali-
sierend begründete Bestrebung nach Klarheit des Erkennens und Analysierens dar, als
"Reinheit" im Befolgen moralischer und ästhetischer Prinzipien; Kompromisse zwischen
Körper und Geist, zwischen Liebe und Haß, zwischen Realität und Phantasie sind nahezu unmöglich.

Noch einmal sei gesagt: bei Anna FREUD überwiegen Beschreibungen von auffälligen
Formen der Abwehr. Sie sollen allerdings Prozesse demonstrieren, die auch bei der
"normalen" Bearbeitung der psycho-sexuellen Konflikte des Jugendalters ablaufen.
Jugend ist für die klassischen Psychoanalytiker eine Periode, in der glatt weiter-
fließendes und ungestört verlaufendes psychisches Wachstum unmöglich ist. Aller-

dings sind die Unruhen der Adoleszenz die äußeren Anzeichen einer innerlich vollzo-
genen Anpassung an die Triebkräfte der Pubertät und ihrer Folgezeit. Insofern gelten sie nur begrenzt als Gefährdung. Ihr Charakter von notwendigen Umorganisationen
in einer Periode der intensiven Weiterentwicklung wird herausgestellt.

KRIS hat ein solches Verständnis des Konfliktes so beschrieben: "Wir sind dahin
gekommen, den psychologischen Konflikt nicht mehr als unvermeidliches Zubehör der
Persönlichkeitsentwicklung zu betrachten, sondern auch - in gewissen Grenzen - als
einen wesentlichen Bestandteil und Antrieb. Wir sind im Begriff, die Ich-Entwicklung
nicht nur im Zusammenhang mit typischen Konflikten zu studieren, sondern auch im Hinblick darauf, wie weit die Fähigkeiten und Funktionen des Ich durch die Konflikt-
Verwirklichung entstehen und Autonomie gewinnen" (1977, S. 18 f, engl. Original
1952).

Bei Anna FREUD erhält die Bearbeitung der Konflikte des Jugendalters den Charakter einer notwendigen Entwicklungsarbeit. Sie beschreibt (1958) Jugendliche, bei
denen wenig oder kein emotionaler Aufruhr erkennbar wurde. Nur in den seltensten
Fällen waren dies junge Menschen, die mit einem zu geringen Triebpotential ausge-
stattet waren. Vielmehr hatten sie bereits als Kinder eine sehr starke Abwehr gegen
die eigenen Triebe aufgebaut. Sie wurden - so Anna FREUD - als Adoleszente durch
die Ergebnisse ihrer eigenen Arbeit in ihrer Entwicklung behindert.

Zusammenfassend scheint der Aufruhr der Adoleszenz in psychoanalytischer Sicht
unerläßlich zu sein. Er ist aber - zumindest seit dem einflußreichen Aufsatz von
Anna FREUD über "Adolescence" (1958) - nicht nur ein klinisch auffälliges, gefähr-
dendes Geschehen, sondern auch ein notwendiger und normaler Prozeß, der darauf hinausläuft, neue und effektive Formen der Kontrolle über stärker gewordene innerpsychische Kräfte zu erarbeiten. Eine weitere Auseinandersetzung mit der klassischen
psychoanalytischen Konzeption von Entwicklung findet sich bei COLEMAN in diesem
Band.

1.4.2 *Neo-analytische Konzeptionen*

Neo-analytische Konzeptionen von Entwicklung im Jugendalter sind durch eine stärkere Beachtung von Ich-Prozessen, ein klareres Verständnis der sozialen Einwirkungen
auf den Jugendlichen und auch durch eine Lösung von den oft einengenden Annahmen der
klassischen Psychoanalyse gekennzeichnet (ADELSON & DOEHRMAN 1980). Schon ERIKSON
(1950) und SULLIVAN (1953) sahen innerpsychische Prozesse nicht als allein entscheidend an, sie hoben soziale Beeinflussungen der Entwicklung hervor. - In unserem Kontext ist Peter BLOS (1962) zu nennen, der das Abwehrgeschehen differenzierter beschrieb: Er unterschied zwischen Abwehr und Coping - einer produktiven Form des Umgehens mit krisenhaften psychischen Situationen. Der Begriff des Coping wurde dann

bald von KROEBER (1963) sowie von HAAN (1963) näher expliziert. Beide Autoren fanden es an der Zeit, all die "rationalen, logischen, produktiven, weisen, kultivierten, liebevollen, verspielten und zärtlichen Aspekte menschlicher Ich-Aktion" (HAAN 1977, S. 36) begrifflich zu fassen und von denen der Abwehr abzuheben. "Coping impliziert Absicht, Wahl und flexiblen Wechsel, es ist der intersubjektiven Realität und Logik verpflichtet, es erlaubt und fordert den angemessenen Ausdruck von Affekten; Abwehr ist zwanghaft, ausschließend, sie ist starr und verzerrt die intersubjektive Realität und Logik. Sie erlaubt nur indirekt den Ausdruck von Affekten und wird von der Erwartung getragen, daß Angst behoben werden könne, ohne das Problem direkt anzugehen; ..." (HAAN 1977, S. 34). Nach HAAN sind es die grundlegend gleichen (generischen) Ich-Prozesse, die auf einer Dimension zwischen den Polen des Coping und des Defense, der produktiven Anpassung und der abwehrenden Bearbeitung, variieren.

In ihrem Modell der Ich-Prozesse beschreibt die Autorin die folgenden kognitiven, reflexiv-intrazeptiven, aufmerksamkeitszentrierenden und impulsregulierenden Prozesse:

<u>Tab. 1.1.</u> Taxonomie von Ich-Prozessen, unterschieden nach den Varianten des Coping und der Abwehr
(modifiziert nach HAAN 1977; die pathologischen Extremvarianten der zehn generischen Dimensionen, die Prozesse der Fragmentierung, werden hier nicht aufgeführt)

Generischer Ich-Prozeß	Coping	Abwehr
Kognitive Funktionen		
kognitive Unterscheidung	Objektivität	Isolierung
kognitive Trennung	Intellektualität	Intellektualisierung
Mittel-Ziel-Verknüpfung	logische Analyse	Rationalisierung
Reflexiv-intrazeptive Funktionen		
Reaktionsaufschub	Ambiguitätstoleranz	Zweifel
Einfühlungsvermögen	Empathie	Projektion
Zeitverschiebung	Regression im Dienste des Ich	Regression im Dienste des Ich
Aufmerksamkeitszentrierende Funktionen		
selektive Aufmerksamkeit	Konzentration	Verleugnung
Affektive Impulsregulierungen		
Bedürfnisverschiebung	Sublimierung	Verschiebung
Bedürfniswandlung	Substitution	Reaktionsbildung
Bedürfnishemmung	Unterdrückung	Verdrängung

Der Copingprozeß beginnt mit der Wahrnehmung einer Anforderungssituation. Diese wird nicht als ein passiver Prozeß isomorpher Abbildung gesehen. Vielmehr wird jede Anforderung nach Maßgabe von bereits bei der Person verfügbaren Programmen wahrgenommen. Mit anderen Worten: die Wahrnehmung einer Anforderungssituation löst in der Person jene bereits verfügbaren kognitiven, wert- und urteilsbezogenen, sozialbezogenen und zugleich motivationalen Programme aus, die sowohl eine Strukturierung der Anforderungssituation ermöglichen als auch ein Umgehen mit der wahrgenommenen Anforderungssituation. - Coping ist vor allem ein koordinierender Prozeß. Er umfaßt die Integration der ausgelösten kognitiven, wert- und urteilsbezogenen sowie sozialbezogenen Programme zugleich mit der Nutzung der affektiven und motivationalen Aktivation, die mit der Perzeption der Situation einhergeht. Coping erlaubt eine koordinierende Handlungsplanung - eine flüssige, sowohl die wahrgenommene Anforderung als auch die eigenen Programme integriert nutzende Vorbereitung einer Reaktion oder Handlung. Diese erweist sich dann in der Regel als an die situativen Forderungen angepaßt. Die Handlung nach Coping drückt mehr aus als das, was die Person mit ihren habitualisierten Verhaltensprogrammen leisten könnte; sie repräsentiert aber auch in ihren "neuen" Elementen immer noch die Person und ihre Verhaltenspotentiale. In diesen über die habitualisierten Koordinationen und Verhaltensplanungen hinausgehenden Verhaltensweisen wird der Bezug zu Entwicklung evident.

Wird die Person mit Anforderungen konfrontiert, welche über ihre Verhaltenspotentiale hinausgehen, dann kann der Copingprozeß gestört werden und Abwehr erfolgen. Störung kann schon bei der Wahrnehmung einsetzen, sie kann bei der motivationalen und affektiven Unterstützung des Handlungsplanes geschehen oder bei der Koordinierung der kognitiven, wert- und urteilsbezogenen sowie sozialbezogenen Programme. Erfolgt eine Handlung nach Abwehr, so ist diese in der Regel unangepaßt: sie gibt die Verhaltenspotentiale der Person nicht wieder.

Wenn hier von Programmen gesprochen wird, dann sind dies nicht etwa "geronnene" Strukturen. HAAN sieht sie dynamisch, veränderbar, aber auch als Voraussetzung für die Person, angesichts ständig wechselnder Erfahrungen mit sich und der Umwelt Konsistenz und Integrität im Erleben und Verhalten zu bewahren. In diesem Teil ihrer Konzeption verläßt die Autorin die neo-analytische Sichtweise und schließt sich an PIAGET an.

1.4.2.1 *Die Verbindung neo-analytischer und kognitiver Theorien bei Norma HAAN*

Um dies verständlicher zu machen, sei kurz auf PIAGETs Aussagen über die Entwicklung kognitiver Strukturen eingegangen (1969; 1973; vgl. auch MONTADA 1982). PIAGET beschreibt eine grundlegende Umorganisation der kognitiven Strukturen in

der Adoleszenz. Der Terminus "Strukturen" bezeichnet ein organisiertes Gefüge von
Beziehungen zwischen kognitiven Inhalten. Eine deutliche Analogie besteht zum Begriff des "Schemas". Ein Schema ist ein organisiertes Gefüge von Aktionen, das
durch Wiederholungen gefestigt ist und das - zumindest für eine Zeit - ein sinnvoll adaptives Verhalten des Individuums ermöglicht. Während der Begriff "Schema"
Handlungsmomente hervorhebt, sind mit dem Begriff "Struktur" eher operationale,
also kognitiv repräsentierte Elemente und Relationen angesprochen. Die Nähe beider
zum allgemein bekannten Begriff des Programms ist deutlich.

Um adaptives Handeln der Person zu gewährleisten, müssen kognitive Strukturen
der Person und Strukturen ihrer Umgebung ein ausreichendes Maß an Isomorphie aufweisen. Dies wird durch zwei Prozesse erreicht, PIAGET nennt sie Assimilation und
Akkommodation. Assimilation bezieht sich auf die Aufnahme von Erfahrungen über die
Umwelt sowie auf ihre Organisation nach Maßgabe von bereits beim Individuum verfügbaren Strukturen. Es sind also die bereits bei der Person entwickelten und zum Zeitpunkt der Wahrnehmung einer Anforderung verfügbaren Programme des Erfassens, aber
auch der Verarbeitung und der Reaktion, die mitbestimmen, was aufgenommen und für
das Verhalten der Person verwendet wird. So, wie schon die Pflanze Substanzen nach
Maßgabe ihrer eigenen Programme aufnimmt und in arteigene Substanzen umformt, so
macht ein aktiver, in bestimmter Weise geprägter Organismus Erfahrungen über seine
Umwelt. - Der Prozeß der Akkommodation beschreibt demgegenüber die Modifikation bereits existierender Strukturen nach Maßgabe von Merkmalen der Umweltgegebenheiten
sowie der Relationen zwischen ihnen.

Assimilation und Akkommodation stehen in einem Äquilibrationsverhältnis. Dies
ist Voraussetzung für adäquates "Funktionieren" der Person. Überwöge Assimilation,
dann würde das Individuum schon bald den Kontakt zu einer sich ständig wandelnden
Wirklichkeit.verlieren, es wäre unfähig, anders zu erkennen und zu beantworten als
das, was bereits "in ihm" ist. - Überwöge Akkommodation, dann wäre Kontinuität des
Erlebens und Verhaltens gefährdet. Beide Prozesse müssen angesichts ständiger Veränderungen in Individuum und Umwelt kontinuierlich stattfinden, beide müssen in
einem ständig sich wandelnden Ausgewogenheitsverhältnis stehen. Eine immer wieder
aufhebbare Disäquilibration ist in diesem Modell Voraussetzung für produktive Anpassung. Sie stellt sich als neue Äquilibration und als Entwicklung dar. So ist
es ein ständiges Neuverstehen der eigenen vertrauten Lebenssituation, das bei immer
wieder neu äquilibriert verlaufender Assimilation und Akkommodation abläuft. Derartige Ausgleichsprozesse zwischen Eigenerhaltung des Organismus (und Konsistenz
seiner Strukturen) sowie Berücksichtigung neuer Umweltgegebenheiten sind Voraussetzung für Anpassung.

18

In unserem Kontext scheint es sinnvoll, eine aktuelle Anpassung von der diachronischen zu unterscheiden. Erstere bezieht sich auf die Erfassung und adaptive Auseinandersetzung mit einer aktuellen oder kurzdauernden situativen Anforderung (Coping). Letztere ist Entwicklung, nämlich diachronische Veränderung der ausgewogen
ablaufenden assimilativen und akkommodativen Prozesse sowie dauerhafte Modifikation
der inneren Strukturen; sie kann als eine Sequenz von diachronisch interagierenden
aktuellen Anpassungen verstanden werden. - Entwicklung ist diachronische Veränderung, herbeigeführt durch aktuelle Anpassungen. Die aktuelle produktive Anpassung
ist Voraussetzung für die diachronische Veränderung. Kurz: Entwicklung ist der diachronische Prozeß der Interaktionen zwischen späteren Programmen der Interaktion
(Transaktion nach LAZARUS) des Individuums mit früheren.

1.4.2.2 Konkretisierung: Produktive Anpassung im neo-analytischen Konzept

Die Beschreibung der neuen kognitiven Kapazitäten des Jugendlichen, die bereits
im Abschnitt 1.2.3 erfolgte (vgl. KEATING 1980) und die von HAAN beschriebenen Ich-
Prozesse beim Coping, können unsere Position jetzt besser verdeutlichen: der Jugendliche hat die Kapazität zu produktivem Umgang mit Disäquilibration. Er kann neue
Wahrnehmungen, neue Definitionen seiner selbst und der Welt leisten. Er kann hypothetisch Handlungspläne durchspielen, er kann dabei alte Grenzen überschreiten -
kurz: Es ist ein "innovativer" Jugendlicher, welcher sowohl als Individuum als auch
als Angehöriger seiner Altersgruppe produktive Veränderungen in sich, seinem unmittelbaren Lebenskreis und in der Gesellschaft herbeiführen kann. Er besitzt ver-
besserte Fähigkeiten zur Erfassung der eigenen Person und seiner Umwelt. Er kann
aufgrund seiner neuen kognitiven Kapazitäten sicher Veränderungen, die in ihm
selbst vorgehen, in einer Art und Weise gewahr werden, die dem Kind noch verschlos-
sen war. Er ist ein reflektierender Beobachter der hormonellen Veränderungen in
seinem Körper, des Wandels in seinen Körperproportionen, er ist ein Mensch, der gesellschaftliche Verhältnisse nicht nur klarer erfaßt, sondern auch über sie nach-
denkt, der sie umkonstruieren und in immer wieder neuer Sicht einordnen kann. Mehr
als mit diesen kognitiven Kapazitäten angesprochen ist, geschieht in den Ich-Prozessen der Koordination wert- und urteilsbezogener, sozialbezogener und nicht zuletzt
affektiver Programme. Nicht zuletzt ist der Jugendliche - was sein Selbstbild angeht - ein flexiblerer Konstrukteur der Konzeption von sich selbst geworden. - Es
bleibt bei dieser Beschreibung der möglich gewordenen produktiven Auseinandersetzungen und Anpassungen des Jugendalters zu ergänzen, daß Teile davon schon bei
Kindern vorzufinden sind; andererseits erreichen nicht alle Jugendliche das Stadium
der formalen Denkoperationen bzw. den für solche "ideal" beschriebenen Möglichkeiten notwendigen Entwicklungsstand.

Die bisherigen Ausführungen auf Abwehr beziehend, können wir HAAN zustimmen, wenn sie feststellt, eine abwehrende Person sei einfach nicht all das, was sie sein kann. Konkret: sie nutzt weder bei der Erfassung situativer Gegebenheiten ihre potentiell verfügbaren Strukturen noch bei der Handlungsplanung und Handlung. Sie kann nicht wie die Person, die Coping nutzt, nach Maßgabe ihrer gesamten Verhaltenspotentiale koordinieren und handeln und dabei erreichen, daß sie Identität erlebt, ohne doch Wandlung und Entwicklung auszuschließen.

Die Wahl des jeweiligen Reaktionsmodus hängt HAAN zufolge von der jeweiligen Gesamtkonstellation personspezifischer und situativer Bedingungen ab. Individuen scheinen die produktive Lösung (Coping) von belastenden und krisenhaften Situationen vorzuziehen und erst dann zur Abwehr zu schreiten, wenn sie gezwungen sind - sei dies weil die situativen Anforderungen zu hoch sind oder sei es, weil die wahrgenommenen personspezifischen Ressourcen nicht ausreichen. Die Art der Verarbeitung ist also von einem offenen und dynamischen System abhängig, das externale Faktoren ebenso wie internale sowie Programme ihrer Verarbeitung umfaßt.

Forschungsbeispiele: Die bislang abstrakt beschriebene Konzeption von Norma HAAN kann an zwei Studien konkretisiert werden. Die erste verdeutlicht das Zusammenwirken von aktuellen Bemühungen um Verbesserungen des Coping und von diachronischer Veränderung der adaptiven Ich-Prozesse von Jugendlichen und jungen Erwachsenen.

ZSCHOCKE (1980) analysierte Coping und Entwicklung von 20 Jugendlichen und jungen Erwachsenen über den Zeitraum einer Fokaltherapie. Dies ist eine psychoanalytisch orientierte Form der Therapie, die Probleme und Konflikte des Klienten fokussiert bearbeitet, also Akzente sucht, um Thematiken strukturiert und diese in den Mittelpunkt des Arbeitens setzt. Fokaltherapien sind wesentlich kürzer als andere Formen der analytischen Therapie. ZSCHOCKEs Klienten (11 weiblich und 9 männlich) gingen je durch 25 Sitzungen.

Alle Therapiestunden wurden in einer standardisierten Form protokolliert. ZSCHOCKE wertete die Protokolle von drei Stunden am Beginn einer jeden Therapie (genauer die der 2. bis 4. Stunde), von drei Stunden in der Mitte jeder Therapie und von drei Stunden am Ende aus (22. bis 24. Stunde, die erste und die 25. Stunde wurden wegen ihrer besonderen Position nicht ausgewertet). Mit Hilfe des Ego-Q-Sort (HAAN 1977) maß ZSCHOCKE die von HAAN näher beschriebenen kognitiven, aufmerksamkeits-zentrierenden, reflexiv-intrazeptiven sowie affektregulierenden Prozesse in ihrer eher defensiven bzw. produktiv-adaptiven Art.

Es zeigte sich, daß Abwehr im Verlaufe einer Fokaltherapie mehr und mehr zurückging, Coping indessen über die 25 Wochen zunahm. Die kognitiven Funktionen der logischen Analyse und der Objektivität wurden ebenso verbessert wie die intrazeptiven Funktionen der Regression im Dienste des Ich und der Empathie sowie die affektregulierenden Prozesse der Sublimierung und der Unterdrückung. - Neben solchen Stärkungen von Ich-Prozessen, die produktive Anpassung erleichtern, waren längsschnittlich weniger Abwehrprozesse zu registrieren. Die defensiven Prozesse der Isolierung, der Intellektualisierung und der Rationalisierung waren am Ende der Therapien signifikant schwächer als zu Beginn; affektiv nutzten die Klienten weniger häufig Verdrängungen, Verschiebungen oder Reaktionsbildungen als zu Beginn der Therapien. Auch

Verleugnung als eine Aufmerksamkeit ablenkende Funktion war reduziert und Regressionen primitiver Art waren seltener geworden.

Die aktuelle Arbeit in einzelnen Therapiestunden führte also diachronisch zu einer Entwicklung von Ich-Prozessen im Sinne einer Reduzierung defensiver und einer Vermehrung produktiv-adaptiver Prozesse. Eine erste Erklärung dafür ergibt sich aus BALINTs (1972) Beschreibung einiger Prinzipien des therapeutischen Arbeitens: (1) Alles, was in den Therapiestunden geschieht, setzt Aktivität des Klienten voraus. (2) Der Klient muß offen sein, d.h. er muß bereit sein, alles auszudrücken, was ihm in den Sinn kommt. (3) Die Fokaltherapie ist interaktiv, d.h. Konflikte werden von Klient und Therapeut in der aktuellen Situation durchgearbeitet; dabei manipuliert oder dirigiert der Therapeut nicht, er ist lediglich bestrebt, den Fokus erkennen zu helfen und entsprechende Interpretationen des Klienten zu erleichtern. Allerdings scheinen sich Interaktionen zwischen Klient und Therapeut üblicherweise im Verlaufe einer Therapie zu ändern. BALINT (1972) berichtet, daß zu Beginn einer Therapie Interpretationen des Therapeuten etwa zehnmal häufiger sind als Einsichten des Klienten; diese Relation verändert sich auf etwa drei zu eins in der Mitte der Therapie und auf etwa eins zu eins am Ende einer "modalen" Therapie.

ZSCHOCKEs Studie verdeutlicht die theoretisch postulierte Interaktion zwischen aktuellen (oder episodischen) und diachronischen Effekten. Aktuelles Arbeiten in einzelnen Therapiesitzungen hat über die Zeit hin Entwicklungseffekte. Das aktuelle Arbeiten nutzt und verbessert Ich-Prozesse. Über die Zeit hin werden produktiv-adaptive Formen des Arbeitens des Ich chronifiziert. Gestützt auf klinische Erfahrungen können wir annehmen, daß solche chronifizierten Effekte weiter andauern. Psychotherapie wird hier als eine Sequenz von "Entwicklungsreizen" gesehen, die Ich-Prozesse der Person relativ überdauernd verändert.

Eine Längsschnittstudie von HAAN (1974) verdeutlicht Beziehungen zwischen relativ langdauernder Umorganisation der Persönlichkeit im Jugendalter und Ich-Funktionen von Erwachsenen. Diese Studie sei hier angeführt, um Langzeiteffekte des Coping in relativ globaler Weise zu verdeutlichen.

HAAN standen die Daten der Oakland Growth Study zur Verfügung. Sie konnte eine Gruppe von 49 Männern und 48 Frauen im Alter von etwa 37 Jahren danach klassifizieren, in welchem Verhältnis diese Coping- oder Abwehrprozesse einsetzten. Die gleichen Probanden waren schon als Jugendliche untersucht und hinsichtlich einer Vielzahl von Persönlichkeitsmerkmalen sowie Arten ihrer interpersonalen Interaktionen beschrieben worden.

Es zeigte sich, daß jene Frauen, die im Erwachsenenalter mehr Coping als Abwehr einsetzten, in ihrer Jugend durch hohe intellektuelle Kapazitäten ausgezeichnet gewesen waren. Sie hatten Unabhängigkeit geschätzt, sich selber lieber als Verursacher ihrer Aktionen denn als extern beeinflußt gesehen. Ihre Eltern hatten diese Frauen wenig respektiert. Gleichaltrigen gegenüber hatten sie ein Verhalten gezeigt, das von guten Beziehungen bis zu Ablehnung reichte. - Die Männer, die vorwiegend Coping zeigten, waren als Jugendliche gut kontrolliert gewesen, sie hatten sich anderen gegenüber kühl, manchmal herablassend gegeben. Intellektuell waren sie oft arrogant aufgetreten. Nach Auffassung ihrer Mütter hatten sie zuviel Zeit außerhalb des Hauses verbracht.

HAAN interpretiert ihre Befunde dahingehend, daß eine Periode der intensiven Umstrukturierung im Jugendalter Voraussetzung für die Entwicklung dauerhafter Formen der produktiven Anpassung im Erwachsenenalter zu sein scheint. Nach einer konfliktreich begonnenen Adoleszenz erarbeiteten die Männer und Frauen relativ autonom eine Veränderung ihrer Stile der Auseinandersetzung mit sozialen, mit kognitiven und psychischen Anforderungen. Dabei schien das Bestreben nach Unabhängigkeit, Initiative,

nach intellektueller Aktivität, das selbst Züge von Arroganz annehmen konnte, hilfreich zu sein. Bei den weiblichen Jugendlichen lag die Aktivität mehr im interpersonellen Bereich, bei den männlichen überwog internes Arbeiten.

Erwachsene Frauen, die mehr Abwehr- als Copingmechanismen zeigten, waren in ihrer
Jugend ängstlich und unsicher gewesen. Chancen für eine persönliche und soziale Umorientierung hatten sie kaum genutzt, hatten sich vielmehr überwiegend an anderen
orientiert, insbesondere an Erwachsenen. Oft hatten sie eine fremdbestimmte, eine
Art vorweggenommene Identität erreicht. Vielfach wurden sie von Schuldgefühlen ge-
plagt. - Die abwehrenden Männer waren auch als Jugendliche schon voller Abwehr gewesen. Ihr Verhalten war oft ängstlich, vorsichtig gewesen. Gleichaltrigen gegenüber wurden sie als zurückhaltend, ja, feindselig beschrieben. Auf der anderen Seite hatten sie Überaktivität im sozialen Bereich gezeigt.

Bis hierher *zusammenfassend* erhärten solche Befunde die Auffassung, wonach der
Einsatz von Ich-Prozessen von großer Bedeutung für die Entwicklung der Persönlichkeit während der Adoleszenz ist. Beim Bemühen um Entwicklung eigener Formen der
produktiven Anpassung nimmt jugendliches Verhalten Züge der krisenhaften Umorientierung an. Gemessen am Effekt sind diese eher Anzeichen der intensiven Bearbeitung
als der Störung. - Die Wahrscheinlichkeit aktueller Abwehr ist gegeben, jedoch
scheint produktive Anpassung - sieht man einmal darauf, daß die Mehrzahl aller Leben "gelingt" - die Regel zu sein. Hilfestellungen für die Entwicklung von Fähigkeiten zum Coping kann die Fokaltherapie geben. Es ist anzunehmen, daß andere Formen der Therapie, die auf eine Verbesserung von Ich-Funktionen zielen, ebenfalls
zur Verbesserung der produktiven Anpassung beitragen.

1.4.3 *Die kognitionspsychologische Konzeption*

Vorbemerkung zur Einordnung: Vor Behandlung der kognitionspsychologischen Konzeption von produktiver Anpassung im Jugendalter soll Entwicklung als ein Prozeß
der Lösung von Entwicklungsaufgaben beschrieben werden (HAVIGHURST et al. 1962;
HAVIGHURST 1972; NEWMAN & NEWMAN 1975). Erklärungen für solche Beschreibungen - so
wird argumentiert werden - kann die Copingforschung liefern (vgl. OLBRICH 1979).
Die kognitionspsychologische Konzeption des Coping dürfte auch Erklärungswert haben, wenn Entwicklung als Prozeß der Bewältigung von kritischen Lebensereignissen
oder Übergängen verstanden wird (FILIPP 1981; OLBRICH 1981), als produktives Umgehen mit everyday-hassles (FOLKMAN & LAZARUS 1981) oder als Bewältigung von Krisen
und Konflikten (ROSSI 1968; MOOS 1976). - Stellen wir zuerst kurz die Aussagen von
HAVIGHURST dar.

1.4.3.1 *Entwicklung durch Bearbeitung von Entwicklungsaufgaben*

Der Autor versteht das menschliche Leben als eine Sequenz von Entwicklungsaufgaben. Dies sind zu einer bestimmten Zeit in der Biographie gestellte Anforderungen,

deren erfolgreiche Bewältigung "zu Glück und Erfolg bei später gestellten Entwicklungsaufgaben beiträgt, während Mißerfolg zu Unglück des Individuums, zu Mißbilligung von seiten der Gesellschaft und zu Schwierigkeiten bei der Bewältigung späterer Aufgaben führt" (HAVIGHURST 1972, S. 2). - Entwicklungsaufgaben erwachsen aus drei Quellen: (1) den biologischen Kräften, die mit den Veränderungen des Organismus verbunden sind, (2) den sozio-kulturellen Anforderungen an das Individuum und (3) den psychischen Veränderungen, vor allem im Wertesystem der Person.

HAVIGHURST glaubt, daß es sensible Perioden gibt, in denen bestimmte Entwicklungsaufgaben besonders leicht gelöst werden können. Die meisten Menschen lernen und bewältigen an sie gestellte Anforderungen ja auch - und das je zur "richtigen" Zeit in ihrer Entwicklung und in der "üblichen" Sequenz. Nur wenn dies nicht der Fall ist, wird Entwicklung erschwert oder gestört.

In der Adoleszenz (zwischen 12 und 18 Jahren) stellen sich nach HAVIGHURST vor allem physische, soziale und emotionale Aufgaben:

1. Neue und reifere Beziehungen zu Gleichaltrigen beiderlei Geschlechts aufbauen.

2. Männliche oder weibliche Geschlechtsrollen übernehmen.

3. Das eigene Äußere akzeptieren und den eigenen Körper nutzen.

4. Emotional von den Eltern und von anderen Erwachsenen unabhängig werden.

5. Sich auf Heirat und Familienleben vorbereiten.

6. Eine berufliche Karriere vorbereiten.

7. Werte und ein ethisches System entwickeln, an dem sich Verhalten ausrichten kann, eine Überzeugung entwickeln.

8. Sozial verantwortliches Verhalten erstreben und erreichen.

Eindeutig steht bei HAVIGHURST Weiterentwicklung im Sinne einer produktiven Anpassung im Zentrum der Aussagen. Allerdings erklärt er nicht, wie sie erreicht wird. Er beschreibt - und wie oft kritisiert wird: sehr normativ -, zeigt aber nicht, welche Prozesse die Lösung der Aufgaben ermöglichen, wie Entwicklung vorangetrieben wird. Weder aktuell noch diachronisch wirkende "Mechanismen" werden angesprochen. Der Autor räumt zwar dem lernenden, dem erkennenden und kognitiv verarbeitenden Individuum eine Rolle bei der Lösung von Entwicklungsaufgaben ein. Allerdings bleibt er unspezifisch hinsichtlich der kognitiven Prozesse.

1.4.3.2 *Die Lösung von Entwicklungsaufgaben als produktive Anpassung*

Die kognitionspsychologische Konzeption von Coping kann herangezogen werden, um den Prozeß der Lösung von Entwicklungsaufgaben verständlich zu machen. Als wichtigste Variante soll die Copingtheorie von R.S. LAZARUS (1966; 1980) vorgestellt werden.

Es ist kein Zufall, daß kognitive Funktionen - vor allem solche der Aufnahme von Informationen - bei diesem Autor eine wesentliche Rolle spielen: LAZARUS' Arbeit der 50er Jahre befaßte sich mit der "new look perception" und hob die Aktivität des wahrnehmenden Subjektes bei der Aufnahme jeglicher Information heraus. -

Eine zweite Wurzel der Copingforschung ist in den Arbeiten des Autors über Streß zu suchen. LAZARUS begann sie in den späten 50er Jahren - damals vor allem als Laborforschung. Sie ist bis heute das Hauptarbeitsfeld seiner Arbeitsgruppe geblieben, wenngleich stärker im "Feld", in der Erforschung alltäglicher Belastungen des Lebens angesiedelt und vor allem: deutlicher mit entwicklungspsychologischen Fragestellungen verbunden.

Copingforschung begann bescheiden und eher als eine "Fußnote zur Streßtheorie" (ROSKIES & LAZARUS 1980, S. 45). Sie wurde aber zum zentralen Anliegen der neueren Modellbildungen über Streß und Streßverarbeitung. Copingtheorie wurde in jüngerer Zeit zur Erklärung von therapeutischen Prozessen ebenso herangezogen wie zur Erklärung der Verarbeitung von kritischen Lebensereignissen, von normativen Entwicklungsaufgaben oder Belastungen des Alltags. Sie wurde zu einer Theorie, die geeignet erscheint, neben aktuellen Anpassungen (von der Persönlichkeitspsychologie untersuchten Prozessen) diachronische adaptive Veränderungen, d.h. entwicklungspsychologische Prozesse zu erklären.

Weniger die Unterscheidung zwischen spezifischen Stressoren, auch nicht die von SELYE (1974) eingeführte Unterscheidung zwischen Eustreß und Distreß scheint in der Streßforschung weiterzuführen, sondern die relevantere Unterscheidung scheint darin zu liegen, ob ein Individuum effektiver oder weniger effektiv mit dem Stressor - oder in unserem Falle: der belastenden Entwicklungsaufgabe - umgeht. In der Tat steigt die Überzeugung sowohl bei Theoretikern und Forschern als auch bei Praktikern, daß Coping der entscheidende Prozeß ist: Das belastende Ereignis allein erklärt nicht, warum ein Individuum eine produktive oder nicht-produktive Anpassung vornimmt, warum es über die Zeit hin somatische, psychische oder soziale Funktionsstörungen zeigt oder nicht. Die Art des Umgehens mit dem Ereignis, seine Bewältigung ist es, die das jeweilige Verhaltensresultat eher erklärt. (COELHO, HAMBURG & ADAMS 1974; GOLDFRIED 1975; MEICHENBAUM 1977; MURPHY & MORIARTY 1976; KATSCHNIG 1980)

Der Copingprozeß: Coping ist nach LAZARUS ein Prozeß, der abläuft, wenn ein Individuum gewahr wird, daß Anforderungen, denen es sich gegenübergestellt sieht, für sein Wohlergehen hoch bedeutsam sind (d.h., wenn es sich in einer Situation der Gefährdung und Bedrohung oder in einer Situation der Herausforderung erlebt), wenn seine adaptiven Ressourcen stark beansprucht oder gar überfordert werden (LAZARUS et al. 1974; LAZARUS & LAUNIER 1978). - Die subjektive Einschätzung der Situation, ein kognitiver Prozeß, der affektive Bewertungskomponenten einschließt (primary appraisal), ist der erste Teil des Coping. - Die "secondary appraisal" beinhaltet dann das Abschätzen eigener Ressourcen zur Bewältigung der Bedrohung/Herausforderung; das schließt die Beachtung von Reaktionsalternativen ein. Die "secondary appraisal" stellt eine Beziehung zwischen Anforderung, Potentialen der Person und erwartetem Ausgang der geplanten Aktion her. Sie kann am besten als eine Hochrechnung verschiedener Ziel-Mittel-Effekt-Relationen verstanden werden. - Ihr kann sich ein weiterer kognitiver Prozeß anschließen, in dem das Individuum die Situation aufgrund vorausgesehener Effekte oder auch aufgrund weiterer Informationen bzw. anderer Strukturierungen der personspezifischen und situativen Komponenten neu einschätzt (tertiary appraisal). - Die verschiedenen Formen der Einschätzung treten nicht streng getrennt voneinander auf. Sie können ineinander übergehen und beeinflussen sich gegenseitig;beispielsweise wirkt die Einschätzung von Handlungskonsequenzen auf die Beurteilung der Bedrohlichkeit bzw. des Ausmaßes der Herausforderung zurück.

Der Copingprozeß ist kein starr oder stereotyp ablaufendes, sondern wie LAZARUS postuliert, ein sehr flüssiges Geschehen. - Er spielt sich auf kognitiver Ebene ab. Auch affektive Prozesse - die LAZARUS explizit berücksichtigt - sind kognitiv vermittelt. Die entscheidende Realität ist für LAZARUS die der kognitiven Repräsentationen. Auf dieser Ebene "begegnen" sich Variablen der Person und Variablen der Umgebung. Ausdrücklich spricht LAZARUS hier von einem "unit", einer Einheit: "Diese Einheit drückt die Transaktion zwischen Person und Umgebung in der Form kognitiver Prozesse aus" (LAZARUS et al. 1974, S. 307).

Das Ergebnis eines Copingprozesses kann sich als eine Aktion darstellen, die auf die Behebung einer Belastung, die Lösung einer Entwicklungsaufgabe oder die Weiterentwicklung personspezifischer Verhaltensprogramme zielt. Ein Copingprozeß kann auch emotionale Konsequenzen haben, er kann auf Erleichterung beim Ertragen eines Konfliktes oder einer nicht lösbaren Aufgabe hinauslaufen. Vereinfacht dargestellt ziehen lösbare Anforderungen eher problemorientiertes, kognitives Coping nach sich, während nicht lösbare Anforderungen in erster Linie emotionszentriert bearbeitet werden (BRAUKMANN et al. 1982).

Ausdrücklich wird hervorgehoben, daß Coping als ein Prozeß zu sehen ist, der dann einsetzt, wenn habitualisierte Verhaltensprogramme nicht mehr greifen. Er richtet sich nicht nur auf Bewältigung, sondern auch auf die Weiterentwicklung von Verhaltensprogrammen.

Die Arbeiten der Gruppe um LAZARUS sind in erster Linie mit episodischen, also mit Bewältigungsprozessen einer relativ kurzen Dauer befaßt. Allerdings werden in den letzten Jahren die Zeitspannen der Beobachtung ausgeweitet und Untersuchungen von (kristallisierten) Verhaltenseffekten des Coping verstärkt (vgl. die Arbeiten von FOLKMAN und LAZARUS seit 1980). Beziehungen zwischen kurz andauernden Copingprozessen (etwa Anpassung an eine kurze Alltagsbelastung) und länger dauernden Prozessen der Auseinandersetzung, wie sie beispielsweise ein kritisches Lebensereignis mit sich bringt, werden ebenso untersucht wie deren diachronische Entwicklungseffekte. Wir können diese Beziehungen als über die Zeit hinweg verlaufende Interaktion von Prozessen ansehen. Solche Interaktionen verdienen in unserem Kontext besondere Aufmerksamkeit.

1.4.3.3   Produktive Anpassung im Jugendalter aus kognitionspsychologischer Sicht

Versuchen wir, diese spezifische Darstellung des Copingprozesses auszuweiten und mit unserem Wissen um die Besonderheiten von Entwicklung im Jugendalter zu verbinden:

1. Von der Streßtheorie her argumentierend wurde klar, daß Streß nicht allein als pathogenes Phänomen zu sehen ist. Vielmehr kann ein Stressor ebenso Anlaß zur Entwicklung neuer und produktiver Formen der Anpassung sein.

2. Ähnliche Erkenntnisse sind im Rahmen der Krisentheorie erarbeitet worden (CAPLAN 1964; MOOS 1976). Nicht zuletzt hat die Forschung über kritische oder stressende Lebensereignisse gezeigt, daß es eher irreführend als weiterführend ist, einen universellen Belastungswert von kritischen Lebensereignissen anzunehmen (KATSCHNIG 1980; FILIPP 1981). Analoges gilt für das Studium von Übergangsperioden (OLBRICH 1981). Notwendig werden Studien, welche die Art der Aufnahme und der Verarbeitung des kritischen Ereignisses/Überganges berücksichtigen.

3. In anderer Perspektive haben sich klinische Psychologen und Therapeuten mit Coping befaßt. In deutlicher Praxisorientierung haben sie ihre Klienten bessere Fähigkeiten zur produktiven Anpassung gelehrt. Solche Arbeiten sind von kognitiven Verhaltenstherapeuten (BECK 1976; GOLDFRIED 1977; MAHONEY 1974; MEICHENBAUM 1977; vgl. auch ELLIS 1962; zusammenfassend BAADE 1980) ebenso geleistet worden wie von kognitiven Therapeuten (van QUECKELBERGHE 1980) und neoanalytisch orientierten Klinikern (vgl. ZSCHOCKE 1980). Gemeinsames und Komplementäres kann in all diesen Zugängen entdeckt werden.

4. Auf diesem Hintergrund sei noch einmal in Erinnerung gerufen, daß wir den Jugendlichen als einen aktiven Former sowohl seiner Wahrnehmung der belastenden Situation als auch seiner prospektiv orientierten Bewältigungsprozesse sehen. Dies ist schon aus dem Wenigen klargeworden, das in diesem Kapitel über Entwicklung im Jugendalter gesagt wurde. Fassen wir es kurz zusammen:

4.1 In ihrer *kognitiven* Entwicklung erreichen Jugendliche (in ihrer Mehrzahl) das Stadium der formalen Denkoperationen. Damit können sie das ganze Spektrum der Prozesse der primären, sekundären und tertiären kognitiven Bewertung voll ausnutzen. Die von PIAGET beschriebenen "neuen" kognitiven Fähigkeiten kommen vor allem der "secondary appraisal" - der Hochrechnung von Effekten des Einsatzes personspezifischer und sozialer Ressourcen zum Zwecke der Erreichung eines angestrebten Zieles - zugute.

4.2 Im Jugendalter beobachten wir eine intensivere *Dynamisierung* von Weiterentwicklung, die ihre Quellen oft in belastend erlebter und kognitiv zu verarbeitender Veränderung hat. An die somatischen und psychosomatischen Veränderungen sei erinnert, an die Lösung aus dem Elternhaus und die Orientierung an der Gruppe der Gleichaltrigen, an die jetzt vom Jugendlichen geforderte Lebens- und Berufsplanung, an die Entwicklung eigener Interessen, Wert- und Normsysteme. Obwohl von kognitiv orientierten Forschern nicht explizit beachtet, sei auch an die Dynamisierung erinnert, die im psychoanalytischen Modell mit dem Aufbrechen psychodynamischer und psychosozialer Kräfte angesprochen ist.

4.3 Schließlich sei eine formale, nicht inhaltliche Besonderheit der Entwicklung im Jugendalter als weitere Voraussetzung des Coping angesprochen. Es ist die *Unsicherheit bzw. Offenheit* dieses Entwicklungsabschnittes. Sie stellt sich ein, wenn habitualisierte Verhaltensprogramme versagen. Ihr Ausgang kann Weiterentwicklung ebenso wie Störung bedeuten.

Die Betonung der kognitiven Repräsentation und der Bewertung der Anforderung (primary appraisal), die Betonung der prospektiven Orientierung der bewältigenden Person (secondary appraisal) und nicht zuletzt die Betonung der Prozeßhaftigkeit des gesamten Geschehens, die sich in einer immer wiederholbaren re-appraisal ausdrückt, lassen Coping "nicht mehr als eine einfache Reaktion auf ein Ereignis, das geschehen ist, sondern als eine aktive Kraft beim Prägen dessen, was geschieht und dessen, was geschehen wird" erscheinen (ROSKIES & LAZARUS 1980, S. 44).

1.4.3.4   Die Erfassung eigener Kompetenz (self-efficacy) als kognitiver Vermittler produktiver Anpassung

BANDURAs (1977) Konzept der self-efficacy verdeutlicht, was ROSKIES und LAZARUS meinen. BANDURA vertritt die Auffassung, daß Erwartungen hinsichtlich der eigenen Kompetenz das Initiieren ebenso wie das Durchhalten von Coping beeinflussen.

"Die Stärke der Überzeugungen von der eigenen Effektivität beeinflußt wahrscheinlich, ob Menschen überhaupt versuchen, sich produktiv mit einer bestimmten Situation auseinanderzusetzen. An diesem Anfangspunkt hat die wahrgenommene self-efficacy einen Einfluß auf die Wahl des Verhaltensraumes des Individuums. Menschen fürchten bedrohliche Situationen und meiden sie, wenn sie annehmen, daß ihre Bewältigungskapazitäten überfordert werden, andererseits engagieren sie sich in Aktivitäten und verhalten sich selbstsicher, wenn sie ihrem Urteil zufolge fähig sind, bestimmte Situationen zu klären, die sonst vielleicht furchtauslösend sein könnten.

Die wahrgenommene self-efficacy kann ... über Erwartungen eines letztendlichen Erfolges all die Bewältigungsbemühungen beeinflussen, die weiterlaufen, nachdem Coping einmal begonnen wurde. Erwartungen der eigenen Wirksamkeit bestimmen, wieviel Anstrengungen Menschen unternehmen und wie lange sie angesichts von Widerständen und ungünstigen Umständen durchhalten. Je stärker die perzipierte self-efficacy, desto aktiver die Bemühungen. Jene Personen, die bei subjektiv bedrohlich erscheinenden Aktivitäten, die objektiv relativ sicher sind, durchhalten, werden korrektive Erfahrungen machen, die ihre Überzeugung von self-efficacy stärken und auf Dauer defensives Verhalten eliminieren. Jene Menschen, die zu früh erlahmen, werden ihre Erwartungen und Befürchtungen beibehalten, die sie nur behindern." (S. 193 f)

Vereinfachend können wir festhalten: Wer angesichts besonderer Entwicklungsaufgaben, von belastenden Lebensereignissen oder kritischen Veränderungen produktive Anpassung vollziehen will, muß nicht nur die Fähigkeiten haben, mit der Situation umzugehen; auch die Überzeugung oder der Glaube an die eigene Kompetenz hilft. Hier wird die Wichtigkeit der Konzeption von produktiver Anpassung im Jugendalter besonders deutlich. Aber es ist nicht nur eine Überzeugung von der "Kraft einer Idee", die hier vorgetragen wird. Die Prinzipien, die in der Copingtheorie als weiterführende Anpassung fordernd beschrieben wurden, erweisen in der kognitiven Verhaltenstherapie ihre Tragfähigkeit. Bei aller Divergenz der verschiedenen Auffassungen kognitiver Verhaltenstherapeuten glaubt MEICHENBAUM eine Reihe gemeinsamer Komponenten identifizieren zu können, die wir als therapeutische Faktoren wiedergeben. Wir nehmen

an, daß diese Komponenten therapeutischen Handelns nicht nur bei der Verhaltensmodifikation, sondern auch in der Alltagssituation der Entwicklung im Jugendalter
effektiv sind, sie also auch hier ihren Erklärungswert besitzen.

1. Es ist hilfreich, darüber zu informieren, welche Rolle Kognitionen beim Entstehen von (Entwicklungs-) Problemen spielen (etwa selbstabwertende Gedanken,
   Übernahme von Stereotypisierungen, Abwertungen von Strategien, etc.).

2. Eine selbständige Überwachung von negativen oder maladaptiven Aussagen über
   sich selbst und über das eigene Verhalten kann Quellen der Ineffizienz eigener
   Bewältigungen aufzeigen.

3. Grundlegende Strategien des Problemlösens (etwa Problemdefinition, Antizipation
   von Konsequenzen, bewertende Rückmeldungen, etc.; vgl. die Nähe zur primary,
   secondary und tertiary appraisal) sollten vermittelt werden.

4. Verhaltensmodelle sollten genutzt und die Effizienz prüfender und bestätigender
   Aussagen über das eigene Verhalten sollten ebenso eingeübt werden wie Aufmerk-
   samkeitszentrierung und positive Selbstbewertung.

5. Ein einfaches Training bestimmter Bewältigungsstrategien ist oft hilfreich.

6. Stufenweise schwerer werdende Aufgabenstellungen erleichtern das Erreichen
   schwerer Ziele.

Solche Prinzipien haben nicht nur in der Therapie ihre Nützlichkeit unter Beweis
gestellt. Information, Überprüfung und Rückmeldung, Unterweisung im Erarbeiten von
Programmen der Problembewältigung, Sensibilisierung für Verhaltensmodelle und Nutzung erfolgreicher Bewältigungsstrategien sind allgemeine Techniken des pädagogischen Handelns.

1.4.4 Die biographisch-deskriptive Konzeption

Die biographisch-deskriptive Konzeption von Formen der Reaktion auf belastende
Anforderungen geht auf THOMAE (1968) zurück. Der Autor beschreibt sie selbst in seinem Beitrag in diesem Band. So kann es hier genügen, die Grundzüge dieser Konzeption herauszustellen.

Um die Reichhaltigkeit individueller menschlicher Verhaltensweisen (idiographisch)
ebenso erfassen wie interpersonale Vergleiche anstellen zu können, die eine Ermittlung allgemeiner Persönlichkeitsmerkmale im Sinne einer nomothetischen Psychologie
erlauben, griff THOMAE auf die Beobachtung von Menschen in natürlichen Lebenssituationen zurück, auf ein sorgfältiges Erfassen der verschiedensten Ereignisse, Stimmungen und Aktivitäten "normaler" Menschen. Beobachtungen, Explorationen und Erhebungen von Biographien erlaubten ihm die Entwicklung eines Begriffssystems zur Beschreibung des "Mannes auf der Straße", auch des klinisch unauffälligen Jugendli-

chen und die Entwicklung seiner eigenen Theorie. Allgemeinere Aussagen wurden vorwiegend in formalen Kategorien eines höheren Generalisationsgrades getroffen. Kon-
kretisierend sei hinzugefügt: THOMAE nahm nicht nur ganze Biographien als Materialien auf, auch kleinere Einheiten wie beispielsweise einen Tageslauf (mit seinem
natürlichen Anfang und seinem natürlichen Ende) oder eine einzelne Situation (etwa
eine Testsitzung) wurden als relevante Einheiten der Beobachtung genützt. Damit
trat die Frage nach der Interaktion von Verhaltensweisen in zeitlich unterschiedlich langen biographischen Einheiten in den Vordergrund. Sie wurde zu einem aus-
drücklichen Forschungsanliegen.

Eine zentrale Rolle in dem hier interessierenden Ausschnitt aus THOMAEs Persönlichkeitstheorie spielen die Begriffe des Themas und der Technik. - Biographische
Analysen zeigten, daß Verhalten in alltäglichen Situationen ebenso wie in Situationen der besonderen Belastung oder Herausforderung thematisch strukturiert ist. Ein
Thema ergibt sich in der spezifischen Kombination eines Umwelt(ein)druckes und der
Bedürfnisse eines Menschen. Dabei interagieren Bedürfnisse nicht etwa "mechani-
stisch" mit situativen Gegebenheiten. THOMAE spricht von offenen thematischen Strukturen des Menschen, d.h. er sieht den Menschen nicht allein dem Determinismus von
Triebschicksalen und Veranlagungen oder von Umgebungszwängen ausgesetzt. Vielmehr
kommt eine Komponente der aktiven Strukturierung der Umwelt nach Maßgabe individueller Erkenntnismöglichkeiten ebenso ins Spiel wie ein Streben nach Verwirklichung von Bedürfnissen, Intentionen und nach Selbstverwirklichung. Ausdrücklich
betont THOMAE, daß menschliches Verhalten nicht allein von einer Tendenz zur Homöo-
stase bestimmt ist. Hier wird ein Entwicklungsfaktor angesprochen, der in den zuvor beschriebenen Konzeptionen nur unscharf erkennbar war.

Themen menschlicher Daseinsführung sind zwar prinzipiell unbegrenzt, es läßt
sich jedoch eine begrenzte Zahl von relativ universellen (d.h. über-individuellen)
Themen herausheben und definieren. THOMAE nennt sieben Basisthemen: 1. Regulative
Thematik, 2. Antizipatorische Regulation, 3. Daseinssteigerung/Aktivation, 4. Soziale Integration, 5. Soziale Abhebung, 6. Kreativität und Selbstverwirklichung sowie
7. Normative Thematik bzw. Bestrebung.

Solche Themen menschlicher Daseinsführung richten Verhalten in dem Sinne aus,
der durch das Thema prospektiv nahegelegt wird. Thematische Strukturierungen stellen eine Art Regulativ in dem Verhältnis zwischen Situation und Erleben und Verhalten des Individuums dar. Themen bzw. thematische Strukturierungen sind gleichsam die Überschriften, unter denen sich verschiedene instrumentelle Verhaltensweisen zusammenfassen lassen, welche insgesamt der Erreichung des Themas dienen.
Anders gewendet: das Thema bestimmt einen als sinnvoll empfundenen Endzustand in
einem aktuellen Lebensraum, d.h. in einer aktuell gegebenen Konstellation von Per-

son und ihrer Umwelt, instrumentelle *Daseinstechniken* sind die Mittel, sind konkretere Programme und Verhaltensformen, die das Individuum einsetzt, um den (thematisch) als sinnvoll empfundenen Zielzustand zu erreichen.

Daseinstechniken sind bei THOMAE nicht allein durch bewußt eingesetzte Formen der Auseinandersetzung definiert. Sie umfassen ausdrücklich auch unbewußte Mechanismen, wie sie sich in der Verdrängung oder in irrationalem Verhalten zeigen. Daseinstechniken sind alle phänomenal voneinander abhebbaren Formen des Verhaltens, die der Erreichung eines Verhaltenszieles dienen. Eine Beschreibung der Entwicklung seiner Kategorien, eine ausführliche Klassifikation sowie eine Definition der einzelnen Daseinstechniken gibt der Autor in diesem Band selbst. Global können wir unterteilen in

1. Leistungstechniken
   (Aktivitäten, die einen zielgerichteten, sachlich orientierten Leistungsaufwand implizieren),

2. Anpassungstechniken
   (das Gewicht liegt auf der Veränderung des eigenen Verhaltens bzw. der eigenen Reaktion zum Zwecke einer besseren Übereinstimmung mit der (subjektiv wahrgenommenen) Umwelt; Anpassung fordert weniger Energieaufwand von seiten des Individuums als Leistung, weil sie zumeist ein bereits beherrschtes oder ein lediglich variiertes Verhalten einsetzt),

3. Defensive Techniken
   (nicht etwa pathologische oder neurotische Techniken, sondern provisorische Regulation, die noch keine Übereinstimmung zwischen Organismus und Umwelt oder noch keine intersubjektive Übereinstimmung herstellen, z.B. die Ignorierung einer Situation - nicht im psychoanalytischen Sinne, sondern feldtheoretisch als "Nichtzulassen einer Situation im subjektiven Lebensraum" aufgefaßt - sieht nicht die Immobilisierung der Person und Störung der intersubjektiven Realität, sondern Chance und Ermöglichung eines erträglichen Daseins),

4. evasive oder exgressive Techniken
   (Verhaltensweisen, die ein Herausgehen aus einem Spannungsfeld beschreiben),

5. aggressive Verhaltensweisen
   (zielen auf die Schädigung anderer, auf ihre Unterwerfung oder auf das Bestreben, Widerstand mit Gewalt zu brechen).

Bei der Lektüre des Beitrages von THOMAE wird deutlich werden, daß sein deskriptiver Zugang zum Verständnis jugendlicher Formen der Auseinandersetzung nicht an jene Grenzen stößt, die eine Beschränkung auf analytische oder kognitionspsychologische Konzeptionen aufweist. Wenn THOMAE (1971) eine kognitive Theorie des Verhaltens entwickelt, können wir dies mehr als Akzentuierung eines phänomenologischen Zugangs verstehen (der der subjektiv wahrgenommenen und individuell kognitiv verarbeiteten Welt Bedeutung für die Reaktionsplanung und Reaktion zuschreibt) denn als theoretisches Bemühen, die "Mechanismen" des Kognizierens zu erklären. - Allerdings werden gerade in dieser Orientierung die Parallelen zu LAZARUS deutlich.

1.4.5 *Die biokybernetische Konzeption*

Die biokybernetische Konzeption von Coping sei nur kurz erwähnt. Sie wurde von
SCHÖNPFLUG (1979) sowie von SCHULZ und SCHÖNPFLUG (1981) vorgestellt und legt dem
Verständnis menschlichen Verhaltens kybernetische Modellvorstellungen zugrunde. Die
Betonung von Regelvorgängen, die Unterscheidung verschiedener Prozeßformen - etwa
fehlregulatorischer Prozesse, die auf Handlungsunsicherheit oder Ambiguität folgen
oder effektiver Regelprozesse - und die generelle Abwendung von den linearen Modellvorstellungen, die in der Psychologie immer noch überwiegen, verdienen Beachtung. Doch sind Arbeiten zum Coping im Jugendalter in Forschung und Anwendung noch
zu selten, um schon heute daraus konkrete Erklärungen für das hier behandelte komplexe Gebiet der produktiven Anpassung und Entwicklung ableiten zu können.

1.4.6 *Jugend als Übergang aus dem sozialen Feld des Kindes in den Lebensraum des Erwachsenen*

Die feldtheoretische Konzeption von Kurt LEWIN (1936; 1963) sei abschließend beschrieben. Sie stellt Entwicklung im Jugendalter als Bearbeitung eines in erster
Linie sozial definierten Überganges dar. Konkreter: diese frühe Theorie spricht
(1) eine Entwicklungsdynamik an, die aus der Erfahrung einer offenen und konflikthaften Situation herrührt, (2) sie beschreibt auf Adaptation zielende Feldkräfte
und postuliert (3) eine Verbindung zwischen personspezifischen und umgebungsspezi-
fischen Kräften in einem psychologischen Feld.

Verhalten ist nach LEWIN Funktion des "Lebensraumes" einer Person. Dies ist ein
Konstrukt, welches sowohl die Person als auch die ihr zugängliche Umgebung umfaßt,
"so, wie diese für jene existieren". Anders gewendet: der Lebensraum ist das Insgesamt subjektiver Kognitionen über die eigene Person und die Umwelt, er umfaßt biologische, psychische, soziale und ökologische Elemente, soweit sie die Person erfassen und voneinander abheben kann, und die Relationen zwischen diesen Elementen.

Im Jugendalter ereignet sich der Übergang aus dem Lebensraum des Kindes in den
Lebensraum des Erwachsenen. Während sowohl Kinder als auch Erwachsene relativ klare
Konzepte von ihrer Gruppenzugehörigkeit und entsprechenden Verhaltensstandards haben, nimmt der Adoleszente eine Zwischenstellung ein: kindgemäßes Verhalten wird
von ihm nicht mehr akzeptiert, erwachsenes Verhalten wird ihm noch nicht zugestan-
den. Der Ambiguität, die er in seiner sozialen Umwelt vorfindet, entspricht sein
unklar strukturierter Lebensraum. LEWIN sieht jugendliches Verhalten als Ausdruck
solcher Unsicherheit:

Scheu und Sensibilität des Adoleszenten auf der einen Seite und Aggressivität auf der anderen spiegeln die Widersprüchlichkeit und Unklarheit seines Lebensraumes.

Als "Marginalperson", die weder der Gruppe der Kinder noch jener der Erwachsenen angehört, erlebt der Adoleszente einen ständigen Konflikt zwischen den Einstellungen, Werten und Lebensstilen beider Gruppen; seine Zugehörigkeit zu diesen ist ebenso variabel und fließend wie die zur Gruppe seiner Gleichaltrigen.

Emotionale Spannungen ergeben sich als eine ganz natürliche Folge solcher Konflikte.

Die Bereitschaft, extreme oder radikale Positionen einzunehmen, ist in der Adoleszenz relativ groß.

Entwicklung im Lebensraum des Jugendlichen weist folgende Charakteristika auf:

1. Der Lebensraum wird ausgeweitet, sowohl hinsichtlich der Größe des psychischen Feldes, hinsichtlich der Menge seiner Elemente, hinsichtlich seiner Zeitperspektive und hinsichtlich der Realität des Repräsentierten.

2. Der Jugendliche vermag besser zwischen den Elementen seines Lebensraumes zu differenzieren, sei es hinsichtlich der Relationen zwischen diesen oder hinsichtlich ihrer Zuordnungen zu Bereichen des Lebensraumes.

3. Die Organisation im Lebensraum wird verbessert.

4. Die Organisation im Lebensraum wird flüssiger.

Entwicklung im Jugendalter wird durch die Anforderungen der sozialen Übergangssituation angeregt. Sie führen zu Ambiguität, ermöglichen aber auch relativ große Flüssigkeit. Die Ausweitung und Umstrukturierung des Lebensraumes verstärkt Unsicherheit, sie ist aber auch Voraussetzung für Differenzierung und neue Organisation. Die Übergangssituation wird als eine Konstellation von Anforderungen gesehen, die auf Weiterentwicklung drängen - in einen anfangs noch unklaren, aber phänomenal schärfer und schärfer werdenden subjektiven Lebensraum des Erwachsenen.

Personen, die nicht aus einem solchen jugendlichen Zwischenstatus herauskommen, werden von LEWIN als "ewige Marginalpersonen" bezeichnet. Ihr Marginalstatus bezieht sich nicht etwa allein auf die soziale Seite ihres Verhaltens. Schon in den Beschreibungen des marginalen Menschen von PARK (1928) oder von STONEQUIST (1937) wird ausgedrückt, daß eine enge Beziehung zwischen Marginalität, Verhalten und Selbstkonzept besteht: Marginalität - sei es als Mitglied einer Minorität, als Angehöriger einer fremden Kultur, Nationalität oder auch als "between-ager" - kann in der Person zu Zweifel und Unsicherheit hinsichtlich des eigenen Engagements für die Ziele und Werte der Umgebung führen, es kann zu Unsicherheit hinsichtlich der Tragfähigkeit der Konzeptualisierungen von sich selbst und der Welt beitragen. - Hier werden Erklärungen von Entwicklung angeboten, die vom Sozialen her kommend Verarbeitung im Individuum und Weiterentwicklung beschreiben.

1.5   Coping und Entwicklung: Ein neuer Zugang zum Verständnis des Jugendalters

Die soeben beschriebene Konzeptionen waren eine Grundlage für die Vorbereitung
der Bad Homburger Konferenz. Eine geschichtliche Basis für die Konzeptualisierung
von Jugend als einer Entwicklungsphase, in der eigenständige Lebensplanung beginnt, in der eine autonome Lebensführung vorbereitet wird, mehr noch: in der Möglichkeiten zur Gestaltung und Modifizierung sowohl individueller als auch gesellschaftlicher Formen des Lebens erkennbar werden, scheint zu existieren.

Unsere Sichtung einflußreicher psychologischer Theorien des Jugendalters hat
weiterhin klar gemacht, daß Jugend von ganz unterschiedlichen Perspektiven her als
eine biographische Periode angesehen wurde, in der individuell ebenso wie gruppen-
spezifisch eine besondere Entwicklungsdynamik zu verzeichnen ist. Wir haben diese
aus psychodynamischer und aus kognitiver, aus einer biographisch-phänomenologischen
und aus einer sozialpsychologischen Perspektive beschrieben. Sicher ist es erstre-
benswert, dies weiter zu differenzieren und zu ergänzen. Diese Einführung bietet
jedoch nur Platz, die wichtigsten Vorläufer der Konzeption zu behandeln, die in
der Bad Homburger Konferenz behandelt wurden. - Welche Verbindungen zwischen Prozessen der produktiven Anpassung und der Entwicklung im Jugendalter werden deutlich? Gehen wir diese Frage zunächst an, indem wir uns die Besonderheiten des Copingprozesses klarmachen.

1.5.1   Coping

Der Begriff des Coping taucht bis in die zweite Hälfte der 60er Jahre nur vereinzelt im Subject-Index der Psychological Abstracts auf. Nach 1966 nimmt die Zahl
von Arbeiten über diesen Prozeß jedoch rapide zu; es ist zu vermuten, daß das 1966
erschienene Buch von R.S. LAZARUS "Psychological stress and the coping process" dazu beigetragen hat, den Begriff an zentraler Stelle zu verwenden, wesentlicher noch:
den Prozeß des Coping zu untersuchen.

Trotz des steilen Anstieges der Anzahl von Arbeiten über Coping stellt PRYSTAV
(1981) immer noch eine unscharfe Definition des Begriffes, uneinheitliche Modellbildungen und Theorien sowie unbefriedigende Operationalisierungen in der Copingforschung fest. Dem Autor ist zuzustimmen, wenn er die Heterogenität und die ge-
fährliche Unschärfe des Begriffes und des gemeinten Prozesses kritisiert. Dies aber
zum Anlaß einer Eingrenzung oder Einengung zu nehmen, scheint nicht - oder noch
nicht - gerechtfertigt. Ohne die Gefahr verkleinern zu wollen, daß Coping den Charakter eines "umbrella-concept" erhält, eines Begriffes, der sehr weit aufgespannt
werden kann, der aber mehr abschirmt als daß er aufdeckt, soll hier versucht werden, das Konzept kritisch zu nutzen, um produktive Anpassung im Jugendalter zu erklären und um dem üblicherweise "erfolgreichen" Entwicklungsgeschehen in diesem Lebensabschnitt gerecht zu werden. Weiteren empirischen Arbeiten wird es vorbehalten
sein, eine Präzisierung und akzeptierbare Differenzierung, oder aber eine Eingrenzung des Coping zu leisten.

Coping wird im New WEBSTER's Dictionary als "erfolgreiches Umgehen" mit Anforderungen definiert, als "Streben oder Ringen mit gleicher Stärke". Coping bezeichnet einen andauernden Prozeß, in dem das Individuum aktiv auf die Erreichung eines Zieles hinarbeitet - durchaus mit guter Aussicht auf Erfolg, aber noch in der unentschiedenen Situation.

Soviel zur umgangssprachlichen Bedeutung. Was aber kennzeichnet Coping nach persönlichkeits- und entwicklungspsychologischen Theorien in übereinstimmender Weise?

1. Ambiguität als Voraussetzung des Coping: In den verschiedenen Schulen, die den Begriff verwenden, besteht Einigkeit darüber, daß Coping in der offenen Situation, einer Situation der Ambiguität oder der Disäquilibration abläuft. Es besteht auch Übereinstimmung darüber, daß es individuelle Aktivierung umschließt, die auf eine adaptive oder gar produktive Lösung der Situation hinzielt. Allerdings weichen Konzeptualisierungen des Prozesses, durch den produktive Anpassung erreicht wird, erheblich voneinander ab. Auch hinsichtlich des Aspekts der Entwicklung, die hier in erster Linie interessiert, bestehen divergierende Auffassungen.

2. Coping als multikausal determiniertes Geschehen auf verschiedenen Verhaltensebenen: Der Copingprozeß muß als multikausal determiniertes Geschehen verstanden werden. Er wird durch personspezifische und umgebungsspezifische Faktoren ausgelöst und beeinflußt. Coping manifestiert sich auf verschiedenen Verhaltensebenen, die miteinander interagieren. Eine koordinierende Funktion kommt in der psychoanalytischen und der neo-analytischen Konzeption dem Ich zu. In der kognitionspsychologischen Konzeption ist die kognitive Repräsentation und Bewertung die Konstruktebene, auf der Integration stattfindet. LEWINs Konstrukt des subjektiven Lebensraumes umfaßt alle Elemente, die beim Bewältigungsprozeß in eine dynamische Beziehung zueinander treten. THOMAE spricht von der aktuellen Integration aller Prozesse in der Person, die diachronisch in der Einheit der Biographie zusammengefaßt werden.

3. Dynamisierung: Coping wird stets durch eine Disäquilibration dynamisiert, die jedoch mit Hilfe von Potentialen der Person zur Veränderung ihrer adaptiven Programme zu Neuäquilibration und Weiterentwicklung führen kann. Dies schließt die soziale Unterstützung (vor allem durch "appraisal support", DUNKEL-SCHETTER & WORTMANN 1981) nicht aus. Wir können spezifizieren: In der neo-analytischen Konzeption ist es in erster Linie der Ausgleich zwischen konflikthaften Ansprüchen, der den Copingprozeß dynamisiert und dabei produktive Formen des Verhaltens hervorbringt. In der kognitionspsychologischen Konzeption wird der Prozeß durch eine kognitiv wahrgenommene Behebung der belastenden oder herausfordernden Anforderungen "angetrieben". Die prospektiv ausgerichtete Erfüllung von Anforderungen schließt produktive Adaption ein. THOMAEs thematische Strukturierungen und Daseinstechniken legen eine aktivistische Sicht des Verhaltens und der Entwicklung nahe.

4. Effekte des Coping: Coping ist nicht nur ein Prozeß, der Behebung oder Ausschaltung einer belastenden Anforderung oder einer Herausforderung zum Ziel hat. Coping erscheint auch als der Prozeß, der immer dann abläuft, wenn habitualisierte Verhaltensprogramme nicht mehr ausreichen. Eine Herausforderung/Belastung bzw. eine Disäquilibration ist offensichtlich Voraussetzung für eine produktive Anpassung oder Entwicklung. Diese erfolgt dann als eine neuintegrierende oder gar als eine prospektives Verhalten orientierende Leistung der Person.

1.5.2 *Coping und Entwicklung*

Das Konzept des Coping an eine zentrale Stelle in der Theorie jugendlicher Entwicklung zu rücken, heißt den Akzent vom "Stressor", der Krise oder dem Konflikt auf die Bewältigung zu verlagern. Konkret richtet sich unser Augenmerk jetzt weniger auf die belastenden Veränderungen, mit denen Jugendliche fertigzuwerden haben - auf die somatischen Veränderungen der geschlechtlichen Reifung, des arhythmischen Körperwachstums, etc., auch nicht primär auf die psychodynamischen Veränderungen des Wiederaufbrechens der ödipalen Konflikte, nicht auf die sozialen Veränderungen der Lösung aus dem Elternhaus, des Hineinwachsens in die Peer-Gruppe, nicht in erster Linie auf die kognitiven Veränderungen mit den neuentdeckten Möglichkeiten · formaler Denkoperationen, weniger auch auf die selbstbezogenen Veränderungen, die eine eigene Neukonzeptualisierung der Person mit ihren selbsterarbeiteten Werten, Normen und Plänen ebenso wie eine Lebensplanung umschließen - das Augenmerk richtet sich jetzt in erster Linie auf das Umgehen mit all diesen belastend oder herausfordernd erlebten Veränderungen, auf ihre Verarbeitung und auf die in der Regel ablaufende produktive Bewältigung. Coping als ein zentrales Konzept in der Jugendpsychologie zu verwenden, heißt die Möglichkeiten des Gelingens der Verarbeitung all der angesprochenen Veränderungen stärker zu beachten. Einer Entwicklungspsychologie der normalen Jugend wird damit die gleiche Chance eingeräumt wie einer Beachtung der problematischen, der krisenhaften oder der mißlingenden Formen jugendlicher Anpassung und Entwicklung.

Erste Erklärungen, wie diachronische Effekte des Coping zustandekommen, wurden aus neo-analytischer Sicht mit der Studie von ZSCHOCKE (1980) und unter Hinweis auf das therapeutische Arbeiten der Fokaltherapie vorgestellt. Kognitionspsychologische Erklärungsansätze wurden sowohl aus der Copingtheorie als auch aus den Arbeiten der kognitiven Verhaltensmodifikation hergeleitet. BANDURAs Betonung von self-efficacy unterstützt die Annahme der zentralen Bedeutung von Kognitionen. Allerdings sind im Arbeitskreis von LAZARUS auch nicht-kognitive Techniken wie beispielsweise Entspannungstechniken als Möglichkeiten der Streßreduktion und damit eines Coping nachgewiesen worden.

Die Mechanismen der Wirkung von Verhaltensmodellen, von sozialer Unterstützung (HOUSE 1981) und anderen Hilfen beim Coping sind noch wenig verstanden.

Vor allem aber fehlen noch Studien, welche direkt die Interaktion zwischen relativ kurzdauernden (oder episodischen) Copingprozessen über die Zeit hin verfolgen. Ein Modell, das die Interaktion von aktuellen und episodischen Prozessen über die Zeit hin verfolgt, ist bereits in den 50er Jahren von THOMAE (1951) skizziert worden. Es geht von einer prozeßorientierten Sicht der Persönlichkeit aus (vgl. THOMAE 1980), wie sie schon von ALLPORT (1938) mit seiner Definition der Persönlichkeit als einer dynamischen Interaktion derjenigen psychischen und physischen Elemente eines Organismus, die seine individuellen Anpassungen an die Umwelt bestimmen, grundgelegt worden ist. THOMAE differenziert zwischen Prozessen unterschiedlicher zeitlicher Erstreckung und sieht Persönlichkeitsentwicklung als eine Interaktion von aktuellen mit temporären sowie chronifizierten Prozessen. Verfestigungen und Verflüssigungen von Prozessen im Verlaufe der Zeit und die Bedingungen, unter denen diese auftreten, werden ins Zentrum einer Entwicklungspsychologie gerückt, die Coping als einen kurzdauernden Persönlichkeitsprozeß (der Person-Umwelt Interaktion) versteht, der im Kontinuum des Lebenslaufes seine diachronische Ausweitung (der Prozeß-Prozeß Interaktion) erfährt.

Eine derartige Auffassung zu präzisieren und dabei sowohl die episodischen Interaktionen zwischen je gegebenen externalen/internen Anforderungen/Herausforderungen und personspezifischen Potentialen herauszuarbeiten, als auch den Prozeß der diachronischen Veränderung dieser episodischen Prozesse näher zu beleuchten, war ein Ziel der Bad Homburger Konferenz.

Ein zweites Ziel war die kritische Auseinandersetzung mit der "Störreizkonzeption" des Jugendalters und die Beantwortung der Frage, ob Jugendliche heute - trotz der Vielzahl von Stimmen aus den Medien, aus psychologischer und pädagogischer Praxis und aus der Wissenschaft, die Konflikthaftigkeit des Entwicklungsgeschehens im Jugendalter betonen - nicht doch in erster Linie zu produktiver Anpassung und zu einem "gelingenden" Vollzug des Überganges von der Kindheit ins Erwachsenenalter fähig sind. Damit kann einer Theorie, die eine Verbindung der Paradigmen der Copingforschung und der Entwicklungspsychologie anstrebt, eine Basis gegeben werden.

1.6 Übersicht und Einordnung der Beiträge

In diesem Abschnitt werden die neueren Befunde und die von den Teilnehmern der
Bad Homburger Konferenz vertretenen theoretischen Sichtweisen kurz und überblick-
artig referiert. Das mag dem Leser helfen, jene Beiträge gezielt auszuwählen, die
für ihn interessant und wichtig sind. Es soll aber vor allem anknüpfen an die historische Betrachtung und den zuvor versuchten Aufweis der produktiven Anpassung
in den klassischen Theorien des Jugendalters. Es soll gezeigt werden, wie diese
weitergeführt wurden und noch weiterzuführen sind.

Die ersten drei Aufsätze von COLEMAN, LERNER und THOMAE sind als Schritte auf
dem Wege zu einer neuen Theorie der Entwicklung im Jugendalter zu sehen. Gemeinsam
ist ihnen die Betonung der Aktivität der Person in ihrer Auseinandersetzung mit
dem Übergangsgeschehen. Der Jugendliche - mit seinen physischen Merkmalen und seinem Temperament (LERNER) - wirkt nicht nur auf seine Umgebung ein und erfährt von
ihr auf ihn abgestimmte Reaktionen. Er nimmt sie auch nach Maßgabe seiner individuellen Erkenntnismöglichkeiten wahr und handelt, indem er selegiert und fokussiert,
eine oder einige Anforderungen aufgreift und bearbeitet (COLEMAN). THOMAE stellt
heraus, daß Jugendliche ihr Verhalten unter Einsatz von thematisch strukturierten
instrumentellen Verhaltensprogrammen und -techniken regulieren. Kognitive Repräsentation und Planung des eigenen Verhaltens sind die Hauptcharakteristika des Geschehens, welches die Bearbeitung der Übergänge im Jugendalter erklärt. Soviel zur
allgemeinen Charakterisierung dieser Beiträge.

COLEMAN stellt am Beginn seines Aufrisses einer neuen Theorie des Jugendalters
die beiden heute führenden Ansätze zu ihrer Erklärung dar: Den psychoanalytischen
und den soziologischen Ansatz. Im *psychoanalytischen Ansatz* wird auch diesem Autor
zufolge die von uns herausgestellte "Doppelgesichtigkeit" von Krise ausgedrückt.
Die Psychoanalyse interpretiert Unruhe, Ambivalenz, gesteigerte Verletzlichkeit
des Jugendlichen, Unsicherheit und Regression als "Störreiz". Andererseits wird
Konflikt- und Krisenhaftigkeit als Voraussetzung für konstruktive Anpassung gesehen. Der *soziologische Ansatz* stellt den Rollenwandel in der Adoleszenz und die
damit verbundene Diskontinuität des Sozialisations- sowie des Entwicklungsprozesses
selbst bei der Erklärung des Übergangsgeschehens in den Vordergrund. Der in den
letzten Dekaden forcierte soziale Wandel wird als besonderer Streß für den Jugendlichen und seine Anpassung hervorgehoben.

COLEMAN konfrontiert die Aussagen dieser beiden Erklärungsansätze mit jüngeren
Befunden der empirischen Jugendforschung. Er kommt zu dem Schluß, daß relativ konsistente empirische Befunde zur Selbstbildänderung im Jugendalter und zum Verhältnis der Generationen durch keine der beiden Theoriengruppen adäquat interpretiert
werden können. Bestenfalls scheinen die Auffassungen von schwerer Identitätskrise
und Konflikt der Generationen zur Erklärung des Verhaltens jener 20 bis 30 % von
Jugendlichen zu taugen, die den Anpassungsaufgaben des Jugendalters nicht ganz gewachsen sind. Zur Erklärung der Entwicklung des normalen Jugendlichen - die erstaunlich produktiv und positiv verlaufe - schlägt COLEMAN eine Fokaltheorie der
Adoleszenz vor. Sie besagt, daß das Individuum im Jugendalter zwar mit einer Anzahl
bedeutsamer Probleme konfrontiert wird. Doch kann der in der Regel gesunde, flexible und mit ausreichender Spannkraft ausgestattete Jugendliche diese in einer Se-

quenz angehen und nach und nach bearbeiten. Als Resultat ergibt sich überwiegend produktive Anpassung. Kumulieren sich die Probleme (etwa bei Spätentwicklern), dann kann es zu Problemverhalten kommen.

COLEMAN referiert die Basis für seine Theorie kurz. Er stellt die Ergebnisse einer größeren Untersuchung an englischen Jugendlichen der Altersgruppen 11, 13, 15 und 17 Jahre vor.

LERNER betrachtet das Jugendalter als Abschnitt der menschlichen Biographie, in dem die Person eine bedeutsame Rolle bei ihrer eigenen Entwicklung spielt. In Abhebung von früheren Meta-Theorien, die entweder dem organismischen oder dem mechanismischen Paradigma folgten, favorisiert LERNER das kontextuelle Paradigma. Es geht davon aus, daß auf allen Ebenen der Analyse, also sowohl bei innerorganismischen als auch bei äußeren Variablen, ständig Veränderung zu beobachten ist. Diese Ebenen sind sämtlich miteinander vernetzt, d.h., daß Veränderung auf der einen Ebene Veränderung auf einer oder mehreren anderen Ebenen hervorrufen kann.

LERNER versucht, die Aktivität des Individuums im Gefüge der Wechselwirkungs- bzw. Rückkoppelungsprozesse zwischen den vielfältigen Variablen äußerer und innerer Veränderungen zu verstehen. Er schlägt vor, davon auszugehen, daß eine Person in Folge ihrer Individualität die Anforderung ihrer jeweiligen sozialen Situation auf ihre individuelle Art und Weise erfüllt. Die Person ruft zudem differentielle Reaktionen auf sich und ihr Verhalten von seiten der Umgebung hervor. Diese Effekte wirken wiederum spezifisch auf sie selbst zurück. Über die Zeit hin prägt sich somit eine immer klarere Individualität der Person und ihres Entwicklungsmilieus aus. Empirische Belege für seine Theorie legt der Autor mit seinen Studien über die Effekte des Körperbaus auf die Fremdwahrnehmung von Kindern und Jugendlichen, auf die Einschätzung von deren Leistung und Leistungsfähigkeit sowie auf resultierendes Verhalten vor. Überdies zeigt er, welche Bedeutung Temperamentsunterschiede für den Entwicklungsverlauf von Jugendlichen haben. In dem von LERNER vorgeschlagenen Passungsmodell wird Übereinstimmung ("fit") zwischen Merkmalen des Adoleszenten und Anforderungen seiner Umgebung als wesentliche Voraussetzung adaptiver Entwicklung hingestellt.

THOMAE berichtet zunächst über die Entwicklung eines Systems von deskriptiven Kategorien zur Beschreibung von Daseinstechniken. Er analysierte Formen der Reaktion von Jugendlichen auf Belastungssituationen. Damit wandte er sich einem "neuen Typ" von Variablen zu, nämlich Deskriptoren von Prozessen. Dem Autor standen die Biographien von insgesamt 320 Männern und Frauen der Geburtsjahrgänge 1890 bis 1950 zur Verfügung.

THOMAEs Befunde machen deutlich, daß das Erleben von Konflikt und Belastung sowie die Reaktion darauf deutlicher von Faktoren der politischen, wirtschaftlichen und sozialen Situation der Angehörigen einer Kohorte beeinflußt wird als etwa von der Besonderheit einer bestimmten, als krisenhaft bezeichneten Entwicklungsphase. Er nennt als häufige Reaktionsformen von Jugendlichen der von ihm untersuchten Kohorten Techniken der Leistung, der sozialen Kontaktpflege, der Anpassung und des Widerstandes. Diese Reaktionsformen sind als pragmatische, auf Veränderung der Umwelt und auf die Modifikation des eigenen Verhaltens gerichtete Verhaltensweisen zu charakterisieren. Widerstand von Jugendlichen deutet THOMAE weniger als Beleg für "impulsive Revolten", sondern eher als - oft gelungene und oft mißlungene - Versuche der Jüngeren, die Älteren auf bestimmte soziale Veränderungen aufmerksam zu machen, gegen die sie sich sonst verschließen würden.

Ausdrücklich lehnt THOMAE es ab, ein Störreizmodell im Jugendalter anzuerkennen. Wohl sieht er eine vergleichsweise hohe Verletzlichkeit von Jugendlichen durch die relativ starke Ausprägung von (nicht-klinischen) depressiven Reaktionen unterstrichen. Doch ist jugendliches Handeln als eine Transaktion von personspezifischen Aktionen in dem je gegebenen situativen Kontext zu verstehen, die auf eine weiterführende Anpassung hinausläuft.

Die folgenden Beiträge von OFFER, BACHMAN, TODT und EWERT befassen sich mit dem Selbstbild und der Konzeptualisierung des Jugendlichen von der eigenen Person. Als gemeinsame Aussage ist festzuhalten, daß Verhaltensplanung und produktive Anpassung sowohl in ihrer Richtung und Art als auch in ihrer Dynamisierung von der Selbstkonzeptualisierung mitbeeinflußt werden. Damit wird natürlich unterstrichen, welche verhaltenswirksame Kraft hiermit verbunden ist, eine Erkenntnis, die nicht nur für das Individuum, sondern auch für eine Gesellschaft und ihre Konzeptualisierung *der* Jugend von praktischer Bedeutung ist, nicht zuletzt aber auch für den Verhaltenswissenschaftler und seine Sicht von Entwicklung im Jugendalter, die einer Störreiz- oder einer Entwicklungsreizkonzeption folgen kann.

OFFER stellt umfangreiche Längsschnittuntersuchungen an normalen (d.h. klinisch nicht auffälligen) Jugendlichen vor. Er verwandte den OFFER-Selbstbild-Fragebogen (O.S.I.Q.). Dieses Instrument erfaßt mit seinen 130 Items elf Inhaltsbereiche, die aus heuristischen Gründen auf fünf reduziert wurden:

- das psychologische Selbst,
- das soziale Selbst,
- das sexuelle Selbst,
- das Familien-Selbst,
- das problembewältigende (Coping-) Selbst.

Der Autor beschreibt detailliert, wie sich 13- bis 18jährigen Jugendliche selbst sehen und welche Verhaltenseffekte derartige Selbstkonzeptualisierungen haben.

Zum *psychologischen Selbst:* Etwa 90 % der Jugendlichen gaben an, sich am Leben zu freuen und meist glücklich zu sein. Die Jugendlichen fühlten sich meistens entspannt, selbstkontrolliert und sie trauten sich zu, neue Situationen zu bewältigen. Mädchen zeigten größere Sensibilität bezüglich ihrer engeren Welt, Jungen hielten sich körperlich für attraktiver.

Zum *sozialen Selbst:* Nahezu alle Jugendlichen erlebten sich als vorbehaltlos arbeitsorientiert. Sie meinten, leicht Freunde zu finden. Mädchen betonten soziale Werte mehr als Jungen.

Zum *sexuellen Selbst:* Etwa 70 % der Jugendlichen standen den bei sich selbst beobachteten körperlichen Veränderungen positiv gegenüber. Sie erlebten einen allmählichen Übergang zu aktiver Sexualität.

Zum *Familien-Selbst:* In ihrer überwiegenden Mehrheit sahen die Jugendlichen keine besonderen Probleme in ihrer Beziehung zu ihren Eltern. Der Familie galten überwiegend positive Gefühle.

Zum *problembewältigenden (Coping-) Selbst:* Die Jugendlichen standen ihrer Zukunft und ihrem späteren Handeln mehrheitlich hoffnungsvoll und optimistisch gegenüber. Herausforderungen bewerteten sie positiv. Allerdings waren etwa 20 % bezüglich der Möglichkeit, die Zukunft erfolgreich zu meistern, weniger optimistisch. Beim Coping-Selbst zeigen sich deutlich Unterschiede zwischen Jugendlichen aus unterschiedlichen Kulturen.

Jugendliche Delinquenten beschrieben ihr *familiäres Selbst,* jugendliche Patienten beschrieben ihr *psychologisches Selbst* negativer als normale Jugendliche: letztere erlebten sich eher depressiv, ängstlich, unglücklich und besorgt.

OFFER stellt schließlich heraus, daß Erwachsene eine zu negative Sicht von Jugendlichen und deren Erleben ihrer eigenen Person und ihres Verhaltens haben. Eine krisenhafte Verwirrung ist für den normalen Adoleszenten nicht typisch.

BACHMAN interpretiert Ergebnisse seiner Längsschnittuntersuchungen des Übergangsgeschehens im Jugendalter hinsichtlich ihrer Bedeutung für Anpassungsprozesse (Coping). Seine Ergebnisse veränderten die Sicht des Autors von der Adoleszenz: Hatte er 1967 noch tiefgreifende Veränderungen, Umwälzungen und Streß erwartet, so konnte er 1978 eine relativ stimmige und konsistente Veränderung als Reaktion auf Umweltumstände hervorheben, überwiegende Stabilität von Einstellungen, Ansprüchen, Verhaltensweisen und Selbstkonzept.

Im Mittelpunkt des Projektes stand die Frage nach den Voraussetzungen und den Folgen einer verlängerten schulischen Ausbildung. Während des Besuches der High-School nahm das Selbstwertgefühl der Jugendlichen graduell zu. Während aber die Beziehung zwischen Selbstwertgefühl und schulischer Leistung allmählich abnahm, nahm die Bedeutung beruflichen Erfolgs bzw. Mißerfolgs allmählich zu.

Delinquentes Verhalten in der Adoleszenz deutete sich relativ früh an. Es kann nicht als Folge des Verlassens der Schule gesehen werden. Beim Drogenkonsum zeigte sich eine Parallelität von säkularen und Alterstrends. Allerdings erwiesen sich weniger erfolgreiche Schüler als deutlich gefährdeter als erfolgreiche. Dieser Unterschied nahm nach Abschluß der Schule ab.

Insgesamt scheint das Verhalten, das Jugendliche mit 15 Jahren und später zeigen, deutlich von schulischem Erfolg bzw. Mißerfolg in den Jahren zuvor abzuhängen. Die bis dahin angesammelten Erfahrungen, nicht etwa die Länge des Schulbesuches, sind offensichtlich von großer Bedeutung für eine konstruktive Bewältigung der späten Adoleszenz. Erfahrungen schlagen sich nicht nur relativ statisch (als ein kristallisiertes Wissen) nieder; sie wirken auch prozessual wie Programme bei der Auseinandersetzung mit den fortlaufend veränderten Anforderungen des Lebens der Jugendlichen.

Basierend auf eigenen Untersuchungen sowie auf der Analyse themenbezogener Literatur stellt TODT Interessen als integrale Bestandteile des Selbstkonzeptes Jugendlicher dar. Sie haben ihre Basis in grundlegenden Bedürfnissen der Person und richten Handlungen des Jugendlichen aus, die in vorgegebenen und aufgesuchten Umwelten auf Befriedigung von Bedürfnissen zielen.

Der Autor zeigt, wie bedeutsam Interessen für eine optimale Anpassung an schulische Lernsituationen sind, indem sie etwa emotionale Anpassungsprozesse erleichtern. Ihre Verhalten ausrichtende und dynamisierende Funktion konnte bei schulbezogenen Entscheidungen (Kurswahlen) ebenso wie bei berufsbezogenen Entscheidungen (Berufswahl) nachgewiesen werden. TODT kann belegen, daß ausgeprägt breite und relativ stabile Interessen einen hohen affektiv-kognitiven Anpassungswert für den Jugendlichen haben. Allerdings ist es wichtig, Interessen und Kompetenzen aufeinander abzustimmen. Entsprechen die Interessen des Jugendlichen seinen Kompetenzen nicht, so muß er zur Vermeidung gravierender Fehlanpassungen angemessenere Handlungsbereiche aufsuchen oder seine Interessen ändern.

Die zentrale These EWERTs ist, daß sich beim Eintritt in die Reifezeit kein abrupter Wechsel, wohl aber eine kontinuierliche Veränderung des Selbstkonzeptes nachweisen läßt. Aufgrund von Ergebnissen einer 1967 begonnenen und bis 1970 durchgeführten Längsschnittuntersuchung sowie einer 1976 durchgeführten Wiederholungsuntersuchung kann EWERT belegen, daß sich das Selbstkonzept von weiblichen Jugendlichen mit dem Altern kontinuierlich differenziert. Biologische Prozesse (Menarche) beeinflussen diesen Prozeß nicht unmittelbar. Inhaltlich wird eine psychische Distanzierung des Jugendlichen vom Erwachsenen deutlich. Auch sie kann als Differenzierungsprozeß interpretiert werden, bei dem eine globale Wertschätzung des Erwachsenen geringer und eine Einschätzung von Macht und Einfluß deutlicher werden. Konkrete Bezugspersonen im sozialen Nahraum des Jugendlichen werden positiver bewertet als Erwachsene schlechthin; ersteren wird weniger Macht und Einfluß zugesprochen. Sie liegen relativ nahe am Selbstbild des jugendlichen Mädchens.

EWERT arbeitet weiter heraus, daß Jugendliche mindestens zwei miteinander in Konflikt stehende Tendenzen bewältigen müssen: Eine zentripetale Tendenz (d.h. das Aufsuchen und Aufrechterhalten von familiären Bindungen) steht einer zentrifugalen Tendenz polar gegenüber (d.h. der Tendenz, sich aus familiären Bindungen zu lösen). Zentripetalität nimmt mit dem Alter generell ab. In historisch jüngerer Zeit (1976) ist dies früher zu vermerken als etwa ein Jahrzehnt zuvor (1967). Zentrifugalität, eine bejahte Ablösung vom Elternhaus, wird mit dem Alter deutlicher. Hier zeigen sich keine Unterschiede zwischen den 1967er und 1976er Kohorten. Wohl zeigt sich ein Schichtunterschied: Ablösung und Wunsch nach Verselbständigung sind im Selbstbild der 1976 untersuchten Mädchen aus der Unterschicht stärker in den Vordergrund getreten als es 1967 erkennbar wurde. EWERT findet keine Bestätigung dafür, daß Aufbegehren und Revolte gegen familiäre Traditionen bei den weiblichen Jugendlichen festzustellen seien. Zentripetalität im Selbstbild von weiblichen Jugendlichen kovariiert mit den Rollenvorstellungen, die deren Mütter für ihre Töchter haben. Der Autor sieht den graduellen und kontinuierlichen Wandel von Selbstkonzeptaspekten sowohl im Verlaufe der Biographie als auch über die historische Zeit hinweg als Ausdruck einer allmählichen Assimilation von familiären und gesellschaftlichen Sozialisationseinflüssen. Eine psychische Veränderung im Sinne von produktiver Anpassung wird in seinen Befunden herausgestellt.

Die beiden folgenden Beiträge greifen nicht allein Konzeptualisierungen und kognitiv repräsentierte Variablen auf, sie schlagen eine Brücke zum Handeln.

OERTER verfolgt einen handlungstheoretischen Ansatz. Er versucht, Entwicklung im Jugendalter anhand der fortschreitenden Differenzierung der Beziehung zwischen Person und Aufgabe bzw. zwischen Subjekt und Objekt zu beschreiben und zu erklären. Am prägnantesten wird die Beziehung zwischen dem Individuum und seiner Umwelt in der Arbeit, deshalb stellt OERTER die Analyse der Arbeitsstruktur und ihrer Entwicklung in den Mittelpunkt seiner Ausführungen. Der Autor belegt, daß sich mit der Entwicklung von immer höheren Niveaus der kognitiven Strukturierung auch die psychologischen Konzepte von Leistung und Leistungsfähigkeit wandeln, genauso wie das Planungsniveau und die Struktur der individuellen sowie der sozial-interaktiven Handlung. In unserem Kontext ist wesentlich, daß sich die Person im Jugendalter von ihrer Umgebung und deren Aufträgen loslösen kann. Das Subjekt, das sich von unmittelbaren konkreten Umweltbezügen zu befreien vermag, kann logisch mit Möglichkeiten umgehen, es ist nicht mehr nur auf die konkrete Realität verwiesen. OERTER arbeitet heraus, was das letzte Niveau, das des "reinen" oder "befreiten" Subjektes, kennzeichnet: es ist die Fähigkeit zur Reflexion, zur Konstruktion formaler logischer Operationen durch ein unabhängiges Subjekt. Äußerliche Passivität des Jugendlichen wird jetzt als Abkoppelung von aktuellen und habituellen Umweltbezügen verständlich. Aber auch Gefährdungen durch Desorientierung werden erwähnt. Sie entstehen, wenn sich der Jugendliche auf neue Abhängigkeiten, sei es von Substanzen, von Personen oder von Subkulturen einläßt. Chancen und Gefahren der bei einem "befreiten" Individuum gegebenen Handlungsmöglichkeiten werden bei OERTER deutlich.

Die von OERTER gewählte handlungstheoretische Perspektive, vor allem aber sein Aufweis der Entwicklung von Niveaus der Handlungsstruktur, die im Jugendalter (in der Regel) von einem "befreiten" Subjekt ausgehen, bieten nicht nur stimmige Möglichkeiten zum Verständnis und zur Erklärung der jetzt möglich werdenden Anpassung, sie zeigen auch weitere methodologische Zugangsweisen zum Studium der Entwicklung auf.

Auch der Beitrag von BENDER-SZYMANSKI setzt an der Schnittstelle von kognitiven Prozessen und Handlungen an: Die Autorin analysierte das Entscheidungsverhalten von Hauptschülern der Klassenstufen 7 bis 9 bei der Berufswahl. Sie entwickelte ein Modell dieses Entscheidungsverhaltens und analysierte die von den Jugendlichen erlebte Bewährung ihrer Entscheidung nach Beginn der Ausbildung.

BENDER-SZYMANSKI geht von der Annahme aus, daß Jugendliche bestimmte Entscheidungen treffen, weil sie erwarten, daß die Handlungen, für die sie sich entscheiden, zum Eintreten bestimmter Ereignisse beitragen, die sie selbst als positiv bewerten und daß sie das Eintreten von Ereignissen verhindern, die sie negativ bewerten. Als Voraussetzungen für Entscheidungen macht die Autorin aus: Das objektive Vorhandensein alternativer Handlungsmöglichkeiten, die subjektive Wahrnehmung alternativer Handlungsmöglichkeiten, das Erwägen und Wählen von Handlungsalternativen, deren subjektive Verfügbarkeit, die Antizipation von Handlungskonsequenzen, die Bewertung der antizipierten Handlungskonsequenzen nach den Kriterien Interessen, Können und Zutrauen und schließlich die Handlungsbereitschaft, d.h. vor allem das Inkaufnehmen bestimmter Nachteile, wenn die relevanten Berufsalternativen sowohl Vor- als auch Nachteile haben.

In ihrer Untersuchung der Bedeutung dieser Komponenten im Verlaufe des Entscheidungsprozesses konnte BENDER-SZYMANSKI feststellen, daß Hauptschüler bereits im 7. Schuljahr sehr differenziert reagieren und die Bedingungen ihrer Entscheidungen gründlicher, kritischer, realistischer und komplexer reflektieren als es bisher angenommen wurde. Die Jugendlichen antizipieren eine große Anzahl von Handlungsfolgen und unterziehen sie einer Bewertung, die sich mit zunehmendem Alter verändert. Dabei erwiesen sich die subjektiv perzipierten Eignungsvariablen des Könnens und des Zutrauens zur eigenen Leistungsfähigkeit als besonders bedeutsame Bewertungskriterien. Die Autorin sieht in diesen Variablen Aspekte des beruflichen Selbstkonzeptes. - Nach Abschluß des ersten Ausbildungsjahres konnten Unterschiede in den Komponenten des Entscheidungsprozesses vor allem zwischen den Jugendlichen, die ihre Berufsentscheidung als richtig ansahen und jenen festgestellt werden, die ihre Berufsentscheidung als falsch beurteilten. BENDER-SZYMANSKIs Untersuchungsergebnisse berechtigen nicht dazu, die These von einem unreflektierten Entscheidungsverhalten der Hauptschüler aufrechtzuerhalten. Zwar ist das Entscheidungsverhalten keineswegs bei jedem einzelnen Schüler optimal, es ist aber durchdachter als bisher angenommen wurde. Vor allem ist es weiter verbesserungsfähig, wenn intuitive Bedingungen ebenso wie personspezifische Prozesse optimiert werden.

DITTMANN-KOHLI analysiert die Bewältigung von Entwicklungsaufgaben, die sich jugendlichen Lehrlingen stellen. Sie greift hier eine "normale" Stichprobe heraus und wendet sich gleichzeitig einem Geschehen zu, das in unserer Gesellschaft ausgesprochen üblich ist.

Ausführlich stellt DITTMANN-KOHLI die theoretische Rahmenkonzeption für ihre empirische Erhebung dar. Sie verbindet entwicklungspsychologische mit allgemeinpsychologischen und persönlichkeitspsychologischen Theorien. Kognitive und handlungstheoretische Konzepte stehen im Mittelpunkt all dieser Zugänge. Bei der Analyse der Bewältigung von Entwicklungsaufgaben differenziert DITTMANN-KOHLI einerseits nach Bereichen oder Ausschnitten der Umwelt der Jugendlichen, andererseits nach sozialen Merkmalen der von ihr untersuchten Personen. Allerdings verliert sie die Einheit von Person und von ihr erfahrener und bewältigter Umweltanforderung nicht aus dem Blickpunkt. Die Autorin nimmt eine transaktionale Perspektive ein.

Ihre Ergebnisse interpretiert DITTMANN-KOHLI auf dem Hintergrund der klassischen Jugendtheorien. Die von ihr untersuchten Auszubildenden stehen keineswegs
in einer "marginalen" Position. Für die "Sturm- und Drangtheorien" gibt es in
der befragten Gruppe keine Belege. Nur begrenzt experimentieren die untersuchten
Lehrlinge mit verschiedenen sozialen Rollen. Innere Konflikte in Bezug auf die
Identitätsbildung sind nicht zu spüren. Schließlich sind Egozentrismus und eine
intensive Beschäftigung mit einem sich wandelnden Selbstbild für die von DITTMANN-
KOHLI untersuchten Jugendlichen nicht kennzeichnend. Die Lehrlinge sind mehr auf
ihren Beruf und ihre soziale Umwelt hin ausgerichtet als auf sich selbst.

Aus ihren Befunden leitet die Autorin Hilfen und Anweisungen für die Intervention ab. Wesentlich erscheint auch bei ihr, daß von möglicher Bewältigung der Anforderungen ausgegangen wird und daß Hilfen zur Optimierung der jugendlichen Bewältigungsprozesse sowie zur Erhöhung der Kompetenzen der jugendlichen Person angeboten werden.

Der Beitrag von DÖBERT und NUNNER-WINKLER hebt die Bedeutung von realistischer
Wahrnehmung, von zutreffender kognitiver Orientierung und der Bildung adäquater
Urteile des Jugendlichen über sich und seine Umwelt heraus. Ohne die Wichtigkeit
effizienten Handelns zu leugnen, stellen die Autoren doch heraus, daß Handeln eine
Konsequenz von Wahrnehmung, Urteil und Handlungsplanung sei.

DÖBERT und NUNNER-WINKLER unterscheiden zwischen Wahrheits- und Funktionalitäts-
kriterien bei der Definition von Bewältigung und ihrer Unterscheidung von Abwehr.
Legt man das Kriterium der Wahrheit zugrunde, so kann Bewältigung auf einer inne-
ren Ebene der Strukturierung und der Orientierung geschehen, wenn Wahrnehmung und
Informationsverarbeitung richtig ablaufen. Unrichtigkeit oder Unwahrheit ziehen
Abwehr nach sich. Legt man das Kriterium der Funktionalität zugrunde, kann man von
Bewältigung immer dann sprechen, wenn Optimalität oder Effizienz auf der Ebene der
manifesten Handlung erkennbar werden. Dysfunktionalität ist ein Index der Abwehr.
Die Autoren demonstrieren, daß das Wahrheitskriterium für das Verständnis von Bewältigung ein besonderes Gewicht hat. Dies arbeiten sie an zwei Beispielen aus
ihrer Forschungsarbeit heraus. Sie zeigen zum einen, daß ein angemesseneres Selbstmordverständnis eine bessere Bearbeitung von Selbstmordimpulsen bei Jugendlichen
ermöglicht. Zum zweiten zeigen sie am Beispiel moralischer Diskurse, daß hier
eigentlich nur das Wahrheitskriterium weiterführt, schon weil sich für das Funktionalitätskriterium kein eindeutiger Bezugspunkt definieren läßt.

Die Entwicklung des Selbstmordverständnisses scheint von der primären Beachtung
der äußeren Situation des potentiellen Selbstmörders zur Beachtung innerer Motive
und Motivlagen voranzuschreiten und schließlich in einer Verbindung situationaler
Faktoren mit der Binnensicht der Person eine umfassende Erklärung und Begründung
zu ermöglichen. Kompetenzentfaltung auf der Orientierungsebene wird auch motivational wirksam: Motive, die in einem frühen Stadium der Entwicklung noch bestimmend sein mochten (wie etwa schlechte Schulnoten), verlieren mit dem sich entwickelnden Selbstmordverständnis ihre motivierende Kraft und gelten nicht länger
als "würdig", ein so unwiderrufliches Handeln zu begründen. Selbstverständlich hat
ein höher entwickeltes Selbstmordverständnis auch Auswirkungen auf der Handlungsebene, d.h. der Überwindung von Selbstmordgefährdung und aktionaler Selbstregulierung.

Abwehr- vs. Bewältigungsprozesse bei moralischen Konflikten variieren mit dem
Geschlecht, der Schichtzugehörigkeit und der Struktur der Familie, in der die Jugendlichen aufwuchsen. DÖBERT und NUNNER-WINKLER legen Befunde vor, aus denen hervorgeht, daß eine Beziehung zwischen Art und Richtung der Abwehrtätigkeit auf der
einen Seite und Erkennen bzw. Definition der moralischen Dilemmasituation sowie
Häufigkeit von manifesten Übertretungen auf der anderen Seite besteht. Bewältigung

scheint sowohl eine möglichst wahre kognitive Repräsentation der moralischen Konfliktsituation zu fordern als auch ein effizientes moralisches Handeln. Allerdings bleibt die hervorragende Bedeutung des Wahrheitskriteriums betont: Befriedigt das Ich seine Interessen, indem es die Situation verzerrt abbildet, dann scheint es formale Funktionsprinzipien der Ich-Organisation selbst zu verletzen. Die Autoren meinen weiter, daß ein zu stark von defensiven Prozessen beherrschtes Ich in seinen Entwicklungsmöglichkeiten beeinträchtigt sei. Defensive Jugendliche, deren Kompetenzentwicklung blockiert ist, leben in einem engeren Lebensraum, sie verfügen über weniger Handlungsalternativen und sind in Problemsituationen anfälliger für regressive Tendenzen, da ihnen produktive Problemlösungen nicht zur Hand sind. Durch Kompetenzentwicklung im Bereich des moralischen Urteilens und Handelns können Ressourcen freigesetzt werden, die immer "besser" moralische Konfliktlösungen erlauben. Die Autoren empfehlen, bei der Therapie und Intervention auf eine wahre Situationserkenntnis des Jugendlichen abzustellen. Damit werden generalisierte Ressourcen geschaffen, die bei dem ganzen Spektrum konkreter Bewältigungssituationen zu einem effektiveren Bewältigungsverhalten beitragen können.

Eine relativ einfache aber doch eindrucksvolle Bestätigung der Bedeutung von "wahrer" Wahrnehmung gibt der Beitrag von ANDERSSON. Er spezifiziert und geht von der Annahme aus, daß die Wahrnehmung der Erwachsenengeneration und der Erwachsenenrollen für die Bewältigung des Überganges vom Jugendalter zum Erwachsenenleben wichtig ist.

ANDERSSON stellt eine Reihe eigener Untersuchungen über den Inhalt des Bildes vom Erwachsenen vor, das Jugendliche haben. Der Autor erhob seine Daten mit Hilfe eines semantischen Differentials. Die von ihm befragten Jugendlichen waren zwischen 13 und 21 Jahre alt. Seinen Ergebnissen zufolge beschrieben Jugendliche Erwachsene mit positiven Eigenschaften und nahmen an, daß diese sich selbst so sähen. Dagegen beschrieben Jugendliche ihre eigene Generation eher mit negativen Eigenschaften und nahmen auch an, daß Erwachsene dies täten. Die Befragung mehrerer Erwachsenengruppen (Eltern, Schulpersonal) führte teilweise zu anderen Ergebnissen: Die Erwachsenen beschrieben sich zwar auch mit positiven Eigenschaften, aber nicht so eindeutig, wie es die Jugendlichen taten. Jugendliche beschrieben die Erwachsenen eher positiv als negativ.

Sowohl die Erwachsenen als auch die Jugendlichen täuschen sich demnach darüber, wie die jeweils andere Generation sie sieht. ANDERSSON spricht von einem *perception-gap*, einer Kluft in den gegenseitigen Wahrnehmungen von Jugendlichen und Erwachsenen, die möglicherweise die Kluft zwischen den Generationen (generation-gap) mitverursacht. Es kann angenommen werden, daß die Entwicklung natürlicher Beziehungen dadurch erschwert wird, daß die eine Altersgruppe die andere negativer sieht als dies der Wirklichkeit bzw. der Selbstwahrnehmung der anderen Gruppe entspricht.

Bei Interviews mit 21jährigen zu diesem Thema fanden sich ähnliche, wenn auch zum Teil differenziertere Ergebnisse. Bei einer weiteren Untersuchung an Altersgruppen zwischen 9 und 21 Jahren fand ANDERSSON, daß das Erwachsensein zunächst sehr positiv bewertet wird: Erwachsene können frei entscheiden, sie können tun und kaufen was sie wollen, etc. Allerdings nimmt ein solcher Glanz des Erwachsenseins mit dem Alter deutlich ab.

ANDERSSON fordert als Konsequenz seiner Befunde vom perception-gap, daß die Generationen mehr kommunizieren sollten und daß die Jugendlichen gezielter auf ihre Erwachsenenrolle vorbereitet werden sollten. Der Weg geht über die veränderten Wahrnehmungen und Konzeptualisierungen der Erwachsenengeneration. Er mündet in ein adäquates Umgehen der Generationen miteinander.

Den Verhaltensbereich der sozialen Interaktionen und der Entwicklung seiner personspezifischen Komponenten greifen auch die beiden folgenden Beiträge auf.

MUSSEN behandelt die Entwicklung politischer Einstellungen. Wenngleich immer
wieder betont wird, daß sich politische Haltungen in der Adoleszenz herausbilden,
wissen wir über deren Entwicklungsbedingungen noch wenig. Die zentrale These des
Autors ist, daß politischer Liberalismus (in den USA) ein Aspekt der prosozialen
Orientierung ist; beide sollten daher ähnliche Voraussetzungen haben. Anhand der
Ergebnisse von zwei Untersuchungen, in deren Mittelpunkt vergleichende Analysen
von Liberalismus und Konservatismus standen, versucht MUSSEN auf indirektem Wege
Informationen über die Bedingungen der Entwicklung prosozialer politischer Ein-
stellungen herauszuarbeiten.

Die erste Untersuchung baut auf den Daten der Berkeley-Längsschnittstudie auf,
deren Teilnehmer im Alter zwischen 40 und 50 Jahren über zwei politische Fragen
interviewt wurden: Zur Frage der Farbigen und zum Vietnam-Krieg. Überdies schätzten sich die Teilnehmer selbst auf einer Skala zwischen konservativ und radikal
hinsichtlich ihrer politischen Einstellung ein. Aufgrund aller drei Indizes wurden
Extremgruppen (konservative vs. liberale) gebildet und vergleichend hinsichtlich
früherer und aktuell erhobener Persönlichkeitsmaße analysiert. Die Ergebnisse zeigten, daß sich Liberale und Konservative schon lange vor dem mittleren Erwachsenenalter voneinander unterscheiden. Die liberale Persönlichkeit zeigt Ich-Stärke,
emotionale Sicherheit, Flexibilität und eine starke Selbstbewußtheit. Dies sind
Merkmale, die auch mit prosozialem Verhalten verbunden sind. Die konservative Persönlichkeit zeigt relativ geringe Ich-Stärke, Mangel an Selbstvertrauen, einen Mangel an Unabhängigkeit und andere Merkmale, die denen von liberalen Personen polar
entgegengesetzt sind.

In einer zweiten Untersuchung wurden 209 13- bis 18jährige Jugendliche aufgrund
eines Liberalismus/Konservatismus-Fragebogens in Extremgruppen unterteilt und einer
intensiven Persönlichkeitsuntersuchung unterzogen. Bei den beiden Gruppen wurden
Persönlichkeitsstrukturen erkennbar, die denjenigen entsprachen, die sich in der
ersten Untersuchung ergeben hatten.

Aufgrund solcher Ergebnisse kommt MUSSEN zur Auffassung, daß sich prosoziale
politische Einstellungen auf der Grundlage von schon früher etablierten Persönlichkeitsstrukturen entwickeln. Er betont jedoch, daß die Prozesse dieser Entwicklung
noch untersucht werden müssen, ebenso wie die "Übersetzung" von Einstellungen in
Verhalten.

NEWMAN stellt in ihrem Aufsatz die Bedeutung des interpersonalen Verhaltens im
engeren Umfeld für den Jugendlichen heraus: Soziale Interaktionen sind beim Aufbau
neuer Beziehungen zu gleichgeschlechtlichen und andersgeschlechtlichen Gleichaltrigen außerhalb der Familie jetzt schwieriger als zuvor. Dabei scheint interpersonale Interaktion auch zentral für die affektive Entwicklung des Jugendlichen zu sein.
NEWMAN stellt Voraussetzungen der sozialen Interaktion im motivationalen und kognitiven Bereich dar. Sie referiert anhand der psychosexuellen, der kognitiven und
der sozialpsychologischen Theorien, welche Auffassungen von den grundlegenden Merkmalen des interpersonalen Verhaltens während der Adoleszenz in der Entwicklungspsychologie vertreten werden.

Der Hauptteil des Beitrages der Autorin behandelt folgende Fragen: (1) Wie groß
ist die Variationsbreite sozialer Interaktionen bei Jugendlichen? (2) Welche Bedeutung hat der zu Beginn der Adoleszenz postulierte Egozentrismus für soziale Interaktionen? (3) Wie gut können Jugendliche das Verhalten von anderen konzeptualisie-
ren und ein soziales Urteil bilden? (4) Benutzen Jugendliche Abwehrmechanismen des
Ich und sind Beziehungen zwischen Abwehr und der Entwicklung von interpersonalem
Verhalten herauszuarbeiten? (5) Welche Interaktionsmuster sind eigentlich beim Umgang mit Gleichaltrigen, mit Eltern und anderen Erwachsenen charakteristisch für
die Adoleszenz?

Die Autorin arbeitet heraus, daß die frühe Adoleszenz eine besonders sensible
Periode für die Ausbildung eines interpersonalen Verhaltensstiles ist. Dieser ist
nicht nur für das Erreichen von Verhaltenszielen wichtig, sondern scheint auch Ausdruck einer zentralen Orientierung auf andere hin zu sein. NEWMAN sieht von dieser
Orientierung die Möglichkeit und die Richtung der sozialen Entwicklung im Erwachsenenalter mitbeeinflußt.

Am Schluß des Buches stehen zwei Beiträge, die sich zwei "Extremgruppen" von
Jugendlichen zuwenden: Einerseits den Hochbegabten, andererseits den besonders belasteten Jugendlichen.

MÖNKS und FERGUSON gehen von dem Gebot der Chancengleichheit in unserer Gesellschaft aus. Sie sehen wohl Bemühungen, dieses Gebot für Minderbegabte und sozial
benachteiligte Jugendliche einzulösen, nicht aber für solche, die besonders begabt
sind. Die Autoren sehen eine Aufgabe der Psychologie darin, Argumente für eine
Unterstützung von Hochbegabten bei der Realisierung ihrer Begabung bereitzustellen.

Die Autoren stellen zunächst ein allgemeines Modell von Entwicklung im Jugendalter vor, das allerdings geeignet erscheint, einen Bezugsrahmen für die Analyse
der Entwicklung von Hochbegabten zu liefern. Gestützt auf die einschlägige Literatur referieren die Autoren dann, welche Besonderheiten das Bindungsverhalten Hochbegabter, ihre Transformation von lockeren Freundschaftsbeziehungen in enge, intime
Freundschaftsbande mit Gleichaltrigen, ihr Leistungsverhalten sowie ihre Überzeugung von der eigenen Leistungsfähigkeit, ihre Autonomie und ihr Selbständigwerden
sowie die Entwicklung von Identität zeigen. Die Autoren sind bestrebt, tatsächliche
oder mögliche Formen der Auseinandersetzung von Hochbegabten mit Lebens- und sozialen Problemen in den Vordergrund zu rücken. Wo Vergleiche mit Normal- oder Niedrigbegabten möglich waren, standen hochbegabte Jugendliche in einem günstigeren Licht
als ihre Altersgenossen. In den Verhaltensbereichen Leistung, Selbständigkeit und
Identität setzten sich Hochbegabte offensichtlich in sehr effizienter Weise mit
neuartigen Anforderungen auseinander. Allerdings meisterten sie interpersonelle Anforderungen und die Entwicklung sozialer Interaktionen weniger gut.

Ausdrücklich verweisen die Autoren darauf, daß Hochbegabung und ihre Verwirklichung von ineinandergreifenden, begünstigenden Konstellationen von persönlichen und
situationalen Faktoren abhängig ist. Wo diese nicht aufeinander abgestimmt sind,
kann sich Talentiertheit nur dürftig oder gar nicht entwickeln.

SEIFFGE-KRENKE hat ihren an den Schluß dieses Buches gestellten Beitrag sehr
breit angelegt. Sie greift die uns zentral erscheinende Frage, ob der Übergang im
Jugendalter eher als ein Störreiz oder als ein Entwicklungsreiz zu interpretieren
sei, auf, und versucht eine Antwort zu geben, die dem Entwicklungsgeschehen bei
außergewöhnlich belasteten Jugendlichen gerecht wird.

Die Autorin analysierte die Bewältigungsstrategien von Jugendlichen mit besonders hoher Problembelastung und stellte sie denen von Gleichaltrigen gegenüber,
die eine geringe Belastung erlebten. Als Datenmaterial standen ihr Aussagen über
die Bereitstellung zur Inanspruchnahme psychotherapeutischer Hilfe, das Ausmaß der
Informiertheit der Jugendlichen über die Möglichkeiten therapeutischer Behandlun-
gen, ihrer Einschätzungen der Prognose und des Behandlungserfolges sowie ihre eigenen Erfahrungen mit Beratungsstellen bzw. Personen, die selbst einmal psychisch
krank waren, zur Verfügung.

Ihre Ergebnisse bestätigen, was neuere entwicklungspsychologische und coping-
theoretische Konzeptionen erwarten lassen: Die Mehrzahl der Jugendlichen kann

alterstypische Probleme kompetent bewältigen. Sie stellen Maßnahmen der aktiven Bewältigung in den Vordergrund ihrer Strategien und wählen ausweichende und problemmeidende Verarbeitungsstrategien seltener. Die Wahl der Copingstrategien ist deutlich durch den situativen Kontext mitbestimmt. Jugendliche scheinen aus dem Register adäquater Bewältigungsformen sinnvoll auswählen zu können. Soziale Problemsituationen wurden überwiegend unter Einbeziehung von sozialen Interaktionspartnern geklärt, Situationen mit einem deutlichen kognitiven bzw. leistungsbezogenen Schwerpunkt zogen informationssuchende und kognitive Bewältigungsstrategien nach sich. Weibliche Jugendliche zeigten ihre Affekte offener. Allerdings wurde auch eine Neigung bei Mädchen erkennbar, durch skeptische und fatalistische Sichtweisen des Problems den Streß zu erhöhen.

Die Verarbeitungsstrategien der besonders belasteten Extremgruppe - die zugleich durch ein instabiles Selbstbild, durch besonders schwierige Beziehungen zu den Eltern und anderen Erwachsenen und durch eine bedrückte Stimmungslage charakterisiert waren - beschreibt die Autorin wie folgt: Diese Jugendlichen zogen sich leicht zurück, machten sich auf das Schlimmste gefaßt und beschäftigten sich häufig grüblerisch mit dem in Frage stehenden Problem. Auffällig war, daß neben produktiven Versuchen, die Probleme selbst zu klären, affektive Reaktionen wie Weinen, Türen knallen, ablenkende Beschäftigung etc. deutlich häufiger vorkamen als bei den weniger belasteten Jugendlichen. SEIFFGE-KRENKE stellt heraus, daß auch die besonders problembelasteten Jugendlichen ein sinnvolles Anpassungsverhalten zeigen. Sie weichen auf Lösungsstrategien aus, die oft ohne Interaktionspartner zu einer Lösung führen. Sie zeigen eine gewisse Vigilanz gegenüber möglicherweise auftretenden neuen Schwierigkeiten und agieren Teile der erlebten Spannung offen aus bzw. reduzieren die wahrgenommene Belastung durch Ausweichstrategien. Allerdings wird deutlich, wie diffizil gerade im Grenzbereich zwischen üblicher und starker Belastetheit das Bewältigungsgeschehen verläuft und wie stark die Einflüsse der sozialen Umgebung und der sachlichen Situation ins Spiel kommen.

Bei aller Unterschiedlichkeit der hier angesprochenen Verhaltensbereiche und der theoretischen Orientierungen der Autoren, die in diesem Band zu Worte kommen, wird doch durchgängig klar, daß produktive Anpassung im Jugendalter möglich ist. Sie gelingt zwar nicht jedem Jugendlichen und auch nicht bei der Auseinandersetzung mit jeder Anforderung, aber sie scheint noch eher zur Charakterisierung des Entwicklungsgeschehens im Jugendalter heranzuziehen zu sein als die weitverbreiteten Störreizkonzeptionen glauben machen.

Noch verwirrt das Konzept des Coping bzw. der produktiven Anpassung durch seine Weite und seine Unschärfe, noch sind die Prozesse der Auseinandersetzung mit neuartigen Anforderungen und ihrer Bewältigung nicht präzis genug untersucht. Doch hoffen die Herausgeber dieses Konferenzberichtes, daß die zusammengetragenen empirischen und theoretischen Arbeiten zu einer Verschiebung des Akzentes von den Störreizkonzeptionen zu den Entwicklungsreizkonzeptionen beitragen. Die hier vorgeschlagene Verbindung von Copingforschung und entwicklungspsychologischer Forschung mag sich als fruchtbar erweisen, um einerseits die je spezifische und aktuelle bzw. kurzdauernde Auseinandersetzung mit neuartigen Anforderungen zu verstehen, um andererseits aber auch die diachronischen Interaktionen zwischen früheren und späteren Prozessen der produktiven Anpassung mehr und mehr zum Gegenstand der Forschung und der theoretischen Erklärung zu machen.

Es erübrigt sich wohl zu sagen, daß in diesem Buch nicht alle Bereiche jugendlichen Erlebens und Verhaltens unter dem Aspekt der produktiven Anpassung behandelt werden konnten. Doch hoffen die Herausgeber, daß die konzeptuellen und inhaltlichen Anregungen, die gegeben wurden, in weiteren Forschungen genutzt werden können.

2. Eine neue Theorie der Adoleszenz

John Coleman

Die beiden heute zentralen Theorien der Adoleszenz - die psychoanalytische und die soziologische - haben bei allen Unterschieden zwei Gemeinsamkeiten:

- sie stellen die Adoleszenz als streßbeladene Periode der menschlichen Entwicklung dar. In ihrem Mittelpunkt stehen mißlingende Anpassung, Quellen des Konflikts usw.;
- sie stehen im Widerspruch zu den Ergebnissen der empirischen Forschung der letzten zwanzig Jahre.

Es scheint daher notwendig zu sein, eine neue Theorie des Jugendalters zu entwickeln, deren Ausgangspunkt und Mittelpunkt der Prozeß der konstruktiven Anpassung (Coping) an die Entwicklungsanforderungen im Jugendalter darstellt. Diese Theorie muß mit den Ergebnissen der Adoleszenzforschung der letzten Jahre vereinbar sein und sie muß in der Lage sein, neue Forschung anzuregen.

Im folgenden werden zunächst die psychoanalytische und die soziologische Theorie des Jugendalters dargestellt. Es folgt eine Darstellung der diesen Theorien widersprechenden empirischen Befunde. Den Abschluß bildet der Entwurf einer neuen Theorie, die diesen Befunden genügend Rechnung trägt.

2.1 Die psychoanalytische Theorie

Von allen theoretischen Beiträgen zum Verständnis des Jugendalters hatte der in der psychoanalytischen Tradition stehende wohl den größten Einfluß.

Anna FREUD etwa entwickelte in ihrem Buch "Das Ich und die Abwehrmechanismen" (dt. 1980[12]) die frühen Theorien ihres Vaters über die psychosexuelle Entwicklung weiter und betonte dabei die Rolle der psychologischen Abwehrmechanismen bei der Determination von Verhalten. In ihrer Sicht - und in der der meisten Psychoanalytiker - genügen die in der Kindheit entwickelten Abwehrmechanismen nicht, um der in der Pubertät an Stärke gewinnenden Triebansprüche Herr zu werden. Dieser Anstieg der Triebansprüche bringt die psychische Balance zum Zusammenbruch und führt zu einem Zustand innerer emotionaler Umwälzung, der sich wiederum im äußeren Verhalten widerspiegelt. Von den neueren Autoren, die eine solche Sichtweise weiter ausgearbeitet haben, ist Peter BLOS (1961, 1967) einer der bekanntesten. In seiner Sicht kann die Adoleszenz als ein "zweiter Individuationsprozeß" verstanden werden - der erste Individuationsprozeß ist etwa gegen Ende des 3. Lebensjahres beendet worden. BLOS weist darauf hin, daß beiden Perioden eine Reihe von Merkmalen gemeinsam sind. In beiden finden sich

- eine gesteigerte Verwundbarkeit im Aufbau der Persönlichkeit;
- ein starkes Bedürfnis danach, sich selbst psychisch so zu verändern, daß man die neuen Entwicklungsanforderungen bewältigen kann;
- spezifische psychopathologische Symptome, wenn die Entwicklung ungünstig verläuft;
- Ablösungsprozesse, die dem Kind/Jugendlichen die Möglichkeit eröffnen, Liebesobjekte außerhalb der Familie zu finden.

(Während allerdings in der frühen Kindheit das Kind die Mutter (das Liebesobjekt) verinnerlicht, um unabhängig von ihr zu werden, muß in der Adoleszenz genau das Gegenteil erfolgen: Der Jugendliche muß das verinnerlichte infantile Liebesobjekt aufgeben, um neue Liebesobjekte in der Welt außerhalb der Familie suchen zu können.)

Neben der sich vollziehenden Ablösung ist für Psychoanalytiker die *Regression* ein weiteres wichtiges Merkmal der Adoleszenz. Damit ist im allgemeinen eine Verhaltensmanifestation gemeint, die für frühere Entwicklungsstadien angemessener ist. Eine solche Regression ist für BLOS die Orientierung Jugendlicher an Idolen, besonders an Pop-Stars, berühmten Sportlern und Sportlerinnen. Das erinnere an die Idealisierung der Eltern bei jüngeren Kindern. Als weiteres Beispiel für Regression wird so etwas wie ein Zustand *emotionaler Verschmelzung* betrachtet. Gemeint ist das Gefühl eines Individuums, ganz mit einem anderen Individuum "eins" zu sein. Der Jugendliche kann dabei vollständig von abstrakten Vorstellungen wie "Natur" oder "Schönheit" oder von politischen, religiösen oder philosophischen Ideen ab-

sorbiert werden. Solche Zustände - besonders die, die durch Drogen induziert sind -
werden als zeitweilige Zuflucht gesucht und dienen nach BLOS als Schutz gegen totale Verschmelzung mit der früh idealisierten Elternfigur.

Weitere von BLOS angeführte Beispiele dienen dazu zu illustrieren, auf welche
Art und Weise der Prozeß der Ablösung zu Regression führt. Ein solches Beispiel
ist das Bedürfnis des Jugendlichen nach Gruppenerfahrungen oder nach individuellen
Beziehungen und Eindrücken, die zu lebendiger und heftiger Erregung führen. BLOS
meint, daß die häufig beobachtbaren abrupten Veränderungen in den Beziehungen Jugendlicher Anzeichen ihrer Oberflächlichkeit seien, und daß das Motiv für Veränderungen nicht etwa das Bedürfnis nach persönlichem Kontakt sei, sondern das Streben
nach intensiven Gefühlserlebnissen. Er betont hier vor allem das Bedürfnis, Dinge
"allein um der Erregung willen" zu tun, durch das Jugendliche dem Alleinsein, der
Langeweile und dem Stumpfsinn entgehen wollen. Hierzu rechnet er auch die Suche
nach Drogen und mystischen Erfahrungen.

Um dieses Streben zu beschreiben, benutzt BLOS den Ausdruck "Affekt- und Objekthunger" und meint, daß das jugendliche Bedürfnis nach intensiven emotionalen Zuständen als ein Mittel zur Bewältigung der inneren Leere betrachtet werden kann,
die dem Abbruch der Bindungen der Kindheit folgt. Nach BLOS kann solcher Affekt-
und Objekthunger einige Befriedigung in der jugendlichen Bande oder in der Gruppe
Gleichaltriger finden. Die soziale Gruppe ist für den Jugendlichen oft der Ersatz
für die Familie, und innerhalb dieser Gruppe kann er all die Gefühle durchleben,
die für individuelles Wachstum so wesentlich sind, wie etwa Stimulation, Empathie,
Zugehörigkeit, Gelegenheit zum Rollen-Spielen, Identifikation und gemeinsames Erleben von Schuld und Angst.

Beim Prozeß der Ablösung von Liebesobjekten der Kindheit, die geliebt und ge-
haßt wurden, spielt *Ambivalenz* als weitere Form der Regression eine Rolle. Ein
großer Teil der Aggression, des Negativismus, der Indifferenz und des offen ob-
struktiven Verhaltens im Jugendalter ist als Resultat von Ambivalenz anzusehen.
Nach Meinung von BLOS kann Ambivalenz viele der Phänomene erklären, die im Verhalten Jugendlicher sonst unverständlich erscheinen. Die emotionale Instabilität von
Beziehungen und die Unvereinbarkeiten im Denken und Fühlen spiegeln die Fluktua-
tionen zwischen Lieben und Hassen, Aktivität und Passivität, Engagement und Teil-
nahmslosigkeit wider, die den Beziehungen für die ersten Lebensjahre zugrundeliegen, und die im Jugendalter in extremer Form wieder auftauchen.

Nonkonformität ist ein fast universelles Merkmal jugendlichen Verhaltens, und
BLOS hält Nonkonformität in gewissem Sinne für eine der effektivsten Abwehrmechanismen gegenüber der Neigung zur Regression. Um das zu illustrieren, zitiert er

52

eine besonders differenzierte und einsichtsvolle Jugendliche (1967, S. 178):

"Wenn man konträr zu dem handelt, was erwartet wird, verstößt man überall gegen
Verordnungen und Regeln. Heute, als ich mich nicht um die Schule geschert habe -
einfach nicht hinging - fühlte ich mich sehr gut. Ich hatte das Gefühl, eine Person und nicht nur ein Automat zu sein. Wenn man immer wieder rebelliert und in die
Welt um sich herum oft genug hineinstößt, bildet sich in einem ein Bild von sich
selbst heraus. Man braucht das. Es kann sein, daß man dann, wenn man weiß, wer man
ist, nicht mehr anders zu sein braucht als die, die wissen oder meinen zu wissen,
wer man sein sollte.

Was ist nun präzise die "Individuation", die BLOS als zentrale Komponente der
Entwicklung des Jugendlichen betrachtet? Es scheint so, daß für ihn dieser Prozeß
darin besteht, daß der Jugendliche wachsende Verantwortung für sich selbst und sein
Verhalten übernimmt, statt diese Verantwortung bei den Eltern zu belassen.

Der Prozeß der Individuation kann jedoch nur dann erfolgreich geleistet werden,
wenn die Ablösung von Bindungen der frühen Kindheit gelingt. Diese Bindungen aber
können nach Meinung der Psychoanalytiker nur dann aufgegeben werden, wenn eine Wie-
derbelebung der infantilen Verstrickungen und Verhaltensmuster erfolgt.

Um BLOS zu zitieren: "Der Adoleszente muß in emotionalen Kontakt mit den intensiven Strebungen seiner Säuglingszeit und frühen Kindheit kommen, um so ihre emotionale Kraft zu überwinden; nur so kann die Vergangenheit - in Form bewußter Ge-
dächtnisinhalte - verblassen ..." (1967, S. 178).

Man könnte den Prozeß auch nach einem französischen Sprichwort so beschreiben:
Sich zuerst etwas zurückziehen, um dann weiter springen zu können (reculer pour
mieux sauter).

Demnach dreht sich das Erreichen der zweiten Individuation um Regression. Nach
BLOS ist die Adoleszenz die einzige Periode in der Entwicklung des Menschen, innerhalb derer Regression eine notwendige Komponente normaler Reifung darstellt. Er
glaubt, daß diese "normale" und "notwendige" Regression unausweichlich eine Menge
vorübergehend fehlangepaßten Verhaltens verursacht und viele der leicht erkennbaren Merkmale jugendlichen Verhaltens erklärt, wie emotionale Unruhe, Ambivalenz,
Auflehnung, Negativismus usw.

Der Wert psychoanalytischer Theorien im allgemeinen und der Veröffentlichungen
von BLOS im besonderen kann daher in zweierlei Hinsicht gesehen werden. Sie liefert
zum einen plausible Erklärungen für viele zunächst verwirrende Verhaltensweisen,
und sie machen zum anderen deutlich, in welch' festen Fundamenten grundlegende Begriffe wie "Sturm und Drang" verankert sind.

Wenn auch die Position von BLOS in der psychoanalytischen Theorienbildung eine
sehr wichtige ist, so wäre doch eine Diskussion der psychoanalytischen Sichtweise
ohne Erwähnung von Eric ERIKSON unvollständig. Es ist wohl allgemein bekannt, daß
nach seiner Meinung die wichtigste Entwicklungsaufgabe des Jugendlichen die Herstellung von Identität und die Vereitelung von Identitäts-Diffusion ist. Diese Vorstellungen sind am besten nachlesbar in ERIKSONs Büchern: "Kindheit und Gesellschaft" (dt. 1971[4]) und "Jugend und Krise: die Psychodynamik im sozialen Wandel"
(dt. 1970). Eines der Probleme in Bezug auf ERIKSON ist aber, daß er nicht leicht
auf etwas festgelegt werden kann. Er macht selten unmißverständliche Aussagen und
bevorzugt es - wie er selbst sagt - Begriffe sich selbst aus der Art der Verwendung und aus Andeutungen heraus definieren zu lassen. Im allgemeinen scheint er jedoch anzunehmen, daß die Suche nach Identität während der Adoleszenz besonders akut
wird wegen der raschen Veränderung in den biologischen, sozialen und psychologischen Bereichen des Lebens und wegen der Notwendigkeit, Berufswahlentscheidungen
zu treffen, Ideale zu akzeptieren oder zurückzuweisen sowie sexuelle Partner und
Freunde zu wählen. Leider hat er sich wenig darum bemüht, genauere Aussagen über
das zu erwartende Ausmaß interindividueller Variation zu machen und seine Verwendung von Begriffen wie "normative Krise" und "die Psychopathologie der gewöhnlichen Adoleszenz" hat zu der Annahme geführt, daß seiner Auffassung nach irgend-
eine Form von Streß, Unruhe und Störung der Identität bei den meisten Jugendlichen
zu erwarten ist, besonders in der Phase der späten Adoleszenz.

Um ERIKSONs Sichtweise ganz verständlich zu machen, muß erwähnt werden, daß
ERIKSON das Jugendalter als eine Periode psychosozialen Moratoriums (Aufschubs)
versteht. Ebenso wie in der psychoanalytischen Theorie die Stufe der Adoleszenz
als eine Zeit der Stagnation der psychosexuellen Entwicklung betrachtet werden
dürfte, kann nach ERIKSON das Jugendalter als Zeit einer Verzögerung der Identitätsentwicklung angesehen werden. In seiner Sichtweise gesteht die Gesellschaft
eine Zeit im Leben zu oder schafft sie sogar, in der das Individuum bedeutsame
Identitätsentscheidungen aufschieben kann, in der es mit Rollen experimentieren
kann, um herauszufinden, welche Art von Person es ist oder nicht ist. Man könnte
sagen, daß eine Krise genau aus diesem Grunde überhaupt stattfindet.

ERIKSON drückt das so aus: "Es ist natürlich wahr, daß der Jugendliche während
des Endstadiums der Identitätsbildung mehr dazu geneigt ist, tiefer als er es jemals getan hat oder später tun wird unter einer Konfusion von Rollen zu leiden,
die viele Jugendliche hilflos gegenüber plötzlichen Einflüssen von zuvor latent
vorhandenen bösartigen Störungen macht. Aber es ist wichtig zu betonen, daß die
verwirrte und verwundbare, ferne und ungebundene, jedoch Anforderungen stellende
und eigensinnige Persönlichkeit des nicht allzu neurotischen Jugendlichen viele

notwendige Elemente halbbewußten Rollenexperimentierens der Art "Ich wage Dich"
und "Ich wage mich" enthält. Vieles von dieser offensichtlichen Verwirrung muß so
als soziales Spiel betrachtet werden - als der wahre genetische Nachfolger des
kindlichen Spiels. Ähnlich erfordert und erlaubt die Ich-Entwicklung des Jugendlichen spielerisches Experimentieren in Phantasie und Introspektion" (1968, S.
163-164).

Mit seiner Diskussion von Selbst und Identität sowie mit seiner Bezugnahme auf
Rollen und Rollenverhalten stellt ERIKSON eine Brücke zwischen psychoanalytischen
und soziologischen Sichtweisen dar. Obgleich seine Vorstellungen über eine "Identitätskrise" im Jugendalter nicht durch empirische Untersuchungen gestützt wurden -
darauf wird später noch eingegangen -, muß man ihn doch wegen seiner umfassenden
Betrachtungsweise bewundern. Fast paradoxerweise liefert er eine ausgezeichnete
Einleitung für die soziologische Sichtweise.

2.2 *Die soziologische Theorie*

Drei charakteristische Merkmale scheinen den soziologischen Erklärungsansatz
der Adoleszenz zu kennzeichnen. Diese sind:

- Konzentration auf Rollen,
- Interesse an der Entwicklung des Selbst,
- Interesse am Prozeß der Sozialisation.

Natürlich bestehen enge Beziehungen zwischen diesen Merkmalen, worauf schon
ELDER (1968) in seinem Literaturüberblick hinwies. Wie ELDER herausstellt, wird
nach Meinung der meisten Soziologen ein Großteil des Lebens eines Individuums durch
Rollenengagement und durch den Aufbau eines Rollenrepertoires gekennzeichnet. Letzteres macht einen zentralen Teil des Selbst aus.

Die Jahre zwischen Kindheit und Erwachsensein als eine Periode der Identitätsentwicklung,werden aus folgenden Gründen als für den Aufbau dieses Rollenrepertoires besonders wichtig angesehen. Zum einen rufen Merkmale der Adoleszenz - wie
wachsende Unabhängigkeit von Autoritätspersonen, Engagement in Gruppen Gleichaltriger und ungewöhnliche Empfindlichkeit gegenüber Bewertungen durch andere - Rollen-
veränderungen und Diskontinuität hervor, die natürlich - in Abhängigkeit vom sozialen und kulturellen Kontext - in ihrer Intensität variieren. Zum anderen hat
jede innere Veränderung oder Unsicherheit den Effekt, daß die Abhängigkeit des Individuums von anderen wächst. Das gilt besonders für das Bedürfnis nach Bestätigung und Unterstützung des eigenen Selbstbildes. Weiterhin sind die Effekte bedeutsamer Veränderungen der Umwelt in diesem Zusammenhang ebenfalls relevant. Der Be-

such verschiedener Schulen, der Übergang von Schule zur Universität, das Verlassen des Elternhauses, die Aufnahme einer Berufstätigkeit, alles das erfordert das Engagement in neuen Beziehungen, die wiederum zu unterschiedlichen und oft höheren Erwartungen, einer bedeutsamen Neueinschätzung des Selbst und einer Beschleunigung des Sozialisationsprozesses führen.

Bei seiner Erörterung des Jugendalters als einer Übergangsperiode der Persönlichkeitsentwicklung entwickelt ELDER (1968) die soziologische Theorie einen Schritt weiter, indem er zwischen zwei Arten der Rollenveränderung oder Rollendiskontinuität unterscheidet. Einerseits erfährt der Jugendliche Veränderungen innerhalb einer Rolle. Er begegnet neuen Rollenanforderungen, da die Erwartungen mit dem Älterwerden allmählich ansteigen. Seine Rolle bleibt die gleiche, aber innerhalb dieser Rolle wird Unterschiedliches von ihm erwartet - sein Lehrer mag höhere Leistung erwarten, seine Eltern mehr Unabhängigkeit usw. Andererseits eignet sich der Jugendliche auch ganz neue Rollen an. Offensichtlich ist diese Art der Diskontinuität abrupter und oft schwieriger zu bewältigen. Der Übergang von der Schule zur ganztägigen Arbeit etwa erfordert im allgemeinen eine sehr beträchtliche Anpassung, und es lassen sich oft Reste der Rolle des abhängigen Schülers im jungen Arbeiter ausmachen. Die Übernahme neuer Rollen ist im allgemeinen mit allmählichen Veränderungen innerhalb der Rollen verbunden. Beide Vorgänge fördern oder behindern sich gegenseitig, je nachdem, welche Funktionen die Eltern oder andere wichtige Personen innehatten, je nachdem, wie wichtig in der Vergangenheit erlernte Fertigkeiten für neue Rollenanforderungen sind, je nach dem Umfang des Rollenrepertoires des Jugendlichen, usw. Im allgemeinen wird behauptet, daß der Jugendliche mehr oder minder große Diskontinuität erlebt, und daß mit zunehmender Rollendiskontinuität erfolgreiche Anpassung an die neuen Rollenanforderungen immer problematischer wird.

Das Selbstbild ist ein weiterer Faktor, der oft in enger Verbindung mit der Rollenentwicklung gesehen wird. Zu den Autoren, die sich mit diesem Aspekt beschäftigt haben, gehört etwa ROSENBERG (1965). Er schreibt: "Auf dieser Stufe der Entwicklung - zwischen etwa 15 und 18 Jahren - ist das Individuum lebhaft an seinem Selbstbild interessiert. Was bin ich? Wie gut bin ich? Was sollte, was könnte ich werden? Auf welcher Grundlage soll ich mich selbst beurteilen? Viele Jugendliche sind ganz von Fragen solcher Art erfüllt." (1965, S. 3).

ROSENBERG erwähnt drei Gründe für dieses Phänomen erhöhter Selbstaufmerksamkeit und erhöhten Interesses am Selbstbild. Zum einen ist das Jugendalter eine Zeit derart bedeutsamer - physischer und psychischer - Veränderungen, daß jedes Individuum, das mit solchen Anforderungen konfrontiert wird, gezwungen wäre, sich selbst neu zu bewerten, bzw. "Inventur" zu machen. Weiterhin ist die Adoleszenz, besonders die späte Adoleszenz, ein Alter, in dem viele grundlegende Entscheidungen getroffen werden müssen. In dieser Zeit erfolgt im allgemeinen eine erste Berufswahl, und auch entscheidende Wahlen für sexuelle Partner fallen häufig in den Zeitraum zwischen 17 und 20 Jahren. Schließlich ist die Adoleszenz durch eine besondere Status-Unsicherheit gekennzeichnet. Die Gesellschaft hat für die Zeit der Adoleszenz keine klar definierten Erwartungen an das Individuum, und sie reagiert daher auf den Jugendlichen in einer Art und Weise, die uneindeutig erscheinen muß. Zeitweise fordert sie Gehorsam wie bei Kindern, zeitweise erwartet sie das Selbstvertrauen und die Unabhängigkeit von Erwachsenen. Solche Ambivalenz stellt das Selbstbild des Jugendlichen in Frage.

Zwei weitere Autoren können erwähnt werden, da sie zum Verständnis der Bedeutung von Rollen für die Entwicklung im Jugendalter beigetragen haben. BRIM (1965) interessierte sich besonders für die Vorschriften oder Erwartungen Erwachsener gegenüber dem Verhalten Jugendlicher, so wie sie sich in den Augen Jugendlicher darstellen. Je mehr wir von diesen Wahrnehmungen Jugendlicher wissen, desto besser verstehen wir BRIM zufolge die Rollen, die Jugendliche übernehmen. BRIM drückt dies so aus: "Wir sollten versuchen, Persönlichkeit in Bezug darauf zu beschreiben, wie sich das Individuum selbst, sein Verhalten und die soziale Organisation, in der es lebt, wahrnimmt. Wir sollten uns für die Arten von Menschen interessieren, die es selbst für sich als die wichtigsten ansieht. Wir sollten interessiert sein an dem, was es denkt, daß andere von ihm an Verhaltensweisen und Leistungen erwarten. Wir sollten auch darüber informiert sein, ob es das, was andere ihm als rechtens und legitim verschreiben, akzeptiert, oder ob es denkt, daß diese Erwartungen unfair sind ..." (1965, S. 156).

Nach BRIM wird demnach die Entwicklung des Rollenverhaltens in hohem Ausmaß determiniert durch eine Wechselwirkung zwischen den Beziehungen des Individuums mit bedeutsamen Anderen und den Wahrnehmungen der Erwartungen seitens dieser bedeutsamen Anderen. Darin stimmt auch BAUMRIND (1975) mit BRIM überein. Sie führt bei ihrer Diskussion der Sozialisation des Jugendlichen den Begriff der reziproken Rollenübernahme ein. Sie meint damit die Effekte, die frühere Rollenübernahmen durch andere Familienmitglieder für die Rolle haben, die das Individuum übernehmen kann. Als Beispiel hierfür führt sie eine Situation an, in der beide Eltern ausgesprochen kompetente Manager sind und damit den Jugendlichen daran hindern, Mangement-Fertigkeiten zu entwickeln, da - trotz vorhandener Verhaltensmodelle - solche Fertigkeiten in dieser Familie nicht benötigt werden.

Es ist wohl klar geworden, daß BRIM und BAUMRIND der Auffassung sind, daß das Rollenverhalten des Individuums nur in einem sozialen Kontext verstanden werden kann, und daß man die Umweltfaktoren berücksichtigen muß, wenn man die Entwicklung des Jugendlichen begreifen will. ELDER   (1975) Diskussion der Sozialisation führt dieses Thema in wichtigen Punkten weiter. Er stellt heraus, daß Sozialisationsprozesse in Wechselwirkung mit dem sozialem Wandel stehen, besonders mit solchem sozialen Wandel, der die Institution Familie beeinflußt. In diesem Zusammenhang macht ELDER auf zwei bedeutsame soziale Veränderungen aufmerksam, die in den letzten Jahren erfolgt sind. Das ist zum einen die länger dauernde Abhängigkeit junger Menschen aufgrund vermehrter Möglichkeiten zum Besuch von weiterführenden Schulen und Universitäten, zum anderen ist es die geringer gewordene Bedeutung der Familie. Nach Auffassung der Soziologen hatten diese Ereignisse eine Reihe von Konsequenzen. In erster Linie waren industrialisierte Gesellschaften Zeuge wachsender Trennung der Generationen voneinander mit abnehmender von Erwachsenen und Jugendlichen gemeinsam verbrachter Zeit; weiterhin gewann die Gruppe Gleichaltriger immer mehr an Bedeutung, vor allem deshalb, weil die Eltern immer weniger Verantwortung für die Erziehung ihrer Teenager übernahmen; schließlich ist der Jugendliche einer Vielzahl von Sozialisationseinflüssen ausgesetzt (weiterführende Schule, Gruppe der Gleichaltrigen, von Erwachsenen geleitete Jugendorganisationen, Massenmedien, politische Organisationen usw.), die ihn mit einer breiten Palette möglicher Wert- und Idealkonflikten konfrontieren.

Alle diese Faktoren belasten nach ELDERs Meinung die Sozialisation mit mehr Unsicherheiten und bereiten den Jugendlichen größere Schwierigkeiten bei der Übernahme von Erwachsenenrollen. BRONFENBRENNER (1974) hat bei seiner Diskussion der Entfremdung junger Menschen ganz ähnliche Punkte angesprochen. Es scheint eine verbreitete Annahme unter Soziologen zu sein, daß die sozialen Wandlungen etwa der letzten 20 Jahre zu zunehmenden Belastungen für junge Menschen geführt haben. Insbesondere sollte erwähnt werden, daß die meisten Autoren das nicht begrüßen, was sie für die Abnahme der Zuständigkeit von Erwachsenen und die Zunahme der Bedeutung der Gruppe der Gleichaltrigen halten. Solche Autoren beschreiben die Gleichaltrigengruppen der Jugendlichen häufig so, als ermutigten sie eher antisoziales Verhalten, statt zivilisierend zu wirken. Obgleich allgemein akzeptiert wird, daß die Effekte der Einbeziehung Gleichaltriger von den Normen und Tätigkeiten der Gruppe Gleichaltriger abhängt, herrscht doch zweifellos die Meinung vor, daß mehr Schaden als Gutes bewirkt wird, wenn junge Menschen einen beträchtlichen Teil ihrer Zeit mit Jugendlichen ihres Alters verbringen.

2.3   *Empirische Belege*

Sicherlich sind die psychoanalytische und die soziologische Theorie nicht die einzigen Theorien zum Jugendalter. Es scheint aber doch recht eindeutig zu sein, daß die beiden dargestellten Sichtweisen in der Literatur vorherrschen und daher

auch die Betrachtung des Jugendalters seitens der Sozialwissenschaften und in der
Erziehung beherrschen.

Paradoxerweise stützen die vorliegenden empirischen Befunde diese Theorien aber
keineswegs. Es sollen hier zwei Bereiche betrachtet werden, innerhalb derer die
Diskrepanz zwischen Theorie und Forschungsergebnissen besonders auffallend ist.

Zunächst soll die Beziehung zwischen Jugendlichen und ihren Eltern betrachtet
werden. Beide Theorien beziehen sich ausführlich auf die Konflikte, die zwischen
Eltern und Teenagern zu erwarten sind. Solche Vorstellungen werden aber durch empirische Befunde schwerlich erhärtet. BANDURA (1972) etwa zeigt, daß die Vorstellung
einer stark belasteten Zeit im Elternhaus stark übertrieben wurde. Er zieht eine
Reihe theoretischer Annahmen heran und vergleicht sie mit seinen eigenen Untersu-
chungsbefunden. Erstens wird angenommen, daß Jugendliche sehr für die Loslösung
von elterlichen Bindungen kämpfen - eine Sichtweise, für die BANDURA keine Belege
finden konnte. Nach BANDURAs Einschätzung hat der Jugendliche mit 13 bis 14 Jahren
seine Unabhängigkeit von den Eltern mehr oder minder erreicht und beginnt nicht
etwa erst zu dieser Zeit damit. In seiner Untersuchungsstichprobe schien die Autonomie der Jugendlichen eher ein Problem für die Erwachsenen als für die Teenager
zu sein: Zum Beispiel bedauern viele Eltern die verlorengegangene Kameradschaft zu
ihren Kindern. Zweitens wird oft davon ausgegangen, daß Eltern während der Adoleszenz ihre Kinder stärker kontrollieren und einschränken. Aus den Interviewdaten ergab sich aber genau das gegenteilige Bild. Sowohl die Erwachsenen als auch die Jugendlichen beschrieben eine Verbesserung ihrer Beziehungen und ein Anwachsen des
gegenseitigen Vertrauens im Verlauf des Jugendalters.

Weiterhin untersuchte BANDURA die Konformität mit den Werten der Gruppe Gleichaltriger und fand auch hier kaum Belege für die traditionelle Sichtweise. Die Jugendlichen, die er interviewte, schienen in der Wahl ihrer Bezugsgruppen durchaus
selektiv zu sein,und es ließen sich wenig Anhaltspunkte für "sklavische Konformität"
finden. Im allgemeinen schienen die Werte der Gruppe Gleichaltriger nicht in direk-
tem Widerspruch zu den Werten der Familie zu stehen. Auch zeigte sich nicht, daß
Zugehörigkeit zu einer Gruppe Gleichaltriger zu Konflikten mit der Familie führt.

OFFER und OFFER drückten es 1975 so aus: "Kontinuität von Werten kann sowohl
zwischen einzelnen Elternteilen und ihren Söhnen wie auch zwischen der Elterngeneration und der Generation der Jugendlichen und jungen Erwachsenen beobachtet werden.
Werte der Gruppe Gleichaltriger haben selbstverständlich einen Einfluß auf das Verhalten, aber meistens kann der Einfluß durch die stärker verankerten Werte der Eltern zunichte gemacht werden. Dieser Konflikt scheint allerdings sehr gering zu

sein, da es wahrscheinlich ist, daß die Werte der Gruppe der Gleichaltrigen Erweiterungen der elterlichen Werte sind ... In den meisten Fällen werden sich die Teenager oder die jungen Erwachsenen behaglicher in einer Gruppe Gleichaltriger fühlen, die Werte vertritt, die den eigenen ähnlich sind." (S. 190)

In der Einstellungsforschung gibt es mehrere neuere Untersuchungen, die diese Sichtweise unterstützen. GUSTAFSON (1972) untersuchte über tausend skandinavische Studenten und fand, daß die Mehrzahl von ihnen für die konventionellen Werte ihrer Gemeinschaft eintrat. Die meisten vertrauten ihren Eltern. Konflikte mit der älteren Generation fehlten im allgemeinen ganz. Ein angenehmes Familienleben einschließlich Heirat und sexueller Befriedigung rangierte sehr hoch in der Liste wichtiger Ziele.

BENGTSON (1970) berichtet von Untersuchungen, die zeigen, daß sowohl im Bereich der Politik als auch im Bereich der Sexualität Eltern und ihre heranwachsenden Kinder eher ähnliche als auseinandergehende Einstellungen in wichtigen Fragen haben. Er vermerkt auch besonders die überraschende Tatsache, daß alle Untersuchungen eine größere Übereinstimmung in grundlegenden Werten zwischen Jugendlichen und ihren Eltern nachgewiesen haben als zwischen Eltern und Großeltern.

JENNINGS und NIEMI (1975) lieferten in ihrer Untersuchung politischer Orientierungen einen wichtigen Beitrag zu diesem Thema, indem sie versuchten, Generationsunterschiede von säkularen Entwicklungen, die beide Altersgruppen gleichermaßen beeinflussen, zu trennen. Ihre Befunde zeigen, daß - bei Vergleichen zwischen 1965 und 1973 - der allgemeine Eindruck von sich aufeinander zu statt voneinander weg bewegenden Generationen entsteht. Diese Untersuchung ist besonders hervorzuheben, da sie den Unterschied unterstreicht zwischen historischen Veränderungen in Einstellungen, die sich in der gesamten Gesellschaft vollziehen, und solchen Einstellungsänderungen, die sich im Verlaufe des Aufwachsens ergeben. Dieses Problem behandeln auch NESSELROADE und BALTES (1974).

DOUVAN und ADELSON (1966) berichten ähnliche Befunde. Was Moralität, politische oder religiöse Überzeugungen, oder sexuelle Einstellungen angeht, scheinen Jugendliche weitgehend mit ihren Eltern übereinzustimmen. Sie scheinen zu den Erwachsenen aufzusehen und ihren Rat zu schätzen, ihre Ansichten also keineswegs zu verachten oder zurückzuweisen. Diese Untersuchung förderte allerdings auch die Existenz geringfügiger Konflikte zwischen Eltern und Teenagern zutage, die sich besonders auf Fragen von Make-up, Verabredungen, Freizeitbetätigungen, Musik usw. bezogen.

Ein ähnliches Bild ergab sich aus der Untersuchung von COLEMAN, GEORGE und HOLT (1977), wo sich ebenfalls Konflikte zwischen den Generationen bezüglich solcher

Verhaltensweisen wie Lautheit, Sauberkeit und Pünktlichkeit konzentrierten und damit mehr die alltäglichen Streitpunkte eines Lebens unter dem gleichen Dach reflek-
tierten und weniger grundlegendere Persönlichkeitsmerkmale betrafen, wie Ehrlich-
keit, Beharrlichkeit und Interesse an anderen.

Schließlich muß hier noch die Arbeit von RUTTER et al. (1976) erwähnt werden.
RUTTER untersuchte das Ausmaß an Entfremdung zwischen den Generationen, das entweder durch die Jugendlichen oder durch ihre Eltern erlebt wird. Die Ergebnisse zeigten, daß in nur 4 % der Fälle die Eltern eine Zunahme der Entfremdung während der
Adoleszenz erlebten, und nur 5 % der Jugendlichen eine Zurückweisung ihrer Eltern
berichteten. Weitere 25 % brachten ein geringes Ausmaß an Kritik zum Ausdruck.

Diese Befunde stimmen gut mit Ergebnissen aus den USA überein. Alle dargestellten Befunde stützen die Sichtweise, die ADELSON zum Ausdruck brachte, als er 1970
einen Aufsatz für die New York Times schrieb mit dem Titel: "What generation gap?"

Der zweite Bereich, der hier behandelt werden soll, ist der des Selbst, wo ebenfalls theoretische Auffassungen und empirische Befunde auseinanderklaffen.

Wie wir gesehen haben, wird in jeder der behandelten Theorien zum Jugendalter
eine gewisse Beeinträchtigung des Selbst oder der Identität vorhergesagt. Hierzu
ist an erster Stelle zu sagen, daß entgegen den theoretischen Erwartungen die Adoleszenz als ein Stadium im Lebenszyklus keineswegs notwendiger Weise eine Änderung
des Selbstbildes mit sich bringt. Allein die Tatsache, daß ein Individuum das Jugendalter durchlebt, impliziert noch nicht eine Instabilität des Selbstkonzepts.
Dieses konnte von ENGEL (1959) in einer der besten der vorliegenden Untersuchungen
sehr deutlich gezeigt werden. Sie erfaßte das Selbstbild von 13- und 15jährigen
Jungen und Mädchen mit Hilfe der Q-Sort-Technik und wiederholte die Untersuchung
nach zwei Jahren. Die Ergebnisse zeigten eine relative Stabilität des Selbstkonzepts zwischen 13 und 15, bzw. zwischen 15 und 17 Jahren. Die Gesamtkorrelation
zwischen erster und zweiter Untersuchung betrug .53. Die Test-Retest-Korrelation
nach zehn Tagen betrug .68. ENGEL zeigte aber auch, daß diejenigen 20 % der Stichprobe, die ein negatives Selbstkonzept zeigten, ein signifikant weniger stabiles
Selbstbild hatten als die restlichen 80 %. Darauf soll später noch eingegangen werden. Leider gibt es noch keine anderen Längsschnittuntersuchungen zur Stabilität
des Selbstbildes. Die Ergebnisse der Querschnittuntersuchungen von TOME (1972) und
MONGE (1973) unterstützen jedoch die Vorstellung einer Stabilität des Selbstbildes.
Beide Autoren argumentieren aufgrund ihrer Ergebnisse gegen die Annahme wesentlicher Wandlungen und Neuorganisationen des Selbstkonzepts im Alter zwischen 12 und
18 Jahren.

Befunde, die diese Schlußfolgerung ergänzen, können Untersuchungen entnommen werden, die die Entwicklung der Selbst-Wertschätzung oder des Selbstbildes analysierten. Insgesamt führen diese Untersuchungen zu der Schlußfolgerung, daß - wiederum im Gegensatz zur theoretischen Erwartung - wenn es im Laufe des Lebens eine Periode erniedrigten Selbstwertgefühls oder erhöhter Beeinträchtigung des Selbstbildes gibt, diese eher in der Prä-Adoleszenz als in der Adoleszenz selbst anzusiedeln ist. Dies konnte z.B. von PIERS und HARRIS (1964) gezeigt werden. Die Autoren untersuchten die Ausprägung des Selbstwertgefühls von 9-, 12- und 16jährigen und fanden, daß die Gruppe der 12jährigen ein deutlich niedriger ausgeprägtes Selbstwertgefühl hatte als die anderen beiden Gruppen, die bezüglich ihres Selbstwertgefühls vergleichbar waren.

Dieser Befund wird durch eine Untersuchung von SIMMONS et al. (1973) bestätigt. Die Autoren untersuchten verschiedene Aspekte der Störung des Selbstbildes bei 2600 Kindern und Jugendlichen im Alter zwischen 8 und 18 Jahren. Sie zeigten zum einen, daß es das Alter zwischen 11 und 13 Jahren war, in dem die größte Zunahme an Selbstaufmerksamkeit, an Instabilität des Selbstkonzepts und an unvorteilhaften Inhalten des Selbstbildes zu beobachten war. Diese Dimensionen stiegen in der Zeit um die Pubertät herum stark an, blieben dann aber auf einem relativ konstanten Niveau. Zum anderen zeigten SIMMONS et al., daß das zunächst niedrige Selbstwertgefühl von 8 Jahren an stetig anstieg, mit 12 Jahren einen Höhepunkt erreichte und dann wieder deutlich abfiel.

Es ist allerdings wichtig, darauf hinzuweisen, daß - obwohl die Mehrheit der Jugendlichen ein stabiles Selbstbild und ein angemessenes oder gar hohes Selbstwertgefühl haben dürfte - dies für eine Minderheit der Jugendlichen nicht gilt. In ENGELs Untersuchung ließen, wie bereits erwähnt, etwa über 20 % der Jugendlichen in der ersten Befragung ein negatives Selbstbild erkennen. Diese Gruppe zeigte auch das höchste Ausmaß an Instabilität des Selbstbildes über die Zeitspanne von zwei Jahren hinweg und hatte weiterhin höhere Fehlanpassungswerte in verschiedenen Persönlichkeitstests. Solche Befunde werden auch von anderen Autoren bestätigt. So zeigte ROSENBERG (1965), daß zwischen 20 und 30 % seiner Stichprobe ein niedriges Selbstwertgefühl besaß, und in einer eigenen Untersuchung (COLEMAN 1974), in der vier Altersgruppen verglichen wurden, ergab sich, daß etwa 30 % der Gesamtstichprobe in einem Satzergänzungstest negative Reaktionen im Zusammenhang mit dem eigenen Selbstbild zum Ausdruck brachten.

So scheint es wahrscheinlich, daß sich eine kleine Minderheit von Jugendlichen nach der Pubertät in Kliniken oder Beratungszentren wegen gravierender Beeinträchtigungen des Selbstkonzepts einfinden wird. Es ist aber aufgrund der empirischen Befunde klar, daß das klassische Konzept der "Identitätskrise" nicht auf die überwiegende Mehrheit von Jugendlichen anzuwenden ist.

2.4 *Eine neue Theorie*

Der bisher gegebene Überblick macht nur zu deutlich, wie notwendig eine neue Theorie der Adoleszenz ist. Die vorliegenden Theorien waren nicht in der Lage, den Informationen gerecht zu werden, die aufgrund zahlreicher empirischer Untersuchungen zur Verfügung stehen. Dabei ist die Tatsache besonders bedeutsam, daß die Ergebnisse dieser Untersuchungen in sich konsistent sind. Es fragt sich, warum die empirischen Befunde die theoretischen Vorstellungen nicht erhärtet haben.

Der psychoanalytische Ansatz ging von klinischen Erfahrungen aus. Von vielen Autoren ist darauf hingewiesen worden, daß Psychiater eine ausgelesene Population zu Gesicht bekommen. Ihre Erfahrungen mit dem Jugendalter basieren in erster Linie auf Individuen, die sie in der Klinik antreffen. Dadurch wird eine etwas einseitige Sichtweise unterstützt, in der innere Unruhe oder Konflikt überrepräsentiert sind. Für Soziologen auf der anderen Seite besteht oft das Problem, Konzepte der "Jugend" oder der "Jugendbewegung" auf der einen Seite und Vorstellungen über junge Menschen selbst auf der anderen Seite zu entwirren. Wie eine Anzahl von Kommentatoren bemerkt hat, betrachten Soziologen die Jugend oft als Speerspitze sozialen Wandels. Jugend ist gleichsam die fortschrittliche Partei, in der Erneuerung oder Veränderung der gesellschaftlichen Werte von Interesse sind. Von dieser Position aus ist es nur ein kleiner Schritt bis hin zur Verwendung der Jugend als Metapher für sozialen Wandel und zur Verwechslung radikaler Kräfte in der Gesellschaft mit den Anschauungen gewöhnlicher junger Leute (vgl. HALL & JEFFERSON 1976).

Ein dritter möglicher Grund für die Divergenz von theoretischen Vorstellungen und empirischen Befunden ist, daß bestimmte Verhaltensweisen von Jugendlichen, wie Vandalismus, Drogenkonsum, Rowdytum usw., von Erwachsenen als außerordentlich bedrohlich erlebt werden. Die wenigen, die sich so verhalten, erlangen daher ungerechtfertigte Bedeutung in der Sicht der Öffentlichkeit. Die Massenmedien spielen durch Veröffentlichung sensationellen Verhaltens eine wichtige Rolle in diesem Prozeß und lassen dieses Verhalten dadurch sehr viel verbreiteter erscheinen, als es in Wirklichkeit ist. Man muß nur kritisch das Bild der Teenager betrachten, das Woche für Woche durch das Fernsehen gezeichnet wird, um zu verstehen, wie eine Minorität in den Augen Erwachsener repräsentativ werden kann für alle jungen Menschen.

Alle drei erwähnten Tendenzen führen zu einer übertriebenen Sicht des Ausmaßes an innerer Unruhe, das im Jugendalter zu erwarten ist, und sie dienen daher dazu, die Kluft zwischen Empirie und Theorie zu erweitern.

Ein weiterer Faktor muß in diesem Zusammenhang berücksichtigt werden. Im allgemeinen haben Psychologen, die für umfangreiche Befragungsaktionen zuständig sind, zu wenig bedacht, daß einzelne Jugendliche entweder wenig bereit oder unfähig sind, ihre innersten Gefühle zu offenbaren. Es hängt viel davon ab, wie eine Untersuchung durchgeführt wird, aber es ist wichtig, sich zu vergegenwärtigen, wie schwierig es für jeden ist, ganz zu schweigen von einem schüchternen, empfindlichen oder ängstlichen Teenager, einem fremden Interviewer Befürchtungen, Sorgen oder Konflikte mitzuteilen. Hemmungen solcher Art können sehr wohl zu einer Verzerrung bei Autoren mit empirischer Orientierung führen und eine Unterschätzung des Ausmaßes an Streß verursachen, den junge Menschen erleben. Methodenprobleme können daher bei der Vergrößerung der Kluft zwischen Theorie und Empirie ebenfalls eine Rolle spielen.

Diese Kluft kann den obigen Ausführungen zufolge also als Ergebnis mehrerer Faktoren betrachtet werden. Die Schuld kann nicht ausschließlich der einen oder der anderen Seite zugeschoben werden. Methoden wie Theorien haben ihre Schwächen. Es sollen daher im folgenden einige Möglichkeiten zur Behebung solcher Schwächen betrachtet werden.

Was die Methodologie anlangt, so haben sich hier bereits viele Verbesserungen ergeben. In den Jahren, in denen erstmals Theorien zum Jugendalter formuliert wurden, wurden Belege auf unsystematische Weise auf dem Schulhof, in der Klinik oder an der Straßenecke gesammelt. In den letzten 30 Jahren jedoch hat sich in den Sozialwissenschaften eine fast vollständige Wandlung ergeben, mit einem bemerkenswerten Anstieg in der systematischen Datensammlung. Allerdings bestehen auch heute noch weitreichende Schwierigkeiten. Ein Problem besteht darin, der subjektiven, persönlichen Welt des Jugendlichen genügend nahe zu kommen und so zu verhindern, daß die Antworten in einem Interview nur das widerspiegeln, was er oder sie für sozial erwünschte Antworten hält.

Manche Forscher haben versucht, dieses Problem durch Verwendung projektiver Techniken zu umgehen, zum Beispiel durch unvollständige Sätze, die der Jugendliche vervollständigen soll, oder durch für die Entwicklung im Jugendalter relevante Bilder, zu denen er eine Geschichte erzählen soll.

Auf diese Weise versuchten verschiedene Autoren (z.B. DOUVAN & ADELSON 1966; EPPEL & EPPEL 1966; COLEMAN 1974) Jugendliche dazu zu ermuntern, Aspekte ihrer inneren Erfahrung zum Ausdruck zu bringen. Diese Strategie war bis zu einem gewissen Ausmaß erfolgreich, sie hat aber weitere Probleme aufgeworfen, z.B. solche der Auswertung und der Interpretation des Datenmaterials.

Eine weitere Schwierigkeit hängt mit dem Bedürfnis zusammen, Verhalten dann zu beobachten, wenn es geschieht, um sich nicht nur auf Berichte nach dem Ereignis stützen zu müssen. So mag es sehr gut sein, Reaktionen auf hypothetische Situationen zu erheben, aber diese könnten nur geringe Beziehungen zu offenem Verhalten haben. Wegen dieses Dilemmas besteht ein offensichtliches Bedürfnis nach Methoden, die es dem Erwachsenen erlauben, ein Phänomen, wie z.B. Interaktion in Peer-Gruppen, direkt zu beobachten. Aufgrund dieses Bedürfnisses hat die soziologische Methode der "teilnehmenden Beobachtung" an Popularität gewonnen. Dieser Ansatz hat zweifellos Grenzen, besonders wegen der Gefahr der persönlichen Beteiligung des Beobachters und wegen der Problematik der Zuverlässigkeit der Beobachtung. Es scheinen nicht nur die Vorteile dieses Ansatzes zunehmend deutlicher erkannt zu werden (SCHAFFER & HARGREAVES 1978), sondern es wird auch die Entschlossenheit bei einigen Autoren sichtbar, sich mit den Schwächen der Methode auseinanderzusetzen (z.B. BUTTERS 1976).

Wir haben nun bisher zwei der methodologischen Probleme erörtert, die die Erforschung des Jugendalters behindert haben. Wie wir ebenfalls herausgestellt haben, sind auch heutige Theorien des Jugendalters durch ernstzunehmende Mängel gekennzeichnet. Ohne Zweifel haben die psychoanalytische und die soziologische Theorie einigen Wert, und es wäre falsch, den Eindruck zu erwecken, daß sie keine Relevanz mehr besitzen. Der vielleicht wichtigste Beitrag dieser Theorien besteht darin, daß sie die Grundlage für das Verständnis junger Menschen mit ernsthaften Problemen gelegt und ein besseres Wissen über diejenigen Jugendlichen vermittelt haben, die Minoritäten oder Randgruppen angehören.

In dieser Hinsicht haben die beiden Theorien vieles anzubieten. Aber es muß erkannt werden, daß sie als Grundlage für das Verständnis der Entwicklung der großen Mehrheit junger Menschen heutzutage unangemessen sind. Die wichtigste Folgerung aus dem oben gegebenen Überblick ist, daß das Jugendalter einer Theorie der Normalität und nicht der Abnormalität bedarf. Eine heute lebensfähige Theorie muß nicht nur die Ergebnisse der empirischen Untersuchungen einschließen, sie muß auch die Tatsache anerkennen, daß - wenn auch die Adoleszenz für einige junge Menschen eine schwierige Zeit sein mag - sie für die Mehrheit der jungen Menschen eine Periode relativer Stabilität ist. Trotzdem besteht allgemeine Übereinstimmung darüber, daß während des Jugendalters wichtige Anpassungen erfolgen müssen. Der Übergang zwischen Kindheit und Erwachsensein kann nicht ohne wesentliche Anpassung psychologischer und sozialer Art erfolgen. Dennoch scheinen die meisten jungen Menschen diese Anpassungen ohne besonderen Streß zu bewältigen. Auf welche Weise gelingt ihnen das?

Es ist dieser Widerspruch zwischen dem Ausmaß der erlebten Veränderungen und der relativen Gesundheit und Spannkraft des Individuums, das einem solchen Wandel unterliegt, der nun betrachtet werden soll. In früheren Abhandlungen (COLEMAN 1974, 1978, 1979) hat der Autor eine Theorie der Adoleszenz dargestellt ("Fokal-Theorie"), mit der er die Hoffnung verband, die Lösung eines solchen Widerspruchs voranzubringen. Zunächst soll jedoch kurz der Hintergrund dieser Theorie dargestellt werden.

Die Theorie erwuchs aus den Ergebnissen einer Untersuchung normaler Jugendentwicklung (COLEMAN 1974). Großen Gruppen von Jungen und Mädchen im Alter von 11, 13, 15 und 17 Jahren wurden die gleichen Tests vorgegeben, die Einstellungen und Meinungen über eine breite Palette von Beziehungen erfassen sollten. So war Material über das Selbstbild, über Alleinsein, über heterosexuelle Beziehungen, über Beziehungen zu den Eltern, über Freundschaften und über Großgruppen-Situationen enthalten.

Das Material wurde auf konstruktive und negative Elemente in diesen Beziehungssituationen hin analysiert, ebenso auf gemeinsame Themen hin, die die Jugendlichen zum Ausdruck brachten. Die Ergebnisse zeigten, daß die Einstellungen gegenüber allen Beziehungen mit dem Alter einem Wandel unterlagen, aber - was wichtiger ist - daß das Interesse an unterschiedlichen Problemen seinen Höhepunkt in verschiedenen Stadien des Entwicklungsprozesses erreichte.

Dieser Befund führte zur Formulierung einer "Fokal-Theorie". Die Theorie behauptet, daß bestimmte Arten von Beziehungsmustern in verschiedenen Altersstufen in den Mittelpunkt treten, daß aber kein Muster nur für eine Altersstufe spezifisch ist. Somit überlappen die Muster, verschiedene Probleme treten zu verschiedener Zeit in den Mittelpunkt, aber die bloße Tatsache, daß ein Problem nicht das wichtigste Problem einer Altersstufe ist, bedeutet nicht, daß es für einzelne Individuen nicht entscheidend sein könnte. Abb. 2.1 veranschaulicht diese Fokal-Theorie.

In vieler Hinsicht ist diese Vorstellung traditioneller Stufentheorien nicht unähnlich. Sie beinhaltet aber eine weit flexiblere Sicht der Entwicklung und unterscheidet sich daher in drei wichtigen Aspekten von Stufentheorien:

1. Die Lösung eines Problems wird nicht als conditio sine qua non für das Angehen des nächsten Problems angesehen. In der Tat wird deutlich erkannt, daß eine Minorität von Jugendlichen zur gleichen Zeit mit mehr als einem Problem konfrontiert ist.

2. Die Theorie geht nicht von festen Grenzen zwischen Stadien aus. Probleme sind daher nicht notwendigerweise an ein bestimmtes Alter oder Entwicklungsniveau gebunden.

3. Die Abfolge ist nicht unabänderbar. In unserer Kultur scheint es so zu sein,
   daß Jugendliche mit höherer Wahrscheinlichkeit mit bestimmten Problemen in
   frühen Stadien der Adoleszenz konfrontiert werden und mit anderen Problemen
   in späten Stadien; die "Fokal-Theorie" aber ist nicht abhängig von einer festgelegten Abfolge, und es wäre von großem Interesse, andere Kulturen im Hinblick
   auf diese Entwicklungstheorie zu untersuchen.

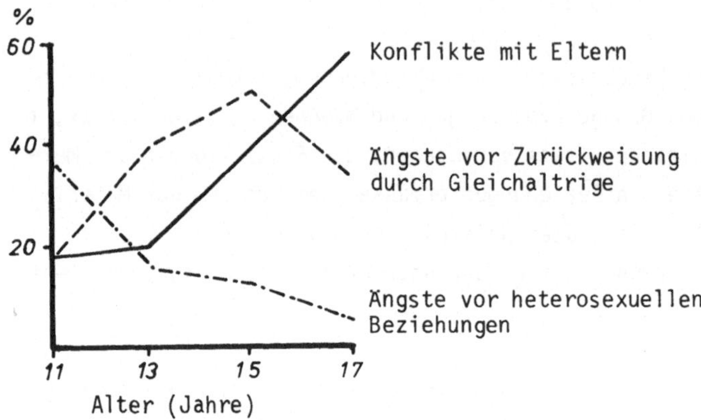

<u>Abb. 2.1.</u> Häufigkeit, mit der verschiedene Themen von verschiedenen Alters-
gruppen angesprochen werden
(COLEMAN 1980, S. 184)

Nach Auffassung des Autors kann die Fokal-Theorie der Jugendentwicklung einen
Ansatzpunkt zur Lösung des offensichtlichen Widerspruchs zwischen dem hohen Ausmaß an erforderlicher Anpassung im Jugendalter und der relativ erfolgreichen Anpassung in der allgemeinen Population Jugendlicher liefern. Wenn sich Jugendliche
an so viele potentiell belastende Veränderungen anpassen müssen und gleichzeitig
dieses Lebensstadium mit relativer Stabilität durchlaufen - wie die empirischen
Befunde es nahelegen - auf welche Weise gelingt ihnen das? Die von der "Fokal-
Theorie" zur Verfügung gestellte Antwort lautet, daß sie das dadurch bewältigen,
daß sie sich immer nur einem Problem zu einer Zeit zuwenden. Sie dehnen damit den
Prozeß der Anpassung über eine Reihe von Jahren aus. Verschiedene Probleme, verschiedene Beziehungsprobleme treten auf verschiedenen Altersstufen in den Mittelpunkt und werden dann angegangen, so daß die Belastungen, die sich aus der Notwendigkeit der Anpassung an neue Verhaltensmuster ergeben, selten alle zu einem Zeitpunkt konzentriert auftreten. Es folgt daraus, daß genau bei solchen Jugendlichen,
die - aus welchen Gründen auch immer - mehr als ein Problem zu einem Zeitpunkt zu
bewältigen haben, am wahrscheinlichsten Schwierigkeiten auftreten. Wenn z.B. die
Pubertät und der Wachstumsschub zeitlich normal eintreten, dann sind Individuen
dazu in der Lage, sich an diese Änderungen anzupassen, bevor andere Belastungen -
etwa von Seiten der Eltern und Lehrer - auftreten. Bei in ihrer Reifung verzöger-
ten Jugendlichen aber sind sich summierende Belastungen, die notwendigerweise brei-
tere Anpassungsleistungen erfordern, wesentlich wahrscheinlicher.

Die "Fokal-Theorie" ist nur eine von verschiedenen Möglichkeiten, die Entwicklung im Jugendalter theoretisch zu fassen, sie hat aber drei besondere Vorteile:

1. Sie basiert direkt auf empirische Befunde.

2. Sie trägt bei zur Aussöhnung des offensichtlichen Widerspruchs zwischen dem Ausmaß an erforderlicher Anpassung während des Übergangsprozesses und der Fähigkeit der meisten Jugendlichen, mit den Belastungen dieses Prozesses erfolgreich fertig zu werden.

3. Sie hat mit Bewältigungsprozessen (Coping) zu tun. Sie basiert auf der Annahme, daß die meisten jungen Leute die wichtigsten Veränderungen, mit denen sie in der Adoleszenz konfrontiert werden, durchaus bewältigen. Darüberhinaus versucht die Theorie, eine Erklärung dafür zu liefern, wie dieses möglich ist.

Eine solche Theorie muß natürlich weiterhin geprüft werden, und es ist zu hoffen, daß dies auch durch andere geschieht. Ohne eine feste Basis in der Theorie kann kein wesentlicher Fortschritt im Verständnis der Jugendjahre erfolgen. Daher muß die Konzentration auf die Beziehung zwischen Theorie und Empirie einen hohen Stellenwert in der künftigen Arbeit haben.

3. Jugendliche als Produzenten ihrer eigenen Entwicklung

Richard M. Lerner

3.1 Einleitung

Angeregt durch theoretische und empirische Fortschritte der Entwicklungspsychologie der Lebensspanne sowie der Soziologie des Lebenslaufs haben viele Sozialwissenschaftler in der letzten Zeit den Schwerpunkt ihrer Arbeit verlagert. Sie befassen sich nicht länger ausschließlich mit Gedanken, die entweder vom mechanistischen oder vom organismischen Paradigma hergeleitet sind, vielmehr haben sie ihre Aufmerksamkeit darüber hinaus auf Konzeptionen gerichtet, die kontextuelle Elemente berücksichtigen (vgl. BALTES 1979 b). Diese Schwerpunktverlagerung hat zur Herausbildung einer neuen Perspektive der menschlichen Entwicklung beigetragen. BRIM und KAGAN (1980, S. 1) beschreiben den neuen Schwerpunkt so: "Diese Konzeption der menschlichen Entwicklung ... weicht von den meisten westlichen Denkrichtungen unserer Zeit ab. Jetzt wird eine Sichtweise erkennbar, die besagt, daß Menschen während ihres ganzen Lebenslaufes die Kapazität für Veränderung haben. Die traditionellen Vorstellungen, wonach die Erfahrung der frühen Jahre des Lebens, die nachgewiesenermaßen aktuelle Effekte hat, notwendigerweise eine Festlegung der Jugend und des Erwachsenenalters bedeutet, werden in Frage gestellt. Durch die ganze Biographie hindurch, von der Geburt bis zum Tode, gibt es wichtige Entwicklungsveränderungen; viele Individuen behalten eine ausgeprägte Fähigkeit zur Veränderung, und die Folgen von Einflüssen der frühen Kindheit werden durch spätere Erfahrung kontinuierlich transformiert; so ist der Verlauf der menschlichen Entwicklung weit offener als viele geglaubt haben."

Die Perspektive, die in dieser von BRIM und KAGAN (1980) beschriebenen Auffassung enthalten ist, hat zum Überdenken der Beziehung zwischen Evolution und Ontogenese geführt, zu einem neuen Verständnis von Konstanz und Variabilität während des Lebenslaufes, von menschlicher Plastizität, und nicht zuletzt von der Rolle, welche die sich entwickelnde Person in ihrer eigenen Entwicklung spielt. - Dieser Beitrag ist zentriert um die Frage, in welcher Form Jugendliche Produzenten ihrer eigenen Entwicklung sein können. Es gibt eine Reihe von theoretischen Gründen und es gibt vielfältige Daten, die eine Auffassung begründen, wonach gerade in der Jugend jene Entwicklungsprozesse verdeutlicht werden, welche die neue Perspektive hervorhebt. Primäres Anliegen dieses Beitrages ist eine Zusammenstellung der theoretischen und empirischen Grundlagen einer solchen Konzeption.

Es muß hierbei jedoch beachtet werden, daß das Bindeglied zwischen dieser und den bereits erwähnten Auffassungen die Vorstellung ist, daß menschliche Entwicklung gekennzeichnet ist durch wechselseitige, dynamische Beeinflussungsprozesse zwischen den Individuen und deren vielfältigen Umweltbedingungen. Die bedeutsame Rolle von sich ändernden Umgebungen für das Entwicklungsgeschehen wird anerkannt. Zunächst sei jetzt die Bedeutung der kontextuellen Weltsicht erörtert, die dieser Auffassung zugrundeliegt (BALTES 1978 b; LERNER & BUSCH-ROSSNAGEL 1981; LERNER, HULTSCH & DIXON, im Druck).

3.2 *Die Annahmen des kontextuellen Paradigmas*

Im Verlauf der Geschichte ist das Wissen über psychische Entwicklung vor allem aufgrund von Forschungen vorangetrieben worden, welche entweder dem organismischen oder dem mechanistischen Paradigma zuzuordnen waren (BALTES 1979 b; OVERTON & REESE 1973; REESE & OVERTON 1970). Obwohl die Beiträge aus beiden Forschungsrichtungen relativ unintegriert geblieben sind (KUHN 1978), basieren die Paradigmen nichtsdestoweniger auf einigen gemeinsamen Annahmen (vgl. KAUFMANN 1968). Diese Annahmen beziehen sich auf die Auffassungen, daß: (1) das Universum einheitlich dauerhaft ist, und (2) daß die Gesetze der Entwicklung von Organismen absolut sind. Diese Aussage gilt sowohl für Variablen innerhalb als auch außerhalb des Organismus. Wenn auch Probleme der Stichprobengewinnung und technologische Begrenzungen unserer Wissenschaft lediglich ermöglichen, Gesetze mit Wahrscheinlichkeitsangaben zu formulieren, so werden diese doch als unverzerrte Schätzungen der absoluten Gesetze angesehen (HEMPEL 1966).

Ein kontextuelles Paradigma nimmt dagegen an, daß (1) auf allen Ebenen der Analyse ständige Veränderung existiert und daß (2) die Ebenen miteinander vernetzt sind, d.h., daß Veränderungen auf einer Ebene Veränderungen in allen anderen hervorrufen (PEPPER 1942). Die Annahme kontinuierlicher Veränderungen weist darauf hin, daß es keine vollständige Gleichförmigkeit oder Konstanz gibt. Veränderung wird nicht als Phänomen gesehen, welches erklärt werden muß, also als eine Art Störung in einem eigentlich stabilen System; vielmehr ist Veränderung das Gegebene (OVERTON 1978). So wird es zur Aufgabe des Wissenschaftlers, Parameter und Verlaufsformen von Prozessen zu beschreiben, zu erklären und zu optimieren.

Damit wird die zweite Annahme des kontextuellen Paradigmas angesprochen. Sie betont die Verbindungen zwischen allen Ebenen der Analyse. Weil Phänomene nicht als statisch begriffen werden, sondern vielmehr als Veränderungsprozesse, und weil jede Veränderung innerhalb einer ebenfalls kontinuierlich sich ändernden Welt (von Prozessen) stattfindet, muß jede spezifische Veränderung im Kontext anderer Veränderungen gesehen werden, in den sie eingebettet ist. Veränderung resultiert also kontinuierlich aus Eingebettetsein bzw. Vernetztheit.

3.3 *Implikationen der Vernetztheit und der kontinuierlichen Veränderung*

Theorien der menschlichen Entwicklung, die aus dem kontextuellen Paradigma hergeleitet sind, sprechen von einer Vereinigung der vielfältigen Veränderungsprozesse (vgl. z.B. LERNER 1978, 1979; MEACHAM 1976, 1977; RIEGEL 1975). Während eine personologische Erklärung der menschlichen Entwicklung aus dieser Perspektive als zu begrenzt angesehen werden muß (BALTES et al. 1980), beschränkt sich die kontextuelle Sichtweise nicht nur darauf, zu fordern, daß die Ontogenese einer Person verbunden mit ihrer Familie und der Gesellschaft gesehen wird. Das kontextuelle Paradigma impliziert darüber hinaus die Auffassung, daß vielfältige Synthesen zwischen inneren und äußeren Variablen, die letztlich die menschliche Situation ausmachen, stattfinden; bio-kulturelle, historische oder evolutionäre Veränderungen müssen ebenfalls gesehen und berücksichtigt werden (BALTES et al. 1980; LERNER 1978; LEWONTIN & LEVINS 1978; SCHNEIRLA 1959; TOBACH & SCHNEIRLA 1968).

So führt der Gedanke der Vernetztheit, der betont, daß jede Ebene der Analyse reziprok mit allen anderen verbunden ist, zur Auffassung, daß die menschliche Biologie sowohl Produzent als auch Produkt sozialer und kultureller Veränderungen ist. Diese Auffassung steht im Widerspruch zu der anderer Wissenschaftler, welche entweder betonen, daß biologische Veränderungen unidirektional soziale Wandlungen prägen

(WILSON 1975), oder daß die beiden relativ unabhängig voneinander seien (CAMPBELL 1975). Die hier vorgetragene Position betont, daß jede Ebene der Analyse von Entwicklungen im Gesamt der distalen bio-kulturellen und der mehr proximalen ontogenetischen Veränderungen verstanden werden kann (TOBACH 1978) und daß der Gedanke, eine isolierte Ebene könne der primäre Auslöser von Veränderungen sein, nicht nützlich ist. Konzeptuelle und empirische Begründungen für solche Interpretationen der Vernetztheit und ihrer Implikationen sind in LERNER und BUSCH-ROSSNAGEL (1981) diskutiert worden.

Hier muß betont werden, daß die Vernetztheit im Zusammenhang mit der Annahme kontinuierlicher Veränderungen eine andere Vorstellung von der Art menschlicher Entwicklung nahelegt. Wenn Veränderung auf mehreren zueinander in Beziehung stehenden Niveaus der Analyse die menschliche Biographie charakterisiert, dann sind weder spezifische Endzustände (BALTES 1979 b) noch gänzlich uniforme Eigenarten der Entwicklung in einzelnen Abschnitten der Biographie für den Lebenslauf kennzeichnend. Vielmehr ist Plastizität während der gesamten Lebensspanne gegeben und zwar sowohl hinsichtlich intraindividueller Veränderungen (BALTES & BALTES 1979; SCHNEIRLA 1957; TOBACH & SCHNEIRLA 1968) als auch hinsichtlich der möglichen interindividuellen Unterschiede solcher intraindividueller Veränderungen.

Zusammengefaßt führen die Annahmen des kontextuellen Modells zu Konzeptionen, die die plastische, reziproke und soziale Natur biologischer und psychischer Entwicklung hervorheben. Solche Konzeptionen haben starke Implikationen für unser Verständnis der Evolution, der Ontogenese und natürlich auch der Beziehungen zwischen Organismus und Umgebung. Wie schon angedeutet, legen solche Gedanken es nahe, den plastischen, in reziproke soziale Interaktionen eingebetteten Organismus sowohl als Produkt als auch als Produzenten seiner eigenen sozialen Umgebung aufzufassen. Indem der Organismus den Kontext, durch den er geprägt wird, auch selbst prägt, produziert er seine eigene Entwicklung. Die Forschungen, die solche Konzeptionen belegen, sind einerseits dem Gebäude von Konzeptionen entlehnt, das die moderne Psychologie der Lebensspanne aufgebaut hat, andererseits basieren sie auf Untersuchungen zur Entwicklung im Jugendalter.

3.4   *Adoleszenz: Eine Entwicklungsperiode im gesamten Lebenslauf*

Die Grundgedanken der Lebenslaufpsychologie sind aus multidisziplinären Ansätzen entstanden. Sie betonen - wie bereits ausgeführt - das Potential des Individuums zur Veränderung über die gesamte Lebensspanne. Der Entwicklungsverlauf wird potentiell als in mehrere Richtungen gehend und als notwendigerweise multidimensional gesehen (BALTES 1979 b; BALTES & NESSELROADE 1973; BALTES et al. 1980).

Ursachen für potentiell kontinuierliche Veränderung während der Lebensspanne
werden sowohl in inner-biologischen als auch in äußerlich-ökologischen Faktoren gesehen. So wird Entwicklung in einem Modell reziproker Organismus-Umwelt-Relationen
verstehbar. BALTES (1979, S. 2) formuliert so: "Entwicklungspsychologen, die einer
Lebenslaufperspektive anhängen, betonen kontextualistisch-dialektische Paradigmen
der Entwicklung (DATAN & REESE 1977; LERNER, SKINNER & SORELL 1980; RIEGEL 1976)
anstelle der mechanistischen oder organismischen Paradigmen, die in der Kinderpsychologie üblicherweise angewandt werden. Zwei Gründe für eine solche Präferenz
sind zu nennen. Einer wird auch in der gegenwärtigen kinderpsychologischen Arbeit
belegt. Während des ablaufenden Entwicklungsgeschehens wird immer deutlicher, daß
Individuen auf ihre Umgebung einwirken und so neue Verhaltensformen produzieren;
die aktive und selektive Natur des Menschen wird hier herausgestellt. Zum anderen
legt die Erkenntnis des Zusammenspiels von altersnormierten, geschichtsnormierten
und nicht-normativen Lebensereignissen eine kontextualistische und dialektische
Konzeption von Entwicklung nahe. Diese Dialektik wird akzentuiert durch die Tatsache, daß individuelle Entwicklung eine Widerspiegelung vielfältiger Kräfte darstellt, die nicht kontinuierlich zusammenwirken oder konvergent verlaufen; sie erlauben es nicht immer, einen spezifischen Satz von Endzuständen der Entwicklung zu
beschreiben."

Wie fruchtbar die Perspektive einer Lebenslaufpsychologie gerade für das Verständnis der Entwicklung im Jugendalter werden kann, geht aus folgenden Überlegungen hervor: BRIM und KAGAN haben noch 1980 festgestellt, daß man generell angenommen hat, die frühen Lebensjahre seien die, in denen die wesentlichen und grundlegenden Entwicklungsprozesse ablaufen, hier fänden umfassende und später kaum noch
änderbare Entwicklungen statt. Aus den Annahmen einer solchen "Psychologie des Per-
manenten" (LIVSON & PESKIN 1980; PIAGET 1962), nicht etwa aus einer Psychologie
der Veränderung und der Plastizität (LERNER & BUSCH-ROSSNAGEL 1981) wurden Charakterisierungen des größten Teils der menschlichen Lebensspanne abgeleitet, der Zeit
von der Adoleszenz bis zum Tod. Das Jugendalter selbst wurde oft im Rahmen eines
organismischen, eines Reifungsmodells angegangen, das mit einer derartigen einseitigen Sichtweise in Einklang steht (vgl. FLAVELL 1970).

Selbst Konzeptualisierungen von führenden psychoanalytischen Theoretikern, die
sich sehr intensiv mit der Adoleszenz beschäftigen, zeigen, daß die Hauptmerkmale
dieser Lebensperiode in einer bloßen Regression auf frühere, ödipale Phänomene, in
einem gewissen Atavismus gesehen wurden. BLOS (1967) stellt beispielsweise fest,
daß "die jugendliche Regression, die in ihrer Art nicht abhängig ist, einen inte-
gralen Bestandteil der Entwicklung um die Zeit der Pubertät darstellt."

Historische Trends in den Sozialwissenschaften und in der Biologie sowie die Besonderheit des Entwicklungsgeschehens während und nach der Adoleszenz haben zusammen dazu beigetragen, eine andersartige Sichtweise vom Geschehen der Entwicklung zu schaffen. Es ist schon herausgearbeitet worden, daß einfache organismische Modelle die empirischen Phänomene der Verhaltensänderungen in Adoleszenz, Erwachsenenalter und Alter nicht genügend erklären können (BALTES et al. 1980). Auch wurde deutlich, daß Verhaltensänderungen häufig mehr auf Generationsunterschiede bzw. auf Effekte des Meßzeitpunktes zurückgehen als auf das Alter (SCHAIE 1979; SCHAIE, LABOUVIE & BUECH 1973). Sehr deutlich wurde der Einfluß historischer Effekte bei NESSELROADE und BALTES (1974) nachgewiesen. Ein anderes sehr gutes Beispiel liefert die Arbeit von Glen ELDER. Die Daten in seinem klassischen Buch über die Kinder der großen wirtschaftlichen Depression (1974) dokumentieren die Rolle des sozioökonomischen Kontextes, der in unterschiedlichen historischen Perioden gegeben war, auf die Prägung des aktuellen Verhaltens von Jugendlichen, ebenso auf das soziale Verhalten von Erwachsenen. Die Kohorteneffekte, die ELDERs Forschungen (1974, 1980) nachgewiesen haben, und die Effekte des Meßzeitpunktes, die im Beitrag von NESSELROADE und BALTES (1974) herausgestellt wurden, zeigen, wie wichtig es ist, jene Variablen im soziohistorischen Kontext zu berücksichtigen, um die große Varianz der Verhaltensänderung während der Entwicklung im Jugendalter erklären zu können. In der Folge von normativen und nicht-normativen historischen Einflüssen kann der Verlauf von Entwicklung im Jugendalter beeinflußt werden. Mit anderen Worten: Da Entwicklung im Jugendalter als ein vieldimensionales dynamisches Interaktionsgeschehen gesehen werden muß, da sie zugleich ein potentiell multidirektionales Phänomen darstellt, können ihr Forschungen am ehesten gerecht werden, die schon im Forschungsansatz historische Veränderungen berücksichtigen können und die multivariat angelegt sind.

Zusammenfassend kann gesagt werden, daß die empirische Erfassung des Jugendalters und der daran anschließenden Zeit Wissenschaftler dazu veranlaßt hat, einfache, eindimensionale, univariate und/oder einseitig fachspezifische Ansätze zur Erfassung von Entwicklung aufzugeben. Vielmehr wurden im Bemühen um Integration von personologischen und kontextuellen Ebenen der Analyse multidisziplinäre Persspektiven entwickelt. Reziproke Beziehungen zwischen Person und Umwelt werden nicht nur in einer Psychologie der Lebensspanne, sondern auch in der Jugendpsychologie verdeutlicht.

3.5 Reziproke Beziehung zwischen Jugendlichen und ihrer sozialen Welt

Daten, die zeigen, wie die Person ihre Umgebung beeinflußt, und wie sie zugleich von Variablen in ihrer relativ nahen familiären Umgebung beeinflußt wird, kommen aus den Forschungen von HILL (1980 a, b) sowie von STEINBERG und HILL (1978). Gleiches konnte für die Umgebung der peer-Gruppe (BENGTSON & TROLL 1978; LERNER, KARSON, MEISELS & KNAPP 1975) für Merkmale des weiteren ökologischen Umfeldes (BRONFENBRENNER 1979; GARBARINO & BRONFENBRENNER 1976) z.B. für die schulische Umgebung (BACHMAN 1970; BACHMAN, GREEN & WIRTANEN 1971), für politische Gruppierungen (GALLATIN 1980), und nicht zuletzt für den historisch-evolutionären Kontext belegt werden (BENGTSON & TROLL 1978; BRENT 1978; LERNER & BUSCH-ROSSNAGEL 1981).

Beispielsweise ist der säkulare Trend beim Zurückgehen des mittleren Menarchealters wahrscheinlich durch historische Veränderungen verursacht, die auf Ernährung, medizinische Versorgung und Gesundheitsvorsorge zurückgehen (KATCHADOURIAN 1977; LERNER & SPANIER 1980). Jugendliche sind heute physiologisch schon in früherem Lebensalter zur Fortpflanzung fähig. Aber sie haben damit noch nicht notwendigerweise die Stufe der kognitiven Entwicklung erreicht, die sie zum formalen Denken befähigt; sie haben ihre Identität nicht früher erreicht, als es vor einigen Jahrzehnten der Fall war. Dennoch haben diese Jugendlichen, die in einem früheren Lebensalter biologisch reif wurden, profunde Effekte auf ihre Familie, auf die Gruppe ihrer Gleichaltrigen und auf die Erziehungsinstitutionen.

Die möglichen gegenseitigen Einflüsse zwischen Jugendlichen und ihrer veränderten sozialen Umgebung lassen sich auch durch die Tatsache belegen, daß es eine immer größer werdende Gruppe von Kindern und Jugendlichen in den USA gibt, die mehrere Jahre ihres Lebens bei allein erziehenden Elternteilen und/oder in Familien leben, die durch eine zweite Heirat der Partner konstituiert wurden. Veränderte Formen des ehelichen und familiären Zusammenlebens vereint mit neuen ökonomischen Bedingungen bringen es nicht nur mit sich, daß ein größerer Prozentsatz von Kindern und Jugendlichen als je zuvor im Haushalt einer berufstätigen Mutter lebt (HOFFMANN 1979), es ist auch festzustellen, daß mehr und mehr Kinder außerhalb der Familie versorgt und erzogen werden. Solche sozialen Veränderungen können einen Einfluß auf die Eltern, auf ihre Interaktionen mit ihren Kindern aber auch auf die individuelle Entwicklung der jungen Generation ausüben.

Zum Beispiel streben die Töchter von berufstätigen Müttern mit größerer Wahrscheinlichkeit nicht-traditionelle Berufe an als weibliche Jugendliche, deren Mütter nicht arbeiten (HOFFMANN 1979). Ganz ähnlich sind es die Bestrebungen von jun-

gen Frauen, eine berufliche Karriere zu machen, verbunden mit den ökonomischen Beschränkungen, die die heutige Wirtschaft ihnen auferlegt, die dazu beitragen, daß
mehr und mehr junge Frauen die Heirat hinauszögern und auf Kinder verzichten, bis
beide Partner eine ausreichende berufliche Sicherheit erlangt haben (LERNER, SPA-
NIER & BELSKY 1982). Die vordringliche Frage ist weniger die, ob ein größerer Anteil von älteren, karriereorientierten Paaren Auswirkungen auf soziale, erzieheri-
sche, finanzielle und familiäre Formen des sozialen Zusammenlebens haben wird, die
Frage heißt vielmehr, wie sich solche Effekte manifestieren werden.

So wird der Jugendliche durch historische Veränderungen in seiner sozialen Umgebung verändert, aber der gleiche Jugendliche wirkt auf seine Umgebung, um sie seinerseits zu ändern. Dies ist die Art, in der Jugendliche Einfluß nehmen und zugleich beeinflußt werden. Und dies ist die Art, in der der Jugendliche ein aktiver
Mitarbeiter an seiner eigenen Entwicklung wird. Allerdings müssen wir herausstel-
len, daß die oben angeführten Beispiele von reziproken Beziehungen noch sehr generell sind und bislang oft nur spekulativ. Wir müssen eine Erklärung derartiger reziproker Beziehungen erarbeiten. Was können das für Prozesse sein, durch die derartige Transaktionen manifest werden? Eine umfassende Diskussion dieser Frage ist
in LERNER und BUSCH-ROSSNAGEL (1981) abgehandelt worden. Ein möglicher Prozeß,
durch den Jugendliche Einfluß auf ihre eigene Entwicklung nehmen, mag mit dem Ausmaß zusammenhängen, in dem individuelle körperliche und/oder verhaltensmäßige Charakteristika eines Jugendlichen mit dem übereinstimmen, was die soziale Umgebung
von ihm hinsichtlich dieser Merkmale erwartet. Nachfolgend sollen die theoretischen Grundannahmen eines Übereinstimmungsmodells der Person-Umwelt-Transaktionen
dargestellt werden. Danach werden zwei Serien von Arbeiten präsentiert, die meine
Kollegen und ich durchgeführt haben, um das entwickelte Modell zu untermauern.

3.6   *Ein Modell der Passung von Jugendlichen und Umgebung*

Sowohl jene Konzeptionen, die Verhaltensmechanismen in der Entwicklung betonen
(BANDURA 1978; BIJOU 1976) als auch solche, die organismische (ERIKSON 1968) oder
kontextuelle (SCHNEIRLA 1957; THOMAS & CHESS 1981) Mechanismen hervorheben, stimmen in der Auffassung überein, daß Kinder einen Einfluß auf ihre eigene Entwicklung ausüben können. Als Konsequenz ihrer körperlichen (z.B. Geschlecht, Körperbautyp, Attraktivität des Gesichtes; BERSCHEID & WALSTER 1974) und/oder ihrer verhaltensmäßigen Individualität (z.B. Temperamentsfaktoren; THOMAS & CHESS 1977) rufen
Kinder jeweils spezifische Reaktionen in ihrer Sozialisationsumgebung hervor; diese Reaktionen wirken wieder auf die Kinder zurück und führen so zu einer immer
deutlicher werdenden Individualität ihres Entwicklungsmilieus, sie geben die Grund-

lage für ihre weitere Entwicklung ab. Es ist der Aufweis solcher "zirkulären Funktionen" in der Ontogenese (SCHNEIRLA 1957), der es ermöglichte, Kinder als Produzenten ihrer eigenen Entwicklung zu sehen (LERNER und BUSCH-ROSSNAGEL 1981). Allerdings muß die Idee von den zirkulären Funktionen erweitert werden; sie bleibt solange leer, bis spezifische Charakteristika der Rückkoppelung (z.B. positives oder negatives Feedback), die ein Organismus als Konsequenz seiner Individualität erfährt, nicht geklärt sind.

THOMAS und CHESS (1977; 1980; 1981) sowie J. LERNER (im Druck) haben den Grundgedanken der reziproken Interaktionen zwischen Kind und sozialem Kontext erweitert und ein Modell der Passung vorgeschlagen, um adaptive Entwicklung näher zu erklären. So, wie ein Kind seine individuellen Charakteristika in eine bestimmte soziale Umgebung mitbringt, so werden durch die sozialen und physischen Eigenarten dieser Umgebung Anforderungen an das Kind gestellt. Die letztlich individuelle Art und Weise, in der das Kind diese Anforderungen erfüllt, stellt die Basis für Rückmeldungen dar, die es von Seiten der sozialisierenden Umgebung erhält.

Beispielsweise mögen Lehrer und Eltern relativ individuelle und spezifische Erwartungen hinsichtlich der Verhaltensweisen haben, die sie von ihren Schülern bzw. ihren Kindern wünschen. Ein Lehrer wünscht vielleicht, daß seine Schüler wenig ablenkbar sind, weil er die Aufmerksamkeit in der Schule nicht durch Aktivitäten anderer Kinder gestört sehen möchte. Eltern indessen könnten sich wünschen, daß ihr Kind in einem mittleren Maße ablenkbar ist, etwa dann, wenn sie ihm nahelegen, nicht länger fernzusehen, sondern zum Abendessen zu kommen oder ins Bett zu gehen. Ein bestimmtes Kind, das entweder allgemein ablenkbar oder allgemein nicht ablenkbar ist, würde die Anforderungen dieser beiden Situationen natürlich unterschiedlich erfüllen. In Folge einer zu geringen oder zu schlechten Passung von kindlichen Möglichkeiten und Umgebungsanforderungen können sich Probleme der Anpassung entweder in der Schule oder im Elternhaus entwickeln.

THOMAS und CHESS (1977; 1980; 1981) und J. LERNER (im Druck) glauben, daß angepaßtes Verhalten weder direkt aus der Besonderheit der kindlichen Charakteristika herzuleiten ist, noch allein aus der Art der Anforderungen der Umgebung, in der das Kind steht. Es ist vielmehr so, daß sich adaptives Verhalten in der jeweiligen Umgebung einstellt, wenn die individuellen Merkmale eines Kindes die dort gestellten spezifischen Anforderungen erfüllen. Jene Kinder, deren Charakteristika den meisten Umgebungen entsprechen, in denen sie leben, werden unterstützende oder positive Rückmeldungen von ihren jeweiligen Umgebungen erfahren, und sie werden eine "gelingende" Entwicklung zeigen. Andererseits werden sich im Falle von Inkongruenz, also bei Kindern, deren Merkmale nicht den Anforderungen ihrer Umwelt entsprechen, alternative Entwicklungsverläufe ergeben.

Methodisch würde ein direkter Test eines solchen Passungsmodells fordern:
1. wiederholte Messungen; 2. Erfassung von Charakteristika des Kindes sowie von
Anforderungen der Umwelt; 3. Untersuchungen in verschiedenen situativen Umfeldern;
4. eine Messung adaptiver Reaktionen in jeder Umgebung sowie über verschiedene Umgebungen hinweg, als Indikator für allgemeine Funktionstüchtigkeit. Die Wiederho-
lungsmessung, also eine längsschnittliche Forschung, ist unerläßlich, um die intraindividuellen Veränderungen erfassen und bewerten zu können, die das Modell postuliert. Das Modell legt doch folgende Sichtweise nahe: (a) in Folge ihrer Individualität (b) rufen Kinder differentielle Reaktionen auf Seiten des Sozialisationsagenten hervor und/oder (c) erfüllen die Anforderungen ihres jeweiligen sozialen
Umfeldes in spezifischer Weise: diese Effekte des Kindes (d) wirken auf das Kind
zurück, und schlagen sich in der adaptiven Entwicklung des Kindes nieder. Die Individualität des Kindes wird auf diese Weise noch stärker ausgeprägt und der Zyklus
beginnt erneut mit der Stufe (a).

Am besten läßt sich eine solche Sequenz bewerten, wenn Beobachtungen über die
Zeit vorliegen. Natürlich sind wiederholte Messungen sowohl beim Kind als auch bei
seinem situativen Kontext erforderlich, um die Effekte des Kindes auf seine Situation zu beschreiben, um zu erfassen, wie die Situation das Kind beeinflußt, welcher Entwicklungsverlauf festzustellen ist, etc. Da natürlich Kinder in mehr als
einer Situation leben, und da das Verhalten in einer Situation natürlich das Verhalten in einer anderen Situation beeinflußt (LEWIS & FEIRING 1978), mit anderen
Worten, da situative Transitivität gegeben ist, muß die Passung von Kind und Umgebung in mehreren situativen Konstellationen berücksichtigt werden. Schließlich
scheint es nützlich, Adaptationsmessungen sowohl innerhalb einer bestimmten Situation als auch über mehrere Situationen hinweg vorzunehmen, um die erwähnten Transitivitätseffekte registrieren zu können. Die Förderung der Entwicklung in einem
Kontext kann die Entwicklung in einem anderen erleichtern.

Bis jetzt gibt es noch keine direkten Tests eines solchen Modells der Passung,
die allen Forderungen entsprechen. Nur indirekt läßt sich aus der bekannten Forschung eine Unterstützung der vorgetragenen Sichtweise ableiten, allerdings muß
auf Schwächen der Studien verwiesen werden: 1. finden wir überwiegend Studien,
die querschnittliche Konstellationen von Kovariationen registrieren, nicht indessen Wiederholungsmessungen, die eine Beschreibung intraindividueller Veränderungen ermöglichen; 2. gibt es kaum Forschungen, die sowohl Merkmale des Kindes als
auch situative Anforderungen erfaßt haben, also muß die Passung zwischen Kind
und Umgebung indirekt erschlossen werden; 3. sind Kinder üblicherweise nur in
einem situativen Kontext beobachtet worden, die Transitivität ihres Verhaltens
über verschiedene Situationen (LEWIS & FEIRING 1978) ist weitgehend ignoriert

worden; 4. kann noch kein Beleg für den Nutzen erbracht werden, den eine Steigerung der Anpassungsfähigkeit in einem Lebenskontext für die generelle Funktionstüchtigkeit hat; 5. ist festzuhalten, daß bei den wenigen Datensätzen, die aufgrund von längsschnittlichen Datenerhebungen gesammelt wurden, in der Regel noch eine wesentliche methodologische Einschränkung zu beobachten ist. Wenn sie auch Daten zur Überprüfung des hier vorgestellten Modells anbieten, so stammen diese in der Regel nur aus einer Kohorte, sind nicht hinsichtlich der Effekte von Wiederholungsmessungen und selektivem Probandenausfall in der Stichprobe kontrolliert worden (BALTES et al. 1977).

Obwohl zugegebenermaßen noch kein Datensatz existiert, der all den methodischen Bedingungen gerecht werden kann, die ein vollständiger Test des Passungsmodells voraussetzt, sollen nachfolgend zwei Gruppen von Untersuchungen vorgestellt werden, in denen Daten in weitgehender Konsistenz mit den Modellforderungen erhoben worden sind. Sie erlauben zwar keine umfassende Evaluation des Modells, zeigen jedoch dessen heuristischen Wert. Dabei handelt es sich einmal um Forschungen zum physischen Erscheinungsbild des Adoleszenten und dessen Auswirkungen auf die Entwicklung, zum anderen werden Forschungen vorgestellt, in denen der Einfluß von Temperamentsfaktoren auf die eigene Entwicklung untersucht wird.

3.7   Die Bedeutung individueller physischer Merkmale

Vor über zehn Jahren habe ich zusammen mit meinen Kollegen Forschungen begonnen, die zur Klärung der oben angedeuteten zirkulären Effekte und des Passungsmodells beitragen können. Unsere Idee war es, die Bedeutung individueller körperlicher Merkmale von Kindern und Adoleszenten als einer Basis für die eigene Entwicklung der Person zu untersuchen.

Um das Passungsmodell empirisch absichern zu können, war es erforderlich, nach Verbindungen zwischen körperlichen Merkmalen des Individuums und der sozialen Umgebung zu suchen. Wir hatten zunächst nachzuweisen, daß es hinsichtlich bestimmter Merkmale verschiedenartige Erwartungen, Anforderungen, aber auch Evaluationen gab. Zum zweiten mußten wir belegen, daß Kinder und Jugendliche, deren Körpermerkmale diese Erwartungen und Anforderungen erfüllten bzw. die dafür positive Evaluationen erhielten, auch positive Rückmeldungen erhielten, die den Erwartungen direkt entsprachen; natürlich hatten wir andererseits ebenfalls zu belegen, daß Kinder und Jugendliche, deren Körpermerkmale nicht den sozialen Bewertungen entsprachen, Rückmeldungen erfuhren, welche konsistent eine solche Diskrepanz ausdrückten. Schließlich hatten wir zu belegen, daß verschiedene Formen der psychosozialen Entwicklung voneinander abgehoben werden können, die konsistent den Rückmeldungen entsprechen, welche die Kinder erfuhren.

Wir konnten alle drei Elemente unseres Modells empirisch belegen. Zunächst mußten wir eine Operationalisierung für die notwendigen Unterscheidungen von Körperbautypen finden. Wir zogen SHELDONs (1940, 1942) Termini der Endomorphie, Mesomorphie und Ektomorphie heran und beschrieben diese drei Arten des Körperbaus, bzw. die rundlich oder fett, muskulös oder mittel oder schmal und dünn sind; zunächst führten wir eine Serie von Studien durch, um die Fragen zu beantworten, 1. ob männliche Kinder oder Jugendliche, die einen dieser Körperbautypen aufwiesen, in bestimmter Weise stereotyp bewertet werden; 2. ob das Alter der Person, die einen bestimmten Körperbautyp aufweist, diese Bewertungen moderiert; 3. ob das Alter, das Geschlecht oder der Körperbautyp der bewertenden Person selbst von Einfluß auf die Bewertungen ist und 4. ob die Zugehörigkeit zu einer bestimmten kulturellen oder nationalen Gruppe die Bewertungen beeinflußt.

Eine Serie von Studien (IWAWAKI & LERNER 1974, 1976; LERNER 1969 a, 1969 b; LERNER & IWAWAKI 1976; LERNER & KORN 1972; LERNER & POOL 1972; LERNER & SCHROEDER 1971 a) ergab, daß sehr positive Stereotype für Kinder und Jugendliche bestehen, die einen mesomorphen Körperbau haben, daß endomorphe Kinder und Jugendliche eindeutig negativ stereotypisiert werden, und Personen mit einem ektomorphen Körperbau zwar etwas günstiger, jedoch immer noch negativ eingeschätzt werden. Diese Stereotype variieren nicht wesentlich als Funktion (1) des Alters der Person, die den Körperbau aufweist (d.h. 5-, 15- und 20jährige Personen mit endomorphem, mesomorphem und ektomorphem Körperbau wurden gleich stereotypisiert); (2) das Alter der befragten Person ist nicht von Einfluß (d.h. 5jährige haben im Grunde die gleichen stereotypen Auffassungen hinsichtlich der drei Körperbautypen wie 20-jährige; (3) der Körperbautyp der Person, die die Attribution vornimmt, beeinflußt ihre Stereotypisierungen nicht (d.h. rundliche Kinder und Jugendliche haben die gleiche negative stereotype Einstellung über endomorphe wie die muskulösen oder die sehr schmalen Kinder); (4) ebenfalls ist das Geschlecht und (5) die kulturelle oder nationale Zugehörigkeit der befragten Person ohne Einfluß (d.h. mexikanische und japanische Kinder und Jugendliche haben weitgehend die gleichen stereotypen Bewertungen von Körperbautypen wie die gleichaltrigen männlichen und weiblichen amerikanischen peers).

Erfahren männliche und weibliche Kinder mit diesen unterschiedlichen Körperbautypen Rückmeldungen von den mit ihnen Gleichaltrigen, die konsistent diesen Stereotypen entsprechen? Mehrere Datensätze, die wir zur Beantwortung dieser Frage gesammelt haben, legen die Antwort "ja" nahe. Mit Hilfe von soziometrischen Verfahren haben wir gefunden, daß bereits im Kindergarten sowohl die rundlichen als auch die dünnen Kinder weniger positive Wahlen auf sich vereinen (z.B. auf die Frage "wen würdest du als Führer wählen?"), daß sie häufiger negativ behandelt werden, z.B. ("wer darf beim Spiel nicht mitmachen?"); die Kinder mit einem mittleren bzw. mit athletischem Körperbau werden häufiger gewählt und seltener abgelehnt als ihre rundlichen oder dünnen Klassenkameraden (LERNER & GELLERT 1969; LERNER & SCHROEDER 1971 b). Wichtiger noch ist, daß Kinder mit unterschiedlichem Körperbau vom Kindergartenalter an bis in die frühe Adoleszenz auch einen unterschiedlich großen persönlichen Raum zugebilligt bekommen. Die unterschiedliche Nutzung des persönlichen Raumes zeigt die Qualität der sozialen Beziehungen von Kindern und Jugendlichen an, konkret, Kinder und Jugendliche beanspruchen weniger Raum von jenen Gleichaltrigen, die sie gern haben als von denen, die sie nicht mögen (MEISELS & GUARDO 1969). Wir haben eine projektive Technik zur Messung des persönlichen Raumes angewandt und gefunden, daß Kinder vom Vorschulalter an bis zur 6. Klasse gegenüber rundlich gebauten Gleichaltrigen am meisten persönlichen Raum beanspruchen; gegenüber peers mit durchschnittlichem Körperbau beanspruchen sie am wenigsten persönlichen Raum und ein mittleres Maß bei Kameraden, die dem ektomorphen Körperbau zuzurechnen sind (LERNER 1973; LERNER, KARABENICK & MEISELS 1975 a; LERNER, VENNING & KNAPP 1975). Solche Differenzen bleiben über ein Jahr hin stabil (LERNER, KARA-BENICK & MEISELS 1975 b). Sie sind überdies bei vergleichbaren Altersgruppen in Japan repliziert worden (IWAWAKI, LERNER & CHIHARA 1977; LERNER, IWAWAKI & CHIHARA 1976).

Schließlich ist zu fragen, ob psychosoziale Funktionsweisen bei Kindern und Jugendlichen erkennbar werden, die in einer konsistenten Beziehung zu der beschriebenen stereotypen Rückmeldung stehen. Auch dies muß offensichtlich bejaht werden. LERNER und KORN (1972) fanden, daß Körperschema und Selbstkonzept von rundlichen, 5-, 15- und 20jährigen Kindern und Jugendlichen negativer war als die von Gleichaltrigen mit einem durchschnittlichen Körperbau. Ganz ähnlich haben wir gefunden, daß eine negative Selbst- und Fremdeinschätzung körperlicher Merkmale (im Sinne von niedrigerer Attraktivität oder geringerer Effektivität) mit einer geringen Selbstwertschätzung einhergeht (LERNER & BRACKNEY 1978; LERNER & KARABENICK 1974; LERNER, KARABENICK & STUART 1973; LERNER, ORLOS & KNAPP 1976; PADIN, LERNER & SPIRO 1981). Auch diese Beziehung zwischen körperlicher Attraktivität, körperlicher Effektivität und Selbstwertschätzung im Jugendalter sind in Japan repliziert worden; die Versuchspersonen wurden aus den Altersgruppen von 13 und 20 Jahren gewonnen.

Wir können über derartige Beziehungen zwischen körperlicher Attraktivität, Effektivität und Selbstwertschätzung noch hinausgehen und annehmen, daß unsere Ergebnisse, die interindividuelle Unterschiede im Körperbautyp in Beziehung zu Bewertungen im sozialen Umfeld und zu Rückmeldungen an das Individuum setzen, nur exemplarische Verdeutlichungen von allgemeineren Relationen sind. Auch BERSCHEID und WALSTER (1974) haben ähnliche Entsprechungen gesehen; sie haben gezeigt, daß in unserer Kultur ein allgemeines Stereotyp existiert, wonach "die Schönen die Besten" sind. Ebenso wie andere Forscher (z.B. DION 1973; LANGLOIS & STEPHAN 1981; MUSSEN & JONES 1957; RICHARDSON 1971) belegen ihre Ergebnisse, daß Kinder und Jugendliche je nach Aussehen ihres Körpers Rückmeldungen von ihrer sozialen Umgebung erhalten, die konsistent soziale Stereotypen wiedergegeben und daß diese Rückmeldungen in Verbindung zu verschiedenen Formen der persönlichen und sozialen Entwicklung stehen. Solche Beziehungen werden auch in unseren eigenen Forschungen gezeigt.

LERNER und LERNER (1977) untersuchten eine Gruppe von Jungen und Mädchen aus der vierten und sechsten Klasse. Jedes Kind wurde fotografiert und Attraktivität seines Gesichtes wurde von einer Gruppe von Studenten eingeschätzt. Die Lehrer der Kinder schätzten diese hinsichtlich ihrer schulischen Fähigkeiten, ihrer schulischen Anpassung und hinsichtlich des Notenniveaus im laufenden Schuljahr wie auch in den vorangegangenen beiden Schuljahren ein. Überdies wurde die persönliche und die soziale Anpassung bei den Kindern selbst gemessen; schließlich wurden soziometrische Wahlen von den Klassenkameraden der Kinder herangezogen, um die positiven und negativen Beziehungen jedes einzelnen Kindes zu seinen peers erfassen zu können. Anders als ihre physisch attraktiven Klassenkameraden hatten die unattraktiven Jungen und Mädchen weniger positive Beziehungen zu Gleichaltrigen, sie hatten mehr negative soziometrische Wahlen, wurden von ihren Lehrern als weniger befähigt und schlechter angepaßt eingestuft und erreichten im standardisierten Anpassungstest niedrigere Werte. Schließlich hatten die physisch unattraktiven Jungen und Mädchen sowohl in ihrer derzeitigen Klasse als auch in den beiden vorangegangenen Jahren schlechtere Noten als die körperlich gut aussehenden Kinder.

Zusammenfassend legen unsere Forschungen folgende Auffassungen nahe: Die physischen Charakteristika, die ein Kind in eine Situation mitbringt, beeinflussen die Art, wie andere auf es reagieren. Dies vermittelt dem Kind eine Rückmeldung, die ihrerseits mit dem Verlauf der kindlichen Entwicklung zusammenhängt. Empirisch werden diese prozessualen Interpretationen bislang lediglich durch Kovariationen zwischen Daten gestützt, die zu einem Meßzeitpunkt erhoben wurden. Dennoch zeigen sie, daß physische Merkmale eines Kindes wichtige psychosoziale Implikationen aufweisen: Kinder können selbst Verursacher ihrer eigenen Entwicklung sein; indem sie entweder den Stereotypen vom Aussehen, die in ihrem sozialen Umfeld verbreitet sind, entsprechen oder nicht. Zusätzlich wird ein solches Passungsmodell der Beziehungen zwischen Person und Umgebung durch Forschungen unterstützt, die von mei-

nen Kollegen und mir selbst durchgeführt wurden; dies sind Untersuchungen zum Einfluß von Temperamentsunterschieden bzw. von Verhaltensstilen auf die Entwicklung
der Person.

3.8 Die Bedeutung individueller Temperament-Merkmale

Ein wesentliches Forschungsgebiet der Theoretiker und der Empiriker, die der
Frage nachgingen, inwieweit ein Kind seine eigene Entwicklung beeinflußt, war die
Analyse von individuellen Differenzen. Unterstützung für das Passungsmodell läßt
sich vor allem aus Untersuchungen von Temperamentszügen herleiten. Das Temperament
ist als eine Stilkomponente des Verhaltens definiert worden, mit anderen Worten,
es besagt etwas darüber, auf welche Weise ein Organismus das tut, was er tut
(THOMAS & CHESS 1977; THOMAS, CHESS & BIRCH 1970). Beispielsweise essen alle Kinder, sie schlafen alle, etc. Würde man die Aufmerksamkeit allein auf die Tatsache
lenken, ob solche Verhaltensweisen beobachtbar sind oder nicht, dann wäre es
schwer, zwischen den Kindern zu differenzieren. Eine Akzentuierung der Fragen dahingehend, ob diese Verhaltensweisen regelmäßig (etwa rhythmisch oder vorhersagbar) mit einem höheren und niedrigeren Aktivitätsniveau, mit geringerer oder stär-
kerer Intensität auftreten, ob sie mit positiver, negativer oder neutraler Stimmung geleistet werden, etc., kann eher zwischen den Kindern differenzieren.

Ergebnisse der New York-Längsschnittstudie (THOMAS, CHESS, BIRCH, HERTZIG &
KORN 1963; THOMAS et al. 1968, 1970) haben gezeigt, daß bestimmte Temperamentsty-
pen mit adaptivem psychosozialen Funktionieren sowohl bei behinderten als auch bei
nicht-behinderten Kindern in Verbindung stehen. Beispielsweise sind sowohl behin-
derte Kinder (beispielsweise geistig-retardierte Kinder oder Kinder, die mit mul-
tiplen physischen Beeinträchtigungen als Folge von Röteln der Mutter geboren wurden) ebenso wie nicht-behinderte Kinder, die aber hinsichtlich emotionaler und
verhaltensmäßiger Probleme als Risikokinder galten, durch eine niedrigere Rhythmi-
sierung ihrer biologischen Funktionen gekennzeichnet, durch hohe Aktivitätsniveaus,
durch starke Ablenkbarkeit, relativ niedrigere Reaktionsschwellen und durch zeitweise sehr intensive Reaktionen (THOMAS & CHESS 1977). Daten, die die Gruppe um
THOMAS aus anderen Untersuchungen zusammenstellte (KORN, CHESS & FERNANDEZ 1978;
THOMAS & CHESS 1977) bestätigen, daß es Verbindungen zwischen dem jeweiligen Temperament und spezifischen Formen der psychosozialen Entwicklung gibt; dies läßt
sich wieder vor allem bei Kindern nachweisen, die hinsichtlich der Behinderung
bzw. Nicht-Behinderung unterscheiden.

Obwohl diese Datensätze insofern eine Begrenzung aufweisen, als sie die Beziehung zwischen Person und Umgebung nicht direkt untersuchten, deuten sie doch klar

an, daß individuelle Temperamentsunterschiede mit Unterschieden im adaptiven Funktionieren der Person verbunden sind. Sie beschreiben allerdings die Interaktionen nicht direkt, auf die sich die beschriebenen Beziehungen berufen. Da jedoch die Konzeptualisierungen der Forschergruppe um THOMAS mit dem Modell übereinstimmen, das davon ausgeht, daß Temperamentsunterschiede auf die Passung zwischen individuellen Charakteristika und spezifischen Kontextbedingungen zurückgeführt werden können, haben THOMAS und CHESS (1977, 1971) und ihre Mitarbeiter (KORN 1978) die Frage diskutiert, wieweit ihre Daten mit einem Passungsmodell kongruent sind.

Die Stichprobe der New Yorker Studie stammt aus der weißen Mittelschicht. In einer solchen Umgebung sind recht generalisierbare Ansichten über erwartete Verhaltensstile von Kindern anzunehmen. Wenn dies der Fall ist, dann ist natürlich das Verhaltensrepertoire eines Kindes, das als Risikokind oder als schwieriges Kind bezeichnet wird (weil sein Verhalten atypisch ist, weil das Kind negative Stimmungen zeigt oder weil es mit hoher Intensität reagiert), inkongruent mit den sozial gesetzten Anforderungen. Sicherlich würde sich in einer anderen Umgebung, welche die Verhaltensattribute des Kindes anders bewertet, der Status des Kindes ändern. So haben beispielsweise KORN (1978) und GANNON (1978) Daten vorgelegt, aus denen hervorgeht, daß in einer Gruppe von Puertoricanern aus der Unterschicht derartige Risikomerkmale nicht nur akzeptiert werden, sondern sogar geschätzt werden; sie zeigen auch, daß derartige Temperamentsmerkmale seltener mit einem negativen psychosozialen Entwicklungsverlauf bei den Puertoricanern verbunden sind als bei den Weißen der sozialen Mittelschicht. SAMEROFF (1978) legt ähnliche Daten hinsichtlich der sozialen Klasse und der Rassendifferenzen vor, und zwar im Hinblick auf deren Implikation für ein "schwieriges" Temperament.

Einen direkteren, wenngleich nur auf einer einzelnen Querschnittserfassung basierenden Test des Passungsmodells legte J. LERNER (im Druck) vor. Sie stützte sich auf ein psychometrisch gut entwickeltes Verfahren zur Temperamentsmessung - Dimensions of Temperament Survey: DOTS - (LERNER, PALERMO, SPIRO & NESSELROADE 1982) und erfaßte die Temperamentsstile von Oberschülern in deren frühen Adoleszenz. Ebenso schätzte LERNER die Anforderungen ein, die in zwei Bereichen der Schule an die Jugendlichen gerichtet wurden, d.h., sie registrierte, was die Lehrer und die Klassenkameraden hinsichtlich des Temperaments erwarteten. Kinder, bei denen in einem Bereich eine gute Passung vorlag, waren auch in der Regel im anderen Bereich besser angepaßt. Mehr noch, je höher das Ausmaß an Passung war, desto höher waren auch die Werte für psychosoziale Anpassung, sowohl innerhalb als auch zwischen verschiedenen Umgebungsbedingungen. Dies galt sowohl innerhalb der Bereiche als auch über die Bereiche hinweg. So wurde z.B. ein Kind, das den Anforderungen seiner Klassenkameraden entsprach, nicht nur hinsichtlich seiner

Beziehungen zu den Klassenkameraden besser eingestuft, es wurde auch gefunden, daß
der Lehrer dieses Kind als schulisch besser befähigt und besser angepaßt einstufte.
Überdies hatten Kinder mit hohen Passungswerten ein höheres Ausmaß an Selbstachtung
als jene, bei denen eine niedrigere Passung vorlag.

Befunde wie diese legen es natürlich nahe zu betonen, daß es eine das Individuum
benachteiligende Interpretation ist, wenn ein Kind oder ein Jugendlicher als schwierig oder als Risikokind bezeichnet wird. Hier wird das Problem in das Kind hinein-
verlagert. Die vorgetragenen Daten zeigen indessen, daß nur im Falle einer schlechten oder zu geringen Passung zwischen Temperament und Umgebung Schwierigkeiten
wahrscheinlich sind. Die erste Fragestellung der Temperamentsforschung bezieht sich
also darauf, festzustellen, ob eine bestimmte Konstellation von Persönlichkeitsmerkmalen mit den Anforderungen einer bestimmten Umgebung kongruent oder inkongruent
ist. Man fragt, welche Personcharakteristika in der Interaktion mit bestimmten Um-
gebungscharakteristika bestimmte Verhaltensformen hervorrufen. Nimmt man darüberhinaus die Evidenz, die J. LERNER für die Transitivitätseffekte vorlegte, ernst,
dann wird nahegelegt, daß man die psychosoziale Anpassung eines Kindes in einem
Kontext durch Interventionen, die das Funktionieren des Kindes in einem anderen
Kontext verbessern, steigern kann. Diese Schlußfolgerung hinsichtlich der Implikationen für Interventionen wird noch weiter ausgeführt werden.

3.9 *Schlußfolgerungen*

Es ist nicht zufällig, daß die vorgetragene interdisziplinäre Life-Span-Perspek-
tive anhand von Daten entwickelt wurde, die sich auf die Adoleszenz und spätere
Abschnitte des Lebens bezogen (vgl. LERNER 1981). Interindividuelle Differenzen
zwischen intraindividuellen Veränderungen werden im Verlaufe der Entwicklung in
diesen Perioden immer größer, so, wenn die Person einem ständig differenzierteren
und einzigartigeren sozialen Kontext ausgesetzt wird (BALTES 1979 a; BALTES et al.
1980). So muß die Person auf eine einzigartige Konstellation von Anforderungen
reagieren, sie muß sie in einer gewissen Weise integrieren und so eine Anpassung
vollziehen (BRENT 1978; LERNER & BUSCH-ROSSNAGEL 1981). Mit anderen Worten: die
Person muß auf ihre Umgebung einwirken, um Passung herzustellen, will sie zu ihrer
eigenen adaptiven Entwicklung beitragen.

Die Jugend ist eine Zeit, in der vielfältige Übergänge stattfinden, sowohl auf
dem inneren biologischen Niveau, als auch auf dem individuellen psychologischen
und dem Niveau der physischen und der sozialen Umgebung. So ist sie eine Entwick-

lungsperiode, in der die Beziehungen zwischen sich ändernder Person und ihrer sich
ändernden Welt besonders gut studiert werden können. Erfolgreiche Anpassung impliziert stets eine bestimmte Koordination zwischen sich wandelndem Selbst und sich
ändernder Umgebung.

Aber gerade in der Adoleszenz und insbesondere in der frühen Adoleszenz (HILL
1980 a, b) sind solche Herausforderungen an die Anpassungsfähigkeit sehr kritisch;
und zwar aufgrund ihres gleichzeitigen Auftretens und ihrer Multidimensionalität.

Zusammenfassend können wir sagen, daß Veränderung während der gesamten Lebensspanne stattfinden kann. 2. wurde herausgearbeitet, daß solche Veränderungen eine
kontextuelle Sichtweise der Person nahelegen, d.h., die Person wird vernetzt mit
ihrer Umgebung gesehen. 3. Solche Veränderungen bedeuten Anpassungen von sich entwickelnden Personen an sich ändernde Umgebungen, sie bedeuten Beiträge des Individuums zu seiner eigenen Entwicklung. 4. Die Adoleszenz und insbesondere die frühe
Adoleszenz ist eine Zeit deutlicher Wandlungen innerhalb der Person, im sozialen
Umfeld der Person und somit auch natürlich der Interaktionen zwischen Person und
ihrer Umgebung. So ist 5. nicht nur die Adoleszenz eine besonders wichtige Zeit,
in der Forschung angesetzt werden kann, um die vorgetragene Konzeption von Entwicklung weiter auszuarbeiten, man muß auch die komplexen Veränderungen erkennen,
die in dieser Lebensperiode auftauchen, um die adaptive Passung zu verstehen.
Schließlich haben 6. all diese Gedanken Bedeutung für die Theorie und die Praxis
der Intervention. Jede Theorie der Intervention, die mit einer Life-Span-Perspek-
tive vereinbar ist, geht von der Auffassung aus, daß es während der gesamten Lebensspanne ein Potential für Veränderungen gibt und daß derartige Veränderung gefördert werden kann, indem es den Individuen erleichtert wird, sich aktiv in ihrer
Umgebung zu betätigen, konstruktiv als Produzenten ihrer eigenen Entwicklung zu
wirken, um die Anforderungen ihrer Umgebung zu verändern oder zu erfüllen. Solche
optimistischen Auffassungen widersprechen pessimistischen Sichtweisen der menschlichen Entwicklung, denen zufolge schon sehr früh im Leben eine Festlegung eintritt und/oder die das Individuum als einen passiven Rezipienten von genetischen
oder Umwelteinflüssen betrachten. BRIM und KAGAN (1980, S. 21) haben festgestellt,
daß "die Überzeugung, daß frühe Erfahrungen dauerhafte Prüfungen nach sich ziehen,
etwa der Glaube an biologische oder genetische Determinanten, es möglich macht,
alle Bemühungen um Verbesserung des menschlichen Entwicklungsgeschehens nach der
frühen Kindheit als vertan und überflüssig hinzustellen. Wenn die Gesellschaft
glaubt, daß alles nach dem dritten Lebensjahr vorüber ist, dann kann sie sich kaum
mit vielen Menschen im späteren Leben beschäftigen, weil ohnehin nichts mehr getan werden kann, und soziale Programme, die darauf zielen, weiter auszubilden,
neue Orientierungen zu vermitteln, unerwünschte Merkmale zu ändern oder zu elimi-

nieren, können insgesamt nicht gerechtfertigt werden. Rassische, ethnische und Geschlechtsdiskriminierung, Inhaftierung von Kriminellen statt Rehabilitation, Ignorierung von städtischer und ländlicher Armut und Isolation der Älteren haben in dem Glauben ihre Wurzel, daß die frühen Lebensjahre determinierend seien.

Insgesamt können Individuen in Folge ihrer Flexibilität und als Konsequenz der Vernetztheit zur eigenen Entwicklung beitragen, und sie scheinen dies in einer Art und Weise zu tun, die mit unserem Passungsmodell der Person-Umgebungs-Relation übereinstimmt. Auf der Grundlage solcher Ideen können fruchtbare Forschungsfragen formuliert werden. Wie wir aber schon herausgestellt haben, ist noch kein Datensatz verfügbar, der methodologisch allen Anforderungen des entworfenen Modells genügt. So gesehen ist eine wesentliche Forderung unserer Perspektive die nach einer Ausweitung und einer Integration sowohl von Daten und Forschungsprozeduren als auch von Interpretationen.

Anm 1: Dieser Artikel wurde während meiner Zeit als "Fellow" am Center for Advanced Study in the Behavioral Sciences geschrieben. Für die finanzielle Unterstützung bedanke ich mich beim National Institute of Mental Health Grant Nr. 5-T32-MH 14581-05 und bei der John D. and Catherine T. MacArthur Foundation, desgleichen für die Unterstützung durch die Mitarbeiter des Centers. Ebenso bedanke ich mich bei Nancy Busch-Rossnagel, Ruth T. Gross und Jacqueline V. Lerner für hilfreiche Hinweise bei vorausgegangenen Versionen dieses Artikels und bei Fred W. Vondracek für die Überprüfung der deutschen Fassung. Bitten um Nachdruckerlaubnis sind zu richten an Richard M. Lerner, College of Human Development, The Pennsylvania State University, University Park, Pennsylvania 16802.

4. FORMEN DER AUSEINANDERSETZUNG MIT KONFLIKT UND BELASTUNG IM JUGENDALTER

HANS THOMAE

4.1 Einleitung

Der Gegensatz zwischen der Auffassung der Jugendzeit als einer "Sturm- und Drangperiode" (HALL 1904, BLOS 1962, GUSTIN 1961, MEYERSON 1975) und der Annahme eines kontinuierlichen Anpassungs- und Reifungsvorgangs im Übergang von der Kindheit über Jugend in das Erwachsenenalter hinein (BANDURA 1964, SCHELSKY 1965, GRINDER 1973) wurde durch COLEMAN (1978) als im Grunde nicht gerechtfertigt charakterisiert. Die erstgenannte Auffassung sei im wesentlichen das Resultat von Spekulationen, während alle empirisch gewonnenen Informationen über die psychologischen Charakteristiken des Jugendalters nur für die zweite Auffassung sprächen. Die Betonung von Diskontinuität, Konflikt und impulsiven Regungen als Eigentümlichkeiten der Reifezeit habe danach eher mit einem bis auf die Antike zurückgehenden Stereotyp des jungen Menschen zu tun. Weitaus die meisten Daten sprächen für die Kontinuitätsannahme, wenn es auch eine kleine Gruppe von Jugendlichen gebe, bei denen eine stärkere emotionale Beunruhigung zu beobachten sei.

So plausibel eine solche vermittelnde Ansicht ist, so bedürfte sie eigentlich einer Fundierung durch eine "vergleichende Psychologie der Lebensalter". Die meisten Studien über den Verlauf der Persönlichkeitsentwicklung im Jugendalter setzen

diese Periode ja nur mit jener der Kindheit in Beziehung und orientieren sich andererseits an einem Stereotyp des Erwachsenenalters, das durch Merkmale der "Stabilität" und der "aktiven Meisterung des Lebens" gekennzeichnet ist. Von diesem Stereotyp des "reifen" Erwachsenenalters aus werden auch die Formen der Auseinandersetzung mit Konflikt und Belastung (coping im Sinne von S. LAZARUS & LAUNIER 1978),
wie sie in der Jugend beobachtet werden, meist als defizitäre Reaktionsarten gekennzeichnet. So sieht FRISK (1975) neben der stärkeren Beschäftigung des Jugendlichen mit sich selbst Aggression, Depression und neurotische Gehemmtheit als gehäuf-
te Reaktionen auf eine Lebenssituation an, die durch reduzierte Toleranz und gesteigerte Anforderungen seitens der Erwachsenen kompliziert werde. In Anlehnung an
neo-analytische Kategorien unterscheiden COLE und HALL (1967) fünf Gruppen der Lösung von Konflikt und Frustration in der Jugendzeit: Realitätsleugnung, Realitäts-
verzerrung, Rückzug von Realität, Angriff gegen Realität und Kompromiß mit der Realität. Nach GRINDER (1973) sind "Hedonismus" ("der Kult der Unmittelbarkeit"),
"Selbstzufriedenheit" (problemloser Übertritt ins Erwachsenenalter) und Entfremdung
(alienation) die Antworten der "Jugendkultur" auf die Probleme des eigenen Alters.

Im Mittelpunkt der Charakteristika der Jugendzeit in der Entwicklungspsychologie
von H.E. ERIKSON (1952) stehen die Phänomene des Konflikts und der Auseinandersetzung mit Konflikt und Belastung. Durch die Pole "Identität" und "Rollendiffusion"
wird die Grundproblematik der Pubertät gekennzeichnet. Bei ihrer Suche nach Kontinuität und Übereinstimmung mit sich selbst müßten die Jugendlichen viele Kämpfe der
früheren Jahre wiederholen und seien dabei gezwungen, wirklich wohlmeinenden Leuten
die Rollen von Feinden zuzuschreiben. Auf der anderen Seite aber seien sie immer
bereit, Idole und Ideale aufzustellen, die Garanten ihrer endgültigen Identität
sein könnten. Für viele diene das Finden einer "beruflichen" Identität als Orien-
tierungshilfe; wo dies nicht möglich sei, überidentifiziere man sich bis zum Verlust der eigenen Identität mit den Helden von Cliquen und Massen. Jugendliche Liebe
sei in diesem Zusammenhang primär nicht im sexuellen Sinn zu verstehen. Sie diene
der Identitätsfindung.

Wie in vielen anderen Ansätzen zur Charakterisierung der Jugendzeit wurde von
ERIKSON (1952) durchaus der Tatsache eines hohen Ausmaßes an interindividueller
Variabilität des Verhaltens Rechnung getragen. In den empirischen "Überprüfungen"
der ERIKSON'schen Entwicklungstheorie von VAILLANT (1977), O'CONNELL (1976) und
MORIARTY (1976) wird zudem versucht, die Entstehung solcher interindividueller
Differenzen zu erklären.

Am direktesten auf Probleme des "Coping" bezogen ist die Studie von MORIARTY
und TOUSSIENG (1976), die auf einer Langzeitstudie an 65 Jungen und Mädchen beruht.

Durch spezifische Erfahrungen in der ersten Lebensphase, die nach ERIKSON (1952)
durch die Problematik "Urvertrauen vs Ur-Mißtrauen" gekennzeichnet ist, bilden sich
zwei grundsätzlich verschiedene Formen der Auseinandersetzung mit der Lebenssituation des Jugendalters heraus, die als 'Sensors' und 'Censors' umschrieben werden.
Bei den 'Censoren' - die entfernt dem Pol der 'repressors' in der von BYRNE (1966)
definierten Persönlichkeitsdimension ähnlich sind - herrschen die Copingstile des
'gehorsamen Traditionalismus' und des 'ideologischen Konservativismus' vor, bei den
'Sensoren', die an BYRNEs 'sensitizers' erinnern, finden sich die Stile der "vor-
sichtigen Veränderung" und der "leidenschaftlichen Erneuerung". Obwohl die von
MORIARTY et al. (1976) erfaßte Stichprobe (N = 96) 24 Kinder von "Arbeitern" (dar-
unter 4 ungelernte) enthielt, erscheint die Charakterisierung von Problematik und
Verhaltensweisen von Jugendlichen hier doch stark an der Lebenssituation von jungen
Menschen aus der sozialen Mittelschicht orientiert, die ja auch im Mittelpunkt von
ERIKSONs Jugendtheorie stand.

Trotz der genannten Versuche zur Erfassung von 'Daseinsstilen' und 'Copingarten'
von Jugendlichen ist festzustellen, daß sich die empirische Forschung über Häufigkeit und Art von Belastungen und Konflikten in dieser Epoche ebenso in einem An-
fangsstadium befindet wie jene über die Arten und Formen der Auseinandersetzungen
mit solchen Belastungen.

Der folgende Beitrag versucht, die Informationen zu verwerten, die in biographischen Studien seit 1954 an den Universitäten Bonn und Erlangen zu der Thematik 'Konflikt und Belastung im menschlichen Leben' gewonnen wurden (LEHR & THOMAE 1958,
1965, THOMAE 1968, 1976, LEHR 1969, 1980). Diese Biographien wurden in einem halbstrukturierten Interview (standardisierte Exploration) gewonnen, in dem u.a. die
Erzählung der eigenen Lebensgeschichte - ohne jede inhaltliche Determinierung - er-
beten wurde. Die Stichprobe bestand aus Männern und Frauen der Kohorten 1890 bis
1950, wobei in die hier zu berichtende Analyse vor allem die Aussagen eingehen,
die sich jeweils auf das 12. bis 22. Lebensjahr beziehen.

Zur Ergänzung wurden Daten herangezogen, die von Personen mit besonderen gesundheitlichen oder sozialen Belastungen gewonnen wurden (THOMAE 1953, HAMBITZER 1962,
HAUPT 1959, KIPNOWSKI 1980).

4.2 Erlebte Belastung, Konflikt und Lebensalter

Die Analyse der für den ganzen Lebenslauf berichteten besonderen Belastungen und
Konflikte ergab eine größere Häufigkeit solcher "kritischen Ereignisse" bei Frauen

und bei jüngeren Altersgruppen (LEHR & THOMAE 1965). Der geschlechtsspezifische Unterschied geht einerseits auf eine größere Äußerungsbereitschaft der Frauen zurück, verweist andererseits aber auch auf eine größere Erlebnisintensität in bezug auf solche Ereignisse (THOMAE & LEHR 1983).

Für die ganze Stichprobe ergab sich die größte Kumulation von Belastungen und Konflikten für die Zeit zwischen dem 15. und 20. Lebensjahr. Das galt jedoch nicht für alle Kohorten: Bei den zwischen 1900 und 1910 Geborenen war die Häufigkeit der Konflikte in der Adoleszenz signifikant größer nur gegenüber dem Lebensabschnitt 30 bis 34 Jahre, bei den zwischen 1915 und 1925 Geborenen war die gesteigerte Konflikthäufung in der Jugend statistisch gesichert im Vergleich zu dem Bezugsalter 35 bis 39 Jahre.

Diese Daten können nur im Zusammenhang mit der historischen Entwicklung des Landes verstanden werden, in dem unsere Informanten lebten. Für die 1900 bis 1910 Geborenen brachten sowohl das 20. bis 30. Lebensjahr wie die Jahre des Zweiten Weltkriegs und seiner Folgen so viele Konflikte und Belastungen mit sich, daß deren Zahl sich von jener der Jugendzeit nicht unterschied. Nur zwischen 1930 bis 1935 erlebte diese Kohorte weniger Konflikte und Belastungen - ein Resultat, das naturgemäß *nur* für diese Stichprobe von nichtjüdischen, bürgerlichen und politisch nicht sonderlich engagierten Männern und Frauen Gültigkeit hat.

Die Kohorten 1915 bis 1925 berichteten signifikant weniger Belastungen und Konflikte als für die Jugendzeit nur für die Zeit nach 1950, d.h. also die Zeit des Wiederaufbaus. Die ganze übrige Lebensspanne war für diese Geburtsjahrgänge durch Krieg, Inflation, ökonomische Deprivation und politischen Druck bestimmt.

Die eindeutigste Konfliktkonstellation im Sinne des Sturm- und Drangmodells der Reifezeit war bei den 1890 bis 1895 geborenen Frauen zu finden: für sie waren auch die durch Kriege und wirtschaftliche Not gekennzeichneten Jahre weniger durch Konflikte belastet als die Jugendzeit, die meist unter der starken Kontrolle einengender Erzieher stand.

Das "Sturm- und Drangmodell" der Reifezeit enthält von diesen Daten her nur bedingt eine empirische Fundierung. Entscheidender als die Lebensphase ist die politische und soziale Gesamtsituation zur Zeit der Jugend und danach. Aber auch das Modell der kontinuierlichen "Anpassung" an die Erwachsenengesellschaft kann nur sehr bedingt durch die Analyse der Konflikthäufigkeiten gestützt werden, denn es gibt keine in allen Kohorten vorkommende Phase der "Maturität", der Ruhe und Abgeklärtheit, schon weil der Gang der Geschichte dazu keine Gelegenheit bot.

4.3 Formen der Auseinandersetzung mit Konflikt und Belastung

In der Allgemeinen Psychologie und der Entwicklungspsychologie bieten sich heute
zwei Ansätze zur Klassifikation von Formen der Auseinandersetzung mit Konflikt und
Belastung an: der eine ist an der neo-psychoanalytischen Ich-Psychologie orientiert
und ordnet normales Verhalten nach klinischen Kategorien wie "Rationalisierung",
"Verdrängung", "Leugnung", "Projektion" (vgl. HAAN 1977, VAILLANT 1977). FOLKMAN &
LAZARUS (1980) wandten gegen diesen Ansatz ein, daß hier Prozeß und Ergebnis des
Prozesses vermengt und außerdem die Antworten nach ihrer verborgenen Bedeutung ein-
geschätzt werden müßten. Wir stimmen dieser Kritik ebenso zu wie jener an dem Kon-
strukt der "Verdrängung vs. Sensibilisierung" (BYRNE 1964), das ein viel zu grobes
Muster für die Zuordnung der Form der Auseinandersetzung darstellt. FOLKMAN & LAZA-
RUS (1980) selbst gebrauchen einerseits weitreichende Kategorien (wie problemzen-
trierte gegen emotionszentrierte Auseinandersetzung), andererseits die Items eines
Fragebogens, der von ihnen in den Siebziger Jahren entwickelt wurde und der noch
drei weitere Dimensionen der 'Coping-Arten' berücksichtigt.

Unsere eigenen Ansätze zur Klassifikation von Formen der Auseinandersetzung
stützten sich zunächst auf Verhaltensbeobachtungen und Akten von Jugendämtern und
Jugendgerichten an "sozial auffälligen", zum großen Teil kriminellen Jugendlichen
aus der Zeit von 1946 bis 1951 (THOMAE 1953). Leistung, Anpassung, rücksichtslose
Durchsetzung, spielerischer Umgang mit "Mensch und Welt", "Daseinsgenuß durch Opposition", "Sichtreibenlassen von den Anreizen des Augenblicks" waren die am häufigsten anzutreffenden Reaktionssysteme. Dabei zeigten sich enge Zusammenhänge zwischen bestimmten Formen sozialer Auffälligkeit und Präferenzen für bestimmte Reaktionsformen. "Typische" jugendliche Diebe hatten ein sehr ausgebautes System an Anpassungstechniken entwickelt, das z.B. auch das Ausspielen der Besatzungsbehörden
gegen deutsche Dienststellen und Heimleiter einschloß, insbesondere aber eine besondere Fertigkeit in der Anpassung an die Vorschriften der Institutionen (Heim
oder Gefängnis), die ihnen gute Führungszeugnisse einbrachte, ohne daß ihre kriminelle Orientierung dadurch beeinflußt worden wäre. Demgegenüber zeigten Jugendliche,
die wegen einer Körperverletzung oder ähnlicher Delikte auffällig geworden waren,
oft außerordentlich große Schwierigkeiten in der Anpassung, konnten aber nach einer
Zeit der Umorientierung für eine Ausbildung in einem Beruf interessiert werden und
wechselten von der "rücksichtslosen Durchsetzung" zu einem leistungsorientierten
Verhaltensstil. HOFFMANN (1955) verglich unter Verwendung des von THOMAE (1953)
entwickelten Kategorisierungssystems die dominanten Daseinstechniken von delinquenten mit jenen von "normalen" Jugendlichen. Dabei konnte er eine zur Lebensthematik
gewordene leistungsbezogene Verhaltensstruktur bei keinem der straffälligen Jugendlichen feststellen, dagegen in hohem Umfang bei "normalen" Jugendlichen. Anpassung

in dem vorhin beschriebenen speziellen Sinn war vor allem bei den auffälligen Jugendlichen zu konstatieren. Bezüglich der Tendenz zu "rücksichtsloser Durchsetzung" war ein Unterschied zwischen den beiden Gruppen erkennbar, erreichte jedoch nicht die Signifikanzgrenze. G. DIETRICH (1962) führte intensive phänomenologische Analysen der Handlungsstrukturen von schwer kriminellen Jugendlichen durch. Er kennzeichnete als die wichtigsten Daseinstechniken dieser Gruppe die Tendenz zum "Sichtreibenlassen", die "Anpassung als Ausweich- und Täuschungstechnik", die "rücksichtslose Durchsetzung" (*auch* in Form des Gebrauchs physischer Gewalt). Wichtig war auch eine Technik in der "intellektuellen Abwertung" staatlicher Organe, die mit der Bekämpfung von Kriminalität betraut sind.

Unsere Informationen über die Reaktionen "normaler" Jugendlicher stammen in den schon erwähnten Studien vor allem aber aus den autobiographischen Erhebungen an Personen der Geburtsjahrgänge 1890 bis 1950 aus halbstrukturierten Interviews. Dabei wurden weder bestimmte Hinweise auf die Art der möglichen Belastungen und Konflikte und der Reaktionen auf sie gegeben, sondern nur der allgemeine Hinweis, daß man wissen wolle, was die Befragten in "ihrem Leben alles durchgemacht hätten". Durch diese offene Art der Befragung wurde jede suggestive Einwirkung vermieden, welche bestimmte Konflikte oder Konfliktlösungsformen besonders hervorgehoben hätte. Die berichteten Formen der Auseinandersetzung sind dem Kontext der zusammenhängend berichteten Lebensgeschichte entnommen. Der Nachteil des Vorgehens ist, daß wir nicht bei allen Personen Informationen über die Art der Auseinandersetzung erhielten.

4.4 Coping-Arten normaler Jugendlicher

Bisher konnten in die Analyse die auf die *Jugendzeit* (12. bis 22. Lebensjahr) bezogenen Aussagen von 54 Frauen und 50 Männern der Geburtsjahrgänge 1890 bis 1950 einbezogen werden. Insgesamt waren 609 Reaktionen durch unser Klassifikationssystem erfaßbar, die sich fast zur Hälfte auf die Reaktionsformen der Leistung, des Widerstandes und verschiedener Varianten der Anpassung konzentrierten (vgl. Tab. 4.1). Nach dieser Gruppe finden sich fünf Reaktionsformen, die jeweils 5 bis 10 % der Gesamtzahl darstellen und die insgesamt ein Drittel der Stichprobe der erfaßten Reaktionen ausmachen. Zu ihnen gehören zwei aktive, pragmatische Reaktionen (soziale Kontaktpflege, Aufgreifen von Chancen) und drei intrapsychische Reaktionen, von denen die "Resignation" sicher keine Bewältigungsform darstellt, während dies bei der "Zurückstellung eigener Bedürfnisse", und dem "Akzeptieren" bzw. das "Positive-in-der-Situation-sehen" zur psychischen Bewältigungsform zählen.

Die übrigen 136 Reaktionen verteilen sich auf elf verschiedene Formen, die zum Teil nur vereinzelt auftreten und insgesamt etwas mehr als ein Fünftel aller Reak-

<u>Tab. 4.1.</u> Häufigkeitsverteilung der auf die Jugendzeit bezogenen Reaktions-
formen auf Konflikt und Belastung

Reaktionsform	Häufigkeit
Leistung	85
Widerstand, Opposition	77
Anpassung an die institutionellen Aspekte der Situation	74
Anpassung an die Eigenheiten und Bedürfnisse anderer	59
Suche nach und Pflege von sozialen Kontakten	45
Aufgreifen von Chancen	44
Zurückstellen eigener Bedürfnisse	38
Resignation, depressive Reaktion	31
Akzeptieren, positive Deutung	30
Evasive Reaktion (aus dem Felde gehen)	25
Aggression (Kritik)	22
Selbstbehauptung, Durchsetzung	19
Sich auf andere verlassen	14
Identifikation mit Eltern, Lehrern usw.	12
Appell um Hilfe	11
Innere Distanzierung	7
Psychosomatische Reaktion	6
Sichtreibenlassen	5
Intrapunitive Reaktion	3
Extrapunitive Reaktion	2

tionen ausmachen (vgl. Tab. 4.1). Zu ihnen zählen verschiedene Varianten evasiver
Reaktionen, meist in Form von heftiger Kritik vorgebrachter Aggressionen, hart-
näckige Durchsetzung eigener Pläne, Bereitschaft sich auf andere zu verlassen oder
Identifikation z.B. mit einem vom Partner verlassenen Elternteil. Kaum vertreten
sind Hinweise auf psychosomatische Reaktionen, innere Distanzierung oder punitive
Reaktionen.

Als *leistungsorientierte* Reaktionsformen wurden Handlungen gewertet, bei denen
ein besonderer Aufwand an Energie, Sorgfalt oder Ausdauer bekundet wurde, häufig
im Zusammenhang mit schulischen Problemen, aber auch in der Berufsausbildung oder
der ersten Stelle, die man schließlich erworben hatte, auch Müheaufwand im elterlichen Haushalt oder bei der Beschaffung von Nahrungsmitteln in und nach dem Krieg.
Äußerungen des *Widerstandes* bezogen sich sowohl auf die Wahl der Schule wie auf

jene des Berufs. Oft wollte man nicht auf das Gymnasium überwechseln, weil der Freund in der Volksschule blieb oder man hätte gerne eine höhere Schule besucht, aber der Vater war dagegen; insbesondere bei den Mädchen gab es bei den vor 1925 geborenen häufig Widerstände gegen den Wunsch der Tochter, einen Beruf erlernen zu wollen, da Mädchen keinen Beruf brauchen: "Sie heiraten ja doch". Bei den Kohorten 1915 bis 1930 bezog sich der Widerstand oft auf Versuche von Eltern, die nicht mit dem Hitlerregime übereinstimmten, die Jugendlichen von den NS-Jugendorganisationen fernzuhalten, in einigen Fällen auch gegen die Zumutung, die Freundschaft mit einem jüdischen Klassenkameraden aufzugeben. Während der Anteil von oppositionellen Reaktionsweisen auf bestimmte Einwirkungen vor allem der Eltern in allen Generationen hoch ist, ändern sich Anlaß und Richtung mit der in jeder Jugendepoche bestimmenden politisch-sozialen Thematik.

Die meisten der berichteten "Widerstände" müssen im Grunde als durchaus berechtigte Versuche zur Korrektur stereotyper geschlechtsspezifischer Rollenkonzeptionen bestimmter Berufe oder Schullaufbahnen angesehen werden. Von hier aus gesehen stellt die starke Repräsentanz von "Widerstand" keinen Beleg für "impulsive" Revolten dar, sondern für - oft gelungene, oft mißlungene - Versuche der Jüngeren, die Eltern auf bestimmte soziale Veränderungen aufmerksam zu machen, denen diese sich verschließen wollten.

Als *"Anpassung an die institutionellen Aspekte der Situation"* (Anpassung I) wurde gewertet, wenn sich z.B. ein junges Mädchen über Zeitungsannoncen eine Stelle suchte: Diese Form der Lösung des Berufsproblems wurde von den nach 1920 geborenen Frauen besonders häufig berichtet und zeigt alle Elemente dieser 'Coping-Art': Voraussetzung ist sachliche Information über die Mittel und Wege zur Erreichung eines Ziels, noch deutlicher: Information über die nicht-personbezogenen Bedingungen und Voraussetzungen eines bestimmten Handlungswegs. Insofern wurde die bei den Angehörigen der Geburtsjahrgänge 1930 bis 1935 häufig erwähnte Beteiligung am Schwarzmarkt der Jahre 1945 bis 1948 ebenso als eine Variante der Anpassung I gewertet wie die Erkundung aller Wege, wie man - entgegen dem elterlichen Gebot - im Zweiten Weltkrieg Kriegshilfsdienst im Krankenhaus machen könne. Ein noch jüngerer Angehöriger der Stichprobe (geb. 1935), teils deutscher, teils polnischer Abstammung mußte eine Virtuosität in der Anpassung an immer neue Bedingungen von Lagern von 'refugees' entwickeln, um in der weiteren sozialen Hülle seiner Mutter überleben zu können, die ihre Arbeitsstellen im Durchschnitt in viermonatigem Abstand wechselte oder wechseln mußte.

Die Kategorie *"Anpassung an die Eigenheiten und Bedürfnisse anderer"* (Anpassung II) schließt den Gehorsam gegenüber den Geboten der Eltern z.B. bezüglich der Be-

rufswahl - oder bei den ältesten Kohorten - den Verzicht der Mädchen auf eine solche Berufsausbildung ein. Sie kann aber auch besondere Bemühungen beim Eintritt in
eine neue Schulklasse und die Unterordnung unter die Forderungen der führenden Clique bedeuten. Bei den Geburtsjahrgängen nach 1925 kann Anpassung sich sowohl auf
(stille) Opposition gegenüber dem Hitlerregime oder auf positive Einstellung zu
diesem beziehen, je nachdem, wie die Eltern dies von dem Jungen oder Mädchen forderten. Bei den früh berufstätig Gewordenen sind besondere Bemühungen, sich unter
den Kollegen zurechtzufinden und ihre Sympathie zu gewinnen, in diese Kategorie
einzuordnen. Eine 1890 geborene Hausfrau berichtete, daß sie sich als Mädchen der
Forderung ihres Vaters habe fügen müssen, keine Bücher mehr zu lesen. Aber auch die
Äußerung eines kaufmännischen Lehrlings (Geburtsjahrgang 1905) "ich konnte gut mit
der Kundschaft" ist ein Beispiel für die 'Coping'-Art "Anpassung an die Eigenheiten
und Bedürfnisse anderer".

Unter den mit "mittlerer" Häufigkeit auftretenden Reaktionsarten stellt die Tendenz, sich *bietende Chancen aufzugreifen und zu nutzen,* zweifellos eine weitere,
meist recht effektive Variante der Anpassung dar. So erfährt eine Fünfzehnjährige
(geb. 1920) zufällig in einem Gespräch von nicht näher bekannten Personen von einer
günstigen Ausbildungsstelle, fährt sofort dorthin und stellt sich mit Erfolg vor.
Eine Neunzehnjährige (geb. 1927) sieht in dem Heiratsantrag, den ihr ein nicht un-
sympathischer vermögender Mann macht, die Chance, allen möglichen Problemen und
Schwierigkeiten zu entrinnen und hat das Glück, daß dies keine Fehlentscheidung
war. Bei einer anderen wird eine Einladung zu Verwandten nach USA als eine Chance
angesehen, über eine entzweigegangene Verlobung hinwegzukommen.

Eine nicht seltene Form sozialen Handelns als Antwort auf Konflikt und Belastung
bestand im *Suchen bzw. der Pflege und Unterhaltung sozialer Kontakte.* Oft wurde Anschluß an Mitschüler oder Freunde auf der Straße gesucht, weil man sich zuhause unverstanden fühlte oder weil man sich Abwechslung vom Einerlei des Alltags versprach.
Ein einundzwanzigjähriger Angestellter kaufte sich einen Hund, um angesichts der
nicht endenden Auseinandersetzungen mit seiner Mutter "jemand zu haben". Andere
schlossen sich der katholischen Jugend, den Pfadfindern, einem politischen Verband
an, weil man sich da "aufgehoben" fühlte und es "Anregung" gab.

Psychologische Formen der Verarbeitung oder Betroffenheit finden wir erst auf
den Rangplätzen 7 und 8 unserer Häufigkeitsverteilung (vgl. Tab. 4.1). Unter der
Kategorie *"Zurückstellen eigener Bedürfnisse"* wurden alle Formen des Verzichts auf
die Erfüllung von Wünschen zugunsten anderer eingeordnet. Oft stellte die Anwendung
dieser Reaktionsform den Abschluß einer Auseinandersetzung dar, die zunächst mit
"Widerstand" gegen elterliche Berufs- oder Heiratsvorschläge begannen. Von einer

nach 1920 geborenen Frau wurde erzählt, sie habe alle eigenen Wünsche zurückge-
stellt, um ihrer armen Mutter das Leben nicht noch schwerer zu machen. Eine andere
(geb. 1931) verließ die Schule und nahm eine Arbeitsstelle an, um die Mutter finanziell zu entlasten. Von der Sechzehnjährigen heißt es: "Alle Freuden des Daseins
werden ausgeblendet; das ganze Dasein steht unter dem Thema "für die Mutter und
sich selbst eine Existenz zu schaffen." Ein 1925 geborener Facharbeiter berichtet,
er habe als junger Mensch auf Vieles verzichtet, da die Mutter von dem trunksüchti-
gen Vater oft wochenlang verlassen wurde. So habe er auch die Schule verlassen müssen, um Geld nach Hause bringen zu können. *Resignative und depressive Äußerungen*
traten als Anzeichen der Hilflosigkeit und der Niedergeschlagenheit auf. Eine 1926
geborene Frau erinnerte sich an eine stark resignative Stimmung: sie wäre so gern
oft tanzen gegangen, aber wegen des Krieges (1939 bis 1945) sei das unmöglich gewesen. Auch stark autoritäre Gebote der Väter ("meine Tochter geht nicht arbeiten,
das haben wir nicht nötig") lösten solche Stimmungen aus.

Zu den Reaktionsformen mit mittlerer Ausprägungshäufigkeit gehört auch eine wichtige intrapsychische Verarbeitungsform, nämlich jene des *Akzeptierens oder der positiven Deutung* einer an sich nicht ganz erfreulichen Situation. Eine 1947 geborene
Hausfrau berichtet, daß sie in ihrer Jugend oft Hänseleien ausgesetzt gewesen sei,
weil sie so dick war. Mit der Zeit habe ihr das nichts mehr ausgemacht, es sei ja
weiter nicht bös gemeint gewesen. Hier wird an der Situation somit das Positive hervorgehoben. Eine andere findet nach langem Suchen eine Beschäftigung bei einem On-
kel, es gefällt ihr gar nicht, aber da sich nichts anderes fand, suchte sie der Situation einfach das Beste abzugewinnen. Eine andere beklagte sich über ihre Lehrzeit, sie sei da sehr unterdrückt worden, aber wenn der Alte seine Wut los geworden
sei, habe es immer ein Trinkgeld gegeben, so daß es doch nicht so schlecht war.

Unter den Reaktionsformen, die in unserer Population gering vertreten waren,
treten verschiedene Varianten von *Evasion* hervor. Dazu gehörten buchstäbliche "Aus-
dem-Felde-Gehen", wenn nach dem Ende einer intimen Partnerschaft eine andere Schule
oder ein anderer Wohnort aufgesucht wird. Es gehörten aber auch psychische Formen
eines Meidungsverhaltens dazu, wenn der Gedanke an einen Verlust oder ein nicht er-
reichbares Ziel zurückgedrängt wurde. *Aggressive Reaktionen* traten vor allem in
verbaler Form auf, d.h. in starker Kritik an Eltern, Lehrern, Arbeitgebern, bzw.
Lehrherrn. Besonders hervorzuheben ist, daß sich keine Unterschiede in der Häufigkeit dieser Reaktion zwischen Jungen und Mädchen bzw. den Angehörigen der vor 1900
Geborenen, 1900 bis 1920 Geborenen und der nach 1920 Geborenen.

Reaktionen wurden als *"Selbstbehauptung"* bzw. *"Durchsetzung"* gewertet, wenn hart-
näckig auf der Erfüllung der eigenen Wünsche bestanden bzw. ein Ziel gegen den Wi

derstand der Umgebung erreicht wurde. Die *"Identifikation mit einem Elternteil"*
hatte meist eine Stützfunktion bei dem Verzicht auf die Erfüllung eigener Wünsche.
Meist ging es um die Identifikation von Mädchen mit der eigenen Mutter und deren
meist sehr schwerem Los.

Psychosomatische Reaktionen auf Belastungssituationen wurden für die Jugendzeit
von unseren Befragten kaum berichtet. Nach NESSWETHA (1964) finden sich diese eher
im mittleren Erwachsenenalter. Der *Appell um Hilfe* trat für den hier analysierten
Lebensabschnitt ebenfalls zurück. Auch die Reaktionsform des *"Sichverlassens auf
andere"* war wenig nachweisbar. In wenigen Einzelfällen sind "innere Distanzierung"
und "bewußtes Sichtreibenlassen" vertreten.

4.5 Zusammenfassende Charakteristik der Reaktionsformen auf Belastung im Jugendalter

Ein Überblick über die unterschiedlichen Häufigkeiten von Reaktionen auf Belastung zeigt, daß pragmatische, auf Änderung der Umwelt oder des eigenen Verhaltens
gerichtete Verhaltensweisen im Mittelpunkt stehen. Auch die oppositionellen Reaktionen sind nicht irrational, sie stehen im Dienst der Verwirklichung eigener Le-
benspläne und sind bei vielen durch Einstellungen der Väter (z.B. bezüglich beruflicher Ausbildung der Töchter) bestimmt, die heute geschwunden sein dürften.

Weitere aktive Mittel der Problembewältigung sind Kontaktpflege und das Ergreifen von Chancen, die zusammen 14,6 % der berichteten Reaktionen ausmachen. Psychische Verarbeitungsformen wie "Zurückstellen eigener Bedürfnisse", "Akzeptieren und/
oder positive Deutung", "Identifikation" und "Innere Distanzierung" stellen etwas
über 10 % der Verarbeitungsformen dar.

4.6 Geschlechts- und kohortenspezifische Unterschiede

Die Zahl der Reaktionsformen auf Belastungen war - entsprechend der höheren Zahl
berichteter Belastungen - bei der weiblichen Stichprobe wesentlich höher als bei
der männlichen. Bei annähernd gleicher Größe der beiden geschlechtsspezifisch definierten Unterstichproben stehen 222 auswertbaren Aussagen der männlichen Stichprobe
387 Berichte über Reaktionsformen in der weiblichen gegenüber. Der Unterschied ist -
wie jener hinsichtlich der berichteten Belastungen generell - einmal durch eine größere Äußerungsbereitschaft von Frauen, zum anderen durch deren größere Reagibilität
erklärbar.

Wie wenig eine solche Feststellung traditionelle Vorstellungen vom "männlichen" und "weiblichen" Wesen rechtfertigt, zeigt ein Rangplatzvergleich der berichteten Reaktionen bei Männern und Frauen, der - angesichts der Datenlage - einzigen möglichen Methode der Analyse der möglichen geschlechtsspezifischen Unterschiede (vgl. Tab. 4.2).

<u>Tab. 4.2.</u> Rangplatzvergleich der Reaktionen auf Belastung in der Jugendzeit zwischen männlicher und weiblicher Stichprobe

Rang-platz	Männliche Stichprobe	Weibliche Stichprobe
1	Leistung, Anpassung an die institutionellen Aspekte der Situation	
2	Widerstand, Opposition	Widerstand, Opposition
3	Anpassung an die Eigenheiten und Bedürfnisse anderer	Anpassung an die institutionellen Aspekte der Situation
4	Zurückstellen eigener Bedürfnisse	Stiftung und Pflege sozialer Kontakte
5	Aufgreifen von Chancen, Evasive Reaktion	Anpassung an die Eigenheiten und Bedürfnisse anderer
6	Akzeptieren, Positive Deutung Aggression (Kritik)	Aufgreifen von Chancen
7	Sichverlassen auf andere, Resignation, Depression	Resignation, Depression
8	Kontaktpflege-Selbstbehauptung, Durchsetzung, Identifikation	
9	Hilfeappell, Innere Distanzierung	Zurückstellen eigener Bedürfnisse, Evasive Reaktion
10	Psychosomatische Reaktion, Sichtreibenlassen, Innere Distanzierung	Selbstbehauptung, Durchsetzung
11		Aggression, Kritik
12		Hilfeappell
13		Sichverlassen auf andere, Identifikation
14		Innere Distanzierung, Psychosomatische Reaktion
15		Sichtreibenlassen

Die ersten drei Rangplätze sind bei beiden Geschlechtern durch die Reaktionsformen "Leistung", "Widerstand" und eine der Anpassungsformen besetzt. Die Anpassung an die institutionellen Aspekte der Situation rangiert bei Frauen und Männern in diesem Rangplatzbereich. Entgegen vielen Annahmen liegt der Rangplatz der Reaktionsform "Anpassung an die Eigenheiten und Bedürfnisse anderer" bei den Männern auf den dritten, bei den Frauen auf dem fünften Rangplatz. Angesichts der Probleme der Datengewinnung und der Datenanalyse möchten wir aber nur Rangplatzunterschiede, die sich auf mindestens drei Plätze beziehen, als relevant ansehen.

Unter Berücksichtigung dieses Kriteriums ist das wesentliche Ergebnis dieses Vergleichs in der Feststellung einer weitgehenden Ähnlichkeit der Reaktionshierarchien auf Probleme der Jugendzeit zu sehen, wie sie von den in unserer Stichprobe erfaßten Männern und Frauen berichtet wurden. Diese Stichprobe war in ihrer Mehrheit vor 1945 geboren, unterlag also Sozialisationsbedingungen, die eher deutliche geschlechtsspezifische Unterschiede in den Reaktionen auf Belastung erwarten ließen. Der traditionellen Rollenerwartungen gemäß mußten z.B. Reaktionsformen wie "Hilfeappell", "Sichverlassen auf andere" und "Zurückstellen eigener Bedürfnisse" in der weiblichen Stichprobe eher obere, in der männlichen eher untere Rangplätze einnehmen. Unsere Daten sprechen eher für Unterschiede in der umgekehrten Richtung. Wir möchten es weiteren Analysen unseres Datengutes und denen vergleichbarer Informationen überlassen, die Gültigkeit dieser Unterschiede zu überprüfen. Wesentlich erscheint mir nur die Schlußfolgerung, daß das Personmerkmal "Geschlecht" die *realen* Antworten von Jungen und Mädchen der Kohorten 1890 bis 1945 auf ihre Probleme offensichtlich nur unwesentlich beeinflußt hat. Auf jeden Fall haben sie Mädchen nicht in jener "passiven" Weise gelöst, die gemäß heute noch imitierten Liebes- und Familienromanen der damaligen Zeit vorherrschen sollten, noch war die Antwort der männlichen Jugendlichen so entscheidend "maskulin", "militaristisch", "wilhelminisch" oder sonstwie in klassischer Weise maskulin "kompetent", wie dies nicht nur in die Massenmedien, sondern auch in die wissenschaftliche Literatur einging. Die Situation dieser Jugendlichen erschien im Lichte dieser Biographien vor allem durch wirtschaftlichen, politischen und erzieherischen Druck bestimmt, der für die meisten entweder Formen der Anpassung, der Leistung oder aber des Widerstandes herausforderte.

Die Frage des Einflusses der *Kohorte* wurde von uns durch einen Vergleich der für die Jugendzeit von den vor und nach 1920 geborenen Frauen und Männern berichteten Reaktionen auf Konflikt und Belastung überprüft. Der Zeitpunkt wurde einmal zur Erzielung einer annähernd gleichen Stichprobengröße, sodann aber vor allem mit Rücksicht auf die mit dem Ende des Ersten Weltkrieges verbundenen politischen und sozialen Veränderungen gewählt. Von den 56 vor 1920 Geborenen stammt die überwiegende

Mehrheit (45) aus den Kohorten 1900 bis 1919, von den 48 von 1920 an Geborenen die
Mehrheit aus den Kohorten 1920 bis 1940. Doch sind auch die Geburtsjahrgänge zwischen 1941 und 1950 vertreten.

Auch hier bietet sich der Vergleich der Rangplätze der Häufigkeiten der einzelnen Reaktionsformen als die Methode der Wahl an, da die in diesen Rangplätzen zum
Ausdruck kommende Reaktionshierarchie und nicht die Häufigkeit einer einzelnen Reaktionsform das Wesentliche ist.

<u>Tab. 4.3.</u> Rangplatzvergleich der Reaktionen auf Konflikt und Belastung im
Jugendalter der vor 1920 und nach 1920 Geborenen

Rang-platz	bis 1920 Geborene	nach 1920 Geborene
1	Leistung	Leistung
2	Widerstand	Anpassung I
3	Anpassung I	Widerstand, Anpassung II
4	Aufgreifen von Chancen	Stiftung und Pflege sozialer Kontakte
5	Zurückstellen eigener Bedürfnisse	Aufgreifen von Chancen
6	Anpassung II	Aggression (Kritik)
7	Akzeptieren, positive Deutung Depression, Resignation	Depression, Resignation
8	Evasive Reaktion	Selbstbehauptung (Durchsetzung)
9	Stiftung und Pflege von Kontakten	Akzeptieren (positive Deutung)
10	Aggression (Kritik)	Sichverlassen auf andere
11	Selbstbehauptung	Zurückstellen eigener Bedürfnisse
12	Appell um Hilfe	Evasive Reaktion
13		
14	Sichverlassen auf andere	

Wie aus Tabelle 4.3 hervorgeht, bestehen wenige Unterschiede zwischen den zu Jahr-
hundertbeginn und im zweiten Jahrhundertviertel Geborenen hinsichtlich der am häufigsten berichteten Reaktionsformen auf Konflikt und Belastung. Bedeutsam ist aller-

dings der höhere Rangplatz der "Anpassung an die Eigenheiten und Bedürfnisse anderer" in der jüngeren Stichprobe und der sehr große Rangplatzunterschiede hinsichtlich der Reaktionsform "Stiftung und Pflege sozialer Kontakte". Bei den Reaktionsformen von mittlerer Häufigkeit (bezüglich der gesamten Stichprobe) fallen vor allem die höhere Bedeutung des Verzichts auf die eigenen Interessen ("Zurückstellen der eigenen Bedürfnisse"), jener der Bereitschaft, eine schwierige Situation zu akzeptieren bzw. sie sogar positiv zu deuten, aber auch die Tendenz, evasiv zu reagieren in der älteren Stichprobe auf. Umgekehrt treten in der "jungen" Stichprobe aggressive (d.h. kritische) Äußerungen sowie Tendenzen zur Selbstbehauptung und Durchsetzung eigener Wünsche stärker hervor. Diese Unterschiede berechtigen m.E. zu der Annahme, daß *manche* Konflikte und Belastungen in den "älteren" Kohorten als weniger beeinflußbar und veränderbar angesehen werden, obwohl die Angehörigen dieser Kohorten als dominante Techniken der Lebensbewältigung wie die jüngeren vor allem aktive und pragmatische Reaktionsformen einsetzten.

Da es noch keine ausreichende Theorie der Jugendgenerationen des 20. Jahrhunderts gibt, ist es schwer, eine abschließende Deutung dieser Rangplatzunterschiede zu geben. Wenn man aber den familiären Ursprung vieler der erlebten Belastungen berücksichtigt, dann erscheinen die zu beobachtenden Kohortenunterschiede fast vorhersagbar, da bei den Eltern der nach 1920 geborenen Kinder ein Verhalten wahrscheinlicher wurde, das stärkere Erwartungen in bezug auf den Erfolg sozialer Kontakte und Interaktion bei der Lösung von Jugendproblemen erweckte als in den Elterngenerationen zuvor.

4.7 Vergleich der Reaktionen von gesunden und chronisch kranken Jugendlichen

Wenn Verhalten Resultat einer Interaktion von Person und Situation ist, muß das Gefüge der Antworten bei einer Gruppe von gesundheitlich sehr beeinträchtigten Jugendlichen und jungen Erwachsenen auf ihre Situation von der von gesunden Jugendlichen abweichen. Solche Abweichungen sind stärker zu erwarten bei Reaktionen der gesundheitlich beeinträchtigten Personen auf ihre Krankheit als in den Reaktionen zu Problemen schulischer und/oder beruflicher Bildung.

KIPNOWSKI (1980) analysierte die Reaktionen von 43 Hämophilen, die in der Universitätsklinik für Hämatologie Bonn zu einer Heimselbstbehandlung angeleitet wurden. 12 der Patienten waren 16 bis 20, 19 21 bis 25 Jahre alt. Insofern entsprach das Lebensalter der Gruppe weitgehend dem Bezugsalter, das wir zur Analyse der Konflikte/Belastungen und der auf diese bezogenen Reaktionen, die wir den Autobiographien der 1890 bis 1950 geborenen Männern und Frauen entnahmen. In bezug auf die

Kohorte bestehen aber wesentliche Probleme hinsichtlich der Vergleichbarkeit. In Anbetracht der Schwere der gesundheitlichen Beeinträchtigung, die kaum einem der Hämophilen der Kohorten, der unserer gesunden Stichprobe angehörte, ein Überleben bis ins Jugendalter ermöglicht hätte, ist der Vergleich vertretbar, wenn auch ein Vergleich mit jungen Leuten (mit und ohne gesundheitliche Beeinträchtigung) günstiger gewesen wäre.

Wie aus Tabelle 4.4 zu entnehmen ist, kommen von den etwa 20 einigermaßen repräsentierten Reaktionsformen sechs nur in den auf die Jugendzeit bezogenen Berichten der "gesundheitlich nicht belasteten" Stichprobe vor, nämlich

Widerstand,
Identifikation,
Zurückstellen eigener Bedürfnisse,
Kontaktpflege,
Aggression (Kritik).

Ausschließlich in der gesundheitlich stark belasteten Gruppe von Jugendlichen und jungen Erwachsenen sind vertreten die Reaktionsformen:

Bagatellisieren,
Psychosomatische Reaktionen,
Inkaufnahme von Risiko,
Meidungsreaktion,
Intellektualisierung.

Die Rangplätze liegen wesentlich höher in den Reaktionen der gesundheitlich nicht belasteten Jugendlichen gegenüber jenen der chronisch Kranken in der Auseinandersetzung mit der Krankheit selbst bezüglich Leistung und Anpassung II. Umgekehrt lagen die Rangplätze bedeutsam höher als jene der gesunden Jugendlichen bezüglich:

Akzeptieren, positive Deutung,
Evasiver Reaktion,
Depression (Resignation),
Sichverlassen auf andere,
Psychosomatische Reaktion.

Die Rangplätze der Reaktionen der gesunden Jugendlichen und jene der auf schulische und berufliche Probleme bezogenen der Kranken unterscheiden sich dagegen weniger, wenn man von den jeweils nur in einer der Gruppe vertretenen Reaktionen absieht. Leistung, Anpassung an die institutionellen Aspekte der Situation und evasive Reaktionen weisen jeweils fast identische Rangplätze auf. Jene der Reaktionsformen "Akzeptieren/positive Deutung", "Sichverlassen auf andere" haben jeweils höhere Rangplätze in den schul- und berufsbezogenen Reaktionsformen der gesundheitlich belasteten, Anpassung an die Eigenheiten und Bedürfnisse anderer, Aufgreifen von Chancen, Selbstbehauptung haben bei den gesunden Jugendlichen höhere Rangplätze.

Tab. 4.4. Vergleich der Reaktionshierarchien von gesundheitlich nicht belasteten Jugendlichen auf allgemeine Belastung und gesundheitlich schwer belasteten Jugendlichen und jungen Erwachsenen

Rang-platz	Hämophile Jugendliche Reaktion auf Situationen in Ausbildung und Beruf	Gesunde Jugendliche	Hämophile Jugendliche Reaktion auf Krankheit
1	Leistung	Anpassung II	Akzeptieren
2	Akzeptieren	Leistung	Depression, Resignation
3	Anpassung I	Anpassung I	Evasive Reaktion
4	Situation den Umständen überlassen	Widerstand	Bagatellisieren
5	Situation den Umständen überlassen	Kontaktpflege	Psychosomatische Reaktion
6	Kreative Leistung	Aggression (Kritik)	Leistung
7	Sichverlassen auf andere	Aufgreifen von Chancen	Inkaufnahme von Risiko
8		Evasive Reaktion	Meidungsreaktion
9	Evasive Reaktion	Selbstbehauptung	Positive Umdeutung
10	Intellektualisieren	Evasive Reaktion	Sich auf andere verlassen
11	Anpassung II	Depressive/resignative Reaktion	Intellektualisieren
12	Aufgreifen von Chancen	Zurückstellen eigener Bedürfnisse	Kognitive Leistung
13		Identifikation	Selbstbehauptung
14		Sichverlassen auf andere	
15	Meidung angsterregender Situationen	Akzeptieren, positive Deutung	
16	Selbstbehauptung		
17		Psychosomatische Reaktion	

Generell verweist der Vergleich auf die Relevanz der Interaktion von Person und Situation in der Lenkung menschlichen Verhaltens. Die 'Personvariable' "Gesundheit vs. lebensbedrohende Krankheit" differenziert zwischen den Reaktionsmustern der dadurch definierten Gruppen, in einer Weise, die dem extremen Abstand an der Lebenssituation der beiden Gruppen entspricht. Zugleich aber zeigen die geringeren Unterschiede

in den Reaktionsmustern der beiden Vergleichsgruppen, soweit diese auf berufliche
und schulische Probleme der chronisch Kranken bezogen sind und die erheblich größere Abweichungen, wenn die krankheitsbezogenen Reaktionsmuster der Kranken zum
Vergleich stehen, auf die Bedeutung des "Aufforderungscharakters" der Situation
für die Regulierung des Verhaltens.

Der Einfluß der Lebenssituation, wie sie bei Geschwistern geistig behinderter
Kinder gegeben ist, auf die Reaktionsmuster dieser Jugendlichen wurde von HACKEN-
BERG (1982) analysiert. Dabei trat die Stiftung und Pflege sozialer Kontakte, der
Ausbau eines möglichst erweiterten sozialen Bezugsfeldes als eine hilfreiche Bewältigungsform hervor, zum Teil auch eine Idealisierung der behinderten Kinder (positive Deutung). HACKENBERG (1982) meint ihren Daten aber auch Tendenzen zur Verdrängung negativer Gefühle entnehmen zu können. Dies ist ein weiterer Hinweis auf
die Tatsache, daß die Art der durch die Lebenssituation gestellten Probleme die
Auswahl der Reaktionen auf diese bestimmt.

4.8 Vergleich zwischen Reaktionshierarchien in der Jugendzeit und im hohen Alter

Mit den Kohorten 1890 bis 1910 unserer Biographien stimmen die in der Bonner Ge-
rontologischen Längsschnittstudie untersuchten Personen überein. Die Rangplätze der
Reaktionen der 82 Männer und Frauen auf verschiedene Belastungsbereiche, die nach
12 Jahren (1977) von der Ausgangsstichprobe noch lebten, unterscheiden sich von der
Reaktionshierarchie unserer biographischen Stichprobe in einigen Punkten erheblich
(vgl. Tab. 4.5). In der auf familiäre Probleme gerichteten Reaktionshierarchie unserer hochbetagten Männer und Frauen hat die "Korrektur von Erwartungen" einen fünften Rangplatz, während sie unter den 17 einigermaßen repräsentierten Reaktionen des
Jugendalters nicht anzutreffen ist. Um 13 Plätze höher als bei den Jugendlichen rangiert die Identifikation, um vier Rangplätze die Tendenz, sich auf andere zu verlassen. Wesentlich, zum Teil extrem niedriger sind in der Gruppe der Älteren die
Rangplätze für "Widerstand", für "Aufgreifen von Chancen" und für "Anpassung an die
institutionellen Aspekte der Situation". Der letztgenannte Rangplatzunterschied ist
offensichtlich auf die Tatsache zurückzuführen, daß man *familiäre* Probleme im Alter
eben nicht unter Einbezug irgendwelcher Institutionen löst. Wie zu zeigen sein wird,
hat diese Anpassungsart in anderen Problembereichen auch im Alter durchaus einen
hohen Stellenwert.

Ebenso wichtig wie die Rangplatzunterschiede ist die Ähnlichkeit der Reaktionshierarchie der Jugendlichen und der Älteren in bezug auf den familiären Bereich.
Leistung, Anpassung an die Eigenheiten und Bedürfnisse anderer und Kontaktpflege

Tab. 4.5. Reaktionen von Männer und Frauen (geb. 1890 bis 1910) auf Belastung in der Jugend und auf familiäre bzw. finanzielle Belastung im Alter

Rang-platz	Reaktionen auf ökonomische Belastung im Alter	Reaktionen auf Konflikte und Belastung im Jugendalter	Reaktionen auf familiäre Belastung im Alter
1	Anpassung II	Leistung	Identifikation
2	Leistung	Widerstand	Pflege sozialer Kontakte
3	Identifikation	Anpassung I	Anpassung II
4	Anpassung I	Anpassung II	Leistung
5	Zurückstellen eigener Bedürfnisse	Pflege sozialer Kontakte	Korrektur von Erwartungen
6	Akzeptieren, positive Deutung	Aufgreifen von Chancen	Akzeptieren, positive Deutung
7	Sichverlassen auf andere	Zurückstellen eigener Bedürfnisse	Zurückstellen eigener Bedürfnisse
8	Pflege sozialer Kontakte	Depression, Resignation	Depression, Resignation
9	Korrektur	Akzeptieren, positive Deutung	Sichverlassen auf andere
10	Hoffnung auf Wende	Evasive Reaktion	Evasive Reaktion
11	Widerstand	Aggression (Kritik)	Hoffnung auf Wende
12	Aufgreifen von Chancen	Selbstbehauptung, Durchsetzung	Aufgreifen von Chancen
13	Depression, Resignation	Sichverlassen auf andere	Widerstand
14	Evasive Reaktion	Identifikation	Aggression (Kritik)
15	Aggression (Kritik)	Appell um Hilfe	Situation den Umständen überlassen
16	Appell um Hilfe	Innere Distanzierung	Appell um Hilfe
17	Situation den Umständen überlassen	Psychosomatische Reaktion	Anpassung I
18		Situation den Umständen überlassen	

nehmen, bei beiden Stichproben einen der oberen Rangplätze ein. Insofern kann man
den Unterschied zwischen der "jugendlichen" und "alten" Reaktionshierarchie nicht
durch den zwischen einer mehr "aktiven" und einer eher "passiven" Reaktionsart
kennzeichnen.

Dies gilt auch für den Vergleich der jugendlichen Reaktionshierarchie und jener
der Älteren, soweit diese auf die Lösung von wirtschaftlichen Problemen (Einkommens-
einteilung und -mehrung) gerichtet ist. Beide Anpassungsarten, Kontaktpflege, Akzeptieren, positive Deutung und Leistung haben in beiden Altersgruppen obere Rangplätze. Die Unterschiede beziehen sich auf niedrigere Rangplätze für "Widerstand",
"Aufgreifen von Chancen", aber auch für Depression und für evasive Reaktionen in
bezug auf diesen Problembereich in der Gruppe der Älteren. Wesentlich höhere Rangplätze haben in der Gruppe der Älteren Identifikation, Zurückstellen eigener Bedürfnisse, Hoffnung auf Wende, Sichverlassen auf andere und Korrektur von Erwartungen.
Von hier aus gesehen könnte man von einer größeren Bedeutung von intrapsychischer
Verarbeitung als von aktiver Bewältigung der ökonomischen Probleme bei den Älteren
sprechen. Man muß dabei aber berücksichtigen, daß eine Einkommensbesserung ja in
den meisten Fällen nicht möglich ist, so daß sehr oft die psychische Anpassung an
das Problem die angemessenere Lösung darstellt. Dennoch haben aktives Eingreifen
und Lösung der wirtschaftlichen Probleme durch verschiedene Formen der Anpassung
auch in der Gruppe der Älteren die Bedeutung wie in der jüngeren.

Auf beide Problembereiche der Älteren bezogen ist der Unterschied in bezug auf
den hohen Rang von "Widerstand" und von "Selbstbehauptung" in der jugendlichen Reaktionshierarchie gegenüber einem sehr niedrigen bei der Gruppe der Älteren hervorzuheben, ebenso ein stark ausgeprägter, in die gleiche Richtung gehender Unterschied
in Beziehung auf das "Aufgreifen von Chancen". In beiden Problembereichen treten
bei den Älteren "Korrektur von Erwartungen" und "Zurückstellen eigener Bedürfnisse" stärker hervor. Bevor man diese Unterschiede ausschließlich "personzentriert"
interpretiert, etwa im Sinne geringerer Aggressivität und aktiver Problemlösung
durch das Ergreifen von Chancen bei den Älteren, und größerer Oppositionsneigung
und Behauptungstendenzen bei der jugendlichen Gruppe, sollte man die zu lösenden
Probleme vergleichen. Diese bestehen bei den Jugendlichen oft in Barrieren, die
durch ihre soziale Umwelt (insbesondere die Eltern) gesetzt werden und die als veränderbar eingeschätzt werden. Demgegenüber sind einige der Probleme, die Älteren
begegnen, durch Leistung und Anpassung zu bewältigen, andere dagegen können nur
durch verschiedene Formen der psychischen Verarbeitung gelöst werden. Das Reper-
toire dieser Verarbeitungsformen ist bei den Älteren reicher, so daß depressive
Reaktionen bei dieser Gruppe von im eigenen Haushalt lebenden Älteren nicht so
stark hervortreten.

Mag der hohe Rang von "Widerstand" gerade auch bei den weiblichen Jugendlichen
manches traditionelle Bild vom jugendlichen Protest bestätigen, so ist diese Bestätigung zu ergänzen durch den fast ebenso hohen Stellenwert von Leistung, Anpassung
und sozialer Kontaktpflege. Die hohe Verletzlichkeit Jugendlicher wird durch den
vergleichsweise hohen Stellenwert von depressiven Reaktionen (im nicht-klinischen
Sinne) unterstrichen.

4.9 Diskussion

Konflikte und Belastungen treten in verschiedenen Generationen mit unterschiedlicher Intensität und Häufigkeit zu unterschiedlichen Zeitpunkten innerhalb des
Lebenslaufs auf, je nach der politisch-ökonomischen und historischen Situation,
mit der sich die jungen Menschen konfrontiert sehen. Ebenso treten in verschiedenen Kohorten wie Gruppen von Jugendlichen unterschiedliche Reaktionshierarchien
in bezug auf diese Konflikte auf. Auf der anderen Seite gibt es ein hohes Maß an
Übereinstimmung zwischen den Reaktionshierarchien, die für Konflikt und Belastung
zeitlich benachbarter Kohorten für Jugend und Alter berichtet werden. Diese Ergebnisse der Analyse von Biographien von 320 Frauen und Männern (bzw. der für die Analyse der Coping-Arten reduzierten Stichprobe von 104 Frauen und Männern) der Geburtsjahrgänge 1890 bis 1950 verweisen auf einen begrenzten Einfluß der "Entwicklungsphase" auf die Formung menschlichen Verhaltens. Dieses paßt sich vielmehr der
Art der begegnenden Belastungen und Konflikte und den eigenen vorhandenen Möglichkeiten und Grenzen (wie sie z.B. durch eine körperliche Behinderung gegeben sind)
an und sucht möglichst rasche Aufhebung von persönlichen oder interpersonalen Krisen - nicht deren Ausdehnung und Steigerung, so wie dies nach dem "Sturm- und Drangmodell" zu erwarten wäre. Das von uns entwickelte Kategorisierungssystem bewertet
die ausgewählten Reaktionen weder von einem (z.B. neopsychoanalytischen) Persön-
lichkeitsbild aus noch ordnet sie diese Reaktionen lediglich nach einem psychologischen Kategorisierungsschema. Es bleibt möglichst dicht an der Aussage und sucht
damit eine Klassifikation der Reaktionsformen zu erreichen, wie sie die berichtende Person *sieht*, nicht wie der Psychologe sie deutet, wertet oder logisch einord-
net. Nur auf dieser Basis war es möglich, die verschiedenen Varianten sozialer Kon-
fliktlösungsstrategien aufzudecken, wie sie im Jugendalter, neben Widerstand und
Kritik entwickelt und angewandt werden.

Ob sich die Tendenz zur stärkeren Bevorzugung solcher sozialintegrativen und
konstruktiven Lösungsformen, wie sie in den für die Jugendzeit berichteten Reaktionen auf Konflikt und Belastung bei den zwischen 1920 und 1950 Geborenen im Vergleich zu jenen der vor 1920 Geborenen hervortreten, auch für spätere Generationen

erhalten hat, kann nur eine Ausdehnung unserer Sammlung von biographischen Dokumenten auf diese Kohorten zeigen.

In unserer Auswertung und Darstellung konnte der Aspekt der interindividuellen Differenzen und des Einflusses der Persönlichkeit auf die Auswahl der Reaktionsformen nicht berücksichtigt werden. Auf die Notwendigkeit einer differenzierenden Betrachtungsweise haben MÖNKS und JAIDE (1978) und andere hingewiesen. Der Einfluß von Persönlichkeitsfaktoren auf Form und Grad der Auseinandersetzung mit Problemen wurde von SHANAN (1975) und THOMAE (1979) aufgezeigt - allerdings für andere Altersstufen.

5. Das Selbstbild normaler Jugendlicher

Daniel Offer

Daniel Offer

5.1 Einleitung

Bis in die jüngste Zeit hinein lag nur sehr wenig empirisches Material über normale Jugendliche vor. Theoretiker und praktisch arbeitende Kliniker nahmen meistenteils an, daß der normale Jugendliche vollständig aufgrund der mit Patienten gewonnenen Erfahrungen verstanden werden könne. Aufgrund dieses Sachverhalts begannen wir bereits in den sechziger Jahren mit eigenen empirischen Untersuchungen. Unsere Frage war: Wie sehen normale Jugendliche wirklich aus?

Wir haben eine erste Längsschnittuntersuchung an normalen männlichen Jugendlichen beendet. Sie erstreckte sich über zehn Jahre (OFFER 1969; OFFER & OFFER 1975). Wir befinden uns derzeit mitten in einer weiteren Längsschnittuntersuchung männlicher und weiblicher Jugendlicher (PETERSEN & OFFER 1979 - 1984).

Die Untersuchung, über die ich im folgenden berichten werde, ist eine Fragebogenuntersuchung. Das zentrale Erhebungsinstrument dieser Untersuchung ist der OFFER-Selbstbild-Fragebogen (OFFER Self-Image Questionnaire: O.S.I.Q., OFFER, OSTROV & HOWARD 1981 a).

Der Begriff "Selbst" wird von Philosophen, Psychologen, Sozialwissenschaftlern und von Psychoanalytikern verwendet. Im 17. Jahrhundert wurde - nach dem Oxford

112

English Dictionary - das Selbst im philosophischen Sinne folgendermaßen definiert:
als "das, was ... eine Person wirklich und ihrem Wesen nach ist ..., ein dauerhafter Gegenstand aufeinanderfolgender und sich verändernder Zustände der Bewußtheit".
Die in dieser Definition enthaltene Unterscheidung zwischen dem Selbst als Beobachter (als Bewußtseinszustand des Subjekts) und dem Selbst als Beobachtetem (als das,
was eine Person wirklich und ihrem Wesen nach ist) taucht in späteren Arbeiten wieder auf, etwa in W. JAMES' Unterscheidung in "I" und "me". Die von uns vorgenommene
Operationalisierung (Fragebogen) bezieht sich auf das phänomenale Selbst ("me") des
Jugendlichen.

5.2   Methode der Untersuchung

Der OFFER-Selbstbild-Fragebogen (O.S.I.Q.) ist ein auf Selbstbeschreibung be-
ruhender Persönlichkeitsfragebogen, dessen Ziel es ist, die Anpassung männlicher
und weiblicher Jugendlicher im Alter zwischen 13 und 19 Jahren zu erfassen. Der
Fragebogen wurde 1962 zum ersten Mal eingesetzt. Er wurde bisher mehr als 20.000
Jugendlichen in den USA, in Australien, Israel und Irland vorgelegt. Die meisten
dieser Jugendlichen waren Angehörige der Mittelschicht. Die in dem Fragebogen vorgenommene Operationalisierung des Selbstkonzepts basiert auf zwei wesentliche Annahmen:

- Es ist notwendig, die Auseinandersetzung des Jugendlichen mit mehreren Lebensbereichen zu betrachten, da er einen Aspekt seiner Welt meistern, in einem
  aber bei der Anpassung versagen kann.

- Das psychologische Feingefühl des Jugendlichen ist genügend ausgeprägt, so
  daß seine Selbstbeschreibung als Grundlage für die zuverlässige Auswahl von
  Untergruppen von Jugendlichen benutzt werden kann.

Der Fragebogen besteht aus 130 Items, die sich auf elf Inhaltsbereiche beziehen:
Impulskontrolle, Stimmung, Körperbild, soziale Beziehungen, moralische Einstellungen, sexuelle Einstellungen und sexuelles Verhalten, Familienbeziehungen, Bewältigung der äußeren Welt, berufliche und schulische Ziele, Psychopathologie, außergewöhnliche Anpassung.

Aus heuristischen Gründen wurden einige der Skalen kombiniert. Es sollte so eine
an der Psychologie des Selbst orientierte Perspektive erreicht werden. Seit 1980
wird der Fragebogen nach folgenden fünf Aspekten des Selbst ausgewertet:

- das psychologische Selbst,
- das soziale Selbst,
- das sexuelle Selbst,
- das Familien-Selbst,
- das problembewältigende ("Coping"-) Selbst.

Die hier referierten Daten werden nach diesen fünf Skalen geordnet dargestellt.

Die Test-Retest-Zuverlässigkeit der Skalen ist außergewöhnlich gut (OFFER, OSTROV & HOWARD 1981 a). Der Fragebogen enthält zwei Lügenskalen, die es ermöglichten, diejenigen Jugendlichen auszusondern, die in der Untersuchung bewußt nicht mitarbeiten wollten (3 %). Die überwiegende Mehrheit der Jugendlichen füllte den Fragebogen ernsthaft aus und gab zu erkennen, daß sie die Erfahrung positiv bewertete. Zur Analyse und Interpretation der Daten wurden T-Werte benutzt.

Als Normierungsstichprobe diente eine Stichprobe von 1970. An dieser Stichprobe war das grundlegende Auswertungssystem entwickelt worden. Die Stichprobe bestand aus Schülern zehn amerikanischer Sekundarstufenschulen: fünf Vorstadtschulen von Chicago, zwei kirchliche Schulen in Chicago, eine ländliche Schule in Minnesota, eine Schule in Burlington (Vermont), eine Privatschule in Pennsylvania. In keiner Schule nahmen weniger als 85 % der Schüler an der Befragung teil; in fünf der zehn Schulen waren es sogar 98 %.

5.3   Ergebnisse der Untersuchung

5.3.1 Das psychologische Selbst des normalen Jugendlichen

Die Ergebnisse unserer Untersuchung lassen klar erkennen, daß es unter jungen Menschen in unserer Kultur normal ist, sich des Lebens zu freuen und die meiste Zeit über glücklich zu sein (Tabelle 5.1).

Die Jugendlichen fühlen sich anderen (einschließlich Gleichaltrigen) gegenüber nicht unterlegen und haben nicht den Eindruck, daß andere sie feindselig behandeln. Der normale Jugendliche berichtet auch, daß er (sie) sich unter normalen Umständen entspannt fühlt. Er glaubt, daß er sich in gewöhnlichen Lebenssituationen selbst kontrollieren kann, und er vertraut darauf, daß er - wenn er mit neuen Situationen konfrontiert wird - darauf vorbereitet sein wird.

Wir sollten aber beachten, daß etwa 50 % der Teenager feststellen, daß sie ängstlich sind. Da aber die meisten Jugendlichen andererseits angeben, daß sie sich die meiste Zeit über nicht angespannt fühlen, scheint es wahrscheinlich, daß die beschriebene Angst sich nur auf neue Situationen bezieht. Es ist sogar möglich, daß die Teenager dabei ihre Gefühle beim Ausfüllen des psychologischen Fragebogens beschreiben. In jedem Fall ist die Angst eingebettet in ein psychologisch allgemein sehr positives Bild.

<u>Tab. 5.1.</u> Das psychologische Selbst des normalen Jugendlichen
Items, die von > 80 % jeder Stichprobe normaler Jugendlicher
bejaht oder verneint werden

Item		Jungen		Mädchen	
		13-15 Jahre	16-18 Jahre	13-15 Jahre	16-18 Jahre
44	Unter normalen Umständen fühle ich mich entspannt.	93	90	88	93
68	Ich genieße das Leben.	91	90	87	92
123	Im allgemeinen habe ich mich unter Kontrolle.	87	87	94	92
99	Ich fühle mich stark und gesund.	89	86	85	85
32	Die meiste Zeit über bin ich glücklich.	83	85	85	88
100	Auch wenn ich traurig bin, kann ich über einen guten Witz lachen.	86	80	83	82
23	Ich fühle mich den meisten anderen Menschen, die ich kenne, unterlegen.	19	17	16	14
94	Wenn andere mich anschauen, müssen sie denken, daß ich in der Entwicklung zurück bin.	20	15	20	13

In einem anderen Bereich, dem Körper-Selbstbild, zeigen die Daten, daß normale
Jugendliche stolz auf ihre körperliche Entwicklung sind, und daß die überwiegende
Mehrheit der Jugendlichen von sich glaubt, stark und gesund zu sein. Man kann daraus
schließen, daß ein positives psychologisches Selbst im allgemeinen einhergeht
mit einem Gefühl körperlicher Gesundheit.

5.3.1.1   Geschlecht, Alter und das psychologische Selbst

Die Effekte von Alter und Geschlecht auf das psychologische Selbst wurden, wie
bei den übrigen Skalen, mit Hilfe der zweifaktoriellen Varianzanalyse erfaßt. Effekte
des Geschlechts zeigen sich vor allem in den Skalen zur Stimmung und zum
Körper-Selbstbild. Die Werte in diesen Skalen zeigen, daß weibliche Jugendliche
ihren emotionalen Zustand wesentlich negativer einschätzen als männliche Jugendliche
dies tun (Tabelle 5.2).

Tab. 5.2. Geschlechtsunterschiede beim psychologischen Selbst des normalen
          Jugendlichen
          Prozentsatz der Zustimmung zu Items, die zwischen Jungen und
          Mädchen differenzieren

Item		13-15jährige		16-18jährige	
		Jungen	Mädchen	Jungen	Mädchen
17	Manchmal habe ich Schrei- und/ oder Lachanfälle, die ich kaum unterdrücken kann.	31	47	26	47
66	Ich fühle mich so (sehr) allein.	16	24	15	22
130	Ich fühle mich häufig niederge-schlagen.	26	31	20	29
38	Ich bin leicht verletzbar.	40	58	37	66
6	Ich bin ganz zufrieden mit meiner körperlichen Entwicklung.	76	61	75	62
57	Ich bin stolz auf meinen Körper.	77	57	80	51
90	Ich fühle mich oft häßlich und unattraktiv.	26	46	21	42

Die männlichen Jugendlichen äußern ein wesentlich positiveres Gefühl in Bezug
auf ihren Körper und ihre körperliche Entwicklung. Ein analoger Effekt ist auch
bei bestimmten emotionalen Fragebogen-Items zu beobachten. Weibliche Jugendliche
beschreiben sich als trauriger, einsamer und verletzlicher. Sie sind ihrer inneren
Welt gegenüber aufgeschlossener als Jungen. Diese Befunde gelten für die frühe
ebenso wie für die spätere Adoleszenz. Andere Items deuten darauf hin, daß sich
Mädchen häufiger ihres Körpers schämen, sich häßlich und unattraktiv vorkommen und
Änderungen ihres Körpers weniger positiv gegenüberstehen als Jungen. Im Bereich
der Selbstkontrolle geben Mädchen öfter als Jungen an, zeitweise Schreianfälle zu
bekommen, die sie nicht kontrollieren können.

5.3.1.2 Generationswandel, Kultur und das psychologische Selbst

Bei einer Gegenüberstellung von Jugendlichen aus den 60er und den 70er Jahren
zeigt sich, daß Jugendliche der 60er Jahre ein positiveres psychologisches Selbst
hatten. Dieser Unterschied sollte allerdings im Kontext des großen Ausmaßes an
Übereinstimmung zwischen den "Generationen" betrachtet werden.

5.3.2 *Das soziale Selbst des normalen Jugendlichen*

Das Item mit der höchsten Zustimmung im ganzen Fragebogen (96 %): "Eine gut
durchgeführte Berufstätigkeit macht mir Spaß" zeigt die protestantische Arbeitsethik in ihrer reinsten Form. Urteilt man nach den Angaben der Jugendlichen, so
stellt diese Arbeitsethik in unserer Kultur einen universalen Wert dar. Die Jugendlichen sind ohne Vorbehalt arbeitsorientiert. Sie geben an, daß sie stolz sind auf
ihre künftige Berufstätigkeit. Es ist so, als glaubten sie, daß da irgendwo ein Beruf existiert, der nur auf sie wartet. Sie geben auch an, daß sie nicht unterstützt
werden wollen; ihre Ethik sagt ihnen klar und deutlich, daß es besser ist zu arbeiten, als für den Rest des Lebens unterstützt zu werden.

Im allgemeinen sehen sich die Jugendlichen so: Sie schließen leicht Freundschaften und glauben, daß sie in der Zukunft sowohl sozial als auch beruflich erfolgreich sein werden.

<u>Tab. 5.3.</u> Das soziale Selbst des normalen Jugendlichen
Items, die von > 80 % jeder Stichprobe normaler Jugendlicher
bejaht oder verneint werden

	Jungen		Mädchen	
Item	13-15 Jahre	16-18 Jahre	13-15 Jahre	16-18 Jahre
70 Jede Arbeit, die ich gut mache, macht mir auch Freude.	94	95	97	98
83 Ich helfe einem Freund gern, wenn immer ich kann.	93	92	96	99
58 Manchmal denke ich darüber nach, welche Arbeit ich in Zukunft tun werde.	92	92	93	95
88 Ich bin gern mit anderen zusammen.	92	90	95	95
79 Ich meine, viel von anderen lernen zu können.	90	93	92	95
37 Ich denke, daß ich auf meinen zukünftigen Beruf stolz sein werde.	88	85	98	84
124 Die meisten Parties, auf die ich gehe, machen mir Freude.	85	84	86	85
20 Nur Dumme arbeiten	5	5	3	2
14 Ich habe das Gefühl, daß Arbeit viel Verantwortung von mir fordert.	7	6	7	6

Fortsetzung Tab. 5.3.

Item	Jungen		Mädchen	
	13-15 Jahre	16-18 Jahre	13-15 Jahre	16-18 Jahre
48 Es ist für mich nicht wichtig, die Wahrheit zu sagen.	11	12	3	3
67 Ich kümmere mich kaum darum, wie meine Handlungen andere beeinträchtigen, Hauptsache ich habe einen Vorteil davon.	14	15	10	7
63 Ich bekäme für den Rest meines Lebens lieber eine finanzielle Unterstützung statt zu arbeiten.	16	16	8	11
62 Ich habe den Eindruck, daß es sehr schwierig ist, Freunde zu bekommen.	17	15	13	13

<u>Tab. 5.4.</u> Geschlechtsunterschiede beim sozialen Selbst des normalen Jugendlichen
Prozentsatz der Zustimmung zu Items, die zwischen Jungen und Mädchen differenzieren

Item	13-15jährige		16-18jährige	
	Jungen	Mädchen	Jungen	Mädchen
86 Wenn andere mich ablehnen, be-drückt mich das sehr.	34	44	34	44
5 Ich würde nie einen anderen ver-letzen, nur um des Spaßes willen.	78	87	79	89
30 Wenn ich etwas falsch gemacht habe, läßt es mich nicht eher in Ruhe, bis ich den Fehler gefunden habe (in Ordnung gebracht habe).	39	24	37	20
40 Ich beschuldige andere selbst dann, wenn ich weiß, daß ich gleichfalls (auch) Schuld habe.	43	25	34	25
48 Es ist für mich nicht wichtig, die Wahrheit zu sagen.	11	3	12	3
46 Ich sitze lieber herum und bummle als zu arbeiten.	27	17	23	16
63 Ich bekäme für den Rest meines Lebens lieber eine finanzielle Unterstützung als zu arbeiten.	16	8	16	11
104 Manchmal fühle ich mich anderen überlegen und glaube, daß sie manches von mir lernen können.	75	63	78	69

5.3.2.1 Geschlecht, Alter und das soziale Selbst

Weibliche Jugendliche bejahen soziale Werte wesentlich stärker als männliche Jugendliche. Mädchen sind z.B. mehr an anderen Personen interessiert und würden einen
anderen nicht "nur zum Spaß" verletzen. Mädchen bestreiten eindeutiger als Jungen,
daß ihnen die Äußerung der Wahrheit nichts bedeutet. Obgleich die meisten normalen
Jugendlichen lieber arbeiten würden, bejahen Mädchen diesen Wert noch stärker als
Jungen dies tun. Jungen zeigen auch eine autonomere, weniger an anderen orientierte, weniger besorgte Einstellung als Mädchen. Jungen bekräftigen z.B. stärker, daß
sie sich nicht zurückhalten würden, wenn ihnen Unrecht angetan würde. Die Jungen
stimmen auch der Behauptung: "Wenn andere mich nicht anerkennen, gerate ich sehr
aus der Fassung" weniger zu als Mädchen. Gleichzeitig geben Jungen öfter als Mädchen an, daß sie sich als Anführer fühlen.

5.3.2.2 Generationswandel, Kultur und soziales Selbst

Es ist wichtig, erneut zu betonen, daß auch das soziale Selbst der Jugendlichen
der beiden untersuchten Generationen eher Ähnlichkeiten als Unterschiede aufweist.
Die Unterschiede, die wir fanden, sind zwar bemerkenswert, aber sie stellen nur
einen Teil des gesamten Bildes dar.

In den Mittelwerten aller drei Skalen zum sozialen Selbst zeigt sich, daß die
Teenager in den frühen 60er Jahren ein positiveres soziales Selbstbild hatten als
die Jugendlichen der 70er Jahre. Besonders bemerkenswert sind die Ergebnisse der
Skala "moralische Werte", in der die Jugendlichen der 60er Jahre den höchsten Stan-
dardwert (T = 59) von allen untersuchten Gruppen hatten. Das zeigt, daß die Jugendlichen der 60er Jahre stabilere und besser strukturierte ethische Werte besaßen.
In den 70er Jahren haben sich die jungen Menschen mehr nach innen gewandt und sich -
unabhängig von ihrer sozialen Umwelt - mehr um ihr Selbst gekümmert.

Die Teenager der späten 70er und der 80er Jahre äußern auch öfter als Gleichaltrige der vorausgehenden Generation, daß sie sich für etwas verwundbar halten. Die
Jugendlichen sagen in Übereinstimmung auch häufiger, daß sie empfindsam sind. Sie
reagieren mit mehr Verstimmung, wenn andere sie nicht anerkennen. Aber sie bevor-
zugen auch öfter das Alleinsein als ihre Altersgenossen der 60er Jahre.

Unsere Befunde zeigen im allgemeinen, daß normale Jugendliche keine Angst vor ihrer Sexualität haben. Sieben von zehn Jugendlichen bringen zum Ausdruck, daß sie die in letzter Zeit in ihrem Körper vor sich gegangenen Veränderungen positiv bewerten. Sowohl Jungen als auch Mädchen weisen die Behauptung entschieden zurück, daß ihr Körper unzureichend entwickelt sei. Sowohl Jungen als auch Mädchen deuten an, daß sie einen relativ sanften Übergang zu einer eher aktiven Sexualität erlebten. Neun von zehn verneinen die Behauptung: "Das andere Geschlecht findet mich langweilig." Die Mehrheit der Jugendlichen äußert, daß es wichtig für sie ist, einen Freund des anderen Geschlechts zu haben.

Tab. 5.5.   Geschlechtsunterschiede beim sexuellen Selbst des normalen
Jugendlichen
Prozentsatz der Zustimmung zu Items, die zwischen Jungen und
Mädchen differenzieren

Item		13-15jährige		16-18jährige	
		Jungen	Mädchen	Jungen	Mädchen
16	Es ist sehr schwer für einen Teenager zu wissen, wie er richtig mit der Sexualität umgehen soll.	24	34	22	28
28	Manchmal machen mir schmutzige Witze Spaß.	84	73	82	73
77	Ich habe den Eindruck, Mädchen/Jungen finden mich attraktiv.	64	55	73	65
80	Ich gehe nicht in Sex-Shows.	38	57	41	58
117	Sexuelle Erfahrungen machen mir Spaß.	86	60	87	76
122	Ich denke oft an Sex.	80	54	77	60

5.3.4   Das Familien-Selbst des normalen Jugendlichen

Die untersuchten normalen Jugendlichen nehmen keine bedeutsamen Probleme in der Beziehung zwischen sich und ihren Eltern wahr. Die Jugendlichen liefern also keinerlei Beleg für einen bedeutsamen Konflikt zwischen den Generationen. Die so oft beschriebene Kluft zwischen den Generationen zeigt sich bei der überwältigenden Mehrheit der untersuchten Jugendlichen nicht. Die Jugendlichen haben nicht nur in der Gegenwart positive Gefühle gegenüber ihren Eltern, sondern sie meinen auch, daß

diese guten Gefühle in der Vergangenheit vorhanden waren. Weiterhin erwarten sie,
daß diese positiven Gefühle in der Zukunft fortbestehen werden. Der eindrucksvoll-
ste Befund in dieser Skala ist, daß 18 von 19 Items deutlich darauf hinweisen, daß
die Jugendlichen positive Gefühle ihrer Familie gegenüber hegen.

<u>Tab. 5.6.</u> Das Familien-Selbst des normalen Jugendlichen
Items, die von > 80 % jeder Stichprobe normaler Jugendlicher
bejaht oder verneint werden

Item		Jungen		Mädchen	
		13-15 Jahre	16-18 Jahre	13-15 Jahre	16-18 Jahre
112	Meine Eltern sind meistenteils mit mir zufrieden.	87	86	89	85
15	Meine Eltern werden in Zukunft von mir enttäuscht sein.	6	6	6	8
95	Ich fürchte, meine Eltern schämen sich meiner.	8	7	5	7
106	Ich habe jahrelang einen Groll gegen meine Eltern in mir getragen.	8	11	11	11
118	Ich habe (oft) das Gefühl, daß ich manchmal mit meiner Mutter nichts anfangen kann.	11	12	12	10
21	Ich kann manchmal mit meinem Vater nichts anfangen.	16	17	18	16

5.3.4.1 Generationswandel, Kultur und das Familien-Selbst

Im familienbezogenen Selbst lassen sich bedeutsame Unterschiede zwischen den
60er und 70er Jahren feststellen. Es zeigen sich keine bedeutsamen kulturübergrei-
fenden Unterschiede, obgleich in den anderen drei Kulturen (Israel, Irland, Australien) eine Tendenz der Teenager zu beobachten war, ihre Beziehung zu ihrer Familie
in noch positiverer Weise zu beschreiben. Teenager in den 60er Jahren beschrieben
ihre Familien noch weniger negativ als ihre Altersgenossen in den 70er Jahren. Die
Eltern werden als geduldige, vernünftige Erwachsene beschrieben, die wissen, was
sie tun. In den 70ern neigen die Teenager dagegen schon eher dazu zu äußern, daß -
auch wenn ihre Eltern mit ihnen zufrieden sein mögen - sie selbst nicht notwendigerweise mit den Eltern zufrieden sind. Die Familie der 70er Jahre scheint weniger
Zusammenhalt und mehr Parteilichkeit unter den Mitgliedern zu zeigen. Andererseits

wurden die Eltern in den 60er Jahren als geduldiger angesehen und die Familie wurde als demokratischer betrachtet als in den 70er Jahren.

5.3.5   Das problembewältigende ("Coping"-) Selbst des normalen Jugendlichen

Die normalen Jugendlichen sind voller Hoffnung, wenn sie an ihre Zukunft denken, und glauben, aktiv handelnd auf ihren Erfolg Einfluß nehmen zu können. Sie scheinen die Fertigkeiten und das Selbstvertrauen zu haben, sich auch dementsprechend zu verhalten. Sie sind optimistisch und lieben Herausforderungen; sie versuchen, sich durch Lernen im Voraus auf neue Situationen einzustellen.

<u>Tab. 5.7.</u> Das problembewältigende Selbst des normalen Jugendlichen
Items, die von > 80 % jeder Stichprobe normaler Jugendlicher
bejaht oder verneint werden

Item		Jungen		Mädchen	
		13-15 Jahre	16-18 Jahre	13-15 Jahre	16-18 Jahre
105	Ich glaube, ich kann Entscheidungen selbständig treffen.	87	89	92	90
19	Wenn ich mich darauf konzentriere, kann ich fast alles lernen.	88	87	87	82
39	Wenn einem meiner Freunde ein Unglück (Tragödie) zustößt, bin ich auch traurig.	80	83	92	97
89	Wenn mir irgendetwas schiefgeht, versuche ich herauszufinden, was ich tun kann, um weitere Fehler zu vermeiden.	87	84	89	87
76	Wenn ich mich entschieden habe, etwas zu tun, dann tue ich es auch.	83	83	86	85
109	Ich habe das Gefühl, daß ich zu nichts Talent habe.	7	9	12	13
25	Ich mag es nicht, Ordnung in bestimmte Dinge zu bringen, oder einen Sinn herauszufinden.	10	11	10	9
107	Ich glaube nicht, daß ich in der Lage bin, für mich in der Zukunft Verantwortung zu übernehmen.	11	15	9	7
111	Wenn ich mit Leuten zusammen bin, höre ich manchmal seltsame Geräusche.	16	13	14	12
22	Ich bin häufig durcheinander.	12	15	20	20

Die normalen Jugendlichen sind bereit, die Arbeit zu tun, die für die Erreichung ihres Zieles notwendig ist. Sie bringen gern Dinge in Ordnung. Auch wenn sie scheitern, glauben sie, daß sie daraus lernen können. Die normalen Jugendlichen verneinen die psychopathologischen Symptome, die in der Psychopathologie-Skala aufgelistet sind. Im Ganzen sehen die Jugendlichen bei sich keine wesentlichen Probleme. Es gibt allerdings eine bedeutsame Minderheit, die sich ihrer Fähigkeit zur Bewältigung von Problemen nicht so sicher ist. Etwa ein Fünftel der normalen Jugendlichen fühlt sich - nach unseren Daten - emotional leer und empfindet das Leben als eine endlose Reihe von Problemen, für die keine Lösung in Sicht ist. Eine ähnliche Anzahl von Jugendlichen gibt an, sich die meiste Zeit verwirrt zu fühlen.

Mit anderen Worten: Obwohl die meisten Untersuchten angeben, daß sie aktiv Handelnde sind und Spaß daran haben, Dinge in Ordnung zu bringen, gibt es noch einige, die unsicher sind bezüglich dessen, was um sie herum vorgeht und inwieweit sie die Fähigkeit haben, die Welt zu beeinflussen.

5.3.5.1 *Geschlecht, Alter und das problembewältigende Selbst*

In der Psychopathologie-Skala zeigt sich ein Interaktionseffekt von Geschlecht und Alter. Mädchen beschreiben sich zu Beginn der Adoleszenz als kränker als Angehörige der anderen drei Gruppen (ältere Mädchen; Jungen am Anfang und gegen Ende der Adoleszenz). In den anderen zwei Skalen (Bewältigung der äußeren Welt und außergewöhnliche Anpassung) findet sich kein Alterstrend. Der Geschlechtsunterschied weist auf ein beträchtlich häufiger auftretendes Gefühl der Verwirrung bei Mädchen als bei Jungen hin. Die Mädchen äußern, daß sie oft Gefühle der Scham erleben.

<u>Tab. 5.8.</u> Geschlechtsunterschiede beim problembewältigenden Selbst des normalen Jugendlichen
Prozentsatz der Zustimmung zu Items, die zwischen Jungen und Mädchen differenzieren

Item		13-15jährige		16-18jährige	
		Jungen	Mädchen	Jungen	Mädchen
22	Ich bin häufig durcheinander.	12	20	15	20
36	Manchmal schäme ich mich so sehr, daß ich mich in eine Ecke verkriechen und heulen (weinen) möchte.	18	38	15	33
126	Ich habe wenig Ängste, die ich nicht verstehen kann.	74	67	75	67

Fortsetzung Tab. 5.8.

Item	13-15jährige		16-18jährige	
	Jungen	Mädchen	Jungen	Mädchen
127 Es macht mir nichts aus, wenn mich jemand nicht mag.	74	67	71	62
39 Wenn einem meiner Freunde ein Unglück (Tragödie) zustößt, bin ich auch traurig.	80	82	83	97

Im Gegensatz dazu berichten weibliche Jugendliche von sich mehr Einfühlsamkeit als männliche Jugendliche. Ebenso fühlen sich weibliche Jugendliche mehr zu ihren Verwandten und zu ihren Freunden hingezogen als männliche Jugendliche. Im allgemeinen ist das Vertrauen der Mädchen in ihre Fähigkeit zur Bewältigung von Problemen stark, aber nicht so stark wie das entsprechende Vertrauen bei Jungen dieses Alters.

5.3.5.2 *Generationswandel, Kultur und das problembewältigende Selbst*

Beim Vergleich der Jugendlichen der beiden untersuchten Generationen finden wir, daß die überwiegende Mehrheit der Jugendlichen beider Zeitperioden (d.h. neun von zehn Jugendlichen) angibt, daß sie handlungsorientiert und in der Lage ist, Entscheidungen zu fällen. Sie verneinen das Vorhandensein ernster psychischer Störungen und stellen sich selbst als aktive Problembewältiger und "Macher" dar. Die Teenager der frühen 60er Jahre vermitteln öfter den Eindruck, daß die Welt ein aufregender Aufenthaltsort ist und strahlen eher als die Teenager der 70er Jahre ein gewisses Ausmaß natürlicher Begabung oder Elan aus.

Betrachten wir die Gruppen der Jugendlichen aus den verschiedenen Kulturen, so finden wir, daß dieser Teil des Selbstbildes wesentliche Unterschiede zwischen den vier Kulturen zeigt. Die Israelis liegen in allen drei Skalen höher als die Amerikaner. Die Australier und die Iren liegen in allen drei Skalen niedriger als die Amerikaner. Die amerikanischen Jugendlichen sind - wie besprochen - handlungsorientiert. Die Israelis sind ähnlich, aber sie finden die Welt noch aufregender als ihre amerikanischen Altersgenossen. Es ist, als lehrten uns die Israelis, daß sie - innerhalb bestimmter Grenzen - umso bessere Problembewältiger werden, je mehr sie mit Widrigkeiten konfrontiert werden. Die irischen und die australischen Teenager sind vorhersagbarer und homogener. Sie fühlen sich hinsichtlich ihres eigenen Wertes nicht so sicher. Sie zeigen auch mehr Unsicherheit bei der Beurteilung ihrer

Talente. Israelische Jugendliche haben stärker das Gefühl, daß ihr Leben hart und schwierig ist als australische und amerikanische Jugendliche. Aber sie trauen sich gleichzeitig mehr zu als Amerikaner und diese wiederum mehr als irische oder australische Jugendliche. Die israelischen Jugendlichen freuen sich - mehr als die amerikanischen - über die Lösung schwieriger Probleme und glauben, daß sie dazu in der Lage sind, in der Zukunft Verantwortung zu übernehmen. Insgesamt stellen sich sowohl amerikanische als auch israelische Jugendliche als aktive Problembewältiger und "Macher" dar. Die irischen und die australischen Jugendlichen können ihrer Selbstbeschreibung zufolge auch Probleme bewältigen, äußern aber mehr Zweifel an ihren Fähigkeiten und erscheinen im Vergleich den anderen etwas abhängiger und passiver.

5.3.6 *Der Jugendliche mit abweichendem Verhalten*

Die jugendlichen Delinquenten beschreiben ihr familienbezogenes Selbst in negativer Form. Sie sehen sich als Widersacher ihrer Eltern und viele von ihnen äußern kategorisch, daß ihre Eltern "nicht gut" seien. Sie trauen ihren Eltern nicht, während sie andererseits glauben, daß ihre Eltern enttäuscht von ihnen sind. Es ist eine negative Urteilsqualität in den Gefühlen der jugendlichen Delinquenten ihren Eltern gegenüber zu beobachten. Jeder - Eltern und Erwachsene eingeschlossen - scheint gegen sie zu sein. Wenn sie ihre Welt einschätzen, hat man den Eindruck, daß sie glauben, von ihren Eltern angegriffen worden zu sein. Sie fühlen sich getäuscht, so als ob ihre Eltern ausschließlich negativ auf sie reagiert hätten; sie sind sehr ärgerlich über Erwachsene im allgemeinen und über ihre Eltern im besonderen. Erwachsene, die therapeutisch mit Delinquenten arbeiten, wissen um die starke Polarisierung, mit der Delinquenten die Welt der Erwachsenen aufteilen. Auf ihre Eltern ist intensiver Ärger gerichtet, und die gegnerische Position, die Delinquenten ihren Eltern gegenüber einnehmen, ist von anderen Erwachsenen manchmal schwer zu verstehen.

Solche Probleme bestehen nicht im gleichen Ausmaß bei den psychiatrisch auffälligen Jugendlichen, die ihre Aggressionen nicht ausleben. Die psychiatrisch auffälligen Jugendlichen beschreiben ihr psychologisches Selbst mit Begriffen wie Depression, Rückzug, Angst, Unglücklichsein und Sorge über ihre körperliche Gesundheit. Sie berichten auch, niemanden zu haben, den sie für ihre Schwierigkeiten verantwortlich machen könnten. Eine einfühlende Würdigung der dargestellten Konstellation ist sehr klar. Was diese Jugendlichen sagen, ist, daß für sie alles problematisch ist. Nach seinem eigenen Zeugnis erwartet der gestörte Jugendliche das absolut Schlimmste vom Leben, und er hat wenig Vertrauen in seine eigene Fähigkeit zur Lösung seiner Probleme. Eine relativ bedeutungslose Kritik wird als überwältigend erlebt und Verdruß lauert überall.

<u>Tab. 5.9.</u> Vergleich der OFFER Self-Image Questionnaire Standardwerte für vier Populationen

Wert	normale Jugend-liche der 60er Jahre	psychiatrisch auffällige Jugendliche	delinquente Jugendliche	physisch kranke Jugendliche
Psychologisches Selbst I. Impulskontrolle	58.42 (13.45)	52.09 (19.30)	48.27 (16.34)	50.91 (14.13)
Psychologisches Selbst II. Stimmung	54.31 (14.53)	42.94 (20.56)	44.51 (17.12)	46.56 (15.69)
Psychologisches Selbst III. Körper-Selbstbild	55.97 (14.10)	46.58 (18.13)	48.90 (15.44)	46.58 (15.92)
Soziales Selbst IV. Soziale Be- ziehungen	54.96 (14.45)	46.57 (20.14)	48.16 (17.01)	48.18 (18.94)
Soziales Selbst V. Moral	59.02 (15.92)	53.36 (15.51)	46.65 (17.46)	50.61 (15.96)
Soziales Selbst IX. berufliche und schulische Ziele	52.97 (15.44)	46.99 (18.68)	47.06 (17.10)	49.00 (16.46)
Sexuelles Selbst VI. Sexuelle Ein- stellungen	50.45 (14.10)	48.18 (18.19)	51.66 (16.44)	41.69 (17.47)
Familien-Selbst VII. Familiäre Be- ziehungen	53.00 (14.45)	42.25 (19.03)	39.61 (17.38)	47.10 (15.96)
Problembewältigendes Selbst VIII. Bewältigung der äußeren Welt	54.59 (14.73)	44.57 (20.51)	47.13 (16.55)	47.99 (16.85)
Problembewältigendes Selbst X. Psychopathologie	56.55 (14.27)	48.44 (19.20)	44.96 (16.83)	47.98 (17.06)
Problembewältigendes Selbst XI. außergewöhnliche Anpassung	57.99 (15.03)	47.79 (18.76)	46.60 (17.59)	49.57 (15.73)
Gesamt-Wert	58.00 (14.78)	45.85 (19.92)	44.43 (16.53)	47.67 (15.97)

Die körperlich kranken Jugendlichen[1] beschreiben ihr geschlechtsbezogenes Selbst
als unattraktiv. Sie glauben, daß sie sexuell rückständig sind, und wenige von ihnen
geben an, oft über Sexualität nachzudenken. Sie glauben auch nicht, daß sexuelle Erfahrungen Spaß machen. Der außenstehende Beobachter sieht es so: Der körperlich
kranke Jugendliche denkt, daß Sexualität etwas für andere Leute ist - nicht für ihn.
Der Gedanke an Sexualität ruft Furcht in ihm hervor und daher wird Sexualität unter-
bewertet. Im allgemeinen entsteht der Eindruck, daß der Gedanke an Sexualität in
ihnen Befürchtungen entstehen läßt, die sie durch Verneinung zu vermeiden versuchen.

5.4 *Diskussion der Ergebnisse*

Es soll nicht behauptet werden, daß normale amerikanische Jugendliche, wie wir
sie in den letzten 18 Jahren untersucht haben, optimal "funktionieren". Sie sollen
nicht idealisiert werden. Ebenso wie Erwachsene begegnen ihnen Leiden, psychische
Traumata und Tragödien. Aber wir meinen auch, daß unsere Daten klar und deutlich
zeigen, daß Jugendliche - ebenso wie Erwachsene - die Möglichkeit haben, glücklich
zu sein, gute Beziehungen zu ihren Altersgenossen, zu ihren Eltern und zu anderen
zu unterhalten und gut mit ihrer äußeren und inneren Umwelt umgehen zu können.

Die Erwartung, die wir Erwachsenen der jüngeren Generation gegenüber hegen,
sollte mit dem übereinstimmen, was die Jugendlichen selbst empfinden. Aber - so
sahen wir -, die direkt bei normalen Jugendlichen erhobenen Daten unterscheiden
sich deutlich von dem, was Erwachsene bisher darüber dachten, wie Teenager selbst
sich fühlen. In gewissem Sinne sind Jugendliche die vollkommenste Erfindung für
Erwachsene. Welche unerfüllten Träume und Phantasien Erwachsene auch immer in Bezug auf ihr eigenes Leben hatten, sie projizieren sie auf ihre eigenen Kinder - in
der Hoffnung, daß die Jugendlichen das erreichen werden, was sie selbst nicht erreichen konnten.

FREUD äußerte in "Totem und Tabu" (1917) spekulativ, daß der Konflikt zwischen
den Generationen ein Dauerkonflikt sei - auch wenn er sich in sehr unterschiedlicher Form darstellen könne. Aber die Vorstellung, daß der Mensch einen destrukti-
ven (d.h. Todes-) Trieb in sich beherberge, wie es FREUDs theoretische Auffassung
war, war nicht länger haltbar. Vielleicht steckt dahinter der Wunsch, an das grundlegend Gute im Menschen zu glauben. Vielleicht war man es - besonders nach dem Zweiten Weltkrieg - leid, sich weiterhin einer pessimistischen Auffassung von der
menschlichen Natur anzuschließen. Man wünschte, das Positive im Menschen zu sehen.
Das soziale Klima der 60er und der frühen 70er Jahre war besonders günstig für
einen solchen Glauben. M. MEAD (1970) meinte, daß sich die Welt zu sehr verändert
habe, als daß sich jede Kommunikation zwischen den Generationen ausschlösse.

Tab. 5.10. Vergleich der O.S.I.Q.-Standardwerte: (a) Selbstbild des normalen Jugendlichen, (b) Bild, das im Bereich der psychischen Gesundheit Tätige vom normalen Jugendlichen haben, (c) Bild, das Psychologiestudenten vom normalen Jugendlichen haben, (d) Selbstbild des psychiatrisch auffälligen Jugendlichen und (e) Selbstbild des delinquenten Jugendlichen

Gruppe	Impuls-kontrolle	Stimmung	Körper-Selbstbild	Soziale Beziehungen	Moral	Sexuelle Einstellungen	familiäre Beziehungen	Bewältigung der äußeren Welt	berufliche und schulische Ziele	Psycho-pathologie	außergewöhnliche Anpassung	Gesamtwert
normale Jugendliche (N = 40)	50[1] (15)	50 (15)	50 (15)	50 (15)	50 (15)	50 (15)	50 (15)	50 (15)	50 (15)	50 (15)	50 (15)	50 (15)
im Bereich der psychischen Gesundheit Tätige (N = 62)	46 (16)	36 (17)	45 (16)	37 (17)	48 (18)	45 (19)	38 (16)	45 (18)	40 (16)	47 (16)	45 (15)	40 (18)
Psychologiestudenten (N = 30)	47 (12)	43 (12)	48 (13)	44 (13)	53 (15)	49 (15)	39 (11)	50 (14)	45 (16)	51 (14)	47 (13)	45 (14)
psychiatrisch auffällige Jugendliche (N = 512)	50 (18)	42 (20)	44 (19)	45 (20)	48 (17)	51 (21)	41 (18)	45 (19)	44 (19)	47 (20)	44 (18)	43 (19)
delinquente Jugendliche (N = 262)	47 (19)	39 (20)	48 (17)	46 (19)	44 (18)	58 (23)	34 (19)	47 (18)	45 (19)	44 (20)	45 (19)	42 (18)

[1] Die dargestellten Werte sind durchschnittliche Standardwerte und (in Klammern) Standardabweichungen. Die Standardwerte werden gebildet durch Subtraktion des Mittelwerts der normalen Bezugsgruppe vom Wert der einzelnen Vp, Teilung durch die Standardabweichung der normalen Bezugsgruppe, Multiplikation des Ergebnisses mit 15 und Addition von 50. Dementsprechend ist der Mittelwert der normalen Jugendlichen in allen Skalen 50 und die Standardabweichung 15. Ein Wert unter 50 verweist auf ein geringer ausgeprägtes Selbst- oder Fremdbild im Vergleich zur normalen Bezugsgruppe. Eine Differenz zum Mittelwert der normalen Bezugsgruppe von fünf oder mehr Punkten ist mindestens auf dem 5 %-Niveau signifikant (einseitig getestet). Zur Zusammensetzung der normalen Bezugsgruppe 5.2.

Doch kehren wir zu der von uns früher gestellten Frage zurück: Warum haben Erwachsene ganz allgemein und solche, die im Bereich der psychischen Gesundheit tätig sind, im besonderen, ein so verzerrtes Bild von der jüngeren Generation?

In einer neueren Untersuchung (OFFER, OSTROV & HOWARD 1981 b) wurden im Bereich der psychischen Gesundheit Tätige gebeten, den O.S.I.Q. so auszufüllen wie sie glaubten, daß ein normaler, psychisch gesunder Jugendlicher dies tun würde. In sieben von zehn der benutzten Skalen betrachteten diese im Bereich psychischer Gesundheit Tätigen die normalen Jugendlichen als wesentlich gestörter als die normalen Jugendlichen sich selbst sehen. Die Experten unterstellten den normalen Jugendlichen mehr Probleme als selbst psychiatrisch auffällige oder delinquente Jugendliche berichteten. Diese Ergebnisse werfen ein deutliches Licht auf das Problem, das die im Bereich psychischer Gesundheit Tätigen, mit der begrifflichen Fassung des Selbstbildes der normalen, psychisch gesunden Individuen haben. Es scheint uns so, als hätten diese Experten die neuen empirischen Daten nicht zur Kenntnis genommen. Wenn keine wesentlichen Anstrengungen unternommen werden, die Entwicklung normaler Jugendlicher zu untersuchen, dann werden auch die kommenden Generationen der im Bereich der psychischen Gesundheit Arbeitenden die Legende aufrechterhalten, daß "normal zu sein in der Zeit der Jugend in sich abnormal ist" (A. FREUD 1958). Das gilt trotz der Tatsache, daß sich normale Jugendliche selbst nicht als eine Abart des gestörten Jugendlichen ansehen.

Diagnostische Arbeit mit Jugendlichen war immer schwierig (MASTERSON 1967, OFFER 1969). Zum Teil bestand die Schwierigkeit darin, schwere psychische Störung von milder Krise zu unterscheiden. Aber eine schwere Identitätskrise ist kein Teil "normalen" Aufwachsens. Nach unserer Meinung helfen wir solchen Jugendlichen nicht, wenn wir ihnen erzählen, sie sollten sich wegen ihrer Probleme nicht beunruhigen, da sie einen normalen Teil des Jugendalters darstellten und sie sich auswachsen würden.

Der Kliniker sollte dazu in der Lage sein, zutreffend zu diagnostizieren, was sich ihm darstellt. Er kann das aber nur, wenn er einen breiteren Überblick über die verschiedenen Erscheinungsformen jugendlichen Verhaltens hat. Wir werden Jugendlichen besser helfen können, wenn wir sie in erster Linie als Individuum und erst in zweiter Linie als Jugendliche betrachten. Dann werden wir dazu in der Lage sein, die Probleme des Jugendlichen spezifischer entlang der Entwicklungslinie des Patienten zu isolieren, als wenn wir uns auf die "Notwendigkeiten seines Alters" beziehen.

Die dargestellten Daten offenbaren eine ganze Menge über die Phänomenologie der Gedanken Jugendlicher, und zwar Jugendlicher verschiedener Altersgruppen, verschiedener Geschlechtszugehörigkeit, verschiedener Generationen (Dekade der Befragung), verschiedener Herkunftsländer und verschiedenen psychosozialem Status. Die Ergebnisse lassen erkennen, daß sich normale Jugendliche der Mittelschicht nicht im heftigen Kampf des Umsturzes befinden; die weitaus größte Mehrheit funktioniert gut, erfreut sich guter Beziehungen zu ihren Familien und Freunden und akzeptiert die Werte der Gesellschaft. Die meisten berichten weiterhin, daß sie sich an die mit der Pubertät einhergehenden körperlichen Veränderungen und die auftauchende Sexualität ohne ungewöhnlichen Konflikt angepaßt hätten. Das einzige erwähnenswerte Symptom der normalen Jugendlichen war eine situationsspezifische Angst, mit der normale Jugendliche aber nach OFFERs (1969) Befunden ohne ungewöhnliches Trauma erfolgreich umgehen können. Altersdifferenzen waren bei den untersuchten normalen Jugendlichen nicht erwähnenswert, aber die Geschlechtsdifferenzen waren größer. Das Geschlecht spielt offensichtlich eine wichtige Rolle bei der Beeinflussung der Gefühle über Körper, Sexualität und berufliche Ansprüche. Es spielt auch eine große Rolle bei der Orientierung über Bindung und Moralität. Wir erklärten diese Ergebnisse vor allem dadurch, daß wir die traditionellen Geschlechtsrollen dazu heranzogen, die ihren Einfluß entweder so ausüben, daß sie die Bereitschaft, bestimmte Gefühle zuzulassen, beeinflussen oder so, daß sie die Orientierung auf bestimmte Kompetenzbereiche wie individuelle Leistung oder - umgekehrt - interpersonalen Zusammenhalt beeinflussen.

Große Unterschiede wurden auch zwischen normalen Jugendlichen der 60er und der 70er Jahre und von 1980 gefunden. Fast alle Unterschiede laufen darauf hinaus, daß die Jugendlichen der 60er Jahre ein großes Selbstwertgefühl hatten. Zur Erklärung dieser Daten wurden drei Hypothesen angeboten:

1. Die normalen Jugendlichen der 70er Jahre und von 1980 sind negativen Gefühlen gegenüber offener als Jugendliche der 60er Jahre.

2. Die 60er Jahre waren tatsächlich fruchtbarer, was das positive Selbstgefühl anging, als die 70er Jahre und 1980.

3. Die formenden Erfahrungen der "Generation" der 60er Jahre waren für das positive Selbstwertgefühl förderlicher als analoge Erfahrungen der Generation der 70er Jahre und von 1980.

Die Vor- und die Nachteile dieser Erklärungen für die vorgelegten Daten wurden untersucht. Kulturübergreifende Unterschiede waren dagegen im allgemeinen gering. Sie wiesen eher auf eine universelle Erfahrung des Jugendalters in westlichen Kulturen hin. Die Unterschiede zwischen den untersuchten Kulturen wurden durch eine begrenzte Anzahl auffallender Punkte gekennzeichnet und betrafen vor allem die Bewältigung von Problemen ("Coping"). Sie spiegelten u.a. die realistische aber aktive Problembewältigung der Israelis wider.

Die andere Seite der Medaille: die relative Abhängigkeit und Passivität der irischen und australischen Jugend war schwieriger mit soziopolitischen Begriffen zu erklären. Sie erfordert weitere Bestätigung, bevor sie akzeptiert werden kann.

Andere Daten zeigten, daß Unterschiede zwischen normalen und delinquenten, gestörten und körperlich kranken Jugendlichen in vielen Bereichen statistisch gesichert sind. Das schlechtere Selbstbild der Delinquenten, ein Befund, den viele andere Untersucher bestätigen, fordert viele Delinquenztheorien heraus. Das spezifische Muster des Selbstbildes delinquenter Jugendlicher - im Gegensatz zum Selbstbild normaler Jugendlicher - scheint am besten mit einem familienorientierten ätiologischen Modell übereinzustimmen. Dieses Modell kann z.B. den Trotz, das Unglücklichsein und die negativen Einstellungen gegenüber der Familie vieler Delinquenten besser erklären als soziologische oder psychoanalytisch orientierte Theorien. Das hohe Ausmaß an Selbstkontrolle und Moralität, das von den gestörten Jugendlichen - im Vergleich zu den delinquenten - bekundet wurde, dürfte in Verbindung stehen mit ihrer vermutlich geringen Delinquenz. Weniger leicht zu klären ist das größere Ausmaß an Symptomen bei Delinquenten. Eine Erklärung, die angeboten wurde, bezieht sich auf Trends im Bereich der Institutionalisierung in den USA. Diese Trends könnten zu einer Situation führen, in der sehr gestörte Delinquenten nicht aus dem Jugendstrafsystem heraus in Behandlungseinrichtungen überwiesen werden. Gleichzeitig werden weniger gestörte Delinquenten in ambulant behandelnde oder stationär aufnehmende psychiatrische Einrichtungen überwiesen.

Die Selbstbilder körperlich kranker Jugendlicher demonstrieren einerseits die phänomenologische Authentizität des O.S.I.Q., und sie liefern andererseits Belege für menschliche Anpassungsfähigkeit. Diese Jugendlichen bringen ihre Traurigkeit, ihre Isolation und ihre negativen Gefühle über ihre körperliche Befindlichkeit zum Ausdruck. Sie bewahren sich noch ein Gefühl von Optimismus und Verpflichtung gegenüber Werten und gegenüber ihrer Familie. Was die sexuellen Einstellungen angeht, so scheint das, was körperlich Kranken widerfährt, die Wichtigkeit dessen herunterzuspielen, was sie glauben, noch erreichen zu können - eine Einstellung, mit der sie leben können.

Diese Ergebnisse liefern schließlich ein Bild dessen, wie sich Jugendliche mit sehr verschiedenem sozialen Hintergrund innerhalb unserer Kultur selbst beschreiben.

Anm. 1: Die Daten entstammen einer Stichprobe von Jugendlichen mit Leukämie, Asthma, angeborenen Skelettsystemerkrankungen oder Epilepsie.

6. DIE BEDEUTUNG DES BILDUNGSNIVEAUS FÜR SELBSTWERTGEFÜHL, BERUFSBEZOGENE EINSTELLUNGEN, DELINQUENZ UND DROGENKONSUM VON JUGENDLICHEN

JERALD G. BACHMAN

6.1 Einleitung

Auf die Frage nach Formen und Bedingungen erfolgreicher Bewältigung der Über-
gangsprobleme von der Kindheit zum Erwachsenenalter lassen sich aufgrund meiner
Untersuchungen zunächst nur indirekte Antworten geben.

Im Jahre 1966 begann ich im Rahmen des Projekts "Youth in Transition" mit der
Untersuchung einer Gruppe männlicher Jugendlicher (die meisten waren 15 Jahre alt).
Die Untersuchung endete 1974 als die Jugendlichen in der Mehrzahl 23 Jahre alt waren. Die Wandlungen meiner eigenen Vorstellungen von Adoleszenz sind gut zwei Zitaten aus den Projektberichten zu entnehmen:

1967 (BACHMAN et al.: Youth in Transition, Volume I, 1. Paragraph):

"Adoleszenz ist eine Zeit des Wandels, eine Zeit des Übergangs. Es ist nicht
nur eine Zeit körperlicher Reifung, sondern eine Zeit psychologischer Entwicklung.
Während dieser manchmal turbulenten Jahre sind Einstellungen, Ansprüche und Selbstkonzept besonders empfindlich gegenüber vielen Reizen und unterliegen sowohl dramatischen als auch subtilen Änderungen, die zentral sind für die Lebensgestaltung des
Individuums. Entscheidungen werden getroffen oder aufgeschoben, Handlungen werden
vollzogen oder zurückgewiesen. Und unabhängig von Art und Richtung von Wort und
Handlung sind die Effekte vieler Wahlen, die in dieser Lebensperiode getroffen werden, bedeutsam und von langer Dauer."

132

1978 (BACHMAN et al.: Youth in Transition, Volume VI, Schlußkapitel):

"Im Gegensatz zu dem, was jene erwartet haben mögen, die Adoleszenz als eine
Periode großer Turbulenz und großen Stresses zu betrachten, haben wir ein gut Teil
Konsistenz gefunden. ... Das heißt nicht, daß es überhaupt keine Änderungen gibt.
Menschen ändern sich durchaus in Reaktion auf Umweltumstände. ... Trotzdem: Das
vorherrschende Bild, das bei dieser Untersuchung entstand, ist nicht Änderung,
sondern Stabilität. Wieder und wieder fanden wir in Bezug auf Einstellungen, Ansprüche, Selbstkonzept und Verhalten, daß Unterschiede, die mit unterschiedlichen
Erfahrungen am Ende des zweiten und zu Anfang des dritten Lebensjahrzehnts verbunden waren, im allgemeinen den aktuellen Erfahrungen vorausgingen."

Diese beiden Zitate - getrennt durch mehr als zehnjährige Erfahrung mit Längsschnittuntersuchungen - offenbaren viel über unsere Erwartungen und über unsere
Schlußfolgerungen. Sie demonstrieren auch, daß Änderung und Übergang durchaus erfolgen kann - wenigstens in den Augen von Sozialwissenschaftlern. Zu Beginn des
Projekts "Youth in Transition" sagten wir viel über Änderung und Übergang; am Ende
legten unsere Schlußfolgerungen mehr Betonung auf Stabilität als auf Änderung.

Die Befunde, die hier zusammengefaßt wurden, beinhalten sowohl Änderung als
auch Stabilität, und ich denke, beide haben Bedeutung für unser Verständnis der
Bewältigungsvorgänge (Coping) in der Adoleszenz.

Zur Einleitung muß aber noch gesagt werden, daß das wichtigste Untersuchungs-
ziel des Projekts "Youth in Transition" war, mehr über die Gründe und besonders
über die Konsequenzen zu erfahren, die das Erreichen eines bestimmten Schulbildungsniveau hat.

Wir fanden keine dramatischen Belege für große Verbesserungen im Leben junger
Leute, die durch verlängerte schulische Ausbildung hervorgebracht worden wären.
Einer unserer wichtigsten Befunde war in der Tat, daß der Abgang von der Schule
(high school) eher ein Symptom als ein Problem eigener Art darstellte. Aber wir
fanden eine Anzahl von Faktoren, die mit schulischem Bildungsabschluß korreliert
waren, obwohl sie nicht durch ihn verursacht waren; einige dieser Korrelationsmuster geben Hinweise auf erfolgreiches und weniger erfolgreiches Bewältigen von
Problemen während Kindheit und Adoleszenz.

Über Aufbau und Zielsetzungen des Projekts "Youth in Transition" ist im Detail
an anderer Stelle berichtet worden (besonders in: BACHMAN et al. 1978; BACHMAN und
O'MALLEY 1980). Der Untersuchungsaufbau ist zentriert um eine Längsschnittuntersuchung männlicher Jugendlicher, die 1966 als repräsentativ für Sekundarschüler
der Vereinigten Staaten ausgewählt wurden.

Insgesamt wurden fünf Erhebungen bis 1974 durchgeführt. Um Änderungen erfassen zu können, wurden viele der Erhebungsinstrumente in der gleichen Form bei allen fünf Erhebungen eingesetzt. In Tabelle 6.1 sind Methoden und Angaben über die teilnehmenden Jugendlichen zusammengestellt.

Es soll noch kurz begründet werden, weshalb sich das Projekt nur auf männliche Jugendliche bezog. Das Projekt begann mit einer Zentrierung auf Ursachen und Folgen des Abgangs von der Sekundarstufe (high school) und mit einem breiteren Interesse an der Dynamik schulischen und beruflichen Bildungsniveaus. Davon ausgehend, daß die Rolle der häuslichen Umgebung bei Mädchen wichtiger und komplizierter ist als für Jungen, wären für eine beide Geschlechter umfassende Stichprobe getrennte Analysen und Berichte erforderlich gewesen. Wir entschieden uns daher dafür, die Untersuchung mit männlichen Jugendlichen zu beginnen und evtl. auf weibliche Jugendliche auszudehnen. Obgleich das Projekt "Youth in Transition" nicht auf weibliche Jugendliche ausgedehnt wurde, beinhalten neuere Untersuchungen (vgl. unten) beide Geschlechter und wiederholen viele Erhebungen des früheren Projekts. Mehrere Analysen aus der neueren Untersuchung unterstützen unseren Verdacht, daß viele der Befunde aus dem Projekt "Youth in Transition" auch für weibliche Jugendliche gelten.

Es ist eine weitverbreitete Meinung, daß soziale Umwelten und Erfahrungen langandauernde Bedeutung für die Entwicklung von Persönlichkeitsmerkmalen und Verhaltensmerkmalen haben können. Eines der grundlegenden Ziele des "Youth in Transition"-Projekts war es daher, einige dieser Bedeutungen zu erfassen und zu analysieren. Es wird aber auch allgemein die Auffassung vertreten, daß Persönlichkeits- und Verhaltensunterschiede verschiedene Menschen dazu bringen, sich verschiedenen Umwelten und Erfahrungen auszusetzen. Viele Ergebnisse unserer Untersuchung und der Untersuchungen anderer bestätigen, daß Unterschiede im sozialen Hintergrund, in der Fähigkeit und in früheren Erfahrungen das schulische (und das berufliche) Bildungsniveau stark beeinflussen. Deshalb muß die Ursache-Wirkung-Beziehung zwischen Umwelt und Persönlichkeit als eine Wechselwirkung betrachtet werden: Umwelten und Ereignisse formen Menschen, aber Menschen spielen auch eine wichtige Rolle bei der Auswahl und bei der Gestaltung ihrer eigenen Erfahrung.

In diesem Kapitel untersuchen wir eine ganze Anzahl von Persönlichkeits- und Verhaltensdimensionen, die zu mehreren Zeitpunkten erfaßt wurden - in vielen Fällen über die gesamte 8-Jahres-Spanne des "Youth in Transition"-Projektes hinweg. In anderen Berichten (BACHMAN, O'MALLEY & JOHNSTON 1978; BACHMAN & O'MALLEY 1980) sind die Analysen zusammengestellt, in denen solche Merkmale als Vorhersagevariablen für schulisches und berufliches Bildungsniveau betrachtet wurden; hier fassen wir diese

Tab. 6.1. Datenerhebungen bei der Stichprobe der "Youth in Transition"-Studie

| | Zeitpunkt | | | | |
	1	2	3	4	5
Datum	Herbst 1966 (10. Klasse)	Frühjahr 1968 (11. Klasse)	Frühjahr 1969 (12. Klasse)	Frühjahr 1970 (12. Klasse und ein Jahr)	Frühjahr 1974 (12. Klasse und fünf Jahre)
Verfahren	Individuelle Interviews; Gruppentests und Fragebogen, in Gruppen durchgeführt	Individuelle Interviews und Fragebogen: 2 Dollar Bezahlung	In Gruppen durchgeführte Fragebogen: 5 Dollar Bezahlung	Individuelle Interviews und Fragebogen: 10 Dollar Bezahlung	Mit der Post verschickte Fragebogen: 10 Dollar Bezahlung
Ort	Schulen	"neutraler Ort"	"neutraler Ort"	"neutraler Ort"	zu Hause
Anzahl der Teilnehmer (Zufallsstichprobe aus 87 Schulen)	2213	1886	1799	1620	1628
Prozent der ursprünglichen Stichprobe (N = 2277)	97,2 %	82,8 %	79,0 %	71,1 %	71,5 %
Prozent der Stichprobe des ersten Untersuchungszeitpunktes (N = 2213)	100 %	85,2 %	81,3 %	73,2 %	73,5 %

Wert-, Einstellungs-, Selbstkonzept- und Verhaltensdimensionen als Ergebnisse - als
abhängige Variablen oder Kriteriendimensionen auf. In jedem Fall fragen wir, ob
unterschiedliche Bildungsniveaus (ebenso wie andere Erfahrungen während der späten
"Teens" und der frühen Zwanziger Jahre) in Verbindung stehen mit Unterschieden in
den Kriteriendimensionen - und ob solche Unterschiede stabil sind oder unterschiedliche Muster des Wandels über die Zeit hin zeigen.

6.2 *Beziehungen zwischen dem Selbstwertgefühl und anderen Variablen*

Das Selbstwertgefühl, d.h. die Selbstbewertung eines Individuums oder das Urteil
über den eigenen Wert, ist bereits seit langem für Psychologen und Soziologen von
Interesse. Eine Anzahl von Autoren hat Belege dafür dargestellt, daß eine Beziehung
besteht zwischen Selbstwertgefühl und schulischem (und auch beruflichem) Bildungsniveau (ROSENBERG 1965; COOPERSMITH 1967; ROSENBERG & SIMMONS 1971; GERGEN 1971;
PURKEY 1970; LUCK & HEISS 1972; WEIDMAN, PHELAN & SULLIVAN 1972). Das Problem besteht natürlich in der Trennung von Ursache und Wirkung. Wir können drei logisch
unterscheidbare Muster der Verursachung formulieren, von denen jedes eine gewisse
Rolle bei der Beziehung zwischen Selbstwertgefühl und schulischem Bildungsniveau
spielen könnte: Selbstwertgefühl könnte zum schulischen Bildungsniveau beitragen;
schulischer Erfolg könnte zu einem erhöhten Selbstwertgefühl beitragen; und beide
könnten (wenigstens teilweise) durch andere - früher wirksame - Faktoren bestimmt
sein, wie etwa: sozio-ökonomischer Hintergrund, Fähigkeit und früherer schulischer
Erfolg.

Unsere Analyse des Selbstwertgefühls legt die Annahme nahe, daß es sich nicht
um ein Persönlichkeitsmerkmal handelt, das bereits beim Eintritt in die Sekundarstufe festgelegt ist. Im Gegenteil: wir fanden einen allmählichen, aber ganz wesentlichen Anstieg, wie er in Abbildung 6.1 dargestellt ist. Das Muster der Befunde
paßt nicht zu der Vorstellung, daß das Erreichen des Endes der Sekundarstufe zu
einer plötzlichen und wesentlichen Erholung der Selbstachtung führt. Eine wahrscheinliche Erklärung ist, daß die Erhöhung des Selbstwertgefühls einen allmählichen Anstieg der Reife und des entsprechenden Anstiegs an Status, Möglichkeiten und
Privilegien widerspiegelt. Sie mag auch eine allmähliche "Ablösung" von der Schule
und von akademischem Erfolg als primärem Einflußfaktor auf Selbstachtung widerspiegeln - eine Auffassung, die weiter unten diskutiert werden soll.

Obgleich wir im Verlauf der Längsschnittuntersuchung einen wesentlichen Anstieg
im Selbstwertgefühl fanden, zeigte sich doch auch ein guter Teil Stabilität in der
Rangfolge der Meßwerte von Jahr zu Jahr. Wir schätzen, daß - bei jungen Männern in

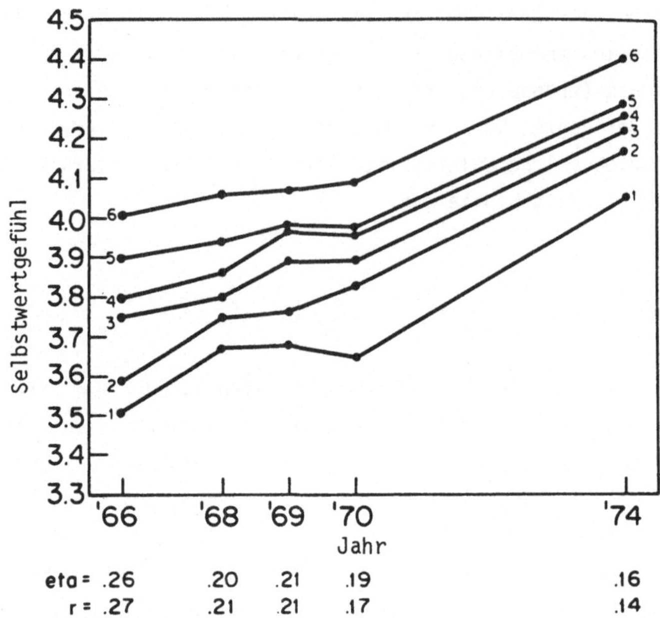

1 vorzeitiger Schulabgang   4 Associate Degree (Prüfung nach zwei Jahren)
2 Schulabschluß, kein College   5 Bachelor Degree
3 Schulabschluß, etwas College   6 Graduierten-Studium

<u>Abb. 6.1.</u> Mit dem schulischen Bildungsniveau verbundenes Selbstwertgefühl

den späten "Teens" und in den frühen Zwanziger Jahren - Selbstwertgefühlmaße (nach Minderungskorrektur) eine Stabilität von fast 0,90 für 1-Jahres-Intervall besitzen. Über längere Zeitperioden hinweg ist die Stabilität entsprechend geringer, so daß wir für die gesamte Spanne der Untersuchung von acht Jahren die Stabilität des Selbstwertgefühls mit 0,40 annehmen. Diese Befunde über Stabilität des Selbstwertgefühls - verbunden mit der Tatsache, daß der Anstieg der Werte allmählich erfolgt - unterstützen die Ansicht, daß es sich beim Selbstwertgefühl um ein relativ überdauerndes Merkmal handelt und nicht um etwas, das sich von Situation zu Situation abrupt ändert. Natürlich erfolgt während und nach der späten Adoleszenz ein Wandel, doch der Wandel scheint allmählich, nicht aber abrupt zu sein.

Wir fanden, daß das Selbstwertgefühl mit dem schulischen Bildungsniveau verbunden ist; allerdings war die Beziehung komplex und änderte sich über die Zeit. Wie aus Abbildung 6.1 ersichtlich ist, zeigten die jungen Männer unserer Stichprobe, die die Möglichkeit hatten, das College abzuschließen und ein Graduiertenstudium aufzunehmen, im Mittel das höchste Selbstwertgefühl. Solche Jugendliche, die keinen Abschluß der Sekundarstufe erreichten, zeigten im Durchschnitt das niedrigste Selbstwertgefühl und die Gruppen zwischen diesen zwei Extremen hatten mittlere

Selbstwertgefühlswerte, die gut mit dem Niveau der Schulbildung übereinstimmten.
Der Befund, daß Selbstwertgefühl und schulisches Bildungsniveau positiv korrelieren, überrascht nicht. Aber die Beziehung war nicht am engsten und klarsten am Ende
der Untersuchung, als sich die Individuen in mehrere Niveaus schulischer Bildung
gruppiert hatten. Sondern - und das ist erstaunlich - die Unterschiede waren vielmehr am ausgeprägtesten zwischen den Selbstwertgefühlwerten, die zu Beginn der Untersuchung - offensichtlich in "Vorwegnahme" des Bildungsniveaus - erreicht wurden.

Multivariate Analysen zeigen ziemlich klar, daß die primäre Grundlage für die
Korrelation zwischen Selbstwertgefühlwerten zur Sekundarstufenzeit und später erreichtem Bildungsniveau die ist, daß solche Variablen, die späteren Bildungserfolg
vorherzusagen erlauben (wie Familienhintergrund, akademische Befähigung und frühere
Schulleistung) auch beim Selbstwertgefühl der jungen Männer in der 10. Klasse eine
wichtige Rolle spielen. Weiterhin scheint es so, daß Faktoren des sozio-ökonomischen Hintergrunds, Fähigkeit und frühere Schulleistung im Verlauf des Besuchs der
Sekundarstufe und danach an Bedeutung für das Selbstwertgefühl verlieren. Dieses
Muster der abnehmenden Bedeutung für das Selbstwertgefühl taucht mit großer Konsistenz bei einer Anzahl von Dimensionen auf - sozio-ökonomischem Niveau der Familie,
Testwerte, mittlere Schulleistung, rebellische und abweichende Verhaltensweisen in
der Schule und schulisches und berufliches Anspruchsniveau, wie in Tabelle 6.2 zu
sehen ist. Die Gleichförmigkeit dieses Musters könnte nahelegen, daß die späteren
Selbstwertgefühlwerte lediglich weniger vorhersagbar sind - unabhängig davon, welche Variablen wir mit ihnen korrelieren; allerdings schließen unsere Befunde, die
die Bedeutung der Arbeitslosigkeit und des beruflichen Status für das spätere
Selbstwertgefühl zeigen, solch eine Erklärung aus.

Diese abnehmenden Korrelationen mit dem Selbstwertgefühl können so interpretiert
werden, daß sich die Zentralität ändert; solche Merkmale wie Selbst-Identität, die
mit konventionellem Schulerfolg zu tun haben, sind von geringer Bedeutung und haben
daher geringeren Einfluß auf das Selbstwertgefühl in der Zeit, in der junge Männer
die letzten Jahre der Sekundarstufe durchlaufen und andere Erfahrungen aufnehmen.
Diese abnehmende Bedeutung der mit schulischem Erfolg verbundenen Faktoren ist
nicht begrenzt auf solche Jugendliche, die ihre Bildung mit der Sekundarstufe been-
den, sie gilt auch für solche Jugendliche, die zur Hochschule gehen. In diesem Zusammenhang ist es interessant festzustellen, daß Äußerungen der Jugendlichen über
den Wert, den sie akademischem Leistungsstreben beimessen - d.h. großen Anstrengungen für gute Noten - während der Jahre der Sekundarstufe abnehmen; die stärkste Abnahme zeigte sich bei solchen, die später weiter zur Hochschule gingen.

Die berichteten Befunde aus der "Youth in Transition"-Untersuchung erlaubten uns
den Schluß, daß schulischer Erfolg einen geringeren Stellenwert im Selbst erhielt -

Tab. 6.2. Selbstwertgefühl korreliert mit Maßen des Bildungsniveaus und damit in Beziehung stehenden Faktoren

	Selbstwertgefühl					schul. Bildungs-niveau	Status des Berufs
	1966	1968	1969	1970	1974		
Sozio-ökonomisches Niveau '66	.16	.11	.12	.12	.07	.47	.20
Anzahl der Geschwister	-.07	-.09	-.06	-.05	.00	-.30	-.19
Fähigkeit '66	.21	.18	.17	.20	.13	.53	.30
Noten: 9. Klasse	.26	.21	.17	.16	.12	.50	.32
Noten: 10. Klasse	.25	.25	.20	.16	.14	.50	.29
Noten: 12. Klasse	.21	.25	.21	.14	.12	.50	.30
Selbstkonzept schulischer Fähigkeiten '66	.36	.28	.27	.24	.17	.45	.24
Selbstkonzept schulischer Fähigkeiten '68	.29	.32	.29	.25	.18	.45	.21
Rebellisches Verhalten in der Schule '66	-.36	-.26	-.18	-.20	-.15	-.29	-.18
Rebellisches Verhalten in der Schule '68	-.21	-.27	-.19	-.17	-.10	-.27	-.15
Delinquentes Verhalten in der Schule '66	-.19	-.10	-.04	-.06	.00	-.32	-.14
Delinquentes Verhalten in der Schule '68	-.18	-.14	-.11	-.07	-.06	-.39	-.17
Delinquentes Verhalten in der Schule '69	-.15	-.12	-.10	-.08	-.03	-.37	-.19
College-Pläne '66	.22	.13	.12	.10	.10	.45	.23
College-Pläne '68	.22	.19	.16	.14	.11	.45	.20
College-Pläne '69	.25	.22	.20	.16	.16	.67	.30
Status des angestrebten Berufs '66	.19	.13	.09	.11	.11	.47	.26
Status des angestrebten Berufs '68	.20	.15	.13	.12	.09	.53	.28
Status des angestrebten Berufs '69	.21	.18	.16	.14	.08	.56	.30
Status des angestrebten Berufs '70	.21	.17	.15	.14	.10	.59	.31
Status des angestrebten Berufs '74	.15	.15	.12	.12	.11	.56	.45
Schulisches Bildungsniveau '74	.27	.21	.21	.17	.14	1.00	.41
Status des erreichten Berufs '74	.15	.13	.14	.20	.16	.41	1.00
Arbeit vs. Arbeitslosigkeit	.03	.00	.05	-.01	.10	.06	.12

Anm.: bei N = 1600 ist die Zufallswahrscheinlichkeit eines r von .08 kleiner 5 % und eines r von .10 kleiner als 1 %

wenigstens für junge Männer, die in den späten 60ern die Sekundarstufe besuchten. Dies war aber eine Periode wichtiger sozialer Veränderungen, wobei sich auch die öffentliche Meinung über den Wert der Bildung änderte. So verbleibt bei unseren Längsschnittdaten eine gewisse Unsicherheit darüber, ob die sich ändernde Beziehung zwischen schulischem Erfolg und Selbstwertgefühl einen tatsächlichen Entwicklungsprozeß in der späten Adoleszenz reflektierte oder aber einen säkularen Trend, der die Gesellschaft als Ganzes betrifft. Beiläufig illustriert das ein sehr allgemeines Problem des Schließens aufgrund der Befunde einer Längsschnittstudie, die auf einer einzigen Kohorte basiert: Reifungsänderungen sind vollständig konfundiert mit säkularen Trends. Glücklicherweise war es möglich, eine teilweise Wiederholung und Erweiterung dieser Analyse des Selbstwertgefühls durchzuführen unter Verwendung der Daten der neueren Untersuchung "Monitoring the Future". Die Ergebnisse zeigten, daß die Korrelationen zwischen Selbstwertgefühl und schulisch relevanten Maßen für männliche Jugendliche der 12. Klasse des Jahres 1969 fast vollständig denjenigen von männlichen und weiblichen Jugendlichen der 12. Klasse des Jahres 1977 entsprachen (O'MALLEY & BACHMAN 1979). So vertrauen wir in diesem Falle darauf, daß das Muster ziemlich allgemein ist und daß die Veränderung am besten als Entwicklungsprozeß beschrieben wird: im einzelnen vollzieht sich während der "Teens" und der frühen Zwanziger Jahre bei vielen - wenn nicht allen - Jugendlichen eine allmähliche "Ablösung" vom schulischen Erfolg als einer primären Quelle des Selbstwertgefühls.

Während das Niveau der Schulbildung wenig direkte Bedeutung für das spätere Selbstwertgefühl zu haben scheint, kann dies für einige Aspekte des beruflichen Bildungsniveaus nicht gesagt werden. Fünf Jahre nach Abschluß der Sekundarstufe war der Status der Berufstätigkeit eines jungen Mannes mit seinem Selbstwertgefühl korreliert, und diese Beziehung blieb weitgehend die gleiche, als ein Pfadanalyse-Ansatz benutzt wurde, um sozio-ökonomischen Hintergrund, Fähigkeit, schulische Bildung und frühere Niveaus des Selbstwertgefühls zu kontrollieren (vgl. BACHMAN & O'MALLEY 1977). Ein anderer Aspekt des beruflichen Erfolgs, Arbeit vs. Arbeitslosigkeit, zeigte auch Einfluß auf das Selbstwertgefühl am Ende der Untersuchung - ein Unterschied von etwa einem Drittel einer Standardabweichungseinheit. Weitere Analysen der Einflüsse von Arbeitslosigkeit auf das Selbstwertgefühl zeigten, daß vorzeitige Schulabgänger - in Folge der Arbeitslosigkeit - eher als andere ein niedrigeres Selbstwertgefühl (bzw. ein geringeres allgemeines Anwachsen) zeigen. Da diese Ergebnisse allerdings auf der Studie weniger Fälle basieren, können wir sie zunächst nur als hypothetisch betrachten. Was sie aber nahelegen ist, daß die Auswirkungen der Arbeitslosigkeit von jenen besonders stark empfunden werden, die keinen Schulabschluß erreicht haben. Wir können spekulieren, daß Arbeitslosigkeit unter diesen jungen Männern deshalb besonders häufig zu Schuldgefühlen führt, weil

ihnen schon oft vorgehalten wurde, daß sie gegen den fehlenden Schulabschluß etwas
tun könnten und auch sollten.

Die ersten vier Datenerhebungen des "Youth in Transition"-Projekts beinhalteten
Maße der Bedürfnisse nach Selbstentwicklung und Selbstverwirklichung, nach Glück,
Maße für negative affektive Zustände, für somatische Symptome, soziale Werte und
innere Kontrolle (persönliche Wirksamkeit). Wegen notwendiger Einschränkungen in
der Länge des Fragebogens wurden diese Dimensionen 1974 nicht erfaßt. Daher können
wir nicht überprüfen, wie sie durch Erfahrungen nach der Schulzeit beeinflußt worden sein könnten. Wir untersuchten aber ihre Stabilität und ihre Beziehung zum
schulischen Bildungsniveau über einen Zeitraum von vier Jahren.

Ähnlich wie das Selbstwertgefähl zeigten diese Dimensionen einen guten Teil Stabilität in der Zeit der Sekundarstufe. Sie liefern damit weitere Unterstützung für
die Ansicht, daß sich Änderungen in Persönlichkeitsdimensionen während der späten
Adoleszenz eher graduell als abrupt vollziehen. Eine Anzahl von Dimensionen zeigte
abnehmende Korrelationen mit schließlich erreichtem schulischem Bildungsniveau -
ein Muster, das dem beim Selbstwertgefühl gefundenen ähnelt. Insbesondere zeigten
das Bedürfnis nach Selbstentwicklung, das nach Selbstverwirklichung, soziale Werte
und innere Kontrolle ziemlich deutliche Abnahmen der Korrelationen. Maße des Glücks,
negativer affektiver Zustände und somatischer Symptome ähnelten dem Muster des
Selbstwertgefühls.

6.3 *Berufsbezogene Anspruchsniveaus und berufsbezogene Einstellungen*

Als sie gefragt wurden, welche Art von Arbeit sie für ihren Lebensunterhalt tun
möchten, ließen unsere Untersuchungsteilnehmer im Mittel relativ hohe Anspruchsniveaus erkennen. Zu Beginn der 10. Klasse besaßen die von ihnen gewählten Berufe
einen mittleren DUNCAN-Status-Wert (1961) von 62 (im Gegensatz zu einem mittleren
DUNCAN-Status-Wert der Berufe ihrer Väter von 39). Fünf Jahre nach Verlassen der
Schule hatten sich dieses Anspruchsniveau nur wenig - auf einen Mittelwert von 55 -
reduziert. Ein Teil der Abnahme ist auf solche Probanden zurückzuführen, die in der
10. Klasse einen Hochschulbesuch planten, diesen jedoch dann nicht durchführten.

Das Gesamtmuster der Berufswünsche ist sehr stabil von Beginn der Sekundarstufe
(etwa 12 Jahre) an. Auch wenn die Untersuchungsteilnehmer häufig die Bevorzugung
eines Berufes wechselten, tendierten die neuen Berufswahlen doch dem Status nach zu
den zuvor bevorzugten. Die beruflichen Anspruchsniveaus zeigten auch stabile Korrelationsmuster mit sozio-ökonomischem Hintergrund und Fähigkeit, sowie mit möglichem

Schulabschluß. Wir interpretierten die Beziehung mit dem Schulbildungsniveau, wie sie Abbildung 6.2 zeigt, so, daß das Schulbildungsniveau eine wesentliche Rolle spielt bei der Aufrechterhaltung hoher beruflicher Anspruchsniveaus.

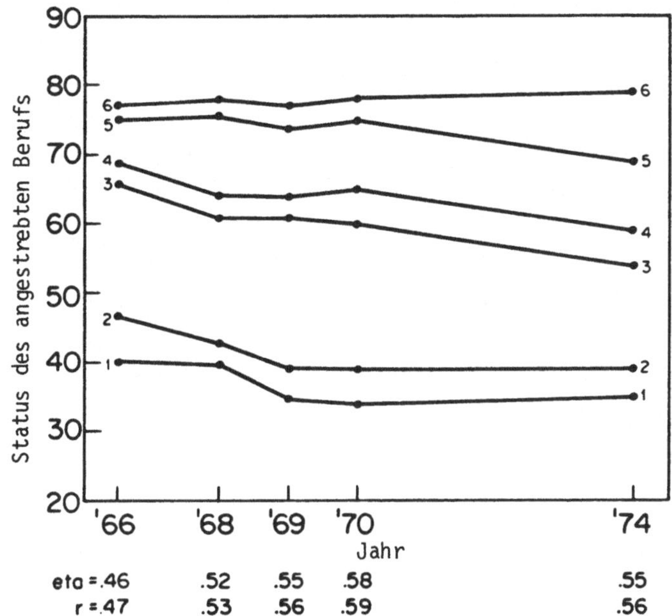

1 vorzeitiger Schulabgang
2 Schulabschluß, kein College
3 Schulabschluß, etwas College

4 Associate Degree (Prüfung nach zwei Jahren)
5 Bachelor Degree (Prüfung nach vier Jahren)
6 Graduierten-Studium

<u>Abb. 6.2.</u> Beziehung zwischen Status des angestrebten Berufs und schulischem Bildungsniveau

Die Korrelationen zwischen aktuellem Berufsstatus 1974 und beruflichen Anspruchsniveaus, die an fünf Zeitpunkten erfaßt wurden, zeigen, daß ursprüngliche (10. Klassenstufe) berufliche Ziele einen gewissen Vorhersagewert haben: Jugendliche mit hohen Statusansprüchen hatten der Tendenz nach später Berufe mit höhrem Status (r = .26). Aber die Korrelation zwischen dem Berufsstatus 1974 und dem beruflichen Anspruchsniveau 1974 ist sehr viel enger (r = .45). Sie legt nahe, daß verschiedene Berufserfahrungen nach Abschluß der Schule zu wesentlichen Änderungen der überdauernden Ansprüche führen.

Was offensichtlich geschehen ist, ist daß Jugendliche, die fünf Jahre nach Schulabschluß einen relativ hohen Berufsstatus erreichten, in der Lage waren, ihre langfristigen beruflichen Ansprüche aufrechtzuerhalten; solche aber, die Berufe mit niedrigerem Status erreicht hatten, zeigten eine nach unten gerichtete Anpassung ihrer längerfristigen Ziele.

Offensichtlich bringt nichts so sehr Erfolg wie Erfolg. Genauer gesagt: diese Befunde legen die Annahme nahe, daß Jugendliche mit höheren Ansprüchen (und natürlich mit den günstigeren Hintergrundbedingungen und Fähigkeiten) wahrscheinlicher höhere Bildungsniveaus als andere und einen früheren beruflichen Bildungsabschluß erreichen. Diejenigen wiederum, die solche höheren Bildungsniveaus in den frühen Zwanziger Jahren erreichen, halten mit höherer Wahrscheinlichkeit hohe Anspruchsniveaus für ihre längerfristigen beruflichen Ziele aufrecht.

Außer der Frage nach den angestrebten Berufen beinhalteten die "Youth in Transition"-Untersuchungen auch mehrere Items über die Bedeutsamkeit verschiedener Berufsmerkmale (vgl. die linke Spalte von Tabelle 6.3). Es zeigte sich, daß diese Items gut in zwei Indizes gruppiert werden konnten: sie wurden (etwas familiär ausgedrückt) als "Bevorzugung eines Berufes, der sich lohnt" und "Bevorzugung eines Berufes, der mich nicht stört" bezeichnet. Es erwies sich auch als nützlich, einen Gesamtindex "ehrgeiziger Berufseinstellungen" zu berechnen, der die Items des ersten Index positiv und die des zweiten Index negativ gewichtete.

Die Items im ersten Index (Beruf, der sich lohnt) zeigten wenig oder keine Änderung in der allgemeinen Bedeutung; über die ganze Untersuchung hin wurden die Berufsmerkmale guter Verdienst, Sicherheit, Gelegenheit, Neues zu lernen und voranzukommen, Einsatz von Fertigkeiten und Fähigkeiten, und freundliche Mitarbeiter von der Mehrzahl der Teilnehmer als "sehr wichtig" und von den meisten anderen als "ziemlich wichtig" eingestuft.

Auf der anderen Seite bekamen die Items des zweiten Index ("Beruf, der mich nicht stört") geringere Wichtigkeitseinstufungen zu Anfang der Untersuchung. Die meisten dieser Items verloren mit zunehmendem Alter der Teilnehmer deutlich an Bedeutung. Zu Beginn der Untersuchung, als die Teilnehmer im Mittel 15 Jahre alt waren, gaben z.B. 39 % der Teilnehmer an, daß es "ziemlich wichtig" oder "sehr wichtig" für sie sei, "einen Beruf zu haben, in dem ich nicht zu viel Verantwortung zu übernehmen habe", während 24 % angaben, daß dies "nicht wichtig" sei. Aber acht Jahre später betrachteten es nur 7 % als wichtig, Verantwortung zu meiden, während 73 % es als nicht wichtig einstuften. Insgesamt zeigten die 8-Jahres-Trends der Wichtigkeitseinstufungen, daß die jungen Männer in unserer Stichprobe während der gesamten Zeit von 15 bis 23 Jahren Berufe bevorzugten, die gute Gelegenheiten bereithielten, daß es ihnen aber mit dem Alter wesentlich weniger ausmachte, ob ein Beruf harte Arbeit, Schmutzarbeit, Verantwortung usw. erforderte.

Die beschriebenen Trends in den Wichtigkeitseinstufungen waren nicht die einzigen Änderungen, die sich in den beruflichen Einstellungen zeigten. Andere ganz

<u>Tab. 6.3.</u> Berufseinstellungen, korreliert mit schulischem Bildungsniveau

	Produkt-Moment Korrelationen zwischen schulischem Bildungs- niveau 1974 und jeder der Berufseinstellungsdimensionen				
	Zeitpunkt				
	1 1966	2 1968	3 1969	4 1970	5 1974
Index: Bevorzugung eines "Berufs, der sich auszahlt"	.13	.09	.04	-.01	-.07
Items:					
2. Ein Beruf, der sicher ist, keine Gefahr entlassen zu werden	.09	.00	-.05	-.06	-.15
3. Ein Beruf, in dem ich Neues, neue Fertigkeiten lernen kann	.05	.02	-.02	-.02	-.05
6. Ein Beruf mit guten Chancen voranzukommen	.17	.17	.11	.04	-.02
9. Ein Beruf, in dem gut bezahlt wird	.03	-.03	-.03	-.11	-.21
11. Ein Beruf, der meine Fertigkeiten und Fähigkeiten fordert - der mich das machen läßt, was ich am besten kann	.17	.14	.11	.11	.11
12. Ein Beruf, der nette, freundliche Mitarbeiter bietet	.02	.02	.02	.01	-.02
Index: Bevorzugung eines "Berufs, der mich nicht stört"	-.21	-.11	-.11	-.08	.07
Items:					
1. Ein Beruf, wo mir bei der Arbeit keiner vorgesetzt ist	-.05	.02	.02	.08	.12
4. Ein Beruf, wo ich nicht zu schwer arbeiten muß	-.14	-.12	-.10	-.12	-.08
5. Ein sauberer Beruf, wo ich mich nicht schmutzig mache	-.05	-.02	-.10	-.11	.12
7. Ein Beruf, wo ich nicht viel Verantwortung übernehmen muß	-.27	-.21	-.24	-.17	-.18
8. Ein Beruf, der mir viel freie Zeit läßt, in der ich tun kann, was ich möchte	-.05	.03	-.04	.09	.12
10. Ein Beruf, von dem meine Freunde eine Menge halten, der Klasse ist	-.10	-.01	-.03	-.03	.19
13. Ein Beruf, in dem ich nicht viel Neues lernen muß	-.25	-.17	-.17	-.20	-.17
Index: ehrgeizige Berufseinstellungen	.27	.15	.12	.06	-.11

wesentliche Änderungen beinhalteten die Beziehungen zwischen beruflichen Einstellungen und Bildungsniveau. Zu Beginn der 10. Klasse zeigten diejenigen, die später zur Hochschule gingen, ehrgeizigere berufliche Einstellungen als diejenigen, die später nicht zur Hochschule gingen. Fünf Jahre nach der Schule hatte sich diese Beziehung aber umgekehrt: Solche mit geringem Bildungsniveau zeigten etwas ehrgeizigere berufliche Einstellungen als die anderen. Die Korrelationen für jedes Item und für die Indizes sind in Tabelle 6.3 dargestellt. Es ist zu beachten, daß für jedes der Items der Skala "Beruf der mich nicht stört" der Wert des ersten Befragungszeitpunktes negativ korreliert mit dem späteren Bildungsniveau, während der Wert des fünften Befragungszeitpunktes weniger negativ korreliert ist (und positiv ist für vier von sieben Items). Der Index, der auf diesen Items basiert, zeigt über die Zeit eine deutliche Änderung; der Index korrelierte zum Zeitpunkt eins zu -.21 mit dem späteren Bildungsniveau, während der Index zum Zeitpunkt fünf zu .07 korrelierte.

Die Items der Skala "Beruf, der sich lohnt" zeigten auch eine Änderung in ihrer Korrelation mit dem Bildungsniveau. Die Items des ersten Meßzeitpunktes korrelierten alle positiv mit dem später erreichten Bildungsniveau, während die Korrelationen für den fünften Meßzeitpunkt für alle Items negativ waren - außer für ein Item (das zum Zeitpunkt fünf eine geringere Korrelation zeigte als zum Zeitpunkt eins). Der Index, der auf diesen Items basiert, spiegelt diese Änderungen wider; der Wert zum Zeitpunkt eins korrelierte .13 mit dem Bildungsniveau, und der Wert zum Zeitpunkt fünf korrelierte -.07.

Die Änderung der Beziehung zwischen beruflichen Einstellungen und Bildungsniveau war am deutlichsten im Gesamtmaß für ehrgeizige berufliche Einstellungen. Dieser Index, zu Beginn des 10. Schuljahres erhoben, korrelierte zu .27 mit später erreichtem Bildungsniveau. Fast acht Jahre später korreliert dieser Index beruflicher Einstellungen zu -.11 mit dem erreichten Bildungsniveau. Mit anderen Worten: Solche, die höheres Bildungsniveau in der 10. Klasse anstrebten, waren ehrgeiziger als ihre Kameraden; aber nachdem die verschiedenen Bildungsniveaus tatsächlich erreicht waren, kehrten sich die Positionen um: solche mit geringerem Bildungsniveau zeigten geringfügig höhere Einstufungen der meisten Items ehrgeiziger beruflicher Einstellung.

Dieses Gesamtmuster spiegelt sich nicht gleichmäßig in allen Items wider. Eine Analyse der Tabelle 6.3 zeigte, daß einige Items größere Veränderungen als andere aufwiesen, und daß einige eine Umkehr in der Richtung der Korrelation, andere nur eine Änderung in der Höhe der Korrelation zeigten. So wird es nützlich sein, einige der Items getrennt zu untersuchen, um besser zu verstehen, wie berufliche Einstellungen mit dem Bildungsniveau verbunden sind.

Zwei Items von besonderem Interesse brachten Präferenzen für "einen Beruf, in dem ich nicht viel Verantwortung übernehmen muß" und "einen Beruf, in dem ich nicht viele neue Dinge lernen muß" zum Ausdruck. Beide Items zeigten ein sehr starkes Anwachsen des Anteils Jugendlicher, die "nicht wichtig" angaben. Es scheint, daß junge Männer dann, wenn sie älter werden, größere Bereitschaft zeigen, Verantwortungen und Berufe zu übernehmen, die von ihnen das Erlernen vieler neuer Dinge fordern. Diese Einstellungen zeigten einige Unterschiede, die mit dem schulischen Bildungsniveau verbunden waren. Je mehr Bildung ein Individuum schließlich erreichte, desto wahrscheinlicher zeigte es die Bereitschaft, Verantwortung zu übernehmen und neue Dinge zu lernen (Korrelationen von .27 und .25); acht Jahre später zeigte sich noch ein guter Teil dieses Unterschiedes (Korrelationen von .18 und .17). Abbildung 6.3 stellt die Beziehung für das Verantwortlichkeitsitem graphisch dar. Das Bild ist fast identisch für das Item über das Erlernen neuer Dinge. Wir sehen, daß die weniger gut Gebildeten um einiges hinter ihren besser gebildeten Klassenkameraden zurückstanden und daß sie in gewissem Ausmaß aufholten.

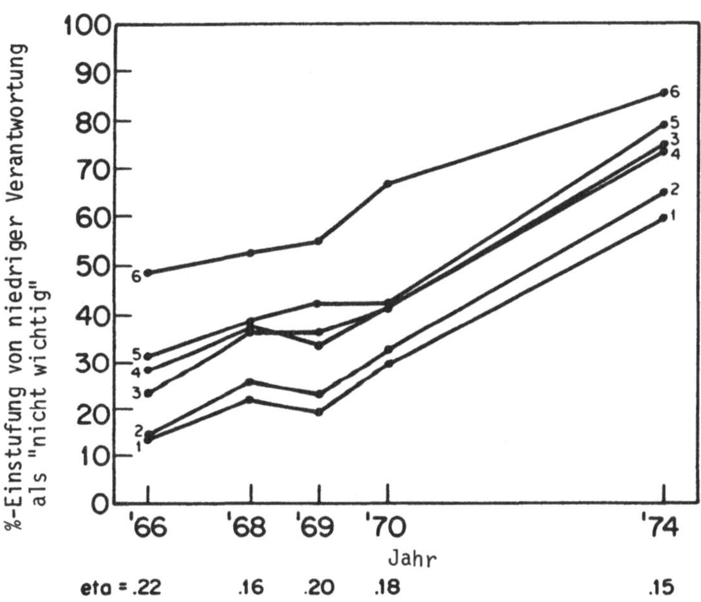

1 vorzeitiger Schulabgang
2 Schulabschluß, kein College
3 Schulabschluß, etwas College
4 Associate Degree (Prüfung nach zwei Jahren)
5 Bachelor Degree (Prüfung nach vier Jahren)
6 Graduierten-Studium

__Abb. 6.3.__ Beziehung zwischen der Bevorzugung eines Berufs mit geringer Verantwortung und schulischem Bildungsniveau

Ein recht anderes Änderungsmuster zeigte das Item, das sich auf guten Verdienst
bezog. Wie aus Abbildung 6.4 hervorgeht, gab es zu Beginn der 10. Klasse wenige
Unterschiede in den Wichtigkeitseinstufungen verbunden mit dem später erreichten
Bildungsniveau - alle Bildungsgruppen begannen mit etwa 65 % Angaben "sehr wichtig" für guten Verdienst - ausgenommen die Gruppe vorzeitiger Schulabgänger, die
etwa zu 55 % diese Antwort gaben. Acht Jahre später jedoch bezeichneten über 70 %
der vorzeitigen Schulabgänger guten Verdienst als sehr wichtig, während weniger
als die Hälfte derjenigen, die graduierten, den guten Verdienst so hoch einstuften.
In einem sehr realen Sinn können es sich Jugendliche mit dem höchsten Bildungsniveau leisten, weniger an gutem Verdienst interessiert zu sein, weil sie sich auf
die bestbezahlten Berufe zubewegen. Vorzeitige Schulabgänger dagegen haben viel
mehr Grund dazu, sich über ihren Verdienst Sorgen zu machen, und ihre Antworten
zeigen, daß viele von ihnen sich auch tatsächlich sorgten.

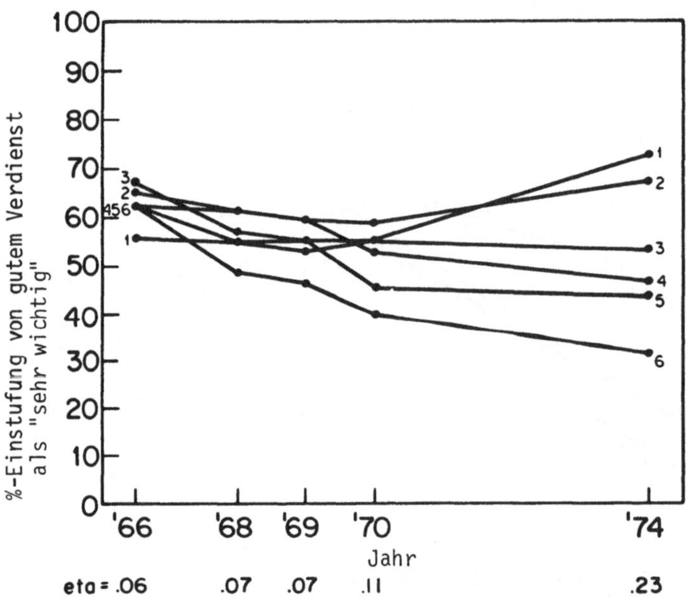

1 vorzeitiger Schulabgang   4 Associate Degree (Prüfung nach zwei Jahren)
2 Schulabschluß, kein College   5 Bachelor Degree (Prüfung nach vier Jahren)
3 Schulabschluß, etwas College 6 Graduierten-Studium

<u>Abb. 6.4.</u> Beziehung zwischen Bevorzugung eines gut bezahlten Berufes
und schulischem Bildungsniveau

Die gleiche Interpretation gilt für ein Interesse an einem sicheren Beruf ohne
Gefahr der Entlassung - mit 23 Jahren zeigten die besser Ausgebildeten etwas weniger Interesse an dieser Dimension als diejenigen mit geringerer Ausbildung (r =
-.15).

Es ist schwierig, die verschiedenen Arten zusammenzufassen, in denen berufsbezogene Einstellungsitems mit schulischem Bildungsniveau verbunden sind. Ganz allgemein kann man sagen, daß die in der 10. Klasse sichtbaren Einstellungsunterschiede
abnahmen und sich in manchen Fällen acht Jahre später umkehrten. Solche, die niedrigere Bildungsniveaus erreicht hatten, waren dann sehr viel bereiter, Verantwortungen zu übernehmen, neue Dinge zu lernen und sich - wenn nötig - schmutzig zu machen;
sie waren dann auch interessierter an guter Bezahlung und Berufssicherheit. Wir können nicht genau sagen, worauf die Veränderungen zurückgehen: auf Einflüsse der Hochschule, auf Einflüsse der Arbeitsumgebung (für die meisten, die nicht zur Hochschule
gingen) oder auf andere, allgemeinere Phänomene der Jugendlichen, die nicht die Hochschule besuchen, mit den Studenten aber gleichziehen. Wir können weiterhin nicht
sicher sein, daß unsere Befunde für diese Kohorte junger Männer, die Ende der 60er
Jahre und Anfang der 70er Jahre untersucht wurde, zehn Jahre später repliziert werden könnten.

Eine weitere Variable sollte in dieser Zusammenfassung erwähnt werden. Solche
Untersuchungsteilnehmer, die verheiratet waren (sowohl solche, die Kinder hatten
als auch solche, die keine hatten), zeigten einen größeren Zuwachs an ehrgeizige-
ren berufsbezogenen Einstellungen als solche, die 1974 alleinstehend waren. Wir
meinen, daß dies vielleicht einen Effekt der Heirat auf berufsbezogene Einstellungen widerspiegelt, jedoch ist auch folgende Alternativerklärung möglich: ein Anwachsen des Ehrgeizes nach Abschluß der Schule führt dazu, daß ein junger Mann mit höherer Wahrscheinlichkeit heiratet. Die Tatsache, daß diese Alternativerklärung durchaus möglich ist, sollte als Mahnung zur Vorsicht dienen; selbst bei Vorliegen von
Längsschnittdaten ist es nämlich oft nicht möglich, eine Kausalinterpretation von
Korrelationen vorzunehmen.

6.4   *Delinquentes Verhalten*

Unsere Analysen delinquenten Verhaltens waren auf drei Indizes zentriert: interpersonale Aggression (Abbildung 6.5), Diebstahl und Vandalismus sowie Schwere der
Delinquenz. Alle drei zeigten eine bemerkenswerte Abnahme der Werte von 1966 (Alter:
15 Jahre) bis 1974 (Alter: 23 Jahre). Entlang aller drei Dimensionen zeigte sich
eine negative Korrelation mit schließlich erreichtem schulischem Bildungsniveau.
Multivariate Analysen zeigten, daß die verschiedenen Niveaus delinquenten Verhaltens - besonders die verschiedenen Niveaus interpersonaler Aggression, die Teilnehmer mit unterschiedlichem Bildungsniveau zeigten - tief verwurzelte Verhaltensmuster widerspiegeln, die bereits vor dem 15. Lebensjahr deutlich sind. Insbesondere
sollte betont werden, daß die höheren Delinquenzraten bei vorzeitigen Schulabängern

am deutlichsten sichtbar waren in der Zeit zwischen 12 und 18 Jahren. Diese Daten
sprechen nicht dafür, daß vorzeitiger Abgang von der Schule die Ursache von Delinquenz ist; es scheint wahrscheinlicher zu sein, daß Delinquenz eine der Ursachen
für den vorzeitigen Abgang von der Schule ist.

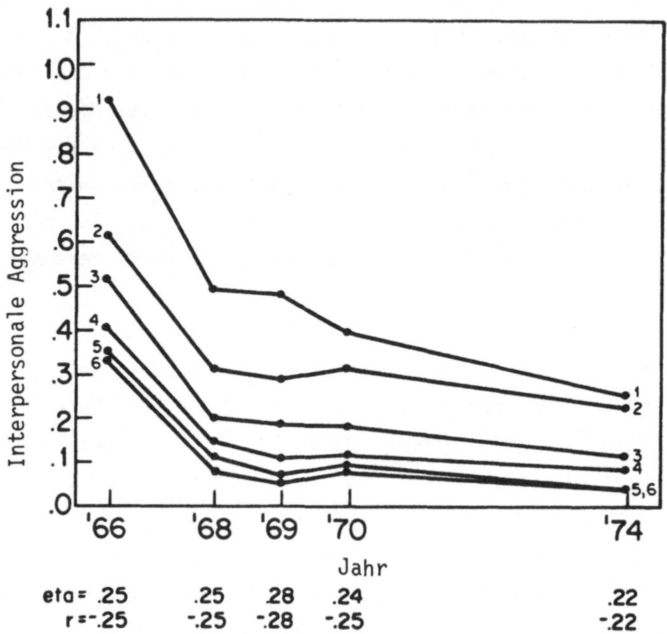

1 vorzeitiger Schulabgang   4 Associate Degree (Prüfung nach zwei Jahren)
2 Schulabschluß, kein College   5 Bachelor Degree (Prüfung nach vier Jahren)
3 Schulabschluß, etwas College   6 Graduierten Studium

<u>Abb. 6.5.</u>   Beziehung zwischen interpersonaler Aggression und schulischem
Bildungniveau
Das Maß der interpersonalen Aggression wurde retrospektiv erhoben.
1966 wurde nach den letzten drei Jahren gefragt; 1968 und 1969 wurde
nach den letzten 18 Monaten gefragt; 1970 und 1974 wurde nach dem
letzten Jahr gefragt

Die Korrelationen zwischen Delinquenz und Berufsstatus sind niedriger als diejenigen zwischen Delinquenz und schulischem Bildungsniveau, aber sie zeigen ähnliche Konsistenz über die Zeit; entsprechend schließen wir, daß diese Korrelationen
einfach deshalb auftreten, weil der Berufsstatus ein unzulänglicher Ersatz für das
schulische Bildungsniveau ist.

Arbeitslosigkeit ist ein Aspekt der Umwelt oder eine Erfahrung, die einige direkte Auswirkungen auf interpersonale Aggression zu haben schien. Der Effekt trat
besonders deutlich auf bei arbeitslosen vorzeitigen Schulabgängern - ein Befund,

der mit den relativ niedrigen Selbstwerteinstufungen übereinstimmt, die wir bei
dieser Gruppe beobachteten.

Im ganzen schließen wir, daß die Delinquenzunterschiede, die 1972 mit den schulischen und beruflichen Umständen verbunden waren, weiterhin die Widerspiegelung eines
langfristigen Musters waren und nicht stark durch die spezifischen Erfahrungen nach
dem Schulbesuch, die wir überprüften, beeinflußt waren.

6.5 Drogenkonsum

Die Fragebogen der "Youth in Transition"-Studie von 1970 und 1974 beinhalteten
eine Reihe von Items über den Genuß illegaler Drogen und über den Genuß von Alkohol
und Zigaretten (vgl. JOHNSTON 1973, dort sind die Daten von 1970 ausführlich behandelt). Beginnend mit 1975 wurden in einer neuen Untersuchung - "Monitoring the Future" - eine große (15000 bis 19000), für die USA repräsentative, Stichprobe von
17 bis 18jährigen - männlichen wie weiblichen - befragt, kleine Unterstichproben
jeder Altersstufe wurden auch längsschnittlich verfolgt (vgl. BACHMAN & JOHNSTON
1978, dort wird der Untersuchungsplan im einzelnen beschrieben). Eines der primären
Ziele der "Monitoring the Future"-Untersuchung ist es, den Drogenkonsum bei jungen
Leuten zu untersuchen.

Mehrere Befundberichte wurden bereits veröffentlicht (z.B. JOHNSTON, BACHMAN &
O'MALLEY 1979, 1981; BACHMAN, JOHNSTON & O'MALLEY 1981) und andere Analysen werden
derzeit vorgenommen. Dieser Teil des Kapitels integriert Befunde beider Studien
("Youth in Transition" und "Monitoring the Future"). Von 1969 bis 1974 - eine Zeitspanne, die dem Alter 18 bis 23 Jahre entspricht - berichteten die jungen Männer
der "Youth in Transition"-Stichprobe einen beträchtlichen Anstieg in der Konsumrate
für Alkohol, Marijuana u.a. illegalen Drogen. Der Zigarettenkonsum zeigt wenig Veränderung in dieser Periode. Ein Teil der Änderung im Alkohol- und Marijuana-Konsum
war zweifellos mit der Veränderung im Alter und im Status dieser jungen Männer verbunden; es scheint aber klar zu sein, daß ein Teil der Änderung - wenigstens im
Marijuana-Konsum - einen allgemeinen historischen Wandel oder einen säkularen Trend
widerspiegelte. Insbesondere zeigte die "Monitoring the Future"-Befragung einen kontinuierlichen Anstieg im Marijuana-Konsum in der Altersstufe 17 bis 18 Jahre von
1975 bis 1978 (Alter konstant gehalten), und dann keinen weiteren Anstieg für diese
Altersstufe von 1979 bis 1980.[1] Ein anderer Trend, der sich in den "Monitoring the
Future"-Befragungen bei 17 bis 18jährigen zeigte, ist, daß der Zigarettenkonsum seinen Höhepunkt bei den 17 bis 18jährigen 1976 und 1977 erreichte und seitdem abnimmt.
Der Abwärtstrend ist begleitet von steigenden Anteilen 17 bis 18jähriger, die ihr
Interesse an der Gefährlichkeit des Zigarettenrauchens zum Ausdruck bringen.

Wenn wir die Beziehung zwischen schulischem Bildungsniveau und Drogenkonsum betrachten, finden wir, daß die stärkste Beziehung nicht Alkoholkonsum, Marijuanakonsum oder den Konsum irgend einer anderen verbotenen Droge betrifft. Der wirklich
große Unterschied im Drogenkonsum - was das schulische Bildungsniveau angeht - besteht beim Zigarettenkonsum; je höher das schulische Bildungsniveau, desto niedriger die Wahrscheinlichkeit, ein Zigarettenraucher zu sein. Wie die Daten für die
jungen Männer der "Youth in Transition"-Studie zeigen (Abbildung 6.6), kann dieser
Unterschied im Rauchen nicht in erster Linie als ein Effekt der Erziehung nach der
Schulzeit interpretiert werden; im Gegenteil: das Muster des Unterschieds im Rauchen ist deutlich schon 1969 sichtbar, im letzten Jahr der Schulzeit. Weiterhin re-
plizierten Analysen der Längsschnittdaten des "Monitoring the Future"-Projekts (besonders von jungen Männern und Frauen aus den Klassen von 1975 und 1976, die 1979
und 1980 nochmals befragt wurden) sehr gut die Befunde für die jungen Männer in der
"Youth in Transition"-Stichprobe.

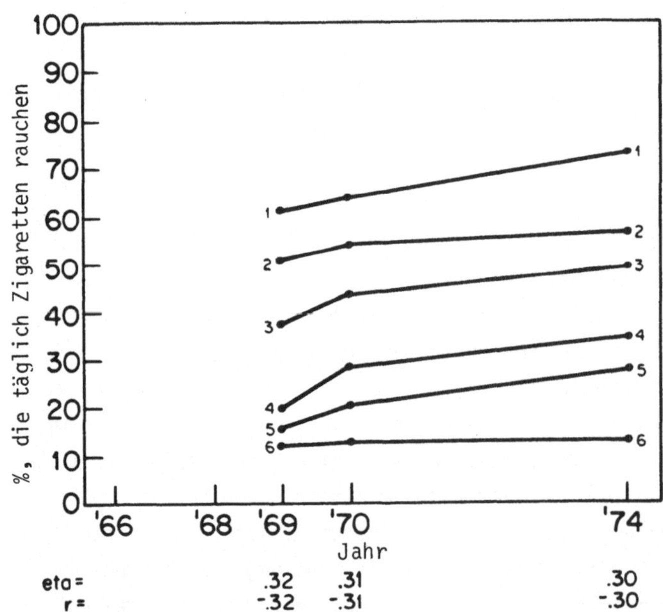

1 vorzeitiger Schulabgang
2 Schulabschluß, kein College
3 Schulabschluß, etwas College
4 Associate Degree (Prüfung nach zwei Jahren)
5 Bachelor Degree (Prüfung nach vier Jahren)
6 Graduierten Studium

Abb. 6.6. Beziehung zwischen Zigarettenrauchen und schulischem Bildungsniveau

Obgleich Unterschiede im Rauchen deutlich früher auftreten als die schließlich
erreichten Unterschiede im Bildungsniveau, ist es doch recht wahrscheinlich, daß

frühere Erfahrungen schulischen Erfolgs und besonders schulischen Mißerfolgs, eine
bedeutsame Auswirkung auf das Zigarettenrauchen haben.

Schulnoten, hochschulvorbereitende Kurse und Studienplätze sind alle negativ
mit Zigarettenkonsum in der Sekundarstufe korreliert, während Schulschwänzen positiv mit Rauchen korreliert ist. Die gleichen Faktoren, die schulischen Erfolg und
schulische Ansprüche widerspiegeln, lassen auch den Alkohol-, Marijuanakonsum und
den Konsum anderer verbotener Dinge im Alter von 17 bis 18 Jahren vorhersagen (Abbildung 6.7). So mag es sehr wohl sein, daß Drogenkonsum in der Sekundarstufe (und
früher) eine Form der "Bewältigung" schulischen Mißerfolgs darstellt. In jedem Fall
zeigen die Daten klar, daß weniger erfolgreiche Schüler mit höherer Wahrscheinlichkeit in der Zeit des Besuches der Sekundarstufe Drogen konsumieren.

Mehrere weitere Faktoren erwiesen sich als wichtige Prädiktoren des Drogenkon-
sums in der Sekundarstufe - wie die Analysen der Daten der "Monitoring the Future"-
Studie ergaben (Abbildung 6.7, BACHMAN, JOHNSTON & O'MALLEY 1981). Es ist nicht erstaunlich, daß solche 17 bis 18jährigen, die die meisten Abende außer Hauses "zum
Spaß, zur Erholung" verbringen, überdurchschnittlich viel Drogen konsumieren; solche, die sich der Religion am meisten verpflichtet fühlen, geben unterdurchschnittlichen Drogenkonsum an. Diese zwei Beziehungen sowie die bedeutsame Beziehung zwischen Schuleschwänzen und Drogenkonsum haben alle zu tun mit dem Ausmaß, in dem ein
junger Mensch unter dem direkten Einfluß und/oder der Aufsicht einer von Erwachsenen geleiteten Institution steht - Schule, Familie, Kirche. Aus diesen Gründen hätten wir unterdurchschnittlichen Drogenkonsum unter 17 bis 18jährigen erwartet, die
beträchtliche Zeit bei der Arbeit in Teil-Zeit-Jobs verbringen; tatsächlich aber
konsumieren 17 bis 18jährige, die mehr Zeit bei der Arbeit verbringen, auch etwas
wahrscheinlicher Zigaretten, Alkohol, Marijuana u.a. verbotene Drogen. Diese positive Beziehung ist zum Teil auf das Arbeitseinkommen und die damit zusammenhängende
Möglichkeit, Drogen zu kaufen, zurückzuführen. Aber eine weitere Erklärung dürfte
sein, daß viele - vielleicht die meisten - der Jobs, die Sekundarschüler in den
Vereinigten Staaten innehaben, die Schüler nicht in eine vorwiegend erwachsene Umwelt einbinden; vielmehr finden sich viele Schüler umgeben von anderen jungen Arbeitern, einschließlich einiger etwas älterer und so erfahrenerer im Konsum von Drogen.

Eine weitere wichtige Vorhersagevariable für Drogenkonsum während der Sekundarstufenzeit ist das Geschlecht. Schülerinnen konsumieren weniger häufiger Marijuana -
besonders Tag für Tag oder Monat für Monat - als Schüler und gleiches kann für den
Alkoholkonsum gesagt werden. Schülerinnen konsumieren auch mit geringerer Wahrscheinlichkeit eine Anzahl anderer verbotener Drogen als Schüler. Diese Geschlechtsunterschiede sind nicht überraschend; wenn man berücksichtigt, daß Schülerinnen die Schu-

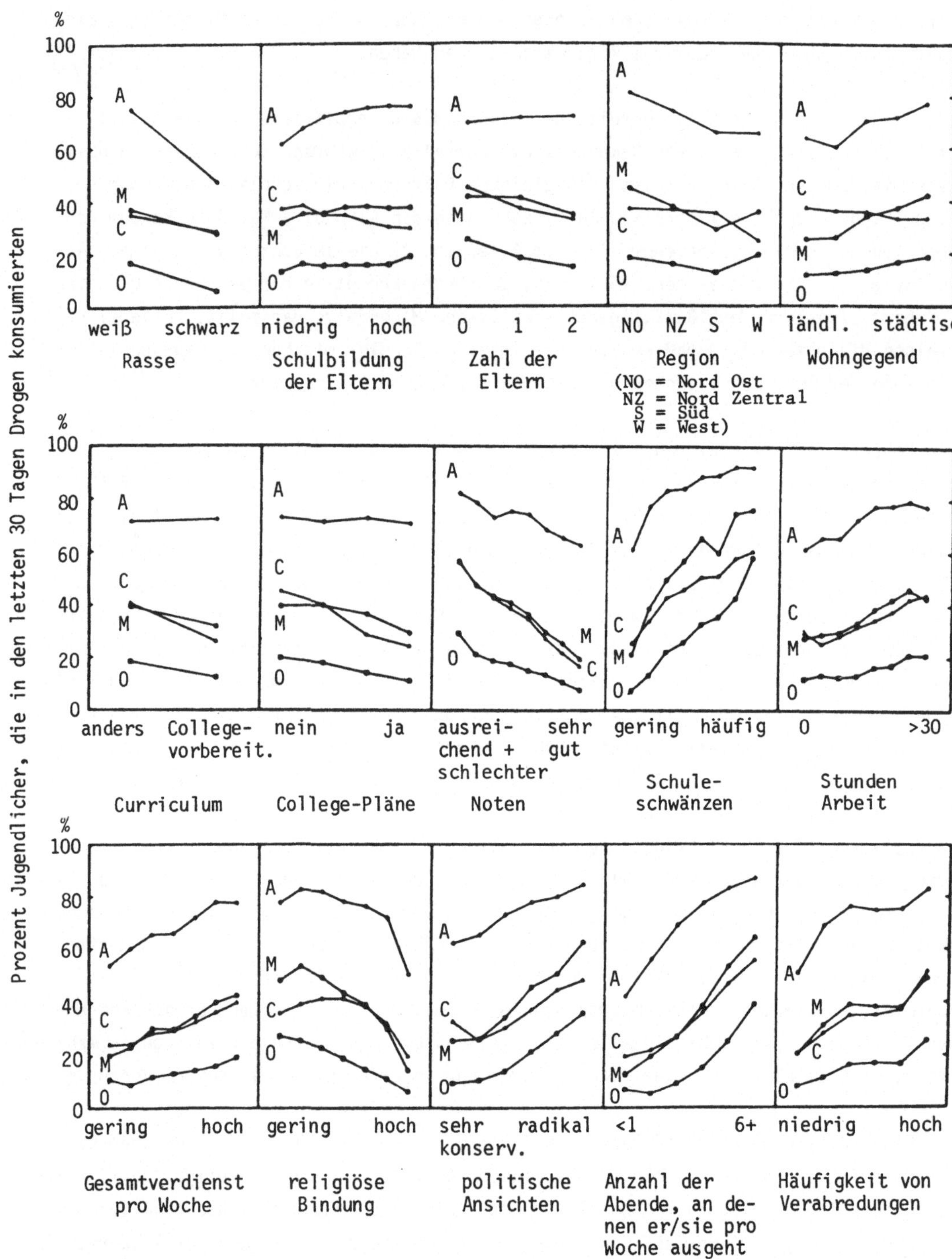

<u>Abb. 6.7.</u>   Konsum von Zigaretten (C), Alkohol (A), Marijuana (M) und anderen
verbotenen Drogen (O) in den letzten 30 Tagen und Hintergrund-
und Lebensstil-Variablen
(17 bis 18jährige, 1979)

le weniger schwänzen als Schüler, daß sie seltener abends zum Spaß und zur Erholung
ausgehen und daß sie stärker der Religion verpflichtet sind, dann würde man geringeren Konsum von Alkohol und verbotenen Drogen vorhersagen. Aber man würde auch geringeren Zigarettenkonsum vorhersagen, was aber für die letzten Jahre nicht zutraf.
Bei den 17 bis 18jährigen übertrifft jetzt der Anteil weiblicher Zigarettenraucher
den Anteil männlicher Raucher. Schülerinnen können daher als "overachievers" beim
Zigarettenrauchen beschrieben werden - sie rauchen mehr als aufgrund anderer Merkmale vorhersagbar ist. Interessanterweise sind sie "underachievers" beim Konsum anderer Drogen - der Geschlechtsunterschied ist größer als aufgrund anderer Maße vorhersagbar ist.

Es ist reizvoll darüber zu spekulieren, warum Schülerinnen "overachievers" beim
Zigarettenrauchen sind, aber "underachievers" beim Konsum der meisten anderen Drogen.
Oft wurde die Theorie aufgestellt, daß junge Leute zu rauchen beginnen, um kräftig
und aufgeklärt zu erscheinen und/oder um sich Gunst innerhalb einer devianten Untergruppe zu erwerben und/oder um in einer anderen Weise ihr Selbstwertgefühl zu unterstützen (das durch schulischen Mißerfolg geschwächt sein kann). Es ist möglich, daß
in der letzten Dekade bei männlichen Jugendlichen eine ansteigende Tendenz vorlag,
Alkohol oder Marijuana o.a. verbotene Drogen zu konsumieren als ein dramatisches
(und zufällig weniger suchtinduzierendes) Mittel zur Erreichung des gleichen Ziels.
Aber man vermutet, daß diese anderen Verhaltensweisen für Schülerinnen stärker ge-
ächtet waren, während Zigarettenrauchen in der Werbung weithin als ein Symbol weiblicher Gleichberechtigung und Emanzipation dargestellt wurde.

Wenn wir jetzt den Drogenkonsum in den ersten Jahren nach Verlassen der Schule
betrachten, so finden wir einen mäßigen Anstieg des Anteils an Alkohol- und an Mari-
juanakonsumenten und einen mäßigen Anstieg der Häufigkeit, mit der sie konsumieren.
Es findet sich auch eine beträchtliche Abnahme der mit dem Bildungsstand zusammen-
hängenden Unterschiede. Insbesondere scheint es so zu sein, daß Alkohol- und Marijuanakonsum überdurchschnittliche Zunahme bei denjenigen verzeichnen, die zur Hochschule gehen und in Wohnheimen leben oder in anderen Wohneinrichtungen, die weder
Eltern noch Ehegatten involvieren. Um es anders zu formulieren: In den letzten Jahren zeigten Schüler, die die Hochschule besuchen wollten, unterdurchschnittlichen
Konsum während der Zeit des Schulbesuchs, aber mit Besuch der Hochschule holten
diese jungen Männer und Frauen weitgehend auf im Drogenkonsum gegenüber ihren Schulkameraden, die weniger akademisch ausgerichtet waren.

Ein ganz anderes Muster des Alkohol-, Marijuana- und sonstigen Konsums verbotener
Drogen zeigt sich in der Zeit nach Verlassen der Schule bei solchen Jugendlichen,
die zum Zeitpunkt der zweiten Befragung verheiratet waren und mit Ehepartners zusam-

menlebten. Obgleich in den ersten Jahren nach Verlassen der Schule Männer seltener
heiraten als Frauen, zeigen beide Geschlechter deutlich geringeren Drogenkonsum im
Vergleich mit anderen ihres Alters - obgleich das für die Jahre des Schulbesuchs
(wenigstens für die jungen Männer) nicht gesagt werden kann. Mit anderen Worten:
Solche, die in den ersten Jahren nach Verlassen der Schule unverheiratet bleiben,
tendieren im Durchschnitt dazu, einen gewissen Anstieg im Konsum von Alkohol, Marijuana und anderer verbotener Drogen zu zeigen; aber bei jungen Leuten, die verheiratet sind, bleibt der Drogenkonsum der Tendenz nach konstanz oder er reduziert
sich. Die Befunde beider Studien ("Youth in Transition" und "Monitoring the Future")
deuten somit darauf hin, daß Verheiratetsein Ausschweifungen reduzieren kann, die
oft in den späten Teens und in den frühen Zwanzigern auftreten können. Ob das um des
Ehepartners willen geschieht, aufgrund begrenzter Mittel, wegen geringerem Kontakt
mit Drogen konsumierenden Gleichaltrigen oder aufgrund geringerer Teilnahme an Parties im allgemeinen, ist nur durch weitere Untersuchungen abzuklären. Jedenfalls
ist es klar, daß die verheirateten jungen Leute eine "erwachsene" Rollen-Verant-
wortlichkeit übernommen haben und es scheint wahrscheinlich zu sein, daß solche
Verantwortlichkeiten nicht voll vereinbar sind mit den Mustern von Drogenkonsum,
die man bei vielen jungen Leuten beobachten kann, die nicht verheiratet sind.

Die Mehrheit derjenigen jungen Leute, die Alkohol, Marijuana oder andere verbotene Drogen konsumieren, tut das nur gelegentlich. Für viele ist es eine Erfahrung,
die auf Parties mit Gleichaltrigen begrenzt ist. Sie variiert daher mit Unterschieden in der Umgebung (z.B. Leben in einem Wohnheim vs. Zusammenleben mit Eltern oder
mit einem Ehepartner). Die Geschichte des Zigarettenkonsums ist allerdings ganz
anders. Um es plump zu sagen: der Hauptgrund für den größten Teil des Zigarettenkonsums zu Ende der Schulzeit und danach ist eher Sucht als Erholung.

Entsprechend besteht eine sehr hohe Korrelation zwischen dem Ausmaß an Zigarettenrauchen im Alter von 17 bis 18 Jahren und dem Ausmaß an Zigarettenrauchen ein,
zwei oder drei Jahre später; solche Stabilitätskoeffizienten sind merklich geringer
für andere Arten von Drogenkonsum. Weiterhin scheint klar zu sein, daß in den Jahren nach Verlassen der Schule relativ wenige neue Jugendliche für das Rauchen "re-
krutiert" werden, obgleich durchaus ein gewisses Anwachsen in der durchschnittlichen Zahl von Zigaretten je Konsument zu verzeichnen ist.

Um es positiv auszudrücken: es besteht genügend Aufmerksamkeit gegenüber den
gesundheitlichen Folgen des Rauchens, ebenso wie eine wachsende Wahrnehmung der
Mißbilligung durch Gleichaltrige zu beobachten ist. So hat ein Jugendlicher, der
in den frühen "Teens" nicht zum Raucher wird, nun eine sehr gute Chance, weiterhin
Nicht-Raucher zu bleiben.

6.6   Zusammenfassung und Diskussion der Befunde im Zusammenhang mit konstruk-
*   tiven Anpassungsprozessen (Coping) im Jugendalter*

Dieses Kapitel hat einige Längsschnittdaten über Selbstwertgefühl, berufsbezogene Einstellungen, Delinquenz und Drogenkonsum geprüft. In jedem dieser Bereiche
haben wir uns über Veränderung, Stabilität und über Beziehungen zum schließlich
erreichten Bildungsniveau geäußert. Die von uns untersuchten Dimensionen waren während der späten Adoleszenz und während des frühen Erwachsenenalters relativ stabil;
im einzelnen waren die Stabilitätsschätzungen über ein Jahr für alle diskutierten
Variablen etwa .85 oder höher (BACHMAN, O'MALLEY & JOHNSTON 1978). Während dies für
einen kurzen Zeitraum ein beträchtliches Ausmaß an Stabilität ist, besteht doch für
längere Zeiträume genügend Möglichkeit für spezifische Veränderungen (z.B. zeigt
ein Maß wie das für Selbstwertgefühl mit einer Stabilität von .89 über ein Jahr
eine 8-Jahres-Stabilität von .40).

Neben individuellen Veränderungen in den verschiedenen Dimensionen haben wir allgemeine Veränderungen bei ganzen Untergruppen beobachtet. Für das Selbstwertgefühl
fanden wir einen allgemeinen Anstieg von einer ganzen Standardabweichungseinheit im
Verlauf von acht Jahren (von etwa 15 bis 23 Jahren). Berufseinstellungen zeigten
einen Anstieg bezüglich der Bereitschaft, Verantwortung zu übernehmen, hart zu arbeiten usw.; aber diese Veränderungen erfolgten besonders bei denjenigen, die ein
geringeres Bildungsniveau erreicht hatten - vielleicht als eine Anpassung an die
Realitäten, mit denen sie auf dem Arbeitsmarkt konfrontiert wurden.

Einer der konsistentesten und wichtigsten Längsschnittbefunde des "Youth in
Transition"-Projekts, der zum Teil durch die Daten des "Monitoring the Future"-Pro-
jekts bestätigt wurde, ist die beträchtliche Anzahl von Dimensionen, die in Beziehung stehen zum schließlich erreichten Bildungsniveau, die aber dieses Bildungsniveau durch bereits bestehende Unterschiede in der Schulzeit "antizipieren". Die Ab-
solvierung der Hochschule kann natürlich keinen direkten Effekt auf die Ergebnisse
haben, die die Jugendlichen, die später zur Hochschule gehen, mit 15 oder 16 Jahren
erreichen. Hochschulpläne liefern einen Beitrag, aber unsere Analysen zeigen, daß
Pläne allein keine solch extensiven Effekte haben. Die plausibelste Erklärung ist,
daß die mit 15 Jahren beobachteten Unterschiede, ebenso wie spätere Unterschiede
im schließlich erreichten Bildungsniveau, stark beeinflußt werden durch eine Gruppe
gemeinsamer früherer Ursachen - durch solche, die mit früherem schulischem Erfolg
zu tun haben.

In jedem Fall möchte ich hier betonen, daß viele unserer Längsschnittbefunde in
dem Sinne interpretiert werden können, daß sie verschiedene Grade erfolgreicher Be-

wältigung früher Bildungsumwelten und Bildungsherausforderungen widerspiegeln. Zunächst sei auf die Befunde über das Selbstwertgefühl hingewiesen. Selbstwertgefühl im Alter von 15 Jahren ist ziemlich eng verbunden mit Dimensionen des schulischen Erfolgs wie etwa Schulnoten und Hochschulpläne und positive Einstellungen zur Schule; es zeigt sogar noch engere negative Beziehungen mit delinquentem und rebellischem Verhalten in der Schule. Diese und andere Dimensionen zeigten alle geringere Korrelationen mit dem Selbstwertgefühl, wenn die jungen Männer unserer Stichprobe von der 10. zur 12. Klasse und noch weiter gingen (und dies galt auch dann, wenn beide Variablen zum gleichen Zeitpunkt gemessen wurden). Wir schlossen daraus, daß der schulische Erfolg in den letzten Schuljahren allmählich an Bedeutung für das Selbstwertgefühl abnimmt. Eine weitere wichtige Veränderung im Selbstwertgefühl war der allgemeine Anstieg im Verlauf einiger Jahre (das war auch in einer Anzahl anderer Längsschnittuntersuchungen gefunden worden, vgl. WYLIE 1979, S. 29 - 33). Da der Anstieg des Selbstwertgefühls gleichzeitig mit der Abnahme der Bedeutung des schulischen Erfolgs erfolgte, ist es möglich, daß beide Phänomene miteinander zusammenhängen. Insbesondere ist es möglich, daß sich die schulischen Erfahrungen bei den meisten Jugendlichen negativ auf das Selbstwertgefühl auswirken; wenige Jugendliche schaffen es, die Schule zu durchlaufen, ohne ab und zu durch Prüfungen zu fallen, häufig Fehler in ihren Arbeiten angemerkt zu finden, gelegentlich im Unterricht unvorbereitet erwischt zu werden und ohne sich des öfteren über die nächste solcher Selbstwertgefühlsbedrohungen zu sorgen. Wenn es tatsächlich wahr ist, daß bei den meisten Jugendlichen die Schule das Selbstwertgefühl vor allem niederdrückt, dann dürfte daraus folgen, daß eine allgemeine Abnahme der zentralen Bedeutung der schulischen Bildung für das Selbstwertgefühl auch einen allgemeinen Anstieg desselben hervorruft. Das müßte natürlich am klarsten bei solchen Jugendlichen in Erscheinung treten, die die niedrigsten Niveaus vorherigen Schulerfolgs besaßen. Das entspricht durchaus dem Muster von Befunden, das wir beobachteten.

Lassen Sie uns einige andere Dimensionen betrachten, die mit späterem schulischem Erfolg verbunden sind. Delinquentes Verhalten, Rauchen und anderweitiger Drogenkonsum sind alle geringer ausgeprägt während der Zeit des Schulbesuchs (und in der Zeit zwischen 12 und 15 Jahren) bei solchen Jugendlichen, die später die Hochschule absolvieren werden. Es trifft auch zu, daß alle o.g. Verhaltensweisen, die die JESSORS (1977) als "Problemverhaltensweisen" bezeichneten, mit negativen Einstellungen gegenüber der Schule und mit niedrigerem Selbstwertgefühl verbunden sind (BACHMAN 1970).

KAPLAN (1978) argumentierte, daß solche Problemverhaltensweisen den Versuch darstellen, ein reduziertes Selbstwertgefühl zu bewältigen; und einige Analysen der "Youth in Transition"-Daten legten es nahe, daß unter denjenigen, die ursprünglich

ein niedriges Selbstwertgefühl besaßen, die Verstrickung in Problemverhaltensweisen
zu einer gewissen Steigerung (ein Wiedergewinnen) des Selbstwertgefühls in der Folgezeit führte (BYNNER, O'MALLEY & BACHMAN 1981).

Insgesamt kann man die folgende ex post facto-Theorie über schulischen Erfolg,
Selbstwertgefühl, Problembewältigung (Coping) im Jugendalter und Problemverhalten
aufstellen. Es scheint so, daß Erfolg und Mißerfolg in der Schule wesentliche Auswirkungen auf das Selbstwertgefühl der Jugendlichen haben; und bei den heutigen
Schülern - wenigstens der Vereinigten Staaten - dürften die negativen Effekte des
Mißerfolgs die positiven Effekte eines Erfolgs, den sie erfahren, übertreffen. Für
solche, deren Selbstvertrauen durch schlechte Erfahrungen in der Schule besonders
bedroht ist, besteht eine Möglichkeit, dieses Problem zu bewältigen, darin, sich
bei Problemverhalten zu engagieren - und damit die von den Lehrern und Eltern gebilligten Werte zurückzuweisen und so die Achtung von Gleichaltrigen in "devianten"
Untergruppen zu erlangen.

Später - wenn andere Faktoren eine größere Bedeutung erlangen oder wenn so die
Frustrationen der schulischen Erfahrungen bewältigt werden können - scheint es so
zu sein, daß die Mehrzahl der Jugendlichen ihr Selbstvertrauen allmählich von ihren
schulischen Erfolgen und Mißerfolgen "abkoppeln"; das wiederum kann zu einem allgemeinen Anstieg im Selbstwertgefühl beitragen.

Diese gerade beschriebene Sichtweise des Problembewältigungsverhaltens von Jugendlichen in seiner Beziehung zur Schule scheint vereinbar zu sein mit vielen der
Belege, die in diesem Kapitel angegeben wurden:

- Anstieg des Selbstwertgefühls

- abnehmende Bedeutung des schulischen Erfolgs für das Selbstwertgefühl

- Beziehungen zwischen Selbstwertgefühl und Problemverhalten (die hier nicht
  berichtet wurden, die aber von BYNNER, O'MALLEY und BACHMAN 1981 analysiert
  wurden)

- Beziehungen zwischen Problemverhalten und Meidung oder Zurückweisung von
  Institutionen, die von Erwachsenen geleitet werden (besonders der Schule)

- Korrelationen zwischen Selbstwertgefühl und Problemverhaltensweisen einerseits und später erreichtem Schulbildungsniveau andererseits.

Anm 1: Spätere Untersuchungen zeigen, daß der Marijuana-Konsum von 1980 an abzu-
        nehmen begann und daß sich die Abnahme des Konsums bei 17 bis 18jährigen
        bis 1982 fortsetzte.

7. Selbstkonzept und Selbstkonzeptänderung als Mittler bei der Bewältigung von Anforderungen in der Adoleszenz

Eberhard Todt

John KNAPP (1973, S. 1 f) schreibt nach einer kurzen Darstellung der Kontroversen um die Definition des Selbstkonzepts:

"Selbstkonzept, definiert als ein mehrdimensionales Konstrukt, das die gesamte Breite der Selbstwahrnehmungen und Selbstbewertungen abdeckt und einschließt ... ist eine weithin anerkannte und weniger technische Definition."

Nach einer Erörterung der verschiedenen Aspekte des Selbstkonzepts schreibt WYLIE (1979, S. 3 f):

"So kann, von einem bestimmten Gesichtspunkt aus, jede Untersuchung, in der der Proband gebeten wird, über einen relativ überdauernden Aspekt seines Selbst kognitiv oder bewertend zu berichten als eine Selbstkonzept-Untersuchung betrachtet werden."

Auf dem Hintergrund einer solchen weiten Definition des Selbstkonzepts werden im folgenden zehn Thesen formuliert und diskutiert, die sich auf Ergebnisse langjähriger Interessenforschung beziehen.

Für STRONG sind die Interessen des Jugendlichen mit etwa 16 bis 18 Jahren weitgehend ausdifferenziert und stabilisiert. Allerdings wurden bisher wenige Untersuchungen zu den Fragen veröffentlicht,

- wie es zu diesem Status der Interessen kommt,

- wie ihre Entwicklung in die Gesamtentwicklung des Kindes und des Jugendlichen eingebettet ist

- und welche Anpassungsbedeutung Interessen für das Individuum haben.

Diese Fragen stehen im Mittelpunkt der folgenden Thesen.

These 1

> Interessen waren bisher vor allem unter deskriptivem Aspekt Gegenstand der Entwicklungspsychologie. Es wurde beschrieben, was Kinder und Jugendliche eines bestimmten Alters bevorzugen bzw. bevorzugt tun.
>
> Der Aspekt der Entwicklung dieser Interessen und vor allem der Anpassungswert dieser Interessen bzw. die Verankerung dieser Interessen in der Persönlichkeit und deren Entwicklung wurden kaum berücksichtigt.

Diese These bedarf keiner weiteren Erläuterung. Sie knüpft an Beobachtungen an, wie man sie etwa bei GESELL: "Jugend - Das Alter von 10 bis 16" machen kann. In zahlreichen Büchern über Adoleszenz taucht der Begriff "Interesse" noch nicht einmal auf.

These 2

> Interessen sind integrale Bestandteile des Selbstkonzepts Jugendlicher. Sie sind damit eingebunden in und in ihrer Existenz abhängig von zentralen Anpassungsvorgängen Jugendlicher.

Bei dieser These kann ich mich auf eine ganze Reihe von Berufswahlforschern berufen. CARTER (1940) war wohl der erste, der das Selbstkonzept in die theoretische Diskussion der beruflichen Interessen einführte. Seiner dynamischen Theorie der Interessenentwicklung folgte vor allem BORDIN (1943, 1953), der formulierte (1943, S. 53):

"In answering a STRONG Vocational Interest Test an individual is expressing his acceptance of a particular view or concept of himself in terms of occupational stereotypes."

Recht beeindruckend beleuchten diese Formulierung die in Tabelle 7.1 dargestellten Befunde dreier Untersuchungen. In diesen Ergebnissen wird deutlich, daß im Laufe der Adoleszenz zumindest bei männlichen Jugendlichen - vermutlich aber auch bei weiblichen Jugendlichen - eine allmähliche Annäherung an die Berufsprestigeeinschätzungen Erwachsener und ebenso eine allmähliche Annäherung der eigenen Interessen an diese Berufsprestigeeinschätzungen stattfindet.

<u>Tab. 7.1.</u> Rangkorrelationen zwischen Berufsinteressen und Berufsprestige

GUNN (1964): Mittlere Rangdifferenzierungen zwischen den Berufsprestige-
                Einstufungen von Jungen und denjenigen von Erwachsenen
                (elf Berufsnamen)

Geschlecht	Klassenstufe							
	5	6	7	8	9	10	11	12
männlich (N = 160)	19.3	17.8	14.6	12.9	13.1	11.0	9.9	8.6

BARNETT (1975): Rangkorrelationen: Berufsinteressen und Berufsprestige

Geschlecht	Alter (Jahre)								
	9	10	11	12	13	14	15	16	17
männlich (N = 1531)	.39	.44	.37	.59	.58	.57	.73	.63	.72
weiblich (N = 988)	.00	.22	.14	-.04	-.18	.14	-.12	-.19	-.07

SCHUMACHER & TODT (1976): Rangkorrelationen: Berufsinteresse und Berufsprestige

Geschlecht	Klassenstufe (Gymnasium) 11 + 12
männlich (N = 28)	.81
weiblich (N = 19)	.70

Den Aspekt der Passung zwischen Interessen bzw. Selbstbild des Individuums und
Struktur der beruflichen Umwelt, die aufgesucht wird, stellt HOLLAND (1950, 1966,
1973 usw.) in seiner Theorie des Berufswahlverhaltens heraus. Die Dimensionen,
innerhalb derer eine Passung angestrebt wird, sind bei HOLLAND: realistic, investi-
gative, social, conventional, enterprising, artistic. Auf HOLLAND's sehr bekannte
Theorie muß hier nicht näher eingegangen werden (TODT 1977).

These 3	Interessen haben eine Basis in grundlegenden Bedürfnissen. Sie können daher zum Teil als Instrumente der Bedürfnisbefriedigung in vorgege-benen und aufgesuchten Umwelten betrachtet werden.

In mehreren allgemeinen Motivationstheorien werden Interessen als Instrumente
der Bedürfnisbefriedigung betrachtet. In anderen Abhandlungen wird ihre Genese auf
frühkindliches Neugierstreben (HUNT 1965) und "effectance motivation" (WHITE 1959,

HARTER 1978) zurückgeführt (TODT 1979 a). Während es sich hier nur um Hypothesen
handelt, lassen sich im Jugendalter wenigstens Beziehungen zwischen Bedürfnis- und
Interessenindizes nachweisen. Tabelle 7.2 führt einige dieser Ergebnisse an.

<u>Tab. 7.2.</u> Multiple Korrelationen zwischen Bedürfnis- und Interessenindizes
(TODT 1978)

Schüler (N = 181, 8. - 10. Klasse) Bedürfnis nach ... Interesse an ... R =			Schülerinnen (N = 167, 8. - 10. Klasse) Bedürfnis nach ... Interesse an ... R =		
Ordnung Leistung	Mathematik	.55	Ordnung Leistung	Mathematik	.49
Kooperation Selbstreflexion Ehrerbietung Fürsorge	Sozialpflege und Erziehung	.52	Kooperation Selbstreflexion Leistung Abwechslung Fürsorge	Sozialpflege und Erziehung	.65

THORNDIKE et al. (1968) stellt kanonische Korrelationen zwischen Interessen und
Bedürfnissen in der Höhe von .74 und .78 dar. Korrelationen zwischen Bedürfnissen
und Interessen legitimieren noch nicht die Formulierung, daß Interessen - wenigstens
zum Teil - Instrumente der Bedürfnisbefriedigung darstellen. Geht man aber von der
entwicklungspsychologischen Priorität von Bedürfnissen aus, so ist die Formulierung
"Bedürfnisse stellen eine Basis der Interessenentwicklung dar" wohl annehmbar.

These 4 | Interessen sind die sensibelsten Indizes für das geschlechtsbezogene
Selbstkonzept Jugendlicher. Sie sind daher aufs engste verbunden mit
der Entwicklung der geschlechtsbezogenen Identität von Kindern und
Jugendlichen.

Analysiert man die Ergebnisse, die MACCOBY und JACKLIN (1974) in ihrem Sammel-
band "The psychology of sex differences" darstellen, so versteht man, daß Inter-
essenskalen bevorzugt zur Erfassung der Männlichkeits- bzw. Weiblichkeitsorien-
tierung benutzt werden. Keine anderen psychologischen Variablen bilden so sensibel
psychische Geschlechtsunterschiede ab. Tabelle 7.3 enthält eines von zahlreichen
möglichen Beispielen.

KOHLBERGs (1974) Theorie der Genese der Geschlechtsidentität stellt die bisher
plausibelste Theorie der Genese dieser Interessenunterschiede dar. KOHLBERG argumentiert so: Das Kind organisiert und bewertet Reize aus seiner sozialen Umwelt bereits sehr früh. Irgendwann zwischen zwei und vier Jahren wird es sich bewußt: Ich

Tab. 7.3. Geschlechtsunterschiede bei Berufsinteressen
(SCHMIDT, J., Berlin 1976, S. 61)

	männlich N = 289	weiblich N = 256	P
Sozialpflege und Erziehung	34,05	40,82	< 1 %
Politik und Wirtschaft	37,57	36,17	
Verwaltung und Wirtschaft	25,79	27,41	< 5 %
Unterhaltung	41,58	46,11	< 1 %
Technik und Physik	36,28	27,37	< 1 %
Biologie	33,81	38,70	< 1 %
Mathematik	34,32	30,27	< 1 %
Musik	31,34	36,62	< 1 %
Kunst	34,56	41,43	< 1 %
Literatur und Sprache	32,16	38,98	< 1 %
Sport	38,43	39,62	

Methode:	Differentieller Interessen Test (DIT(M), Tätigkeiten)
Alter:	15 bis 21 Jahre
Ort:	Berlin
Schulart:	3 Gymnasien (Sekundarstufe II)

bin ein Junge bzw. ich bin ein Mädchen. Diese kognitive Selbstkategorisierung ist
die Grundlage für die positive bzw. negative Bewertung von Handlungen. Geschlechts-
konforme Handlungen werden positiver, geschlechtskonträre Handlungen werden negativer bewertet.

Diese Intoleranz gegenüber typischen Handlungen des jeweils anderen Geschlechts
erreicht nach KOHLBERG's Beobachtungen mit sechs Jahren einen Höhepunkt und tendiert dazu, in der Mitte der Adoleszenz einer größeren Toleranz zu weichen. Für
KOHLBERGs Theorie gibt es eine Reihe von Belegen. Sie kann allerdings noch nicht
abschließend bewertet werden. Sie legt aber nahe, daß geschlechtstypische Interessen schon sehr früh erworben werden, und zwar bei der weitgehend kognitiv erfol-
genden geschlechtsbezogenen Selbstkategorisierung.

Diese geschlechtsbezogene Differenzierung der Interessen hat zunächst vermutlich
recht großen Anpassungswert für das Kind. In der Adoleszenz behindert diese Differenzierung jedoch Jungen und Mädchen sowohl im Bereich der Schule als auch bei der
Berufswahl bei der Ausschöpfung ihrer Möglichkeiten (TODT 1979 b).

Abb. 7.1 zeigt einige Ergebnisse einer Erhebung der physikbezogenen und der biologiebezogenen Interessen von fast 10.000 Schülern bzw. Schülerinnen der Sekundarstufe I.

Die sehr deutlichen Geschlechtsdifferenzen im Bereich der Mechanik dürften Mädchen bei ihrem Engagement behindern, während die Geschlechtsdifferenzen in der Botanik eher die Jungen in ihrem Engagement behindern dürften. Auch wenn die Geschlechtsdifferenzen der Interessen Jugendlicher nicht in allen Bereichen der Physik und der Biologie so deutlich sind wie in den in Abbildung 7.1 dargestellten Bereichen, so bedarf es doch offenbar bei beiden Geschlechtern extrinsischer Motivation, um das Defizit an sachbezogener Motivation gegenüber dem anderen Geschlecht zu kompensieren.

Bei Kurswahlen zeigen sich ebenfalls geschlechtstypische Unterschiede, die allerdings nicht so deutlich sind wie die Unterschiede bei den späteren Berufs- bzw. Studienfachwahlen (TODT 1979 b).

<u>Tab. 7.4.</u> Studienfachwahlen deutscher Studenten (Wintersemester 1975/76) (zit. nach WISSMANS 1977)

Studienfachgruppe	% Studienfachwahlen	
	Studenten	Studentinnen
Haushalts- und Ernährungswissenschaften	16	84
Sozialwesen	36	64
Lehrämter	47	53
Sprach- und Kulturwissenschaften	53	47
Kunst, Kunstwissenschaften	53	47
Agrar-, Forst- und Ernährungswissenschaften	64	36
Sport, Leibeserziehung	65	35
Veterinärmedizin	66	34
Humanmedizin	72	28
Wirtschafts- und Gesellschaftswissenschaften (incl. Sozialwesen)	73	27
Mathematik, Naturwissenschaften	76	24
Ingenieurwissenschaften	93	7

In einem Modellversuch wird in der Bundesrepublik Deutschland seit 1978 bei Mädchen für "Männerberufe" geworben. Damit soll die besonders für Mädchen bedeutsame Ungleichheit in den Berufswahlen reduziert werden.

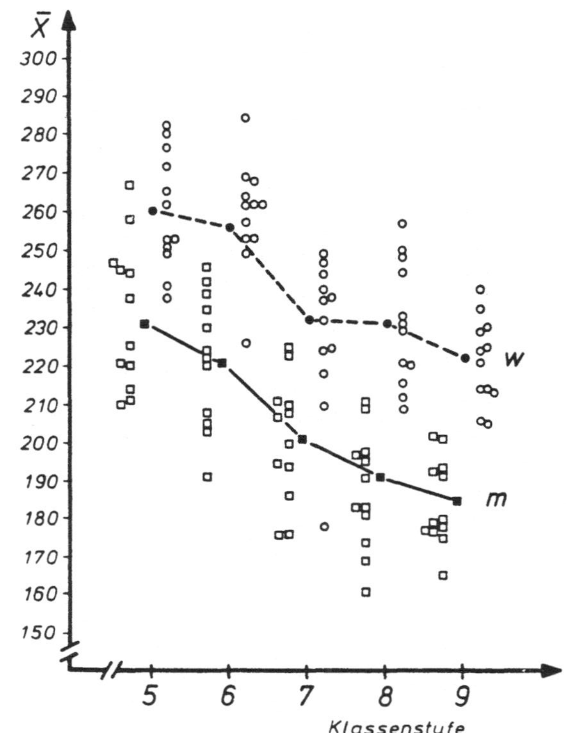

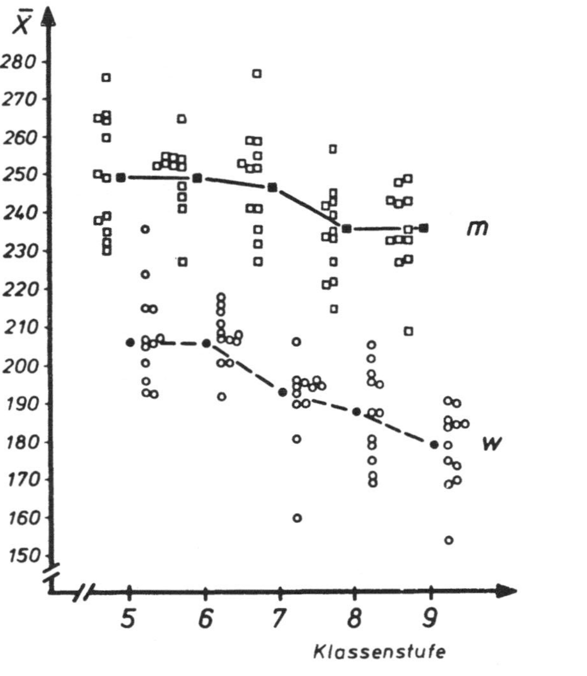

Abb. 7.1. Mittlere Interessen an Mechanik bzw. Pflanzenkunde

● ■ = Symbole für die Mittelwerte der gesamten Klassenstufe

○ □ = Symbole für die Mittelwerte der Klassenstufen von 12 Gesamtschulen

Obwohl Interessen bei der Berufswahl und bei der Studienfachwahl gewiß eine be-
deutende Rolle spielen, sind sie keineswegs die einzigen Determinanten dieser Wahlen. BENDER-SZYMANSKI hat den Prozeß der endgültigen Berufswahlentscheidung bei 13-
bis 16jährigen Jugendlichen eingehend analysiert und berichtet in diesem Buch darüber.

These 5	Interessen sind relativ sensible Indizes für das fähigkeitsbezogene Selbstkonzept Jugendlicher. Ihre Entwicklung dürfte daher eine Be-ziehung haben zu den Erfahrungen, die Kinder und Jugendliche bei der Entwicklung und Erprobung ihrer kognitiven Fähigkeiten machen.

Bereits THORNDIKE (1912, 1917) ging von einer engen Beziehung zwischen (selbsteingeschätzten) Fähigkeiten und (selbsteingeschätzten) Interessen aus.

<u>Tab. 7.5.</u> Beziehungen zwischen Interessen und Fähigkeitsselbstbild

THORNDIKE (1912, 1917):

N = 144 Studenten und Lehrer

Median der Rangkorrelationen zwischen geäußerten
Interessen und selbsteingeschätzten Fähigkeiten: .89

LIND (1978, Arbeitsunterlage 52, S. 20)

N = 421 Abiturienten
N = 287 Abiturientinnen

Korrelationen zwischen Interesse und Begabungsselbstbild:

Mathematik	.76
Technik	.68
Naturwissenschaften	.76
Sprachen	.73
Kunst	.73

In neueren Untersuchungen wurde der Ansatz von THORNDIKE wieder aufgegriffen.
Die in diesen Untersuchungen gefundenen Beziehungen zwischen geäußerten Interessen
und eingeschätzten Fähigkeiten (BENDER-SZYMANSKI 1976; LIND 1978; WITTMEYER 1979)
sind zwar nicht immer so eng wie bei THORNDIKE, aber sie unterstützen seine Befunde
eindeutig.

NUGENT begann 1961, den Anpassungswert dieser Beziehungen zu diskutieren. Er
ging dabei von Erfahrungen von Beratern aus. Er verglich dann in einer Untersuchung
bei 684 Schülern der 9. und 11. Klassenstufe Differenzen zwischen vergleichbaren
Skalen des Differential Aptitude Test und des KUDER Vocational Preference Record
mit Werten aus dem California Personality Inventory.

Sein Ergebnis (S. 391):

"In this study regardless of grade level, the congruent groups could be descri-
bed as tending to be realistic, resourceful, and productive with indications of
good judgement, a sense of wellbeing, and self-understanding. In comparison, dis-
crepant groups tended toward mere constricted thought, inefficient use of resources, self-doubt, and unrealism."

Für NUGENT gilt demnach die These:

"The extent of congruency between an individual's interest and his aptitudes is
an index of his adjustment."

Diese These ist aber bis heute kaum weiteren Prüfungen unterzogen worden. Ein
anderer Aspekt unserer Ausgangsthese bedarf noch der Erörterung. Wenn es stimmt,
daß eine enge Beziehung zwischen Fähigkeitsselbstbild und Interessen besteht, dann
ist anzunehmen, daß sich eine Beeinflussung des Fähigkeitsselbstbildes auf das Niveau der Interessen auswirkt.

KIFER zeigte 1975 mit einem Quasi-Längsschnitt-Design, welche negativen Folgen
kumulierte Mißerfolgserfahrungen auf das fähigkeitsbezogene Selbstbild von Kindern
und Jugendlichen haben können:

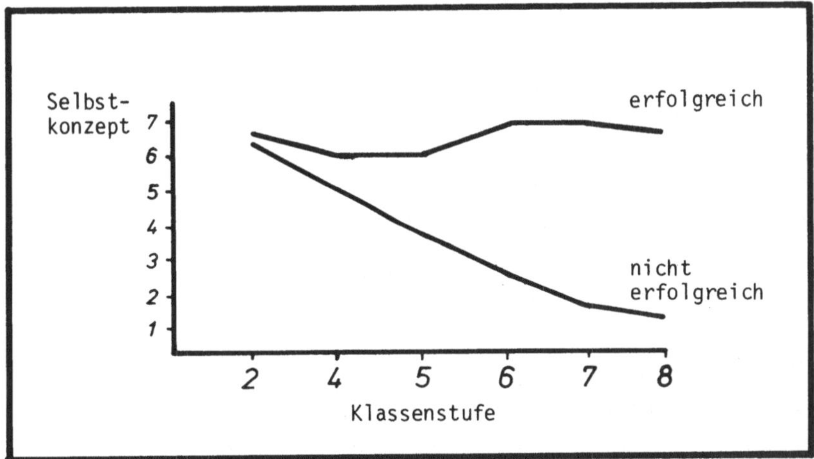

Abb. 7.2. Mittlere Selbstkonzeptwerte von erfolgreichen und wiederholt erfolglosen Schülern (KIFER 1975)

Wenn dieses Ergebnis generalisierbar ist, so könnte es als mögliche Erklärung
für Befunde gelten, wie sie JERSILD und TASCH (1949) berichten: Eine kontinuierliche Abnahme der Interessen der Kinder von Beginn der Schulzeit an. Auch mit TYLER's
(1955) Beobachtungen wären die Ergebnisse vereinbar: Sie beobachtete, daß sich
Interessen bereits in der Grundschule differenzieren, und zwar durch die Herausbil-

dung von Abneigungen. Solche Abneigungen dürften sich vor allem auf mißerfolgsbe-
setzte Tätigkeiten beziehen. TYLER's Folgerung: Interessen bilden sich nicht als
einzelne Eigenschaften heraus, sondern es entwickeln sich Interessenorganisationen
durch die Herausbildung von Abneigungen gegenüber bestimmten Tätigkeitsbereichen,
die zuvor wie alle anderen undifferenziert bevorzugt wurden.

Welche Folgen am Ende einer solchen Entwicklung stehen können, zeigt Abb. 7.3
(ARBINGER et al. 1978). Bei einem solchen Interessenprofil im Wahlpflichtbereich
kann man wohl von mißlungenem bzw. mißlingendem Coping sprechen, was Kurs- und Berufswahl und Bewältigung von Lernanforderungen angeht.

<table>
<tr><td>These 6</td><td>Interessen als integrale Bestandteile des Selbstkonzepts von Jugend-
lichen sind in ihrer Ausprägung auch abhängig von der Wahrnehmung
der für den Jugendlichen relevanten sozialen settings: Familie,
Gleichaltrige, Schule, Beruf.</td></tr>
</table>

Zu diesem Aspekt der Interessenentwicklung liegen noch recht wenige empirische
Befunde vor.

In einer mit PATALON, MULOT und NOWICKI durchgeführten Untersuchung ließen wir
351 Schüler und 391 Schülerinnen der Klassenstufe 6 bis 9 insgesamt 50 Items eines
Interessefragebogens nach verschiedenen Gesichtspunkten bewerten:

- nach dem Ausmaß des individuellen Interesses
- nach dem Ansehen bei Kameraden
- nach der Wichtigkeit für die Schule
- nach der Wichtigkeit für den angestrebten Beruf

Einige Ergebnisse sind in Tabelle 7.6 angegeben.

Diese Ergebnisse zeigen zunächst deutlich unterschiedliche Korrelationsmuster
für Jungen und Mädchen: Bei Jungen bestehen die engsten Beziehungen zwischen Interessen einerseits und Ansehen der Tätigkeiten bei Kameraden bzw. Wichtigkeit der Tätigkeiten für den angestrebten Beruf andererseits. Für die einzelnen Interessenbereiche kann das Muster der Korrelationen allerdings variieren.

Der Aspekt des Selbstkonzepts, der hier als Interesse bezeichnet wird, ist in
seiner Entwicklung also vermutlich abhängig von den hier angeführten "settings"
(Familie, Schule, Kameraden, Beruf), bzw. von der Wahrnehmung dieser settings durch
Jugendliche - Interessen haben aber gewiß auch Bedeutung für die Gewichtung dieser
settings und für die Anpassung an diese settings.

```
GROSSEN BUSECK     NEIGUNGSDIFF.     6 SCHJ.      JUNI 77     SCHUELERNUMMER 37104760000156061

AUSGABE DER SKALENWERTE (PROFILDARSTELLUNG)
-------------------------------------------


    SKALA                   ITEMS  SUMME    T    PR     PROFIL (T-WERT)
**********************************************************************************************************

                                                      I 20       30        40        50        60        70        80 I
                                                      I I++++*++++I++++*++++I++++*++++.++++*++++I++++*++++I++++*++++I I
  1  HOLZVERARBEITUNG          4    100     26    1    I =======                               .                      I
  2  KOCHEN, PARTYGERICHTE     6    100     24    0    I =====                                 .                      I
  3  ELEKTR.SCHALTUNGEN        5    120     24    0    I =====                                 .                      I
  4  ELEKTRONIK                5    100     25    1    I ======                                .                      I
  5  LABORTECHNIKEN            6    116     20    0    I =                                     .                      I
  6  MIKROSKOPIE               4    100     27    1    I ========                              .                      I
  7  GESUNDHEIT                5    100     23    0    I ====                                  .                      I
  8  BILDEXPERIMENTE           4    100     25    1    I ======                                .                      I
  9  PLAST.GESTALTEN           3    100     28    1    I =========                             .                      I
 10  BATIK                     2    100     31    3    I ============                          .                      I
 11  MUSIZIEREN                6    100     30    2    I ===========                           .                      I
 12  TAENZE                    3    100     35    7    I ================                      .                      I
 13  TISCHTENNIS               3    165     30    2    I ===========                           .                      I
 14  SCHACH                    3    100     33    4    I ==============                        .                      I
 15  MINERALIEN                4    100     28    1    I =========                             .                      I
 16  KUNSTSTOFF                4    100     25    1    I ======                                .                      I
 17  WETTERKUNDE               6    116     23    0    I ====                                  .                      I
 18  FOTOGRAFIE                4    175     30    2    I ===========                           .                      I
 19  FREISCHWIMMER             2    150     27    1    I ========                              .                      I
 20  LAIENSPIEL                4    100     30    2    I ===========                           .                      I
 21  TECH.ZEICHNEN             5    100     29    2    I ==========                            .                      I
 22  WEBEN                     2    100     38   12    I ==================                    .                      I
 23  TONBAND                   4    125     26    1    I =======                               .                      I
 24  COMICS                    3    133     31    3    I ============                          .                      I
 25  TRAMPOLIN                 3    200     32    3    I =============                         .                      I
 26  STILSCHWIMMEN             2    100     25    1    I ======                                .                      I
 27  LATEIN                    7    100     34    5    I ===============                       .                      I
 28  FRZ.                      6    100     33    4    I ==============                        .                      I
 29  HAUSTIERHALTUNG           4    100     23    0    I ====                                  .                      I
 30  NETZSPIELE                2    150     31    3    I ============                          .                      I
 31  SPORT                     6    233     37   10    I =================                     .                      I
 32  MUSIK                     4    225     43   24    I =======================               .                      I
 33  MASCHINENSCHR.            3    100     28    1    I =========                             .                      I
 34  KERAMIK                   6    100     29    2    I ==========                            .                      I
 35  MALEN                     3    100     28    1    I =========                             .                      I
                                                      I I++++*++++I++++*++++I++++*++++.++++*++++I++++*++++I++++*++++I I
                                                      I 20       30        40        50        60        70        80 I
```

Abb. 7.3. Interessenprofil eines schwachmotivierten Schülers

Tab. 7.6. Rangkorrelationen* zwischen den Konfigurationen von fünf verschiedenen Reaktionen auf die gleichen 50 berufs- und freizeitbezogenen Tätigkeiten

Rangkorrelationen zwischen mittlerem Interesse und mittlerer(m) angenommener(m) ...		Klassenstufe			
		6	7	8	9
Jungen	Erwartung der Eltern	.60			
	Ansehen bei Kameraden	.98	.95	.99	.88
	Wichtigkeit für die Schule		.58		
	Wichtigkeit für den Beruf	.77	.68	.72	.60
Mädchen	Erwartung der Eltern	.58	.75	.67	.70
	Ansehen bei Kameraden	.94	.84	.82	.72
	Wichtigkeit für die Schule				
	Wichtigkeit für den Beruf		.74		

* nur Rangkorrelationen mit p < .05

* Interessenbereiche: Sozialpflege und Erziehung; Politik, Verwaltung, Wirtschaft; riskante Tätigkeiten; Unterhaltung; Sport; Hauswirtschaft; Biologie; Gesundheit; Kunst; Technik und exakte Naturwissenschaften

Dieser Anpassungswert der Interessen für den Jugendlichen soll im folgenden im Mittelpunkt stehen.

These 7 | Interessen sind wichtige Bedingungen für eine optimale Anpassung an schulische Lernsituationen.

Befragt man Jugendliche, welche Bedingungen ihnen das Lernen in der Schule erleichtern, bzw. welche Bedingungen für optimales Lernen in der Schule besonders wichtig seien, so findet man immer wieder, daß dem Interesse am behandelten Stoff das höchste Gewicht beigemessen wird. Tabelle 7.7 zeigt das Ergebnis einer solchen Befragung.

Für das Fach Physik zeigt Abb. 7.4 semantische Differentiale der subjektiven Befindlichkeit interessierter und desinteressierter Schüler im Unterricht (GOEHRKE 1976). Betrachtet man beide Befunde zusammen, so darf man wohl auf einen erheblichen emotionalen Anpassungswert ausgeprägter Interessen für ein Unterrichtsfach schließen, bzw. man darf annehmen, daß das Fehlen eines ausgeprägten Interesses umso mehr zum Stressor für einen Schüler werden dürfte, je längerfristig dieses Fehlen ist und je generalisierter das Desinteresse (über mehrere Fächer) erlebt wird.

<u>Tab. 7.7.</u> Wichtigkeit verschiedener Bedingungen für das Lernen in der
11. bis 13. Klasse
(85 Studenten und 160 Studentinnen (Lehramt))

% Antwort "sehr wichtig" und "wichtig"	
93	Interesse an einem Stoff bzw. Fachgebiet
92	anschauliche Darstellung im Unterricht
87	gut gegliederte Darstellung des Lehrers
87	Heranziehen von Beispielen bei theoretischen Erörterungen
86	wenn der Lösungsweg des Problems einsichtig, nachvollziehbar und logisch war
84	Erfolgserlebnisse bei der Leistungskontrolle
84	gutes Lehrer-Schüler-Verhältnis
usw.	

Semantisches Differential

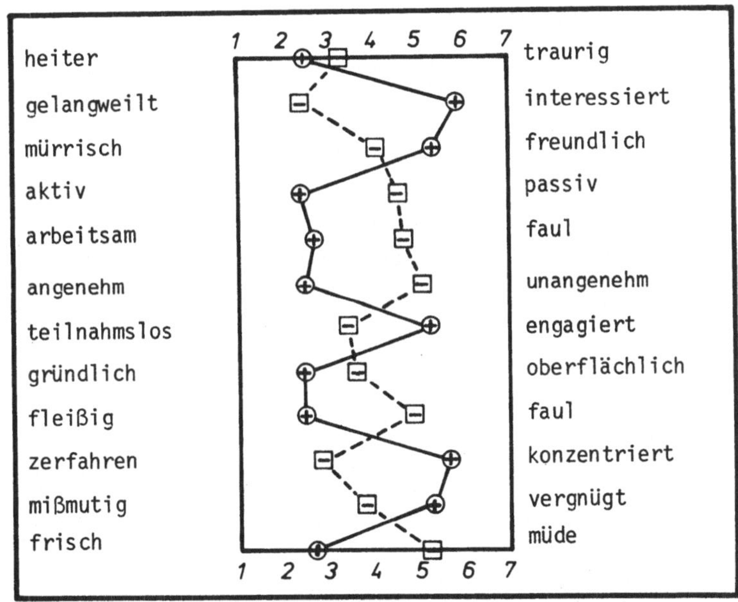

<u>Abb. 7.4.</u> Subjektive Befindlichkeit von interessierten und desinteressierten
Schülern im Physikunterricht (GOEHRKE 1976)

N = 68 Interessierte und 14 Desinteressierte

Ähnlichkeitsindex (Q) für
- interessierte Jungen und Mädchen: .99
- desinteressierte Jungen und Mädchen: .77

These 8 | Interessen sind wichtige Bestandteile für schulbezogene Ent-
scheidungen (Kurswahlen).

In Tabelle 7.8 sind die Ergebnisse einer Untersuchung aufgeführt, die sich auf
Kurswahlen in der 6. Klassenstufe beziehen (ARBINGER et al. 1973, vgl. aber auch
SCHMIDT 1976).

<u>Tab. 7.8.</u> Bedingungen von Kurswahlen in der Sekundarstufe I

ARBINGER, R. et al. (1978): Der 6. Klassenstufe einer integrierten Gesamt-
schule wurde ein Fragebogen über die Wichtigkeit verschiedener Kriterien
für die Kurswahl (Wahlpflichtbereich) vorgegeben.

Das Ergebnis: (Antwortmöglichkeiten: 5 = stimmt genau bis 1 = stimmt gar
nicht)

Rang		$\bar{X}$
1	Dieser Kurs interessiert mich.	4.76
2	Durch diesen Kurs kann ich etwas dazulernen.	4.45
3	Mein(e) Freund(in) ist auch in diesem Kurs.	4.37
4	Diesen Kurs traue ich mir zu.	4.36
5	Dieser Kurs bietet mir etwas Neues.	4.30
6	Dieser Kurs ist bestimmt unterhaltsam.	4.24
usw.		

Auch bei der sehr viel folgenreicheren Entscheidung für Leistungskurse in der
neugestalteten gymnasialen Oberstufe hat das Interesse der Schüler und Schülerinnen
offensichtlich die größte Bedeutung. Dafür sprechen die Ergebnisse einer Untersuchung von SCHMIED (1982) an etwa 1200 Angehörigen der gymnasialen Oberstufe in
Nordrhein-Westfalen.

<u>Tab. 7.9.</u> Motive der Leistungskurswahl in der Sekundarstufe II
(SCHMIED 1982)

	Anteil der Schüler/Schülerinnen, die das betreffende Fach angaben (in Prozent)
1. Das Fach ist für mich interessant.	80,1
2. In dem Fach erziele ich gute Noten.	51,5
3. Die angekündigten Themen interessieren mich.	44,9
usw.	

Diese Untersuchung zeigt, daß Interessen offensichtlich eine zentrale Bedeutung für die Kurswahlen von Schülern haben. Das gilt für beide Geschlechter, deren Ergebnisse hier nicht getrennt ausgewertet wurden.

These 9 | Interessen sind wichtige Bedingungen für berufsbezogene Entscheidungen (Berufswahlen).

Interessen sind gewiß nicht die einzigen Determinanten der Berufswahl, aber sie dürften bei freier Zugänglichkeit der Berufe eine wichtige Bedeutung haben. Diese Auffassung kommt in den verschiedensten Berufswahltheorien zum Ausdruck (CARTER 1940; SUPER et al. 1963; HOLLAND 1973; BENDER-SZYMANSKI 1976 u.a.).

Mit Hilfe diskriminanzanalytischer Techniken kann man über Berufsinteressenfragebogen Angehörige verschiedener Studienrichtungen zum Teil recht gut trennen.

Tabelle 7.9 gibt Ergebnisse einer kleineren Untersuchung wieder (TODT & FRIEDRICH 1971). Ähnliche Ergebnisse finden sich auch in anderen Untersuchungen.

<u>Tab. 7.10.</u> Diskriminanzanalytische Trennung (DIT(M)) von Studienwahlgruppen (TODT & FRIEDRICH 1971)

N	Studienwahl-gruppe	Zutreffende Zuordnung aufgrund der Interessen (in %)
32	Psychologie	50
67	Naturwissenschaften	76
37	Medizin	49
41	Sprachen	71
39	Wirtschaft	56

LIND (1978) etwa gibt an, daß von 421 Abiturienten und 287 Abiturientinnen des Jahres 1976 über 90 % angaben, ihre Ausbildungsentscheidung beruhe auf speziellem Fachinteresse.

Die Berufs- bzw. Studienfachwahl aber ist kein einmaliger Vorgang. Es handelt sich dabei offensichtlich um einen längeren komplexen Vorgang, in dessen Verlauf eine "translation of the self-concept into vocational terms" erfolgt.

Je nachdem, inwieweit bei der Studien- bzw. Berufswahl bereits eine Passung der Interessen der Studien- bzw. Berufswähler und der Ausbilder bzw. Berufsinhaber vorliegt, können die Berufswahlen als erfolgreiche oder als weniger erfolgreiche Coping-Prozesse betrachtet werden.

Das Studienfach Psychologie ist in der Bundesrepublik Deutschland ein Studienfach, bei dem in der Regel eine deutliche Diskrepanz zwischen den Interessen der
Studienanfänger und den Interessen der Dozenten besteht. Daher kommt es nicht selten zu Konflikten zwischen Studienanfängern und Dozenten.

Da das berufsbezogene Selbstkonzept der Ausbilder meistens rigider ist als das-
jenige der Studienanfänger - und da bestimmte Studieninhalte in Studienordnungen
im allgemeinen festgeschrieben sind - bleibt den Studienanfängern nur die Möglichkeit,

oder
>   - das Studienfach zu wechseln

>   - ihr Selbstkonzept bzw. ihre Interessen an diejenigen
>   der Ausbilder anzupassen.

Hinweise auf das Ergebnis der Realisierung dieser zwei Möglichkeiten gibt eine
Untersuchung, die wir 1971 publizierten (TODT & FRIEDRICH 1971). Abb. 7.5 zeigt,
wie sich die Interessen von Schülern (Schülerinnen) der Oberstufe des Gymnasiums
an populären Dimensionen psychologischer Themen über die Studienfachwahl bis zum
Studienabschluß systematisch den Interessen ("Desinteressen") der Dozenten anzupassen scheinen. Es handelt sich allerdings nur um eine Querschnittuntersuchung,
die soeben so interpretiert wurde, als handele es sich um eine Längsschnittuntersuchung.

Ergebnisse einer neueren Untersuchung (LIND 1978) bestätigen aber einige der von
uns erhobenen Befunde. Abb. 7.6 zeigt, wie sich für Medizin und für Psychologie bei
dem Schritt von Ausbildungswunsch (bei uns Psychologieaspiranten) zu Ausbildungsplan (bei uns Psychologiestudenten des 1. und 2. Semesters) deutliche Veränderungen der Interessenstruktur in Richtung auf die zu erwartenden Interessen der Ausbilder vollziehen.

Bereits 1943 hat BORDIN Berufsinteressen als dynamische Phänomene beschrieben
und 1953 hat er in einer Untersuchung gezeigt, daß sich solche Interessen beim
Wechsel der Ausbildungsrichtung - in Anpassung an eine neue Bezugsgruppe - ändern
können.

Allgemeiner als nur auf berufsbezogenes Coping orientiert ist These 10 formuliert; sie ist aber aus Beobachtungen wie denjenigen von BORDIN, THORNDIKE, NUGENT
u.a. abgeleitet.

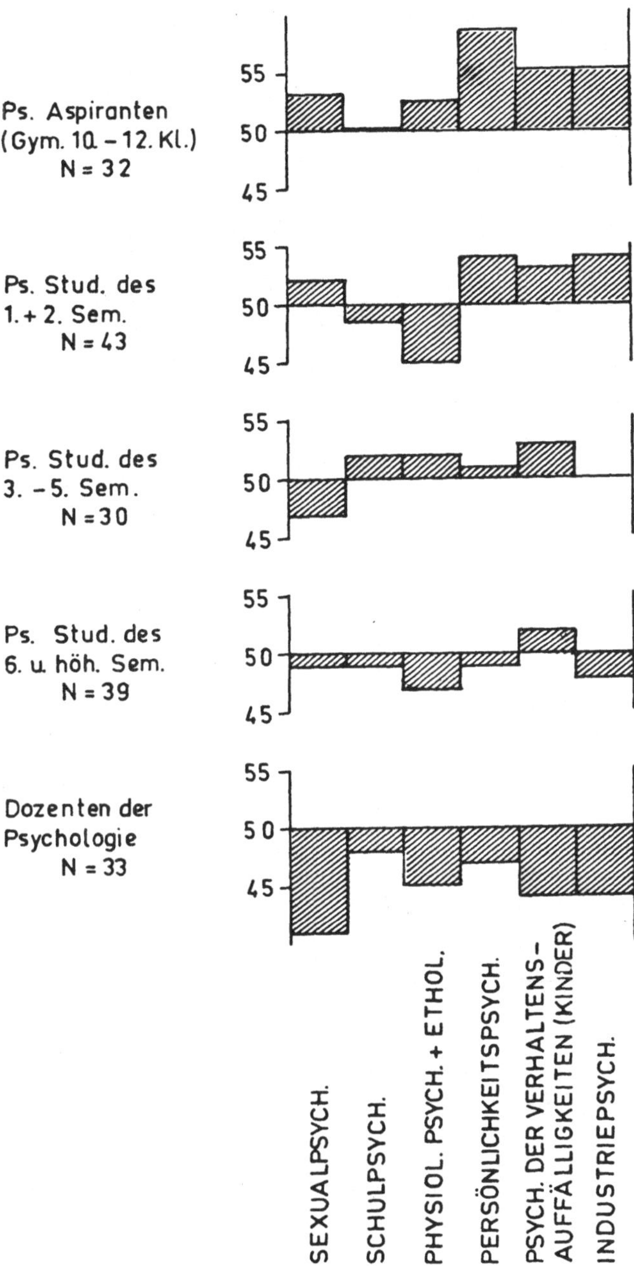

Abb. 7.5. Profile im Psychologischen Interessen-Fragebogen (PSI)
(jeweils männliche und weibliche Probanden gemeinsam)

T-Normen wurden an der Stichprobe der Gymnasiasten gewonnen
N = 473

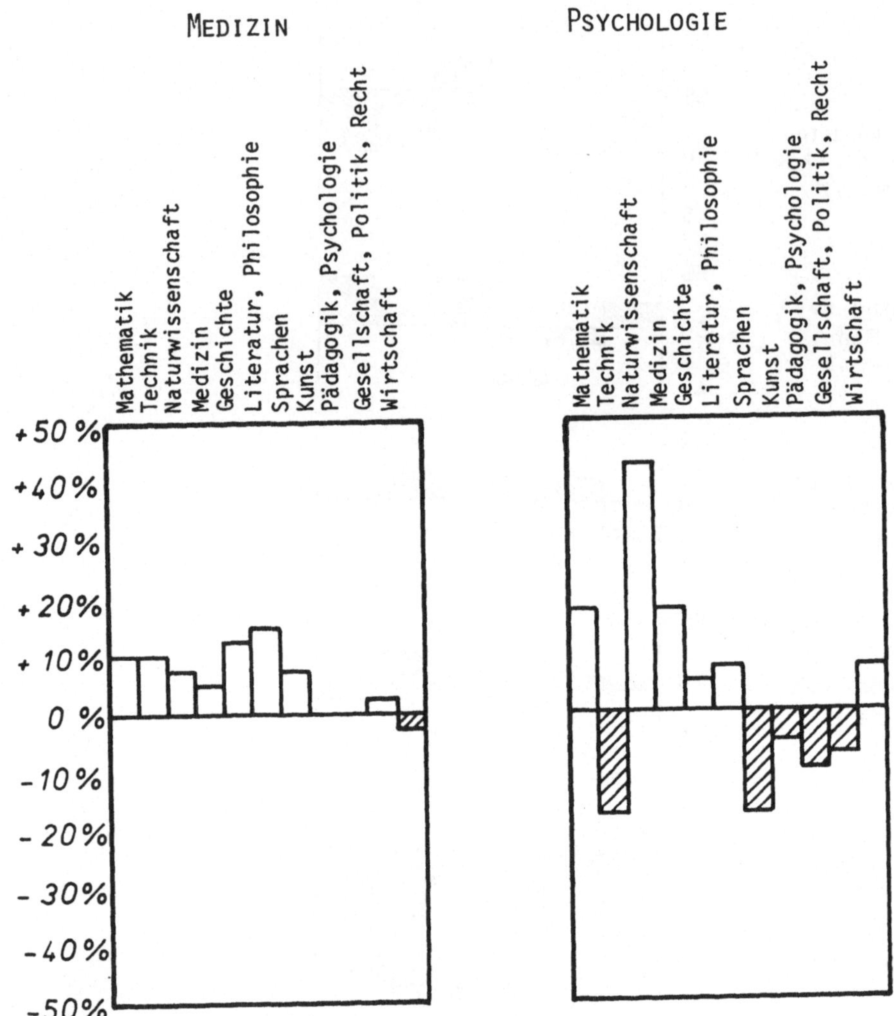

(Ausbildungswunsch bzw. Ausbildungsplan:
Prozentwertdifferenzen)

N = 45   N = 11

<u>Abb. 7.6.</u>   Veränderung der Interessenprofile beim Vergleich von Ausbildungs-
wunsch-Gruppen und Ausbildungsplan-Gruppen
(LIND 1978)

<table>
<tr><td>These 10</td><td>

Ausgeprägte, breite und relativ stabile Interessen haben für den Jugendlichen einen hohen affektiv-kognitiven Anpassungswert.

Entsprechen seine Interessen jedoch nicht seinen sozialen, kognitiven bzw. seinen psychomotorischen Kompetenzen, so hat er zur Vermeidung gravierender Fehlanpassungen im allgemeinen zwei Möglichkeiten:

- Aufsuchen neuer Handlungsbereiche, in denen Interessen und Kompetenzen besser übereinstimmen.

oder

- Anpassung der eigenen Interessen an Handlungsbereiche, in denen ihm aufgrund vorhandener oder leicht erwerbbarer Kompetenzen Handeln erfolgreicher möglich ist.

</td></tr>
</table>

8. Selbstkonzeptänderungen beim Eintritt von Mädchen in die Reifezeit

Otto Ewert

8.1 Einleitung

Wenn man die fast zweitausend Seiten von Ruth WYLIES zweibändigem Werk über das Selbstkonzept überfliegt, dann könnte man den Eindruck gewinnen, als gäbe es einen Überfluß an gut gesicherten Theorien und Meßverfahren zur Untersuchung des Selbstkonzepts. Ganz im Gegenteil zu diesem ersten Eindruck scheint ein Ungleichgewicht zwischen Essays zum Thema Selbstkonzept und wissenschaftlich akzeptierten Theorien zu bestehen, welche eine Antwort auf die Frage nach Struktur und Funktion von Selbstkonzepten geben. Vermutlich wäre es schwierig, wenn man auch nur die Seiten eines kleinen Taschenbuches mit solchen Untersuchungen über entwicklungsgebundene Veränderungen des Selbstkonzepts füllen wollte, die streng von einer überprüften Theorie abgeleitet sind.

Im Jahre 1967 begannen wir mit Unterstützung der Deutschen Forschungsgemeinschaft eine Untersuchung über Selbstbildveränderungen von Mädchen beim Eintritt in die Reifezeit. Probanden waren 914 Mädchen aus Hauptschulen und Gymnasien. Frühere Untersuchungen waren zu dem Ergebnis gekommen, daß sich schon relativ früh eine Verfestigung des Selbstkonzepts, eine Art "Kristallisierung" (ENGEL 1959, S. 121) beobachten läßt und daß von einem abrupten Wechsel in der Struktur des Selbstkonzepts keine

Rede sein kann", so bei OFFER (1969), OFFER & OFFER (1975) und PETERSEN & OFFER (1979). Unsere Untersuchungen waren von der Vermutung geleitet, daß sich beim Eintritt in die Reifezeit zwar kein abrupter Wechsel, wohl aber eine kontinuierliche Veränderung des Selbstkonzepts nachweisen lassen müsse. Aus den Einzelergebnissen stellen wir zwei dieser Veränderungsreihen vor.

8.2   Veränderungen des Selbstkonzepts als Differenzierung der wahrgenommenen Distanz von Selbst und bedeutsamen Personen aus dem sozialen Nahraum

Schon früh wurde beobachtet, daß beim Eintritt in die Reifezeit ein kritisches Interesse an der eigenen Person neben das im Grundschulalter vorherrschende Sachinteresse tritt, so bei Ch. BÜHLER (1923), O. KROH (1940) und E. SPRANGER (1924). Während dieses kritisch-unterscheidende Interesse zunächst noch konkret an Kleidung und äußere Erscheinung, vor allem an die eigene Körperlichkeit gebunden ist, richtet sich der Vergleich mit anderen bald danach mehr auf abstraktere Qualitäten, zumal auch solche psychischer Art. Nach FRY (1974), MONGE (1973) und MONTEMAYOR und EISEN (1975) bezieht sich das Selbstkonzept bei älteren Jugendlichen auf abstraktere Aspekte der Erfahrung. Im gleichen Zusammenhang werden Differenzen zwischen verschiedenen Selbstkonzept-Aspekten größer (MULLENER und LAIRD 1971) und die Interkorrelationen zwischen verschiedenen Selbstbildfacetten nehmen ab (HAUSER und SHAPIRO 1973). Aus einer zusammenfassenden Arbeit von FILIPP (1978) wird deutlich, daß im frühen Jugendalter ein Differenzierungsprozeß der sozialen Wahrnehmung zu beobachten ist, der sich sowohl auf die Wahrnehmung anderer Menschen wie auch auf die Differenzierung der Selbstwahrnehmung und des Selbstkonzepts erstreckt. In unserer Untersuchung gingen wir davon aus, daß der vermutete Differenzierungsvorgang sich als Veränderung der erlebten Distanz zwischen Selbstkonzept und bedeutsamen Personen der Umwelt darstellt. Zur Operationalisierung dieses Ansatzes haben wir uns des semantischen Differentials (OSGOOD et al. 1957) bedient. Unsere Probanden schätzten die Begriffe "mein Vater", "meine Mutter", "Mädchen in meinem Alter", "Erwachsene", "ich selbst", "wie ich sein möchte" ein. Q-Faktorenanalysen über die semantischen Profile der Begriffe ergaben für die Faktoren "Evaluation" im Sinne von positiver bzw. negativer Wertschätzung und "Potency" im Sinne von Einfluß, Macht das in Abbildung 8.1 dargestellte Muster.

Die Relation der Selbstbildvariablen ("ich selbst") zu bedeutsamen Personen der Umwelt zeigt Veränderungen, die sich vom 10. Lebensjahr an bei jeder folgenden Altersgruppe anschaulich deutlicher ausprägen. Ohne daß von einem abrupten Wechsel die Rede sein könnte, nehmen die euklidischen Distanzen zwischen den Begriffen zu (hochsignifikant für die Distanz "ich selbst" und "Erwachsene"); und zwar so, daß die erlebte Macht von Erwachsenen auf Kosten einer positiven Wertschätzung zuzunehmen scheint.

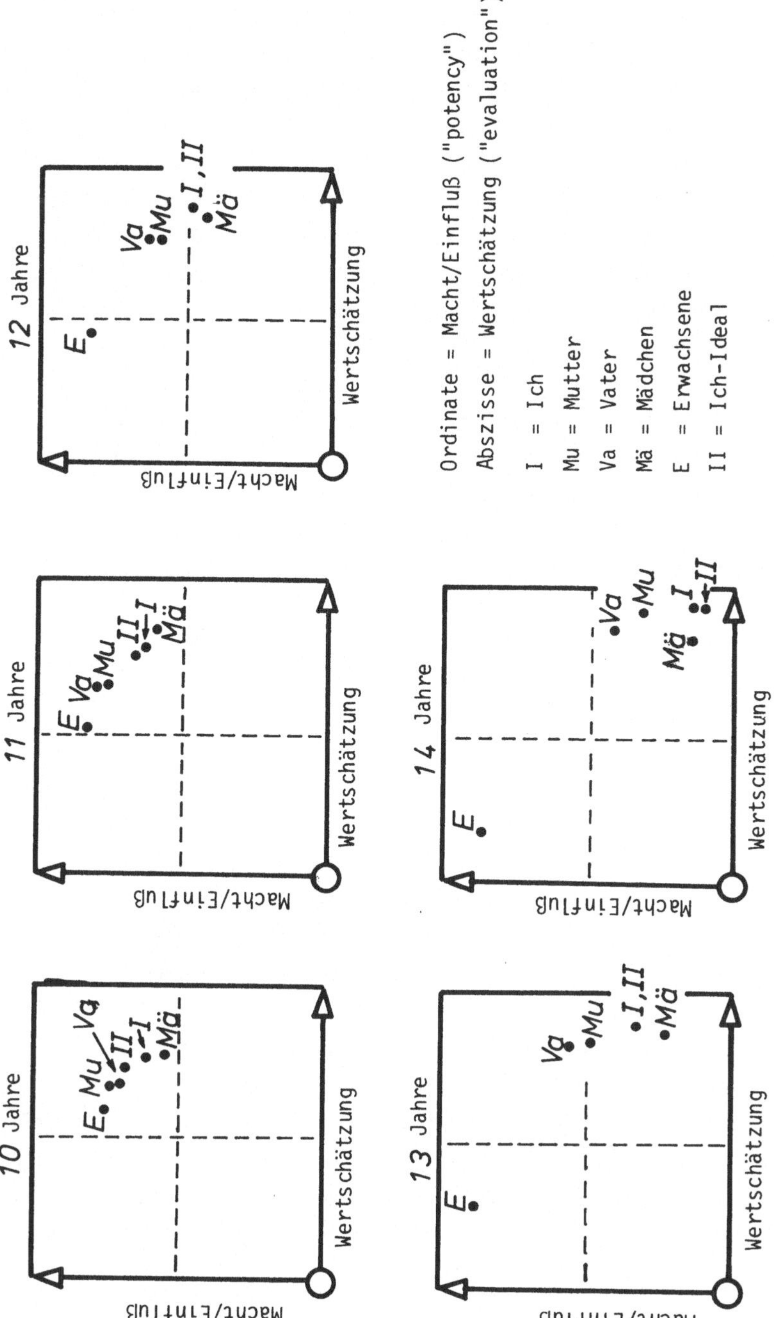

Abb. 8.1. Lokalisation der sechs eingestuften Begriffe im semantischen Raum bei 10- bis 14jährigen Hauptschülerinnen und Gymnasiastinnen

In diesem Zusammenhang ist bemerkenswert, daß auch einschneidende biologische
Veränderungen wie das Auftreten der ersten Regelblutung nicht zu sprunghaften Veränderungen in der Relation des Selbstkonzepts zu bedeutsamen Personen in der Umwelt der Jugendlichen führen. DEGENHARDT (1971) verglich semantische Profile von
altersgleichen Mädchen, bei denen die Menarche (a) bei der ersten Untersuchung
schon eingetreten war, (b) in den letzten 12 Monaten zwischen erster und zweiter
Untersuchung aufgetreten war und (c) solchen, bei denen auch zum Zeitpunkt der zweiten Untersuchung die Menarche noch nicht aufgetreten war. In diesen nach Menarche-
alter geordneten Gruppen unterscheiden sich die Distanzen zwischen Selbstbild und
bedeutsamen Personen der Umwelt nicht. Zusammenfassend interpretieren wir diese
Befunde so: Das Selbstkonzept unterliegt im Jugendalter einem kontinuierlichen Differenzierungsprozeß, der durch biologische Prozesse nicht unmittelbar beeinflußt
wird und der im wesentlichen die komplexere Verarbeitung von Erfahrungen im sozialen Nahraum spiegelt. Die differenziertere Selbstkonzeptbildung legt dabei eine
spannungsvolle Polarisierung zwischen erreichter Autonomie und psychischer Distanzierung des Jugendlichen von Erwachsenen nahe, ein Differenzierungsprozeß, der an
die Stelle von globaler Wertschätzung die Einschätzung von Macht und Einfluß des
Erwachsenen treten läßt.

*8.3   Veränderung des Selbstkonzepts beim Jugendlichen als Polarisation von
       Zentrifugalität und Zentripetalität*

Eine Inhaltsanalyse von Aufsätzen zum Thema "Wer bin ich?", die wir am Beginn
unserer Untersuchung durchführten, kam zu dem Ergebnis, daß bei weiblichen Jugendlichen einige Themen häufig wiederkehren, nämlich Zentripetalität (Aufsuchen und
Aufrechterhalten von familiären Bindungen), Zentrifugalität (Ablösen von familiären Bindungen), Rollenkonflikt (Kind/Erwachsener), Bewertung von Leistung und "negativer Phase" (depressive Verstimmung) im Sinne von HETZER (1926, 1927, 1948).
Zur besseren Operationalisierung der Themen konstruierten wir einen Selbstbildfra-
gebogen, der als die beiden stärksten Faktoren "Zentripetalität" und "Zentrifugalität" (27 % bzw. 21 % der Varianz nach Rotation) enthält. Es liegen uns hierfür
Daten aus einer Längsschnittstichprobe von 10 bis 15jährigen Mädchen über die Jahre 1967 und 1970 vor. Im Jahre 1976 haben wir eine Wiederholungsuntersuchung mit
einer hinsichtlich Lebensalter, Schulbesuch und sozioökonomischem Status der Familie vergleichbaren Stichprobe durchgeführt.

Da die Zeitspanne von 1967 bis 1976 in der Bundesrepublik Deutschland durch erhebliche Veränderungen auf vielen Gebieten charakterisiert ist, liegt es nahe,
Selbstkonzeptänderungen unter einem "zeitgeschichtlichen" Aspekt zu vergleichen.

In welchem Ausmaß haben Studentenrevolten, antiautoritäre Erziehung, Herabsetzung des Wahlalters, vermehrter Besuch von weiterführenden Schulen und Universitäten u.a.m. der Veränderung von Selbstkonzepten bei Jugendlichen ihren Stempel aufgedrückt?

Da wir unsere Längsschnittstichprobe mit einer letzten Messung im Jahre 1970 abgeschlossen haben, beziehen wir uns für eine vorläufige Antwort auf einen Vergleich von Daten aus 1967 mit denen aus 1976. Die Faktorenstruktur der beiden Stichproben stimmen hinsichtlich statistischer Parameter so weitgehend überein, daß sie einen Vergleich zwischen beiden Messungen erlauben. Wir beschränken uns dabei auf die zentralen Faktoren Zentripetalität und Zentrifugalität. Zentripetalität ist durch Items charakterisiert, die in extremer Ausprägung lauten: "Eltern wissen immer am besten, was gut für einen Jugendlichen ist", "Was Jugendliche am meisten brauchen, ist eine strenge Erziehung", "Die Bindung an die Eltern ist das einzige, was wirklich ein Leben lang hält". Zentrifugalität ist durch Items der folgenden Art charakterisiert: "Manchmal möchte ich von zuhause weglaufen", "Ich möchte so schnell wie möglich erwachsen sein, damit ich meinen eigenen Weg gehen kann", "Wenn ich erwachsen bin, werde ich alles anders machen als meine Eltern (negative Ladung).

Ein Vergleich der Werte für Zentripetalität (Tab. 8.1) zeigt, daß Zentripetalität in jeder Stichprobe mit dem Alter abnimmt. Der Wendepunkt von relativer Bejahung zur Ablehnung von Zentripetalität liegt in der Untersuchung von 1967 zwischen dem 12. und 13. Lebensjahr. Für die Untersuchung von 1976 hat sich dieser Wendepunkt auf die 11 bis 12jährigen verschoben. Die Daten von 1976 setzen eine Tendenz fort, die sich auch in den Längsschnittdaten von 1967 bis 1970 findet. Einmal nimmt Zentripetalität zwischen dem 11. und 15. Lebensjahr mit fortschreitendem Alter ab. Zum anderen gibt es einen Kohorteneffekt der Art, daß die 11jährigen von 1967, 1968 usw. jeweils niedrigere Ausgangswerte von Zentripetalität haben. Diese Veränderungen stellen sich aber eher als lineare Verschiebungen dar und lassen, auch bei einem Vergleich der Daten aus 1967 und 1976 keinen Bruch, sondern eher einen allmählichen Wandel erkennen.

Ein etwas anderes Bild ergibt sich für Zentrifugalität (Tab. 8.2). Der Übergang zu einer bejahten Ablösung liegt zwischen den 12 und 13jährigen unserer Stichprobe, wobei diese Tendenz mit dem Alter zunimmt, doch zeigt sich kein Unterschied zwischen den beiden Meßzeitpunkten. Wie Tabelle 8.2 zeigt, gibt es aber eine signifikante Differenz hinsichtlich des sozioökonomischen Status; und zwar so, daß Mädchen aus unteren Sozialschichten zwischen den beiden Meßzeitpunkten "aufgeholt" haben. Ablösung und der Wunsch nach Verselbständigung sind für das Selbstbild der

<u>Tab. 8.1.</u> Mittlere Faktorenwerte für die Zentripetalität (Faktor I)

| Alter | Mittlerer Faktorenwert | |
(Jahre)	1967	1976
10	+1,43	+0,50
11	+0,83	+0,16
12	+0,13	-0,16
13	-0,42	-0,39
14	-0,67	-0,56
15	-0,85	-0,94

Ergebnisse einer dreidimensionalen Varianzanalyse

Quelle	Quadrat-summe	Freiheits-grade	mittlere Quadrat-summe	F	Zufalls-wahrschein-lichkeit
Alter (A)	38,7	3	12,90	27,83	< 0,1 %
Sozioökonomischer Status (B)	0,9	2	0,45	1,00	> 5 %
Erhebungsjahr: 1967/1976 (C)	3,1	1	3,10	6,74	< 0,1 %
A x B	1,0	6	0,17	0,36	> 5 %
A x C	1,4	3	0,47	1,01	> 5 %
B x C	0,1	2	0,05	0,18	> 5 %
A x B x C	0,2	6	0,03	0,06	> 5 %
innerhalb der Zellen	99,4	216	0,46		
Gesamtsumme	141,6	239			

1976 untersuchten Mädchen aus der Unterschicht stärker in den Vordergrund gerückt.
Unterschiede zu Mädchen aus anderen Sozialschichten sind in dieser Hinsicht ausgeglichen.

Wenn man bedenkt, welchen nicht unbeträchtlichen Veränderungen das gesellschaftliche Leben zwischen 1967 und 1976 unterworfen war, so muten die Veränderungen im
Selbstkonzept der Jugendlichen relativ bescheiden an. Auch in Bezug auf Zentrifugalität kann nicht von abruptem Wechsel gesprochen werden, eher von allmählichem Wandel.

Tab. 8.2. Mittlere Faktorenwerte für die Zentrifugalität (Faktor II)

Alter (Jahre)	Mittlerer Faktorenwert	
	1967	1976
10	-0,01	-0,10
11	-0,31	-0,26
12	-0,16	-0,09
13	+0,23	+0,19
14	+0,40	+0,33
15	+0,45	+0,65

Ergebnisse einer dreidimensionalen Varianzanalyse

Quelle	Quadrat-summe	Freiheits-grade	mittlere Quadrat-summe	F	Zufalls-wahrschein-lichkeit
Alter (A)	25,53	3	8,51	21,28	< 0,1 %
Sozioökonomischer Status (B)	9,50	2	4,75	11,88	< 0,1 %
Erhebungsjahr: 1967/1976 (C)	0,60	1	0,60	1,50	> 5 %
A x B	4,57	6	0,75	1,88	> 5 %
A x C	1,85	3	0,62	1,55	> 5 %
B x C	0,70	2	0,35	0,88	> 5 %
A x B x C	0,20	6	0,03	0,08	> 5 %
innerhalb der Zellen	85,01	216	0,40		
Gesamtsumme	120,36	239			

Diese Befunde entsprechen nicht den rasch wechselnden Bildern "der Jugend", die von den Medien entworfen werden; nicht rasch genug übrigens, um nicht bisweilen durch den Gang der Ereignisse überholt zu werden. Ein Grund für die Diskrepanz zu unseren Ergebnissen besteht darin, daß Medien besonders sensibel auf extreme Reaktionen von Minderheiten reagieren - in der unbewiesenen, aber nicht unberechtigten Annahme, daß es sich um ein experimentierendes Vorwegnehmen von Einstellungen und Lebensformen einer künftigen Mehrheit handeln könne.

In repräsentativen Umfragen an Jugendlichen finden sich hingegen recht ähnliche Ergebnisse hinsichtlich eines eher allmählichen Wandels in den letzten Jahren (Ju-

gendwerk der Deutschen SHELL, 1977). Nach EPSTEIN (zit. nach FILIPP 1979, S. 20)
hat ein Selbstkonzeptsystem die Funktion, Erfahrungsdaten zu interpretieren und
einzuordnen. Der kontinuierliche Wandel von Selbstkonzeptdimensionen spiegelt so
nicht den raschen Wechsel von soziokulturellen Gegebenheiten, sondern deren allmähliche Assimilation. Daß selbst Aufbegehren und Revolte gegen familiäre Traditionen
keinen Bruch mit längerfristigen Entwicklungsgängen des Selbstkonzepts bedeuten
müssen, zeigt u.a. eine Analyse unserer Daten von 1967 durch H.M. TRAUTNER (1972
a und b). Er kann nämlich zeigen, daß Zentripetalität mit den Rollenvorstellungen,
die Mütter für ihre Töchter haben, kovariiert. Wandel von Selbstkonzepten im Sinne
einer Abweichung von der Erwachsenennorm kann also durchaus durch die familiäre
Sozialisation vorprogrammiert sein.

Obwohl unsere Befunde mit Ergebnissen anderer Erhebungen in Übereinstimmung
stehen, übersehen wir nicht zwei naheliegende Einwände. Es ist nicht nur möglich,
sondern sogar wahrscheinlich, daß in unserer Stichprobe sowohl soziale Randgruppen
wie auch mögliche "opinion leaders" unterrepräsentiert sind. Ein soziokultureller
Wandel wird zunächst nur von Minderheiten vorgetragen und dann erst von größeren
Gruppen nachvollzogen. Ein zweites Argument könnte sich gegen die von uns vorgenommene Datenreduktion richten. Möglicherweise hätte ein stärker ideographisches
Vorgehen mehr Belege für einen Wandel von Selbstkonzeptdimensionen gebracht. Dem
muß freilich entgegengehalten werden, daß die Ergebnisse eines solchen Vorgehens
kaum verallgemeinerungsfähig sind und daß die Psychologie der Lebensspanne (zusammenfassend P. BALTES et al. 1980) mit vergleichbaren Formen der Datenreduktion
klare Ergebnisse über den differentiellen Einfluß von soziokulturellen Variablen
auf die menschliche Entwicklung erbringen konnte.

9. Zur Entwicklung der Handlungsstruktur im Jugendalter: Eine neue theoretische Perspektive

Rolf Oerter

9.1 Einleitung

Der vorliegende Ansatz konzentriert sich auf einen Aspekt, der in westlichen handlungstheoretischen Ansätzen eine sehr geringe Rolle spielt, in der sowjetischen Psychologie dagegen zentral ist: den Gegenstandsbezug. Im sowjetischen Tätigkeitsbegriff (LEONTJEW 1977; GALPERIN 1969[2]; RUBINSTEIN 1977) wird die Gegenständlichkeit von Handlung konstitutiv, es gibt keine Tätigkeit ohne Gegenstandsbezug. "Die Grundlage der Tätigkeit - ihr 'konstituierendes Merkmal' - ist ihre Gegenständlichkeit. Der Ausdruck, gegenstandslose Tätigkeit entbehrt jedweden Sinns" (LEONTJEW 1977, S. 24). Zu dieser allgemeinen Kennzeichnung tritt ein weiterer kulturspezifischer Aspekt, der für die Nutzung des Gegenstandsbezuges beim Handlungsbegriff spricht. Die wissenschaftliche, technische und wirtschaftliche Entwicklung entspricht nämlich zweifellos der Besonderheit der abendländischen Kultur, die auf aktive Vergegenständlichung ausgerichtet ist. Der homo faber ist in kaum einer anderen Kultur so sehr der Prototyp des Menschen wie bei uns.

Im Laufe der abendländischen Geschichte hat der Umweltbezug des werkschaffenden Menschen allmählich die heutige Form angenommen, die durch die moderne Arbeitsstruktur gekennzeichnet ist. Diese Arbeitsstruktur soll zum Ausgangspunkt unserer

Analyse gewählt werden. Es geht dabei nicht nur um berufliche oder industrielle Arbeit, sondern um Züge unseres Handelns, die nahezu in allen Lebensregionen anzutreffen sind. So bewerten wir Aktivitäten hoch, bei denen "etwas herauskommt", eine sichtbare, "meßbare" Leistung vorliegt. Weiterhin spielt bei allen unseren Planungen die Zeit eine zentrale Rolle. Vorhaben müssen innerhalb bestimmter Zeitgrenzen erledigt werden. Freilich, nicht alle Züge der Arbeitsstruktur sind in allen Bereichen gleich wichtig. Am schärfsten tritt die Struktur des hier interessierenden Umweltbezuges in der modernen Arbeit selbst auf, weshalb wir im folgenden für die weitere Analyse den Begriff der Arbeitsstruktur verwenden.

Sie läßt sich für unsere Zwecke folgendermaßen definieren: Moderne Arbeit besteht in der wohlmotivierten, zuverlässigen Erledigung extern gesetzter Aufträge innerhalb festgelegter Zeitgrenzen.

Diese Struktur ist durch die moderne industrielle Produktionsweise festgelegt und läßt sich in ihr nicht umgehen. Es kann hier nicht im einzelnen abgeleitet werden, wie es zu dieser Form menschlicher Aktivität kam, noch wie sie sich in einzelnen Berufen darstellt. Erläuterungsbedürftig erscheint jedoch das Faktum, daß diese Arbeit "wohlmotiviert" verrichtet wird. Dies ist nicht nur eine gesellschaftliche Forderung, etwa: Freude an der Arbeit haben, sondern zugleich offenbar ein psychologischer Verteidigungsmechanismus, da diese eigentlich inhumane Arbeitsform nur durch ihre Uminterpretation durch das involvierte Subjekt bewältigt werden kann. In Interviews, die wir mit Jugendlichen über ihre berufliche Zukunftsvorstellungen durchgeführt haben, zeigt sich fast ausnahmslos die große Bedeutung der motivationalen Komponente. Für alle Befragten soll der Beruf Freude machen, abwechslungsreich und befriedigend sein. Beruf wird zugleich von vielen als unentbehrlich für die Selbstverwirklichung angesehen.

Der Allgemeinheitsgrad des hier beschriebenen Umweltbezuges der modernen Arbeitsstruktur läßt sich übrigens auch daraus ersehen, daß die psychologische Forschung selbst in sie weitgehend eingepaßt ist. Psychologische Tests erfüllen die obigen Definitionskriterien genau psychologische Experimente setzen ebenfalls externe Aufträge (als unabhängige Variablen), die meist auch innerhalb von Zeitgrenzen (Zeitmessungen sind meist sehr bedeutsam) ausgeführt werden sollen.

9.2 *Die Entwicklung des Gegenstandsbezuges bei selbstverursachter Leistung*

Die Motivationsforschung hat wohl im Sektor des Leistungsverhaltens die reichhaltigsten Ergebnisse vorzuweisen. Daher können viele der nachfolgenden Aussagen durch sie gestützt oder zu ihr in Beziehung gebracht werden.

9.2.1 Leistung als selbsterzeugtes Resultat (S - O)

Schon im Vorschulalter erkennt das Kind (S) sich als Verursacher eines außer
ihm fortbestehenden Ergebnisses (O) (z.B. Bau einer Sandburg, Malen eines Bildes,
Errichten eines Gebäudes aus Bausteinen usw.). Gegenstände werden sehr frühzeitig
als hergestellte Gegenstände begriffen (PIAGET [übersetzt PIAGET 1978] wies bereits
1926 auf dieses Phänomen hin und nannte seine Übergeneralisierung durch das Kind
"Artifizialismus"). Schon vor Schuleintritt erfährt das Kind, daß selbsterzeugte
Ergebnisse positiv bewertet werden, unabhängig von ihrem Inhalt. Freilich gibt es
hierbei beträchtliche Schicht- bzw. subkulturelle Unterschiede. Spätestens mit
Schuleintritt wird die Valenz selbsterbrachter Resultate allgemein: Das Kind erbringt vielfältige Leistungen, die in seinen Augen inhaltlich beliebig sind. Zugleich erfüllt es durch sein Handeln ein Grundelement der Arbeitsstruktur, nämlich
die Erledigung extern gesetzter Aufträge.

Damit wird das Ergebnis zu einem allgemeinen inhaltsleeren Gegenstand mit einer
korrespondierenden allgemeinen Valenz, die ich als abstrakte Valenz bezeichne. Die
spätere berufliche Tätigkeit konzentriert sich generell auf solche extern gesetzten
Aufträge, die ihren Wert vor allem dadurch erhalten, daß man für ihre zuverlässige
Erledigung sorgt.

9.2.2 Leistung als Resultat eigener Anstrengung (S - A - O)

In einem nächsten Differenzierungsschritt wird die Leistung nicht nur als Ergebnis eigenen Handelns, sondern durch den absichtsvollen Einsatz von Anstrengung erklärt. Hierzu liegen in der Attributionsforschung eine Fülle von Untersuchungen
vor. Anstrengung gliedert sich als Konzept früher als der Fähigkeitsbegriff aus,
da Anstrengung unmittelbar beobachtet ist und direkt mit Erfolg und Mißerfolg korreliert (HECKHAUSEN 1980, S. 650). KROGER (1978) konnte zeigen, daß schon 5- bis
6jährige ein einfaches Kausalschema der Kovariation von Anstrengung und Ergebnis
besitzen: große Anstrengung - großer Erfolg, geringe Anstrengung - geringer Erfolg
bzw. Mißerfolg.

Anstrengung als ein generelles Erklärungskonzept gewinnt aber erst allmählich
allgemeine Valenz. Die Attributionsforscher fanden mit zunehmendem Alter eine zunehmend höhere Bewertung der Anstrengung (WEINER & KUKLA 1970; WEINER & PETER 1973).
Beurteilt wurden allerdings fiktive Schülerleistungen aus der angenommenen Perspektive des Lehrers. In einer vom Verfasser angeregten Untersuchung über die Bewertung von Anstrengung und Fähigkeit (PRECHTL 1978) wurde die Höherbewertung von Anstrengung im Fremdurteil am längsten beibehalten ("Mit wem ist der Vorgesetzte

mehr zufrieden?"). Fleiß und Anstrengung als Kausalfaktor tritt offenbar vor der Übernahme des Konzeptes als genereller Wert auf. Analog zur abstrakten Valenz der Leistung auf dieser Differenzierungsebene läßt sich die Anstrengung (bzw. der Fleiß) als psychologischer Gegenstand mit abstrakter Valenz postulieren. Die Attributionsforschung zeigt aber, daß ein gravierender Unterschied zwischen Selbstbewertung und Fremdbewertung besteht (zusammenfassend s. HECKHAUSEN 1980, S. 664 f). Für die Zufriedenheit und den Stolz über die eigene Leistung sind andere Komponenten wichtig als für die Bewertung der Leistung anderer. Dieser widerspruchsvolle Befund liegt vermutlich an der Einseitigkeit der Fragestellung in der Attributionsforschung. Wir werden auf das Problem noch zu sprechen kommen.

9.2.3 Leistung als Resultat von Anstrengung und Fähigkeit (S - F - A - O)

Die Fähigkeit als gewissermaßen vergegenständlichte, stabilisierte Tüchtigkeit tritt als Erklärungskonzept allmählich zur Anstrengung. Bei einfachen Situationen, in denen Fähigkeit und Anstrengung festgelegt sind, folgert schon die Mehrzahl der Sechsjährigen richtig die Fähigkeit und nehmen schon Achtjährige eine multiplikative Verknüpfung von Fähigkeit und Anstrengung vor (KUN et al. 1974). Insgesamt braucht der Aufbau des Fähigkeitskonzeptes länger als der des Anstrengungskonzepts. Zunächst werden Fähigkeit und Anstrengung additiv verknüpft (sie summieren sich in ihrem Effekt auf), sodann erfolgt eine multiplikative Verknüpfung (bei höherer Fähigkeit bringt der gleiche Anstrengungszuwachs einen vermehrten Effekt). Am klarsten zeigt sich die Aufeinanderfolge von A und F in Untersuchungen von NICHOLLS (1975; 1978 a und b). Aus kulturvergleichenden Untersuchungen zwischen Weißen und Maori auf Neuseeland geht überdies der Einfluß der Schule auf diese Entwicklung hervor. Die Maori-Kinder erwarben die Konzepte jeweils zwei bis drei Jahre später (NICHOLLS 1978 b). Eine Reihe von Arbeiten spricht dafür, daß die Fähigkeit zwischen zehn und zwölf Jahren allgemeine abstrakte Valenz erhält. Sie wird zum maßgeblichen Faktor der Selbstbewertung. Der Wert der eigenen Leistung bemißt sich hauptsächlich nach der Höhe der eigenen Fähigkeit (AMES et al. 1977; AMES 1978; NICHOLLS 1975; HECKHAUSEN 1978; MEYER 1973). In der bereits erwähnten Untersuchung von PRECHTL (1978) erfolgt im zweiten Lebensjahrzehnt eine Umbewertung von Anstrengung und Fähigkeit, wobei die Fähigkeit sukzessive höher bewertet wird.

Nun bleibt aber das merkwürdige Ergebnis bestehen, daß die Anstrengung in der Fremdbewertung bis ins Jugendalter höher eingestuft wird. Die Autoren, die sich mit Bewertungsprozessen befaßt haben, verstehen die Fremdbewertung offenbar ausdrücklich als moralisch begründet. So bezeichnen WEINER und PETER (1973) den in den USA von ihnen beobachteten Rückgang der Anstrengungsbewertung ab etwa 14 Jahren als

"Regression", interpretieren ihn aber gleichzeitig als Einfluß der Orientierung am Produkt in hochindustrialisierten Gesellschaften.

Offenkundig rivalisieren hier zwei verschiedene Beurteilungsprinzipien. Einerseits ist es unfair, die Anstrengung des anderen, seine Willensanstrengung und gute Absicht nicht gerecht zu honorieren, andererseits entscheidet in unserer Arbeitswelt eine mit möglichst geringem Aufwand erzielte Leistung. Im Prinzip handelt es sich um zwei einander ergänzende Normen: einerseits die Arbeitsmoral (verknüpft mit Anstrengung und Fleiß), andererseits die ökonomische Herstellung von Produkten, bei der die Verringerung des Arbeitsaufwandes angestrebt wird. Daß die Ergebnisse der Attributionsforschung in diesem Bereich verzerrend wirken, zeigt ihre Konfrontation mit den harten Tatsachen des Alltags. Der Lehrer - so sehr er Anstrengung würdigen mag - beurteilt ausschließlich das Leistungsergebnis. Dem Aufsteiger (im Schulsystem oder im Klassensystem) wird zuvörderst Fähigkeit und erst in zweiter Linie Anstrengung attribuiert. Die soziale Schichtung nach beruflichem Status korrespondiert klar mit dem Fähigkeitsniveau, erst in zweiter Linie mit der Anstrengung. Nur beim ungelernten Arbeiter bleibt die Korrespondenz von Anstrengung und Leistung erhalten. Hier wird Anstrengung zur Arbeitstugend. Damit wird deutlich, daß der hier vorgestellte Ansatz einen umgreifenderen Geltungsanspruch erhebt. Die allmähliche Ausdifferenzierung der bislang vorgestellten psychologischen Konzepte hat eine umfassendere Bedeutung. Sie spiegelt die sukzessive Übernahme der Arbeitsstruktur wider. Darauf wird in den nächsten Abschnitten noch näher einzugehen sein. Zuvor wird ein weiteres Niveau der Differenzierung vorgestellt, das auf die bisher aufgezählten folgt.

9.2.4 *Leistung als selbstverursachtes Resultat von delegierter Anstrengung und Fähigkeit (S − $\boxed{F - A - O}$)*

Ein entscheidendes Prinzip in hochindustralisierten Ländern besteht im Delegieren von Arbeit an andere, die dazu entweder geeignet sind oder schlicht durch ihre Anzahl die erforderliche Arbeit erbringen. Das Individuum, das zu delegieren vermag, sorgt für die (zuverlässige und rechtzeitige) Erledigung von Aufträgen gerade dadurch, daß es sie nicht selbst ausführt, sondern anderen überläßt. Damit koppelt es die Kette Fähigkeit-Anstrengung-Leistung (Objekt) von sich ab.

Das Delegationsprinzip baut sich wie die vorausgegangenen Niveaus auch sicherlich in relativ langen Zeiträumen auf. So überträgt schon das Kleinkind Aufgaben an die Mutter oder andere Personen, die es selber ungern verrichtet (Aufräumen, Saubermachen). Schüler delegieren die Erledigung von Hausaufgaben, indem sie ein Tauschgeschäft machen. Von hier aus ist es aber noch ein weiter Schritt zu der

Tab. 9.1. Entwicklungsniveaus bei der Übernahme der Arbeitsstruktur, aufgegliedert nach fünf Bereichen

Formel	Kognitives Strukturniveau	Psychologische Konzepte	Planungsniveau
S-0	0 nominal abhängig von S	Leistung als selbsterzeugtes Resultat. Aktivität und Resultat sind ungeschieden.	Aufträge erledigen
S-Ⓐ-0	0 quantitativ abhängig von S A als eindimensionale Variable	Fleiß, Anstrengung, "Arbeit" Aktivität und Resultat sind geschieden	a) Aufträge zuverlässig erledigen Barrieren werden durch Anstrengung kompensiert b) Aufträge innerhalb gewisser Zeitgrenzen erledigen
S-F-A-0	F und A als Variablen; kompensatorische additive, später multiplikative Kombination	Fähigkeit, Intelligenz Fähigkeit und Tätigkeit sind geschieden	
F > A	F und A wird umgewichtet: Umstrukturierung "Diskrimination" von F und A	Dominanz von Fähigkeit Umbewertung	Nutzung von Werkzeug und Maschine (externes Korrelat von Fähigkeit)
S- [F-A-0]	Flexible Handhabung der Gesamtstruktur F-A-0	Subjekt als losgelöstes, 'reines' Subjekt	Delegierung von Aufträgen

Soziale Interaktion	Handlungsstruktur
$S_1 \rightarrow 0 \leftarrow S_2$ (gemeinsamer Gegen- standsbezug)	Gegenständliche Handlung, gesteuert vom äußeren Resultat; subjektiver Nutzen; Erreichung des Zieles
$S_1 \rightarrow T \leftarrow S_2$ (gemeinsamer Tätigkeitsbezug nach Regeln, z.B. Wippen, "Reiterkampf", Ringen) $S_1 \rightarrow T \rightarrow 0 \leftarrow T \leftarrow S_2$ (gemeinsamer Gegenstands- bezug durch Tätigkeit, z.B. Tennis, Ballspiele)	Handlung wird ohne externe Rück- koppelung aufrechterhalten, interne Steuerung; subjektiver Nutzen: - Sicherheit der Zielerreichung - Selbstbelohnung durch An- strengung
$S_1 \rightarrow F \rightarrow T \leftarrow F \leftarrow S_2$ (gemeinsamer Tätigkeitsbezug durch Einsatz von Fähigkeit, z.B. Artisten, Ballett, Orchester) $S_1 \rightarrow F \rightarrow T \rightarrow 0 \leftarrow T \leftarrow F \leftarrow S_2$ (gemeinsamer Objektbezug unter Einsatz ausgebildeter Fähigkeit, z.B. arbeitsteili- ger Produktionsprozeß)	Systematische Aufwandsverringerung bei der Zielerreichung; Verbesserte Sicherheit der Ziel- erreichung durch Nutzung der Ma- schine; Beginnende Optimierung des subjek- tiven Nutzens: Tendenz zur Maximie- rung des Effektes bei Minimierung des Aufwandes
$S_1 \leftarrow \rightarrow S_2$ (direkter Bezug, z.B. sich gleich fühlen, ohne Kommuni- kation und Interaktion) Begriff der Person (abstrakte Valenz der Per- son)	Handlung als stellvertretende Zielerreichung. Optimierung des subjektiven Nutzens: Maximierung des Effekts bei Minimierung des Aufwands

Erkenntnis, daß Delegieren ökonomisch notwendig, ja sogar unvermeidbar ist, wenn man der modernen Arbeitsstruktur gerecht werden will. Hier wird die Abkoppelung von Fähigkeit und Anstrengung zum Prinzip, das planvoll eingesetzt wird. In Untersuchungen mit Organisationsaufgaben konnten wir feststellen, daß die Nutzung von Delegation selten vorgenommen wird und mit einer gewissen Häufigkeit erst im späten Jugendalter bzw. im Erwachsenenalter auftaucht (OERTER et al. 1977; DREHER 1978).

Dennoch kann man annehmen, daß das Subjekt im Jugendalter zumindest in einzelnen Regionen den Umweltbezug F - A - O abkoppeln kann, z.B. indem es nach dem Equity-Prinzip für den anderen, dem es die Aufgabe übertragen hat, eine Gegenleistung erbringt. Vielleicht auch, indem es an Modellen die Freisetzung von Arbeit beobachtet und den bislang akzeptierten Umweltbezug der zuverlässigen Auftragserledigung verweigert. Im folgenden wird der positive Aspekt des Abkoppelns von Leistung und damit der stellvertretenden Auftragserledigung in Form des Delegierens bevorzugt.

Eine entscheidende Konsequenz dieser Abkoppelung ist die Entstehung des befreiten oder des "reinen" Subjekts. Konnte sich bisher das Subjekt nur in seinen Umweltbeziehungen denken, so wird es nun in die Lage versetzt, sich losgelöst von diesen zu verstehen, sich auf sich selbst zu beziehen, sich als einmalig der Welt gegenübergestellt zu erfahren. Das "reine Subjekt" ermöglicht Reflexion über sich selbst und den Zustand der Untätigkeit oder Passivität als Ergebnis eines aktiven Loslösungsprozesses. Die bei vielen Jugendlichen beobachtbare Neigung, überhaupt nichts zu unternehmen, untätig beisammen zu sitzen oder allein in ihrem Zimmer zu weilen, kann nun als Folge eines höheren Entwicklungsniveaus interpretiert werden.

In Tabelle 9.1 wird in einem Überblick die theoretisch postulierte Entwicklungssequenz für eine Reihe von Bereichen dargestellt. Im folgenden Abschnitt werden zunächst die drei ersten Spalten (Kurzformel, kognitives Strukturniveau und psychologische Konzepte) näher erläutert.

9.2.5 Kognitive Strukturniveaus

Es zeigt sich, daß die Entwicklungsstufen der Ausdifferenzierung des Umweltbezugs mit Hilfe der Kategorien der kognitiven Komplexität (SCHRODER et al. 1967) und mit PIAGETs Kategorien in Verbindung gebracht werden können.

Auf der untersten Ebene ist das Objekt O (die Leistung) nur nominal abhängig vom Subjekt S, da der Akteur ohne quantitative Kriterien als Ursache für das Ergebnis erkannt wird. Auf der zweiten Ebene (Ausdifferenzierung von A) wird O quantitativ abhängig von A, die Leistung O korrespondiert direkt zur Größe von A. Die Einführung von A stellt einen ersten Differenzierungsschritt dar. Eine Dimension wird als Variable ausgegliedert: eindimensionale Zentrierung im Sinne PIAGETs (1946), einfach konkretes Niveau im Sinne von SCHRODER et al. (1967) (Betonung einer Dimension, keine Kombination). Die dritte Ebene bringt eine zweite Variable (fortschreitende Differenzierung). Beide Variablen werden erst additiv, dann multiplikativ verknüpft. Die auf der dritten Ebene als weiterer Schritt angegebene Umgewichtung von F und A können als Umstrukturierung des Gesamtgefüges F - A - O gelten. Im Sinne von SCHRODER et al. (1967) erfolgt eine erneute "Diskrimination" (Gewichtung) beider Variablen und die Ableitung einer neuen Verknüfungsregel.

Die letzte Strukturebene schließlich stellt einen nochmals deutlich abgehobenen qualitativen Sprung in der kognitiven Entwicklung dar, da nun die Gesamtstruktur F - A - O flexibel gehandhabt werden kann. Der Umgang mit dem Variablenkomplex als Ganzem entspricht der Superzeichenbildung. Er impliziert aber auch die Fähigkeit zum hypothetischen Denken im Sinne der formalen Denkoperationen, da erst jetzt mit dem Mittel der Delegation das Bedingungsgefüge für Leistung eine beliebige Zuweisung erfolgen kann. Ein tieferer Zusammenhang zu den formallogischen Operationen liegt in der Fähigkeit des Subjekts zur Lösung von seiner Umwelt begründet. Die Befreiung des Denkens von der Realität und das logische Umgehen mit Möglichkeiten erfordert nämlich ein Subjekt, das sich von unmittelbaren konkreten Umweltbezügen befreien kann.

9.3 Erweiterung des Ansatzes auf Planung, soziale Interaktion und auf die generelle Handlungsstruktur

Die bislang erläuterten Differenzierungsebenen des Gegenstandsbezuges bei selbstverursachter Leistung lassen sich auf weitere Bereiche übertragen. Ich beginne mit dem Sektor des Planens, zu dem von uns empirische Untersuchungen durchgeführt wurden (OERTER et al. 1977; DREHER M. 1980; DREHER E. 1980).

9.3.1 Planungsniveau und Handlungsstruktur

(a) Korrespondierend zum ersten Niveau des Gegenstandsbezuges (S - O) ist die Planungsaktivität lediglich auf die Erledigung von Aufträgen (Aufgaben) ausgerichtet. Eine Absicherung, daß dies zuverlässig und rechtzeitig geschieht, ist noch nicht möglich. Die dazugehörige *allgemeine Handlungsstruktur* ist aus der entwicklungspsychologischen Forschung wohlbekannt. Die Handlung wird vom äußeren Resultat her gesteuert. Solange es möglich ist, die Handlung durch die externe Kontrolle im

Fortgang der Erstellung eines Werkes weiterzuführen, kann die Handlung aufrechterhalten werden (external locus of control). Der *subjektive Nutzen* der Handlung liegt
in der Erreichung des Zieles (Realisierung eines Vorhabens, Erreichen eines Effektes).

(b) Auf dem zweiten Niveau des Gegenstandsbezuges (S - A - O) ist die Planungsaktivität bereits darauf gerichtet, Aufträge *zuverlässig* zu erledigen. Schwierigkeiten und Barrieren können nun durch den Einsatz von Anstrengung überwunden werden. Anstrengung (Fleiß, bewußt aufgewendete Aktivität) gewährleistet die Sicherheit, daß Aufträge nicht aufgegeben werden. Allmählich wird auch die Komponente
Zeit wichtig. Mehr und mehr richtet sich das Planen darauf, die Aufträge rechtzeitig, d.h. innerhalb der vorgeschriebenen Zeitgrenzen auszuführen. "Zuverlässig"
heißt dann "gut" und zugleich "rechtzeitig". Die zusätzlichen Planungsleistungen,
die für rechtzeitige Erledigung erforderlich sind, können in diesem Zusammenhang
nicht erörtert werden. Näheres hierzu siehe OERTER et al. (1977) und OERTER (1978).
Die *allgemeine Handlungsstruktur* verändert sich qualitativ beträchtlich, weil nun
die Handlung ohne externe Rückkoppelung aufrechterhalten werden kann. Das Ziel ist
durch Einsatz von Anstrengung (im Einzelfall Konzentration, Ausdauer usw.) sicher
erreichbar. Dies impliziert den Aufbau der internen Steuerung (internal locus of
control). Der Aufbau der Selbstkontrolle im Sinne KANFERs (1970, 1975) ordnet sich
hier ein und stellt eine Folge der Übernahme der Arbeitsstruktur dar. Der *subjektive Nutzen* des neuen Handlungsniveaus, auf dem unangenehme Anstrengung aufgebracht
werden muß, liegt in der größeren Gewißheit, mit welcher nun ein gesetztes Ziel erreicht werden kann. Er liegt weiterhin in der bewußten Kontrolle des Ergebnisses,
das bei vermehrter Anstrengung verbessert werden kann.

(c) Das dritte Niveau der Differenzierung (S - F - A - O) bringt die Nutzung von
Werkzeug und Maschine bei der Erledigung von Aufträgen (dem Erbringen von Leistungen). Jetzt geht es nicht nur um zuverlässige Erledigung innerhalb von Zeitgrenzen,
sondern auch um Einsparung von Aufwand. Wenn die Umwertung F > A eingesetzt hat,
wird die Maschine systematisch genutzt. In unseren Untersuchungen mit Organisationsaufgaben konnten wir feststellen, daß der Einsatz einer Maschine (in diesem Falle
des Fahrrades zur rascheren und leichteren Zurücklegung von Wegstrecken) erst nach
der Berücksichtigung der Zeitgrenzen auftritt. Die Maschine ist gemäß unserer Annahme das materialisierte Pendant zur Fähigkeit. Die *Handlungsstruktur* verändert
sich ebenfalls. Durch den Einsatz der Maschine, wie durch die Nutzung der Fähigkeit wird der Aufwand bei der Zielerreichung verringert. Zugleich aber wird die Erreichung des Zieles noch besser abgesichert. Dies gilt vor allem dann, wenn die
Zeitgrenzen so eng gesetzt sind, daß die Anstrengung allein kaum zur sicheren Auftragserledigung ausreicht. Der *subjektive Nutzen* kann ab diesem Niveau planvoll
optimiert werden. Denn nun kann das Handeln danach ausgerichtet werden, ein be-

gehrtes Ziel (begehrt ist im Normalfall auch die Erfüllung externer Aufträge) mit möglichst geringem Aufwand zu erreichen. Ökonomisch gesprochen liegt hier der Beginn der Maximierung des Effektes bei gleichzeitiger Minimierung des Aufwandes vor.

(d) Auf dem vierten Niveau kommt es zur Delegierung von Aufträgen in der bereits erläuterten Weise. Die Planung bezieht diese Möglichkeit einerseits zur Aufwandsverringerung, andererseits aber gerade zur besseren Absicherung einer zuverlässigen Auftragserledigung ein. Delegieren gewährleistet die bestmögliche Erledigung des Auftrags, wenn der Ausführende wegen seiner Fähigkeit ausgewählt wurde. Delegieren garantiert größtmögliche Sicherheit bei der Einhaltung von Zeitgrenzen, wenn man die notwendige Anzahl von Ausführenden einplant. Der *subjektive Nutzen* kann nun optimiert werden: Zusammen mit der systematischen Nutzung der Maschine erbringt das Delegationsprinzip die Maximierung des Effektes (der Leistung) bei Minimierung des Aufwandes. Empirisch konnte die Tendenz der Optimierung des subjektiven Nutzens in Gruppendiskussionen über Lösungsvorschläge bei einer Organisationsaufgabe nachgewiesen werden (DREHER E. 1980). Je mehr die Versuchspersonen über Planungsstrategien verfügten und die Organisationsaufgabe überblickten, desto mehr nutzten sie ihr Planungshandeln für die persönlichen Interessen und Ziele. Die Wahl zwischen gleichwertigen Planungsschritten wurde durch deren subjektiven Nutzen begründet.

9.3.2 *Soziale Interaktion*

Zu verblüffenden Ergebnissen gelangt man, wenn man die Niveaus des Gegenstandsbezuges auf die Entwicklung der sozialen Interaktion anwendet. Ausgehend von der eingangs skizzierten Grundposition ist soziales Handeln ebenfalls gegenstandsbezogen. Entweder der soziale Partner selbst bildet das Bezugsobjekt oder mehrere soziale Partner beziehen sich auf ein gemeinsames Objekt. Die letztere Form der Sozialbeziehung scheint mir die alltägliche und gesellschaftlich auch die wichtigere zu sein.

(a) Gemeinsamer Gegenstandsbezug. Auf der Ebene der Ausgliederung des (selbsterzeugten) Gegenstandes postulieren wir soziale Interaktion als Gegenstandsbezug:

$$S_1 \rightarrow 0 \leftarrow S_2$$

Zwei oder mehr Subjekte beziehen sich gemeinsam auf einen Gegenstand. Dies tun etwa kleine Kinder, die miteinander spielen, z.B. eine Sandburg bauen, ein Rollenspiel machen, zusammen ein Bilderbuch anschauen u.a.m. Nur solange der gemeinsame Gegenstandsbezug besteht, bleibt das Spiel aufrecht erhalten. Natürlich gibt es diese Form des gemeinsamen Gegenstandsbezugs auf allen Altersstufen. Differenziertere Formen sind dann höheren Niveaus vorbehalten.

198

(b) Gemeinsamer Tätigkeitsbezug ($S_1 \rightarrow T \leftarrow S_2$). Die Ausgliederung des Anstrengungskonzeptes impliziert auch die Möglichkeit, sich auf eine gemeinsame Tätigkeit zu beziehen. Dies ist allerdings nur möglich, wenn Regeln eingehalten werden, denn ohne vereinbarte oder übernommene Regeln für die Aktivität käme es zu keiner geordneten Interaktion. Einfache Beispiele für gemeinsamen Tätigkeitsbezug sind Wippen (zwei Personen müssen ihre Bewegungen aufeinander abstimmen), der "Reiterkampf" (zwei Personen kämpfen auf den Schultern ihrer "Reittiere" gegeneinander; abgestimmt werden müssen vor allem die Bewegungen von Roß und Reiter), Ringen und Boxen nach geltenden Regeln.

Deutlicher wird die zweite Ebene beim gemeinsamen Gegenstandsbezug durch Tätigkeit nach Regeln ($S - T - 0 - T - S_2$). Anschaulich ist er gegeben bei allen Regelspielen, die sich um einen Gegenstand konzentrieren, und die auch ohne besonders ausgebildete Fähigkeit durchführbar sind, etwa Völkerball oder Fußball, Tischtennis usw. Natürlich gehören hierher auch einfache kooperative Handlungen, wie gemeinsam einen Gegenstand tragen, einen Stamm zersägen und andere kooperative Arbeiten. Der Akzent liegt hier aber deutlich auf der Orientierung der Tätigkeit an Regeln.

(c) Die dritte Ebene, auf der sich die Fähigkeit als Konzept ausgliedert, ermöglicht den gemeinsamen Bezug durch Einsatz von Fähigkeiten. Drei Möglichkeiten seien kurz erläutert: der gemeinsame Tätigkeitsbezug durch Einsatz von Fähigkeiten ($S_1 \rightarrow F \rightarrow T \leftarrow F \leftarrow S_2$), der gemeinsame Objektbezug durch Einsatz von Fähigkeiten ($S_1 \rightarrow F \rightarrow 0 \leftarrow F \leftarrow S_2$) und der gemeinsame Objektbezug durch Einsatz von Tätigkeit und Fähigkeit ($S_1 \rightarrow F \rightarrow T \rightarrow 0 \leftarrow T \leftarrow F \leftarrow S_2$). Gemeinsamen Tätigkeitsbezug unter Einsatz gleicher oder komplementärer Fähigkeiten findet sich beispielsweise bei Artisten, die zusammen agieren, beim Ballett und beim Orchester. Die Fähigkeit ist hier insofern konstitutiv, als ohne lange vorherige Lernzeit (Objektivierung der Fähigkeit) die intendierte Leistung nicht erbracht werden kann. Gemeinsamer Objektbezug unter vorwiegendem Einsatz von Fähigkeit liegt etwa beim Schachspiel, beim Fernseh-Quiz u.ä. vor. Die Anstrengung, die mit guten Leistungen verbunden sein mag, korrespondiert nicht mehr zur Tätigkeit, sondern zum Einsatz der bereits vorhandenen Fähigkeit.

Die letzte der genannten Möglichkeiten haben wir beim arbeitsteiligen Produktionsprozeß vor uns: die einzelnen kooperieren, indem sie die ihren Fähigkeiten (= ihrer Ausbildung) gemäßen Leistungen erbringen und gemeinsam das geplante Produkt fertigen.

(d) Auf der vierten Ebene, der des "reinen" Subjektes, müßten nach unseren Überlegungen soziale Interaktionen ohne gemeinsamen Gegenstandsbezug beim Handeln möglich sein ($S_1 \leftrightarrow S_2$). Diese Situation liegt vor, wenn sich zwei Personen verstehen, gleich fühlen, ohne miteinander zu sprechen oder etwas gemeinsam zu unternehmen. Gerade diese Form sozialer Verbundenheit gibt es bei Jugendlichen, etwa wenn sie in der Clique ohne nennenswerte äußere Aktivität beisammen sind oder wenn sie in einem Pop-Konzert das Bewußtsein entwickeln, alle Anwesenden fühlen wie ich, sind wie ich. Das von Umweltbezügen befreite Subjekt ist aber auch erstmalig in der Lage, den anderen ebenfalls als "reines" Subjekt zu begreifen und dementsprechend mit ihm zu interagieren. So wird auf dieser Ebene erst der Personbegriff mit abstrakter Valenz aufgebaut. Die Person (der Staatsbürger) besitzt unabhängig von inhaltlichen Eigenschaften Wert, sie ist gleichberechtigt und muß moralisch entsprechend der Kantschen Maxime oder entsprechend der christlichen Forderung "liebe deinen Nächsten wie dich selbst" behandelt werden.

Abschließend sei noch einmal auf den in Tabelle 9.1 zusammengestellten Überblick verwiesen, in dem die behandelten Bereiche einander zugeordnet sind. Die einzelnen Spalten bilden jeweils kumulative Entwicklungsskalen in den betreffenden Bereichen. Die Zeilen repräsentieren korrespondierende Entwicklungsniveaus. Man beachte, daß keine einseitige Kausalrichtung von links nach rechts intendiert ist. Vielmehr besteht eine Wechselwirkung zwischen korrespondierenden Niveaus. So führt aktuelles Handeln auf einer bestimmten Ebene zur Herausbildung des entsprechenden psychologischen Konzeptes. Das Planungsniveau wieder kann aus beiden Momenten resultieren. Ein Hinweis über den Zusammenhang zwischen psychologischen Konzepten und den übrigen Leistungsbereichen erscheint wichtig. Wie vor allem die neuere Gedächtnisforschung zeigt, bildet das Wissen über das Gedächtnis, also eine Teilkomponente des Metagedächtnisses, eine entscheidende Voraussetzung für die Nutzung von Gedächtnisstrategien (FLAVELL & WELLMAN 1977; BROWN & DELOACHE 1978). Analog dazu kann man annehmen, daß erst das Wissen über die Konzepte ihre Nutzung in Planung und Handlung möglich macht.

9.4   *Das Niveau des "reinen" Subjekts und seine Konsequenzen für die Entwicklung im Jugendalter*

Ähnlich wie das Niveau der formallogischen Operationen nicht bei allen Jugendlichen und Erwachsenen anzutreffen ist, muß man erwarten, daß nicht alle Jugendlichen diesen Differenzierungsschritt erreichen. Vor allem haben Jugendliche, die sehr bald ins Berufsleben eintreten, nicht die Auseinandersetzungsmöglichkeiten und die Zeit zur Entwicklung dieses Niveaus. Immerhin dürfte in Ansätzen die angedeutete "Befreiung" von Umweltbezügen bei allen Jugendlichen erlebbar sein.

Im folgenden seien noch einmal einige positive und negative Konsequenzen aufgezählt, die aus der Herauslösung des Subjekts aus den alltäglichen Arbeitsbeziehungen resultieren.

9.4.1 Reflexivität

So nehmen wir als erstes an, daß der Jugendliche aufgrund der Ablösung von der Umwelt *reflexiv* werden kann und sich auf sich selbst bezieht. Die Reflexivität wird dann auch seit SPRANGER (1925) und HALL (1905) immer wieder als typisches Kennzeichen für das Jugendalter genannt. Sie wird möglich, weil der Umgang über die Anbindung an externe Leistungen wegfällt.

9.4.2 Aufbau formallogischer Operationen

Wie bereits angedeutet, läßt sich aus dem Freiwerden des Subjektes auch die Voraussetzung für den Aufbau formallogischer Operationen ableiten. Die wichtigsten Komponenten sind die Möglichkeit zu hypothetischem Denken und der systematisch-bewußte Umgang mit Denkoperationen, die das "reine" Subjekt, das zugleich reflexiv geworden ist, nun handhaben kann. Die flexible Handhabung der Struktur F - A - O selbst kann als typische Leistung des formallogischen Denkens angesehen werden. Damit wird die Ursache für den Aufbau formallogischer Operationen zu präzisieren versucht. Nicht von selbst und in jeder kulturellen Umwelt entwickeln sie sich, sondern vorzugsweise in Kulturen wie der unseren, in der die Arbeitsstruktur für eine Identitätsentwicklung sorgt, die eine zwar nicht hinreichende, aber notwendige Bedingung für dieses kognitive Niveau darstellt. Die bisherigen Befunde über das Auftreten des höchsten kognitiven Niveaus nach PIAGET belegen, daß es keineswegs bei allen Jugendlichen und noch weniger in allen Kulturen auftritt (z.B. FLAVELL 1979; PIAGET 1972; DASEN 1972). Die Schule als vermittelnde Instanz stellt gewiß einen zentralen Faktor dar, doch sozialisiert sie ja zugleich auch in die Arbeitsstruktur hinein und fördert dadurch die Subjekt-Objekt-Differenzierung in der beschriebenen Weise. Das "reine" Subjekt dient aber auch als Erklärungsgrundlage für einige typische allgemeine Phänomene bei Jugendlichen in hochindustrialisierten Gesellschaften. Drei davon seien etwas näher erläutert.

9.4.3 Passivität

Die entwicklungspsychologische Jugendforschung hat sich kaum mit dem Phänomen der Untätigkeit, Passivität, des Nichtstuns beim Jugendlichen befaßt. Eltern und Erzieher beklagen sich häufig, daß die Jugendlichen oft nichts mit sich anzufangen wüßten und selbst keine Initiative aufbrächten. Demgegenüber konzentriert sich Forschung und Intervention verständlicherweise auf Verhaltensweisen und Aktivitäten, weil es hier etwas zu beobachten und zu verändern gibt. Im Kontext der obigen theoretischen Überlegungen erscheint Passivität ein notwendiger Entwicklungsschritt, der den Abkopplungsprozeß von aktuellen und habituellen Umweltbezügen begleitet. Er bildet eine neue Erfahrung für den Jugendlichen und zugleich stellt er eine Zwischenphase für die Initiierung neuer Aktivitäten dar, vor allem der Selbstreflexion, dem Umgehen mit Denkinhalten im Sinne des hypothetischen deduktiven Denkens sowie dem Entwerfen von Lebensplänen und von Zielen für die eigene Persönlichkeitsentwicklung.

Nachfolgend seien Ausschnitte aus einem Interview mit einem 22jährigen Studenten über Phasen der Passivität angeführt, die einige der genannten Momente beleuchten. Auf die Frage, ob es bei ihm Phasen des Nichtstuns gäbe, antwortet er:

"Das kommt auf jeden Fall sehr häufig vor ... das heißt, Situationen, in denen ich keine Lust habe, etwas zu tun, interpretiere ich für mich so, daß ich keine Energie habe ... wenn ich's dann tatsächlich nicht schaffe, was zu machen, obwohl ich tatsächliche Alternativen hätte, was zu tun, ja, da bleibt ein ungutes Gefühl dabei."

Der Proband erlebt ein Unvermögen, angesichts von vorhandenen Alternativen etwas zu tun und entwickelt dabei ein schlechtes Gewissen. Wie dieses Nichtstun in Nachdenken über sich selbst einmündet, beschreibt er etwas später so:

"Solche Phasen, in denen ich keine Lust habe, etwas zu tun, laufen fast zwangsläufig immer in ... Überlegungsphasen also über mich selbst rein, und das wird dann manchmal durchaus negativ, weil ich den Eindruck hab von mir, daß ich viel zu viel über mich nachdenke."

Nicht immer wird das Nichtstun von negativen Emotionen begleitet. Ein 17jähriger Gymnasiast (Kollegiat) berichtet von Zuständen des Dösens ("Pennens" als Peer-Group-Ausdruck), in denen er an gar nichts denke, die für ihn aber sehr wichtig seien. Weiterhin schildert er, daß er sich beim Anhören seiner Lieblingsplatten über Popmusik so richtig "frei" und "total gut" fühle. Das Erlebnis des Freiseins von allen Umweltbezügen wird von ihm immer wieder thematisiert.

9.4.4 Gefahr der Desorientierung

Wenn die bisherige Ableitung der Herausbildung des "reinen" Subjekts zutrifft, dann liegt hier eine sehr allgemeine und fundamentale Ursache für Desorientierung in den Umweltbezügen vor. Die Lösung von dem sehr weitreichenden und allseits bestimmenden Arbeitsbezug zieht die Möglichkeit der Lösung von anderen Umweltbezügen nach sich. Diese Befreiung des Subjektes führt zur Erfahrung, daß die bisherigen Umweltbezüge nicht notwendig so und nur so bestehen müssen. Sie werden in Frage gestellt. Zumindest vorübergehend führt dies zur Desorientiertheit des Individuums in seiner Umwelt.

Da das "reine" Subjekt am Ende einer Kette von Differenzierungsschritten steht, die zu einer maximalen Distanz zwischen Ich und Umwelt führen, liegt hier auch die tiefere Ursache für das Phänomen der Entfremdung, das von Jugendforschern häufig beschrieben wurde (MUSSEN et al. 1976; YANKELOVICH 1969; KENISTON, K. 1960). Der Zusammenhang zwischen der Arbeitsform in hochindustrialisierten Gesellschaften und dem Entfremdungsphänomen wurde von MARX (Ausgabe 1969/70) theoretisch am gründlichsten beschrieben. In unsere Ableitung der Differenzierung der Handlungsstruktur aus der sukzessiven Übernahme der modernen Arbeitsform läßt sich das Phänomen der Entfremdung als schrittweise zunehmend verfolgen. Die Beliebigkeit der zu erbringenden Leistung, die zur abstrakten Valenz des selbsterzeugten Gegenstands führte, bedeutet bereits den ersten gravierenden Schritt. Das Schulkind gibt sich offenbar zunächst mit dieser Situation zufrieden, weil es die Erwartung hegt, später einmal den Sinn dieser Form von Arbeit zu durchschauen. Der Jugendliche, sofern er die Möglichkeit zur Reflexion erhalten hat, kann sich mit der Beliebigkeit von extern gesetzten Aufträgen nicht zufrieden geben.

Die Herausbildung eines allgemeinen Anstrengungs- und Tätigkeitskonzeptes entspricht dem Verständnis, eine allgemeine Anstrengungsbereitschaft, die jederzeit einsatzfähig und abrufbar sein muß (Kennzeichen der Zuverlässigkeit), für beliebige geforderte Aufgaben zur Verfügung stellen zu können. Der Sinn und die Notwendigkeit dafür ist dem Jugendlichen, dessen eigene Selbstverwirklichung im Vordergrund steht, kaum plausibel zu machen. Je höher das Reflexionsniveau, desto stärker müßte unter sonst gleichen Bedingungen das Erlebnis der Entfremdung sein. Die Generalisierung der Fähigkeit schließlich hat uns die allgemeine Intelligenz beschert, mit deren Hilfe der Wert eines Menschen durch eine einzige Zahl bestimmt wird, von deren Höhe der Idee nach sein Status und - in unserer Terminologie - der Grad der Verwirklichung der modernen Arbeitsstruktur abhängt. Je allgemeiner und zugleich je höher nämlich die Fähigkeit des Subjektes ist, desto ökonomischer vermag es die geforderte Aufgabe zu erfüllen. Es ist allseits einsetzbar. Das lediglich durch einen einzigen Zahlenwert definierte Individuum (Beispiel: numerus clausus) muß sich in der Vielfalt der realen Umweltbeziehungen entfremdet fühlen. Hat sich das Subjekt schließlich zumindest fiktiv ganz von dieser merkwürdigen Form des Bezugs zur modernen Arbeit gelöst, so mag die Entfremdung noch verschärft auftreten, da es schwer fällt, Alternativen für die herrschende Form des Umweltbezuges zu finden.

9.4.5 *Tendenz zur Bildung von Subkulturen*

Immerhin wird von hier aus verstehbar, warum sich Jugendliche in modernen Industriegesellschaften neue Lebensformen suchen. Spätestens seit der Jugendbewegung im ausgehenden 19. Jahrhundert entstanden immer wieder Ansätze zur Bildung von Sub-

kulturen. Manchmal wurde diese Tendenz geschickt von Regierungen aufgegriffen, wie
im faschistischen Italien und Deutschland. In der Regel aber handelte und handelt
es sich um Gegenbewegungen zu festgefahrenen kulturellen Formen, die allesamt die
Hauptstoßrichtung gegen die moderne Arbeitsform vornehmen.

Zum Verständnis der innerhalb weniger Jahre wechselnden Formen subkultureller
Bewegungen in der jüngeren Zeit erscheint es wichtig, gerade von dieser gemeinsamen Basis auszugehen. Zum einen wird Jugendforschung wenig attraktiv, wenn sie den
jeweiligen Bewegungen in Analyse und Beschreibung hintennachhinkt, zum anderen
braucht man ein tertium comparationis, wenn man überhaupt Vergleiche anstellen
will. Das Gemeinsame ist im vorliegenden Ansatz in den Konzepten zu sehen, die für
verschiedene Bereiche zusammengestellt und in der Übersicht der Tabelle 9.1 zueinander in Beziehung gesetzt wurden.

Andererseits ist es notwendig, Ursachen für die Veränderungen von subkulturellen Strömungen und von Verhaltensweisen Jugendlicher aufzuspüren. Das hier vorgeschlagene theoretische Vorgehen versteht sich ausdrücklich als ökologischer Ansatz
besonderer Prägung. Demzufolge erscheint es logisch, die Erklärung für den raschen
Wandel in der Jugendszene ebenfalls unter ökologischer Perspektive anzugehen. Jugendkultur muß sich einerseits immer an gegebene Möglichkeiten anpassen und reagiert andererseits auf gegenwärtige Konstellationen im Hauptstrom der Kultur. Post
hoc lassen sich also wohl Alternativen jugendlicher Lebensformen erklären. Die Stu-
dentenrevolte Ende der sechziger Jahre war einerseits möglich, weil der Staat in
der inneren Sicherheit keine Probleme hatte und auf die Bewegung nicht gefaßt war.
Aus der Sicht der Studenten, die auf die sich immer stärker herauskristallisieren-
den negativen Züge der kapitalistischen Gesellschaft aufmerksam wurden, bot sich
die Chance, durch aktives Eingreifen Veränderungen herbeizuführen. Die Reaktion von
Staat und breiter Öffentlichkeit führte zu einer Situation, die der nach 1848 vergleichbar war und die ein ähnliches Handeln in Zukunft unmöglich machte. Dafür
tauchten neue Probleme auf, allen voran die allgemeine Bewegung des Umweltschutzes.
Die Jugend, sofern sie diese Bewegung reflektierte, griff den Gedanken auf und
suchte nach alternativen Lebensformen, die sich gegen die Ausbeutung und Vergiftung
der Natur richteten. So entstand die Sympathie für alternative Landwirtschaft, für
soft energy, für die Dorferneuerungsbewegung u.a.m. Die resignative Haltung von
Jugendlichen und ihre Tendenz zur Verweigerung in den späten siebziger Jahren ist
als Reaktion auf die Aussichtslosigkeit der Durchsetzung einiger Ziele und auf die
bedrohliche Zukunft (Schwinden der natürlichen Energiequellen, Abschied von Wohl-
stand und Überfluß) zurückzuführen.

Eine genauere Analyse könnte historisch gewiß dieses Bild verfeinern und abrun-
den. Damit aber wäre ein Grundanliegen psychologischer Forschungsmethodik immer

noch nicht erfüllt. Sie will ja aufgrund gefundener Gesetzmäßigkeiten Vorhersagen
treffen. Können wir aber vorhersagen, welche Handlungsalternativen der Jugendliche
des nächsten Dezenniums wählen wird? Gewiß nicht. Wir können allenfalls einige Möglichkeiten mit einer gewissen Wahrscheinlichkeit angeben. Ein Versuch dieser Art
wurde auf dem Symposium "Jugend 2000" in Amsterdam unternommen (MØNKS 1976). Selbst
die genaue Kenntnis der kulturellen und ökologischen Bedingungen würde eine präzise
Vorhersage nicht erlauben, weil die Schaffung von Handlungsmöglichkeiten und Subkulturen wesensmäßig ein kreativer Akt des Jugendlichen bzw. jungen Erwachsenen
ist.

Der kreative Anteil an den Ergebnissen jugendlicher Entwicklung bedeutet also
im herkömmlichen Forschungspradigma immer einen Betrag an Unsicherheit bzw. Fehler-
varianz.

9.4.6 *Gefahr der Entstehung neuer Abhängigkeit*

Die Lösung des Subjekts von Umweltbezügen im Jugendalter hat den entwicklungspsychologischen Sinn, neue und reifere Umweltbeziehungen aufzubauen. Der Jugendliche probiert regelrecht verschiedene Möglichkeiten aus, experimentiert mit Wert-
vorstellungen und Ideologien, bis er allmählich seinen Weg findet, d.h. bis er die
ihm gemäßen Umweltbeziehungen neu aufbaut. Eine andere Gruppe von Jugendlichen,
die diese Freiheitsgrade nicht besitzen, sehen sich einer sehr engen Wahl von Möglichkeiten der Umweltbeziehungen ausgesetzt. Für sie ist die Situation umgekehrt:
ihre Wahlmöglichkeiten sind zu eng. Für beide Gruppen entsteht eine Gefahr, die
gerade zu diesem Zeitpunkt größer ist als jemals zuvor oder danach, die Gefahr aufgrund der gegenwärtigen Befreiung des Subjektes in neue vorzeitige und inadäquate
Abhängigkeiten zu geraten.

Die Genese der Drogenabhängigkeit zeigt, daß am Anfang häufig die Abhängigkeit
zu einer Person oder einer Gruppe steht. Danach folgt erst die Abhängigkeit von
der Droge. Der hier gefolgerte Zusammenhang ist als Versuch zu werten, das Phänomen des Abhängigwerdens ganzer Gruppen zu erklären. Die Analyse von Einzelfällen
übersieht gewöhnlich generelle Bedingungskonstellationen, weil im Einzelfall immer
eine plausible Ätiologie ableitbar ist.

Es erscheint nicht ganz abwegig, die vorschnelle Anpassung von arbeitstätigen
Jugendlichen als paralleles Phänomen anzusehen. In einer unter der Leitung des Ver-
fassers durchgeführten Untersuchung an Lehrlingen im ersten und dritten Lehrjahr
zeigten sich diesbezüglich interessante und zugleich wenig erfreuliche Ergebnisse
(PABST 1980). Die Jugendlichen wurden über ihre Einstellungen zum Beruf und zur

Arbeit unter der Gegenwarts- und Zukunftsperspektive in einem offenen Interview befragt. Während Lehrlinge im ersten Lehrjahr eine überstarke Anpassung und große Berufszufriedenheit äußerten, überwog bei den Lehrlingen im dritten Lehrjahr die Ablehnung ihrer beruflichen Situation. Sie erlebten die Monotonie beruflicher Arbeit sehr stark, beabsichtigten - allerdings wenig überzeugend - den Besuch weiterführender Kurse bzw. Schulen und äußerten wenig hoffnungsvolle Zukunftsaussichten. In einer großen Serie von Interviews über die Einstellung zur beruflichen Zukunft zeigte sich bei noch nicht berufstätigen Jugendlichen überraschenderweise eine sehr starke Tendenz zur Anpassung an die moderne Arbeitsstruktur. Die Selbstverwirklichung im Beruf war für die meisten Jugendlichen, die noch nicht oder nur kurze Zeit im Berufsleben standen, die entscheidende Zukunftsperspektive. So darf man etwas provozierend behaupten, daß vorschnelle Anpassung eine Abhängigkeit erzeugt, die für den Jugendlichen durchaus nicht wünschenswert ist, da er wenige Jahre später diese Orientierung nicht mehr beibehalten kann. Dies und noch vieles andere spricht wieder einmal für die Notwendigkeit, den endgültigen Eintritt in das Berufsleben aufzuschieben und die schulische Sozialisation, allerdings unter Einbeziehung von praktischen und verantwortungsvollen Tätigkeiten, zu verlängern. Dies gilt vor allem für das deutsche Schulsystem, in dem eine große Gruppe von Jugendlichen zu früh und zu endgültig auf eine Arbeitsstruktur fixiert wird, mit der sie sich auf Dauer nicht identifizieren kann.

9.5 Zum Gewinn des vorliegenden theoretischen Zugangs

Man mag sich fragen, ob der hier vom traditionellen Vorgehen in manchen Stücken etwas abweichende Ansatz einen theoretischen und praktischen Gewinn einbringt. Mir scheint, daß der Gewinn unter anderem in drei Punkten gesehen werden kann.

9.5.1 Nutzung der ökologischen Perspektive

Der hier vorgelegte Ansatz steht im Rahmen eines umfassenderen theoretischen Systems, das hier nicht näher vorgestellt werden kann. Es wird postuliert, daß die wesentliche Leistung der individuellen menschlichen Entwicklung darin besteht, die in der Umwelt vorgegebenen strukturellen Züge zu übernehmen, gleichzeitig aber selbst zu einer Veränderung dieser strukturellen Züge im Laufe seines Lebens beizutragen. Bezogen auf unsere Thematik heißt das, daß das Individuum die wesentlichen Züge der modernen Arbeitsstruktur im Laufe seiner Entwicklung übernimmt und übernehmen muß, mit all den positiven und negativen Auswirkungen, die damit verbunden sind. In der Terminologie BRONFENBRENNERs (1977) geht es dabei um das Makrosystem, denn Arbeit ist eine universelle Struktur innerhalb unserer Kultur, die allem und jedem seinen Stempel aufdrückt. Menschliche Entwicklung wird hier also nicht vordergründig nur auf bestimmte familiale und schulische Reinforcement Patterns oder Erziehungsstile bezogen, sondern auf die Struktur der Umwelt als Ganzes. Wir bezeichnen sie als objektive Struktur und definieren sie handlungstheoretisch als das geordnete Universum von Handlungsmöglichkeiten einer Kultur.

Vor diesem allgemeinen Hintergrund läßt sich differentiell bestimmen, welche Individuen oder Gruppen in welchen Lebensbereichen zu welchen Entwicklungsniveaus gelangen. So leuchtet ein, daß Jugendliche, die frühzeitig ins Berufsleben eintreten, die mit dem obersten Niveau verbundenen Auswirkungen für die Handlungsstruktur vielleicht nicht erwerben können. Weiterhin bestimmt die Art des Berufes selbst, welches Differenzierungsniveau an Planung und Handlung im Vordergrund steht. Der Fließbandarbeiter kann beruflich nur die Ebene S - A - 0 nutzen, der Unternehmer muß per definitionem die Ebene S - $\boxed{F - A - 0}$ einsetzen.

In der Freizeit hingegen vermag der Arbeiter ein differenzierteres Niveau aufzubauen, was sich im Alltag oft durch die rege und weitreichende Aktivität von Arbeitern zeigt, die beispielsweise in eigener Regie ihr Haus bauen und dabei differenziert planen müssen.

Am Beispiel der Jugendkultur und ihrem Wandel wird eine dritte Komponente der Wirkung ökologischer Systeme einbezogen, nämlich die unterhalb des Makrosystems sich wandelnden Bedingungen, die sich in der Gemeinde und den Institutionen, mit denen der Jugendliche in Berührung gelangt, auswirken

9.5.2 *Generelle Entwicklungsniveaus innerhalb unserer Kultur beyond childhood*

Bekanntlich ist es bislang kaum gelungen, über die Kindheit hinaus generelle Entwicklungsniveaus aufzustellen. Eine Ausnahme bilden die Lebenskonflikte von ERIKSON (1976[6]) und die Entwicklungsaufgaben von HAVIGHURST (1972). Beide sind aber nicht entwicklungslogisch im engeren Sinn, weil sie sich an Aufgaben orientieren, die zu bestimmten Lebensabschnitten auftauchen. Eine Abfolge im Sinne einer Entwicklungsskala, bei der eine Etappe aus der vorhergegangenen folgt und auf ihr aufbaut, ist dabei nicht gegeben. Es nimmt daher nicht wunder, wenn viele Forscher, vor allem diejenigen, die sich mit der Persönlichkeitsentwicklung als Ganzem befassen, die Einmaligkeit der individuellen Biographie in den Vordergrund stellen und Entwicklung ausschließlich an der individuellen Lebensgeschichte festmachen (so vor allem THOMAE 1955, 1968).

Der hier vorgelegte Versuch, Entwicklungsskalen aus einem gemeinsamen Prinzip abzuleiten, basiert demgegenüber auf der Notwendigkeit, individuelle Entwicklung vergleichbar zu machen. Auch das biographische Vorgehen muß gemeinsame Kategorien nutzen, so etwa die auf diesem Symposion diskutierten coping styles (LAZARUS et al. 1974), die Daseinstechniken (THOMAE 1968) oder einfach Begriffe aus der Alltagssprache. Insofern stellt der vorliegende Versuch nur eine Fortsetzung dieser Bemühungen dar, allerdings mit der bewußten Zielsetzung, die Anpassung an und/oder Bewältigung von Umweltanforderungen als Abfolge von in logisch zwingender Weise angeordneten Entwicklungsschritten (sachimmanente Entfaltungslogik, HECKHAUSEN 1964) zu betrachten.

Die vorgeschlagenen Skalen sind im Prinzip altersunabhängig. Einfache und anschauliche Beispiele von Person-Umwelt-Beziehungen können sich früher entwickeln, komplexere treten später auf. So ist bekannt, daß anschauliche Komponenten der Fähigkeit, wie Körpergröße, sehr viel früher im Verständnis auftauchen als unanschauliche und tieferliegende, wie die Intelligenz (KUHL 1975). Altersunabhängigkeit ist auch insofern gegeben, als nicht jeder das oberste Entwicklungsniveau erreichen muß und als ein bestimmtes Niveau nicht in allen Lebensregionen genutzt wird. So mag die Handlungsstruktur im Beruf sehr differenziert, in der Freizeit eher wenig differenziert sein oder umgekehrt. Die in Tabelle 9.1 dargestellten Ebenen beziehen sich allerdings auf festumrissene Leistungsebenen. Gemeint ist bei der Herausbildung eines neuen Konzeptes oder Planungsniveaus jeweils das Erreichen der allgemeinen inhaltsleeren Struktur des Gegenstandes mit "abstrakter Valenz". Wir demonstrierten dies an den vier Konzepten: Erbringen von Leistung unabhängig vom jeweiligen Inhalt, Aufwendung von Anstrengung (Arbeit) unabhängig von der jeweiligen Aufgabe, Aufbau einer allgemeinen Fähigkeit, die überall einsetzbar ist, und Konzeption des "reinen" Subjektes, das unabhängig von konkreten Fähigkeiten und Leistungen Wert besitzt. Diese Niveaus können insofern mit Altersstufen in Verbindung gebracht werden, als wohl ein Minimalalter für jede Ebene existiert, das man als Orientierungsgröße angeben kann. So dürfte das Stadium des "reinen" Subjekts nicht vor dem mittleren Jugendalter erreicht werden.

9.5.3 *Ableitung von relativ rasch wechselnden Erscheinungen aus den gleichen allgemeinen Annahmen*

Die Entwicklungspsychologie der Lebensspanne sieht sich einer Reihe von Schwierigkeiten ausgesetzt, die es fast unmöglich erscheinen lassen, nomothetische Gesetze aufzustellen. Der viel diskutierte Kohorten-Effekt, die critical life events und die Unmöglichkeit der Kontrolle von Bedingungen eines Lebenslaufes legen das Ausweichen auf die idiographische Methode nahe. Solange aber die Psychologie nicht auf Erklärungskategorien verzichten will und Kausalzusammenhänge aufsucht, muß sie Gesetze bilden, die eine Kette von Ereignissen kausal verknüpfen.

Entwicklungspsychologisch ist dies immer noch am ehesten möglich, wenn es allgemeine Prinzipien der Aufeinanderfolge von Zuständen gibt, die einander in festgelegter Reihenfolge bedingen. Hat man solche Prinzipien, so läßt sich die Vielfalt von Erscheinungen in der menschlichen Entwicklung aus diesen Prinzipien ableiten, wenn man die jeweiligen zusätzlichen Ursachen lokalisieren kann, die für die Variation der Entwicklung sorgen.

Dies haben wir kurz an dem raschen Wandel der jugendlichen Verhaltensweisen, Daseinsorientierungen und Lebensproblemen zu verdeutlichen versucht.

Methodisch führt eine solche Konzeption übrigens aus einer Sackgasse, in die wir durch die sophistizierten Verfahren der Entwicklungspsychologie geraten sind. Die unentwirrbare Verflechtung von Kohorten-, Meßzeitpunkt- und Längsschnitteffekten (RUDINGER 1980) kann man zugunsten klarer theoriengeleiteter Designs aufgeben. Einfache Querschnittvergleiche genügen, wenn sie die vorhergesagten Ergebnisse erbringen. Einfache Längsschnittuntersuchungen ermöglichen klare Aussagen, weil sich die Varianz der allgemeinen Entwicklungssequenz von der Varianz der spezifischen Bedingungen trennen läßt. Schließlich und endlich entfällt das Problem der Identität des Meßinstrumentes, das die Vergleichbarkeit der Erhebung von Daten zu verschiedenen Zeitpunkten der Entwicklung mit dem gleichen Verfahren beinhaltet. Das Meßverfahren muß sich nach dem hypothetisch angenommenen Niveau richten und - in Analogie zu PIAGETs klinischer Methode - jeweils der postulierten Entwicklungsleistung entsprechen, was zur Folge hat, daß man eben gerade verschiedene Verfahren für verschiedene Entwicklungsniveaus verwenden muß.

10. Bedingungen der Bewältigung der Berufswahlproblematik im Jugendalter

Dorothea Bender-Szymanski

10.1 Einleitung

Die Wahl des künftigen Berufs stellt beträchtliche Anforderungen an den Jugendlichen. Diese Anforderungen steigen noch, wenn er, wie das für Hauptschüler gilt, die Berufswahl in einer Zeit körperlicher, sozialer und affektiver Veränderungen und Anpassungsprobleme vornehmen muß und wenn - aufgrund allgemeiner wirtschaftlicher Probleme - die Wahlmöglichkeiten zum Teil außerordentlich begrenzt sind.

Unter diesen Voraussetzungen ist es besonders dringlich, mehr über das Entscheidungsverhalten Jugendlicher zu erfahren, um erfolgreiches Entscheidungsverhalten gezielt unterstützen und weniger erfolgreiches Entscheidungsverhalten gezielt fördern bzw. verbessern zu können.

Der folgende Beitrag bezieht sich auf ein Forschungsvorhaben, das in der Zeit von 1972 bis 1980 am Deutschen Institut für Internationale Pädagogische Forschung (DIPF) in Frankfurt/Main durchgeführt wurde.

10.2 Fragestellungen

Die Fragestellungen des Forschungsprojekts[1] waren:

1. Welche formalen Eigenschaften und welche Strukturen liegen einer Berufsentscheidung zugrunde?

2. Nach welchen Kriterien entscheiden sich Hauptschüler für einen (Ausbildungs-) Beruf?

3. Wie verändern sich diese Kriterien von den 7. bis zu den 9. Hauptschulklassen?

4. Welchen Beitrag leisten Entscheidungskriterien zur Bewährung einer ausgeführten Berufsausbildungs- bzw. Weiterbildungsentscheidung, zur Einschätzung des Berufserfolges, zur Beurteilung der Richtigkeit der getroffenen Entscheidung?

Ziel dieses Forschungsprojektes war also die Erarbeitung einer theoretischen Konzeption und eine - in anderen Untersuchungen häufig nicht dem theoretischen Anspruch angemessene - modelladäquate Operationalisierung, sowie eine empirische Untersuchung zur Überprüfung der Modellannahmen.

Zunächst wurden umfangreiche Vorstudien durchgeführt (45 Intensivinterviews mit Hauptschülern verschiedener Klassenstufen und Auszubildenden sowie 260 Aufsätze der gleichen Zielpopulation), um die logische und inhaltliche Konsistenz sowie die Operationalisierbarkeit für die Fragestellungen relevanter theoretischer Modelle zu überprüfen (GINZBERG et al. 1951; BLAU et al. 1956; SUPER 1957; THIEDEMAN & O'HARA 1963; FISHBURN 1964; EDWARDS & TVERSKY 1967; RIES 1970; KOHLI 1971; KLEIN-BECK 1972; LANGENHEDER 1973; HOLLAND 1973; KRAAK & LINDENLAUB 1974). Dabei erwiesen sich entscheidungstheoretische Grundannahmen als diejenigen, denen trotz notwendiger Erweiterungen die größte Plausibilität zukam, die in den Voruntersuchungen ermittelten Entscheidungsbedingungen am präzisesten zu strukturieren.

10.3 Modellannahmen und ihre Operationalisierung

Zunächst werden die auf der Basis der Voruntersuchungen erweiterten Modellannahmen und ihre Operationalisierung unter Berücksichtigung ihres Kontextes innerhalb der Laufbahnentwicklung dargestellt. Das Schaubild (Abb. 10.1) gibt eine strukturierte Übersicht über alle im folgenden zu diskutierenden Aspekte und dient als Leitfaden für die weitere Abhandlung.

Unter einer Berufsentscheidung werden alle Situationen verstanden, in denen ein Individuum im Rahmen seiner beruflichen Entwicklung einer vor anderen Alternativen

Priorität zukommen läßt, unabhängig davon, ob diese Entscheidung unmittelbare Handlungskonsequenzen z.B. in Form der Aufnahme einer Berufsausbildung mit sich bringt, d.h. ausgeführt wird. Damit eine Berufsentscheidung objektiv und subjektiv realisiert werden kann, müssen zunächst (mindestens zwei) alternative Handlungsmöglichkeiten objektiv vorhanden und subjektiv bekannt sein sowie als Wahlmöglichkeiten erlebt, d.h. erwogen und für verfügbar gehalten werden; eine Prognose von Entscheidungsverhalten bei nur einer objektiv und/oder subjektiv vorhandenen Möglichkeit des Sich-Verhaltens ist sinnlos.

Folgende Elemente werden als zentral für den Ausgang einer Berufsentscheidung angenommen:

- Antizipation von Handlungskonsequenzen, die mit der potentiellen Entscheidung für jede der in engerer Wahl erwogenen Berufsalternativen verbunden sind,

- Bewertung dieser Handlungskonsequenzen,

- Ausmaß der Handlungsbereitschaft trotz negativ bewerteter Handlungskonsequenzen,

- Verfügung über Entscheidungsregeln.

10.3.1 *Die Antizipation von Handlungskonsequenzen*

Dieses Entscheidungselement bezieht sich auf die Antizipation aller erwarteter Folgen, die mit der Entscheidung für die in engerer Wahl erwogenen Alternativen verbunden sind. Hierunter werden alle Entscheidungsfolgen verstanden, die von den Entscheidungsträgern in Wenn-Dann-Beziehungen gedacht werden. Es sind dies einmal die Anzahl und das Ausmaß der antizipierten *Anforderungen* in den verschiedenen Alternativberufen und deren Ausbildungszeit. Diese lassen sich einteilen in Fähigkeiten, Fertigkeiten, spezifische Kenntnisse und Charaktereigenschaften.

Ein zweiter Komplex der Entscheidungsfolgen beinhaltet die Anzahl und das Ausmaß der antizipierten, *nicht berufs- und ausbildungsanforderungsabhängigen,* jedoch als berufsentscheidungsrelevant erlebbaren Konsequenzen. Diese lassen sich unterteilen in *berufs- und ausbildungsrelevante* Merkmale wie Verdienst, Aufstiegs- und Weiterbildungsmöglichkeiten, Zukunftsaussichten, Ansehen, Entfernung der Ausbildungsstelle von der Wohnung, Schwierigkeitsgrad der Abschlußprüfung, Angebot an Arbeitsstellen, Samstagsarbeit, Dauer der Ausbildungszeit, Regelmäßigkeit und Dauer der Arbeitszeit, Altersversorgung, Art der Arbeit (z.B. geistige, schmutzige, Fließband- und Schichtarbeit) etc. und in *berufs- und ausbildungsirrelevante,* jedoch potentiell entscheidungsrelevante Merkmale, zu denen die Stellungnahme von Vater und Mutter

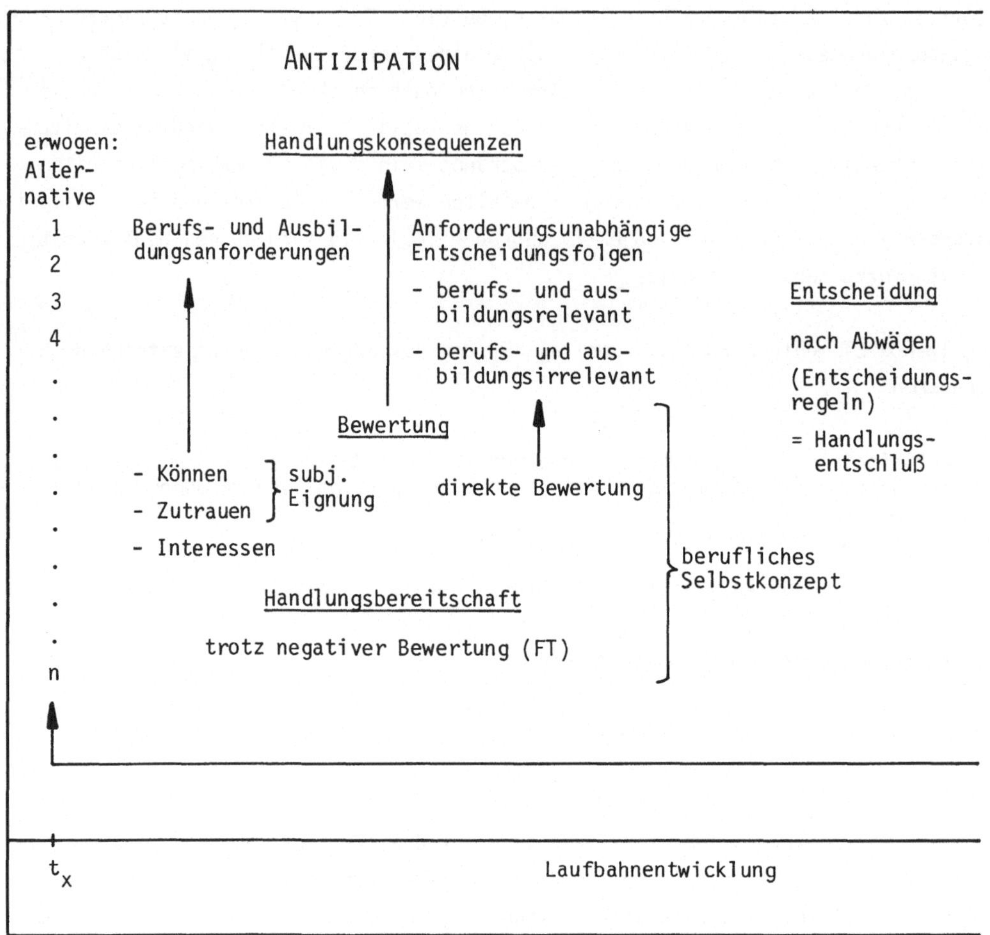

Abb. 10.1. Berufsentscheidung im Rahmen der Laufbahnentwicklung

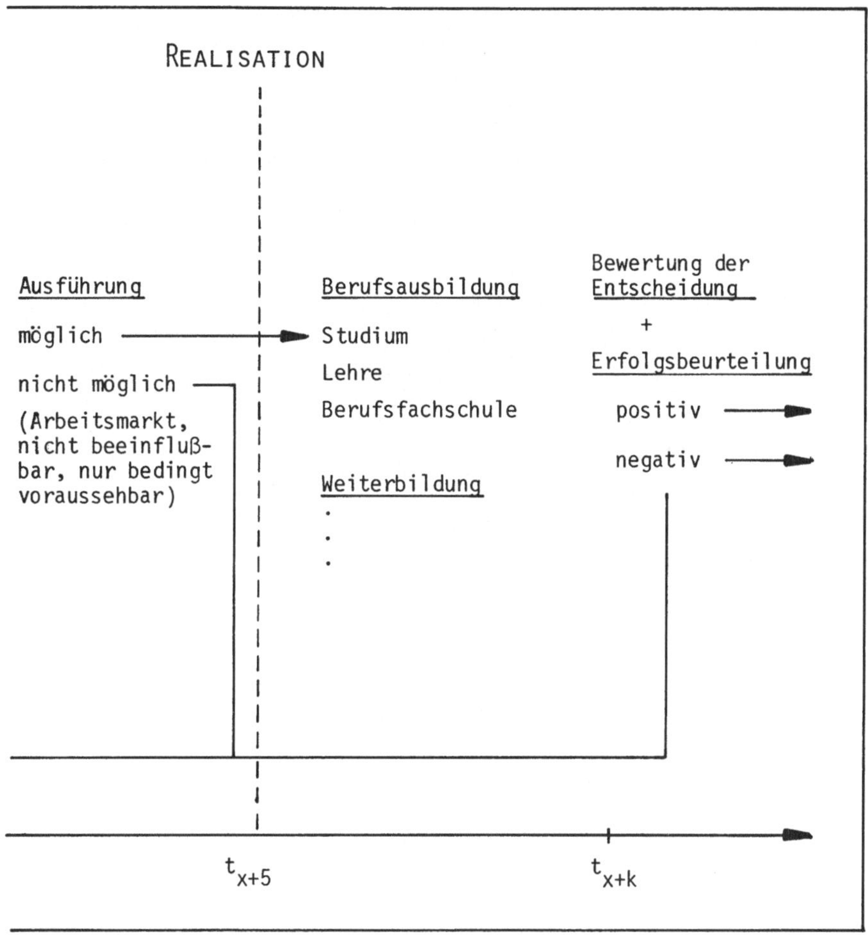

REALISATION

Ausführung

möglich

nicht möglich

(Arbeitsmarkt,
nicht beeinfluß-
bar, nur bedingt
voraussehbar)

Berufsausbildung

Studium
Lehre
Berufsfachschule

Weiterbildung

Bewertung der
Entscheidung
+
Erfolgsbeurteilung

positiv

negativ

t_{x+5}

t_{x+k}

zu den verschiedenen erwogenen Alternativen, von Verwandten, Lehrern, Schulkameraden und Freunden sowie dem Berufsberater gehören.

Die Konsequenzen basieren also auf allen - tatsächlichen oder vermeintlichen -
Informationen über Berufe und deren Ausbildungszeit sowie Stellungnahmen von (Be-
zugs-) Personen.

10.3.2 Die Bewertung der Handlungskonsequenzen

Der Ausgang des Entscheidungsprozesses ist wesentlich abhängig vom Ausmaß der
(positiven bzw. negativen) Bewertung der antizipierten Entscheidungsfolgen. Bereits
in den Vorstudien konnte der Nachweis erbracht werden, daß die Schüler die *Berufs-
und Ausbildungsanforderungen* anhand dreier Kriterien bewerten:

- den eingeschätzten berufsbezogenen *Interessen,*

- dem *Können* als vermutetem Grad der gegenwärtigen Beherrschung erwarteter
  bzw. nicht erwarteter Berufs- und Ausbildungsanforderungen,

- dem *Zutrauen* als vermutetem Grad der zukünftigen Aneignung erwarteter bzw.
  nicht erwarteter Berufs- und Ausbildungsanforderungen.

Die *anforderungsunabhängigen* berufsentscheidungsrelevanten Folgenerwartungen
werden einer direkten Bewertung unterzogen und ermöglichen eine differenzierte Aussage über das Ausmaß der Bedeutsamkeit, die derartige Entscheidungsfolgen beigemessen wird.

10.3.3 Die Handlungsbereitschaft

Eine durch die Voruntersuchungen nahegelegten Annahme bestand darin, daß Entscheidungen nicht nur über das Ausmaß der Bedeutsamkeit von Folgenerwartungen für
das Entscheidungssubjekt erklärt werden können. Eine entscheidungsrelevante Größe,
die die *negative* Bewertung relativiert, ist das *Ausmaß* der Bereitschaft, *die jeweiligen Nachteile in Kauf zu nehmen.* Bisher wurde davon ausgegangen, daß die Bewertung der Folgenerwartungen die Handlungsbereitschaft bereits unmittelbar impliziert,
die Bewertung also weniger negativ ausfällt, je eher bzw. negativer, je weniger das
Entscheidungssubjekt bereit ist, den jeweiligen Nachteil in Kauf zu nehmen. Es dürfte erwartet werden, daß sich die Prognostizierbarkeit von Berufsentscheidungen
durch die Einbeziehung der Handlungsbereitschaft trotz negativer Bewertungen präzisieren läßt, weil die Möglichkeit besteht, unterschiedliche Entscheidungsausgänge
bei Individuen trotz gleicher Bewertung zu erklären. Der "subjektive Nutzen" wäre

damit nicht mehr eine bloße Funktion der Bewertung von Alternativen und bedarf unter Umständen einer neuen Definition.

Die subjektiven Eignungsvariablen Können und Zutrauen und die Interessen (Neigungen) werden ebenso wie die Werthaltungen den anforderungsunabhängigen Aspekten gegenüber und das Ausmaß der Bereitschaft, Nachteile zu tolerieren, als zentrale Bestandteile des beruflichen Selbstkonzeptes verstanden, das - in seiner Bedeutung für das Wahlverhalten immer wieder betont (GINZBERG 1951; SUPER 1957; HOLLAND 1973) - auf diese Weise neu definiert wird.

10.3.4   *Die Verfügung über Entscheidungsregeln*

Eine (vorläufige) Entscheidung wird nach dem Abwägen der in Frage kommenden Berufsalternativen getroffen. Aufgrund der Voruntersuchungen wurde die Hypothese aufgestellt, daß die Entscheidung im jeweiligen Stadium der Entwicklung in der Regel für die Alternative getroffen wird, für die die mit der Entscheidung verbundenen Konsequenzen insgesamt positiver bewertet werden als die anderen ernsthaft in Betracht gezogenen Alternativen und für die die negativ bewerteten Handlungskonsequenzen eher in Kauf genommen werden als die der übrigen ernsthaft in Betracht gezogenen Alternativen.

In jüngerer Zeit werden zur Analyse des kognitiven Prozesses, der zwischen der Vorgabe von Alternativen und der Entscheidung für eine dieser Alternativen abläuft, verschiedene Techniken zur Erfassung der Vielzahl von Strategien bei der Bildung der Gesamtpräferenzen in multidimensionalen Entscheidungssituationen erprobt (HUBER 1978, 1979; DÖRNER & REITHER 1978; SCHAEFER 1979; ASCHENBRENNER 1979; GERDTS et al. 1979). Derartige Experimente, denen andere Fragestellungen als die hier dargestellten zugrundeliegen, lassen sich bislang nur unter streng kontrollierten Bedingungen durchführen.

Das hier entwickelte entscheidungstheoretische Modell kommt im Hinblick auf den Entwicklungsprozeß ohne Zusatzannahmen aus; für jede Entscheidung für eine vor anderen alternativen Handlungsmöglichkeiten gelten die gleichen formalen Bedingungen. Die dynamische Komponente, die den Prozeßcharakter des beruflichen Wahlverhaltens dokumentiert, ergibt sich aus der Annahme, daß sich die Inhalte der Entscheidungsbedingungen verändern und damit andere Entscheidungen getroffen werden können. Diese Veränderungen erfolgen durch korrigierende und/oder komplettierende Informationen über Entscheidungskonsequenzen, durch Umstrukturierungen im Wertsystem, durch Veränderungen im Ausmaß der Bereitschaft, Nachteile zu tolerieren. Es handelt sich

also hier um ein Modell, das dem dynamischen Charakter der Laufbahnentwicklung
Rechnung trägt und damit eine "Integration von entwicklungspsychologischen mit
entscheidungstheoretischen" Annahmen darstellt (SEIFERT 1980, S. 107; s. KAHL 1981,
vgl. SEIFERT 1977, VOLPERT 1980).

Die Überprüfung der *Ausführbarkeit* einer getroffenen Entscheidung ist bereits
Teil der *Realisierungsphase*. Das Ergebnis ist abhängig vom nicht beeinflußbaren
und - je nach konjunktureller Lage - nur bedingt vorhersehbaren Arbeitsstellenan-
gebot (TENFELDE 1978). Ist die Ausführung möglich, kann eine Berufsausbildung
(Studium, Lehre, Berufsfachschule etc.) beginnen oder es können Weiterbildungsmaß-
nahmen ergriffen werden; ist sie nicht möglich, dann müssen die übrigen erwogenen
Alternativen nochmals überprüft, gegebenenfalls neue in Erwägung gezogen werden,
oder es muß die Entscheidung aufgeschoben werden.

Die Forschungsplanung erstreckte sich nicht nur auf die Berufs(ausbildungs)ent-
scheidung, sondern auch auf ihre *Bewährung*. Dabei ging es um folgende Fragestellungen: Inwieweit bestätigt sich das Antizipierte, d.h. inwieweit weichen die gemach-
ten Erfahrungen von den antizipierten Entscheidungsfolgen ab, in welchem Ausmaß
haben sich die Wertmaßstäbe, Werthaltungen, die diskutierten Bewertungskriterien
sowie das Ausmaß der Bereitschaft, Nachteile zu tolerieren, verändert? Wie werden
- als abhängige Größe von der Richtung der Veränderungen aller Variablen - Erfolgs-
wahrscheinlichkeiten eingeschätzt, wie die getroffenen Ausbildungsentscheidungen
beurteilt?

Fallen die Bewertung der getroffenen Entscheidung und die Erfolgsbeurteilung positiv aus, dann wird der Entscheidungsträger der Entscheidung entsprechend handeln,
also z.B. seine Berufsausbildung weiterverfolgen. Differenzierter ist die Situation,
wenn das eine oder andere Urteil oder sogar beide Urteile negativ ausfallen: es kann
dann entweder dennoch der Entscheidung gemäß reagiert werden, oder es erfolgt eine
Revision der Entscheidung und damit ein erneutes Abwägen anderer in Frage kommender
Alternativen (Abb. 10.1).

10.4 *Methodisches Vorgehen*

Zur Überprüfung der Güte und der Angemessenheit des erstellten Fragebogens wurde
eine Voruntersuchung an 900 Schülern durchgeführt, deren Auswertung dem Fragebogen
die endgültige Fassung gab.

Die Hauptuntersuchung - eine Erstbefragung und zwei Wiederholungen - bestand in
einer kombinierten Querschnitt-Längsschnitt-Untersuchung an ca. 1900 Frankfurter

Hauptschülern von der 7. Klasse bis zum Ende des ersten Ausbildungs- bzw. Berufs-
fachschuljahres.

Jeder der Schüler hatte unter anderem für zwei zum Befragungszeitpunkt ernsthaft
erwogene und für verfügbar gehaltene Berufsalternativen Angaben zu machen

- über Anzahl und Ausmaß der antizipierten Anforderungen (je Alternative 81
  Items),

- über die Ausprägung seiner Interessen, seines Zutrauens und Könnens bezüglich
  der jeweiligen Anforderungen (jedem dieser drei Bewertungskrititerien lagen die
  gleichen 81 Items zugrunde wie die zur Ermittlung der Berufs- und Ausbildungsanforderungen),

- über die antizipierten anforderungsunabhängigen Entscheidungsfolgen (je 41
  Items), die ebenfalls einer gewichteten Bewertung unterzogen wurden,

sowie
- über das Ausmaß seiner Bereitschaft, trotz negativ bewerteter Entscheidungsfolgen die jeweilige Alternative dennoch zu ergreifen.

Die Berufsfachschüler und Auszubildenden erhielten bei den Folgeuntersuchungen
einen nur geringfügig modifizierten Fragebogen.

10.5 *Ergebnisse der Untersuchung*

Die Darstellung der Ergebnisse wird auf wesentliche Aspekte reduziert. Ausnahmslos alle Schüler der Klassen 7 bis 9 gaben mindestens zwei Berufsalternativen an,
die von ihnen ernsthaft in Erwägung gezogen wurden und die sie grundsätzlich für
realisierbar hielten. Bei allen genannten Alternativen handelte es sich nicht um
Phantasiewahlen, sondern um Ausbildungsberufe, in seltenen Fällen - meist in den
7. Klassen - um Berufe, die ein Studium voraussetzen. Dabei zeigte sich eine außer-
ordentliche Heterogenität der Wahlberufe trotz erwarteter Häufungen bei bestimmten
Berufsgruppen bzw. -klassen. Die Berufsalternativen jedes einzelnen Schülers gehörten ferner meist ganz verschiedenen Berufsbereichen an - ein Hinweis darauf, daß
die Schüler durchaus nicht nur auf eine einzige Berufsrichtung fixiert waren. Dennoch wurden in allen Klassenstufen geschlechtstypische Berufe in der weit überwiegenden Mehrzahl in die engere Wahl gezogen.

Die Überprüfung der Hypothese, daß die insgesamt positiver bewertete zweier
ernsthaft erwogener und für realisierbar erachteter Berufsalternativen von den
Schülern für die wahrscheinlichere angesehen wird, ergriffen zu werden, erfolgte
der Operationalisierung entsprechend differenziert.

10.5.1 Zur Bewertung der antizipierten Berufs- und Ausbildungsanforderungen zweier Alternativen anhand der Bewertungskriterien "Können", "Zutrauen" und "Interessen"

Die Hypothese lautet, daß die jeweils engeren Beziehungen zwischen den drei Bewertungskriterien und den vermuteten Berufsanforderungen (Folgenerwartungen) zugunsten der gewählten bzw. wahrscheinlicheren Berufsalternative bestehen. Es zeigt sich, daß hochsignifikant mehr Schüler vorhanden sind, bei denen die Übereinstimmung zwischen *Können* und *vermuteten Berufsanforderungen* bei der gewählten Alternative größer ist als bei der weniger wahrscheinlichen bzw. nicht gewählten Alternative. Ferner lassen sich ebenfalls hochsignifikant mehr Probanden nachweisen, bei denen die Enge der Beziehungen zwischen *Interessen* und *vermuteten Berufsanforderungen* für die gewählte Alternative größer ist als für die weniger wahrscheinliche bzw. nicht gewählte Alternative. Eine ebenfalls hochsignifikant engere Beziehung zwischen *Zutrauen* und *vermuteten Berufsanforderungen* ergibt sich bei den Probanden für die gewählte bzw. wahrscheinlichere Berufsalternative.

Damit kann der erste Teil der Überprüfung der entscheidungstheoretischen Hypothese, nämlich der der positiveren Bewertung der Berufsanforderungen der gewählten bzw. wahrscheinlicheren Alternative, als bestätigt gelten.

10.5.2 Zur Bewertung der antizipierten berufs- und ausbildungsanforderungsunabhängigen Folgenerwartungen für zwei Entscheidungsalternativen

Die Hypothese lautet, daß die antizipierten berufs- und ausbildungsanforderungsunabhängigen Entscheidungsfolgen der gewählten bzw. wahrscheinlicheren Alternative insgesamt positiver bewertet werden als die der weniger wahrscheinlicheren bzw. nicht gewählten Alternative. Es lassen sich insgesamt hochsignifikant mehr positive Wertungen zugunsten der gewählten als zugunsten der nicht gewählten Alternative nachweisen.

10.5.3 Zur Bereitschaft der Schüler, sich unter nachteiligen Bedingungen für eine vor einer anderen Alternative zu entscheiden

Eine statistische Überprüfung ergab, daß bei der gewählten bzw. wahrscheinlicheren Alternative Nachteile wesentlich eher in Kauf genommen werden als bei der nicht gewählten bzw. weniger wahrscheinlichen Alternative. Auch diese Hypothese kann also als bestätigt gelten.

Im folgenden werden die Ergebnisse differenzierter Analysen des Quer-Längs-
schnittvergleiches unter Einbeziehung der Stichprobe dargestellt, die nach einem
Jahr der Ausbildung nochmals befragt wurde. Die Stichprobe der Berufsfachschüler
wird weitgehend unberücksichtigt gelassen. Bezug genommen wird auf die von den
Schülern bevorzugte bzw. realisierte Alternative.

*10.5.4 Zur Antizipation und zur Wahrnehmung von Berufs- und Ausbildungs-
         anforderungen*

Für die 7., 8. und 9. Hauptschulklasse konnten 15 Berufsgruppen analysiert werden. Die subjektive Sicherheit, mit der die Schüler aller Klassenstufen die Berufs-
und Ausbildungsanforderungen antizipierten, ist sehr groß. Das wurde aus der sehr
seltenen Verwendung der Antwortkategorie "weiß nicht" geschlossen. Bereits in den
7. Klassen zeigen sich selbst bei Berufen mit hohem Ähnlichkeitsgrad zum Teil erhebliche Unterschiede in den Vorstellungen von den Berufsanforderungen. Im einzelnen konnten folgende Anforderungsbereiche ermittelt werden:

1. Kenntnisse auf dem Gebiet der Politik, Wirtschaft und Verwaltung,
2. Fähigkeit zu sorgfältiger, ausdauernder, belastender Arbeit,
3. naturwissenschaftlich-technisches Denken und Arbeiten,
4. Bewältigung von Anforderungen in vorwiegend sozialen Situationen,
5. hauswirtschaftlich-pflegerische Kenntnisse und Fähigkeiten,
6. sprachliche Fähigkeiten,
7. selbständiges, exaktes, einfallsreiches Denken und Arbeiten,
8. mathematische Fähigkeiten.

Diese differenzierten Vorstellungen von den Anforderungen verschiedener Berufe
sind ein Beleg für die Tatsache, daß die Schüler keine generalisierten Anforderungs-
profile antizipieren. Es werden nicht nur einfache Einzelfunktionen wie Rechnen,
Schreiben usw. antizipiert, sondern ebenfalls Handlungsfolgen, die der Komplexität
der Funktionsabläufe gerecht werden. Der Informationszuwachs bis zu den 9. Klassen
ist bei einigen Berufsgruppen bemerkenswert; er ist jedoch bei dem größten Teil der
Berufsgruppen nur in geringem Maße festzustellen.

Obwohl keine "objektiven" Berufsanforderungsprofile für die einzelnen Berufs-
klassen bzw. -bereiche vorhanden sind, an denen die "Richtigkeit" der Vorstellungen von den Berufsanforderungen geprüft werden kann, läßt sich wenigstens ein rela-
tives Vergleichsmaß durch die Angaben der Auszubildenden bzw. Berufsfachschüler
einerseits und die Beschreibungen in den "Blättern zur Berufskunde" andererseits
erstellen und ermitteln, welche Informationsdefizite - auch auf anderen Gebieten
als denen der Anforderungen - in der Zeit vor der Ausführung einer Entscheidung
bestehen.

Im Vergleich zwischen (Vor-)Entscheidungssituationen und Angaben nach einem Jahr der Ausbildung lassen sich bei den Wählern bestimmter Berufsgruppen keine nenneswerten Unterschiede zwischen Antizipation und Wahrnehmung der Berufs- und Ausbildungsanforderungen nachweisen. Ferner gibt es Berufsgruppen, deren Wähler zwar wesentliche Aspekte zentraler Anforderungsbereiche als sehr bedeutsam antizipieren, in der Ausbildungszeit jedoch zusätzliche Aspekte innerhalb der jeweiligen Bereiche für sehr wichtig erachten. Bei einigen Berufsgruppen werden einzelne Anforderungsbereiche insgesamt nicht in dem Maße als wichtig antizipiert, in dem sie sich in der Ausbildungszeit als relevant erweisen. Generell lassen sich auf der Basis der Berufsgruppenanalysen der Schüler der 7. bis 9. Hauptschulklasse im Vergleich mit den Angaben der Auszubildenden keine regelrechten Falschinformationen nachweisen. Veränderungen im Informationspotential ergeben sich vielmehr durch zum Teil geringfügige Verschiebungen in den Gewichtungen.

Die von den Auszubildenden wahrgenommenen Anforderungen zeigen für die meisten Berufe eine sehr große Übereinstimmung mit den in den "Blättern zur Berufskunde" dargestellten Berufs- und Ausbildungsmerkmalen. Dagegen wird weder in der Entscheidungssituation noch in der Ausbildungszeit dem allgemeinbildenden Unterricht an Berufsschulen in gebührendem Maße Rechnung getragen, und zwar besonders hinsichtlich der Inhalte des politischen Unterrichts sowie des Faches Wirtschaftskunde mit Deutsch und Schriftverkehr, - es sei denn, es handelt sich dabei um zu erbringende berufsspezifische Kenntnisse und Fertigkeiten.

Für besonders wichtig erachtet wird die große Übereinstimmung zwischen den Ergebnissen der Quer- und der Längsschnittuntersuchung - in der weit überwiegenden Anzahl der Berufsgruppen zwischen 90 und 98 %.

10.5.5   *Zur Antizipation und Wahrnehmung von anforderungsunabhängigen*
         Entscheidungsfolgen

Im Gegensatz zur Einschätzung der Berufs- und Ausbildungsanforderungen sind hier in der (Vor-)Entscheidungssituation häufiger Unsicherheiten feststellbar, die sich in besonderem Maße auf bestimmte Berufs-, Arbeits- und Ausbildungsmerkmale beziehen - unter anderem Zwischenprüfungen während der Ausbildung, Schwierigkeitsgrad der Ausbildungsabschlußprüfungen, Ausmaß an theoretischem Lernaufwand, Angebot an Arbeitsstellen, Höhe der Altersversorgung, Samstags- und Schichtarbeit, Regelmäßigkeit der Arbeitszeit. In relativ seltenen Fällen lassen sich auch für die berufs- und ausbildungsanforderungsunabhängigen Aspekte beim Vergleich der Angaben der Schüler der 7., 8. und 9. Hauptschulklassen mit den Auszubildenden nach einem Ausbildungsjahr Falschinformationen nachweisen; die Unsicherheiten werden im Verlauf des ersten Ausbildungsjahres behoben. Bei einer Reihe von Berufsgruppen ist das Informationsniveau bereits in den 8. Klassen erstaunlich hoch.

Die Auszubildenden, die nach einem Jahr der Ausbildung zu dem Ergebnis kommen, eine *falsche Berufsentscheidung* getroffen zu haben, unterscheiden sich in ihren Angaben hochsignifikant von denjenigen, die der Auffassung sind, eine *richtige Entscheidung* getroffen zu haben. Erstere geben vor allem an: einen geringen Verdienst, geringere Aufstiegsmöglichkeiten und Zukunftsaussichten, ein geringeres Berufsprestige, eine ungünstige Altersversorgung, eine weit entfernte Ausbildungsstelle, Fließbandarbeit, eine lange Arbeitszeit, fehlendes Einverständnis von Mutter, Vater, Freund, Freundin mit dem Beruf, das Abraten des Lehrers von dem weiteren Erlernen des betreffenden Berufes; vor allem sind sie überzeugt, den Anforderungen im Beruf weniger gewachsen zu sein und weniger erfolgreich zu sein als diejenigen Auszubildenden, die die getroffene Berufsentscheidung für richtig erachten.

10.5.6   *Zu den Bewertungen der Entscheidungsfolgen*

Es ließ sich nachweisen, daß die Schüler die erwarteten Berufs- und Ausbildungsanforderungen sehr differenziert und altersspezifisch unterschiedlich bewerten. Die Bewertungskriterien der subjektiven Eignung (Können und Zutrauen) sowie die Interessen sind zwar nicht unabhängig voneinander, jedoch keinesfalls austauschbar. Sie messen nachgewiesenermaßen verschiedene Dimensionen des beruflichen Selbstkonzepts und determinieren in unterschiedlichem Ausmaß sowohl bei Mädchen als auch bei Jungen den Ausgang von Entscheidungsprozessen: In den 7. Klassen orientieren sich die Schüler vorwiegend am *Können* (als Kriterium dienten die antizipierten Berufs- und Ausbildungsanforderungen), in den 8. und 9. Klassen weit überwiegend am *Zutrauen*. Diese Ergebnisse lassen sich in Quer- und Längsschnittvergleichen bestätigen. Der Einfluß der selbst eingeschätzten Eignung, nämlich des Könnens (in den 7. Klassen) und des Zutrauens (in den 8. und 9. Klassen) ist also von größerer Bedeutsamkeit für die Entscheidung als der der Neigung (Interessen). Bei den *Auszubildenden* dominiert die Übereinstimmung zwischen Zutrauen und den wahrgenommenen Berufs- und Ausbildungsanforderungen, während die Auszubildenden, bei denen die Übereinstimmung zwischen Interessen und Berufs- und Ausbildungsanforderungen am größten ist, eindeutig eine Minderheit darstellen, und zwar eine noch erheblichere als in der Entscheidungssituation. *Berufsfachschüler* reagieren am häufigsten von allen dargestellten Stichproben zutrauensorientiert.

Bei den *erfolgreichen* Auszubildenden findet sich eine hochsignifikant größere Anzahl von Probanden, bei denen die Übereinstimmung zwischen *Können* und Anforderungen sowie *Zutrauen* und Anforderungen größer ist als die zwischen Interessen und Anforderungen. Bei den Auszubildenden, die sich für *nicht erfolgreich* halten, überwiegt dagegen der Anteil der Probanden mit den engsten Beziehungen zwischen *Interessen* und Anforderungen. Weiterhin zeigt die Mehrzahl der Hauptschüler, die sich nach einem Ausbildungsjahr für *erfolgreich* halten, ein am *Zutrauen* orientiertes *Entscheidungsverhalten;* die mit Abstand geringste Anzahl der Probanden war bei ihrer Wahl interessenorientiert. Bei den Hauptschülern dagegen, die angeben, sich *nicht* zu den *Erfolgreichen* zählen zu können, sind in der Entscheidungssituation hochsignifikant häufiger Probanden vertreten, bei denen die Übereinstimmung zwischen Interessen und Anforderungen dominiert. Geschlechtsspezifische Unterschiede konnten nicht nachgewiesen werden. Die selbst eingeschätzte Eignung als wesentlicher Bestandteil des beruflichen Selbstkonzepts hat sich als Bewertungskriterium für anforderungsbezogene Handlungskonsequenzen in Entscheidungssituationen als eine ebenso bedeutsame Variable erwiesen wie in ihrer diskriminierenden Funktion zwischen erfolgreichen und nicht erfolgreichen Auszubildenden. Unterstützt werden die Resultate durch die Angaben der Ausbildungswechsler: 73 % hielten sich für nicht geeignet, 15 % hielten sich weder für geeignet noch interessierten sie sich für den Beruf, und nur 12 % nannten ausschließlich mangelndes Interesse als Grund für ihren Wechsel.

Aus den geschlechts- und altersspezifischen Vergleichen im Quer- und Längsschnitt soll nur ein besonders bedeutsames Ergebnis herausgegriffen werden: Die Hypothese von einer immer begrenzter werdenden geschlechtsrollenspezifischen Entwicklung kann in dieser Untersuchung nicht bestätigt werden. Dies gilt vor allem für die Variablen Zutrauen und Können.

Auch die Bewertungen der berufs- und ausbildungsanforderungsunabhängigen Entscheidungsfolgen sind sehr differenziert und verändern sich von der 7. bis zur 9. Hauptschulklasse. Hier sollen nur einige Ergebnisse genannt werden: Mit zunehmendem Alter werden bei der Entscheidung für eine vor einer anderen Berufsalternative günstige Berufs-, Arbeits-, Ausbildungsmerkmale und -voraussetzungen sowohl bei Mädchen als auch bei Jungen immer ausschlaggebender. Ein Vergleich zwischen den Schülern der 9. Klassen einerseits und den Auszubildenden und Berufsfachschülern andererseits ergibt, daß letztere ablehnende Bezugspersonenurteile und Lern-, Leistungs- und Eignungsanforderungen signifikant weniger negativ bewerten, dagegen mehr Wert legen auf gute Aufstiegsmöglichkeiten, eine günstige Altersversorgung, einen Ausbildungsberuf, darauf, erfolgreich zu sein, keine unregelmäßigen Arbeitszeiten zu haben sowie samstags nicht, abends nicht lange, nicht am Fließband und nicht in Schichten arbeiten zu müssen. Weder im Querschnitt noch im Längsschnitt zeigen sich Unterschiede zwischen Mädchen und Jungen auf den Gebieten, von denen

man es anzunehmen geneigt ist (stärkere Abhängigkeit der Mädchen von Bezugsperso-
nenurteilen, geringeres Wertlegen auf die Sicherheit des Arbeitsplatzes, günstige
Zukunftsaussichten, eine angemessene Altersversorgung, ein der Arbeitsleistung adäquates Einkommen, einen Ausbildungsberuf).

Die Werthaltungen der Auszubildenden, die sich für *erfolgreich* halten, unterscheiden sich, was die anforderungsunabhängigen Aspekte anbetrifft, erheblich von
denen der Auszubildenden, die angeben, *nicht erfolgreich* zu sein. Dies gilt auch
für die Probanden, die sich in ihrem Urteil über die Richtigkeit der getroffenen
Entscheidung voneinander unterscheiden. Die Auszubildenden, die sich für erfolgreich bzw. die getroffene Berufsentscheidung für richtig halten, bewerten vor allem ablehnende Bezugspersonenurteile und hohe Leistungsanforderungen wesentlich
weniger negativ als die Vergleichsgruppen. Unterschiede zwischen diesen Probanden-
gruppen sind bereits in der Entscheidungssituation signifikant. Als Erklärungsansatz könnte eine ausgeprägtere Autonomie und Leistungsorientiertheit herangezogen
werden, die die positiven Urteile zu Fragen nach der Bewährung der getroffenen Entscheidung bedingen.

10.5.7 *Die Handlungsbereitschaft trotz negativ bewerteter Folgen*

Das Ausmaß der Bereitschaft, sich trotz negativ bewerteter Entscheidungsfolgen
für einen Beruf zu entscheiden bzw. in der Ausbildung zu verbleiben, wurde als Indikator für eine hier so definierte Frustrationstoleranz genommen. Es konnte nachgewiesen werden, daß sich Mädchen und Jungen der verschiedenen Klassen- und Altersstufen im Ausmaß ihrer negativen Bewertungen hinsichtlich einer Vielzahl von Items
signifikant voneinander unterscheiden, jedoch nicht im Ausmaß ihrer Handlungsbereitschaft und umgekehrt. Die Annahme, daß die Bewertung weniger negativ ausfällt,
je eher bzw. negativer, je weniger das Individuum bereit ist, den jeweiligen Nachteil in Kauf zu nehmen, kann damit als widerlegt angesehen werden.

Bei der Überprüfung der Frage, ob sich Mädchen und Jungen der 7., 8. und 9.
Klassen sowie Auszubildende und Berufsfachschüler jeweils insgesamt (d.h. unter Berücksichtigung aller aufsummierten Itemwerte) im Ausmaß ihrer Bereitschaft, Nachteile in Kauf zu nehmen, voneinander unterscheiden, zeigten sich - von einer Ausnahme abgesehen - keine signifikanten Unterschiede. Die Annahme, daß Mädchen fru-
strationstoleranter reagieren als Jungen, weil sie für angepaßter, belastungsfähi-
ger, weniger kritisch und weniger realistisch gerade im Hinblick auf die Berufswahl gehalten werden könnten, ist damit nicht bestätigt. Mit zunehmendem Alter
sinkt das Ausmaß der Bereitschaft der Schüler beiderlei Geschlechts erheblich, die
erwogenen Berufsalternativen unter negativ bewerteten Bedingungen zu ergreifen.

Als Beispiel seien genannt: Schicht- und Samstagsarbeit, täglich lange und unregel-
mäßige Arbeitszeit, geringe Aufstiegsmöglichkeiten, ungünstige Altersversorgung.

Das Ausmaß der Bereitschaft, trotz negativ bewerteter Bedingungen im Beruf zu
bleiben, ist sowohl bei Jungen als auch bei Mädchen am Ende des ersten Ausbildungsjahres, nicht jedoch bei den Berufsfachschülern, hochsignifikant geringer als ihre
Bereitschaft in den 8. und 9. Klassen, trotz negativ bewerteter Bedingungen den Beruf zu ergreifen. Auszubildende, die sich für *erfolgreich* halten, sind in wesentlich geringerem Ausmaß bereit als *erfolglose* Auszubildende, negativ bewertete Ar-
beits- und Ausbildungsbedingungen in Kauf zu nehmen. Auch die Auszubildenden, die
die getroffene *Berufsentscheidung* für *richtig* halten, reagieren signifikant weniger
frustrationstolerant als diejenigen, die sie für falsch halten. Ein positives Selbstbild, bestimmt vor allem durch die wahrgenommene Bestätigung des Leistungsvermögens
und/oder die subjektive Überzeugung, leistungsfähig zu sein, ein dadurch bedingtes
größeres Selbstvertrauen und Durchsetzungsvermögen dürften für die Erklärung der
Unterschiede bedeutsam sein.

10.6 *Zusammenfassung*

Die Ergebnisse bestätigen die Modellannahmen und ihre Operationalisierung und
zeigen im Querschnitt-Längsschnitt-Vergleich eine für die wesentlichen Annahmen erstaunliche Übereinstimmung. Allgemein kann folgende Aussage als erwiesen angesehen
werden: Die Hauptschüler reagieren bereits im 7. Schuljahr differenziert und reflektieren Entscheidungsbedingungen gründlicher und komplexer, als bisher angenommen
wurde: Die untersuchten Hauptschüler antizipieren eine große Anzahl von Handlungsfolgen sowie deren Bedeutung für die erwogenen Berufsalternativen und unterziehen
sie einer differenzierten, sich mit zunehmendem Alter stark verändernden Bewertung.
Dabei erweisen sich die subjektiven Eignungsvariablen Können und Zutrauen - als
wesentliche berufliche Selbstkonzeptaspekte -, als besonders bedeutsame Bewertungskriterien. Die Bereitschaft, die erwogenen Berufsalternativen trotz negativ bewerteter Bedingungen zu ergreifen, nimmt insgesamt mit dem Alter ab. Eine Entscheidung erfolgt im jeweiligen Entwicklungsabschnitt zugunsten der Alternative, die
die insgesamt positiver bewertete ist und bei der erwartete Nachteile eher in Kauf
genommen werden. Ein Vergleich zwischen Vor- und Nachentscheidungssituation bestätigt die Bedeutsamkeit der beruflichen Selbstkonzeptvariablen für die Bewährung
der ausgeführten Ausbildungsentscheidung.

Die Untersuchungsergebnisse berechtigen nicht dazu, die These von einem unreflektierten Entscheidungsverhalten der Hauptschüler aufrechtzuerhalten. Die Ergebnisse lassen allerdings weder einen Schluß auf die Entscheidungskompetenz jedes

einzelnen Schülers zu, noch bedeuten sie, daß das Entscheidungsverhalten optimal ist; es ist lediglich durchdachter, als bisher angenommen wurde, und somit verbesserungsfähig.

Anm. 1: Das Forschungsprojekt befaßte sich darüber hinaus auch mit dem betrieblichen Entscheidungsverhalten. Ferner wurde ein "Kurs zur Vorbereitung der Berufsentscheidung für Schüler der Sekundarstufe I" entwickelt.

11. Die Bewältigung von Entwicklungsaufgaben bei Lehrlingen: Analyse- und Interventionsgesichtspunkte

Freya Dittmann-Kohli

11.1 Einleitung: Ziele und Positionen

11.1.1 Entwicklungspsychologische Grundposition

Die detaillierte Analyse von Struktur und Inhalt der Entwicklungsaufgaben ist
ebenso wie die Untersuchung ihrer Bewältigung ein entwicklungspsychologisches Desiderat, das bisher vernachlässigt wurde. Im menschlichen Lebenslauf werden zumeist
verschiedene Stadien oder Entwicklungsphasen unterschieden, die zwar kontinuierlich
ineinander übergehen, in ihrem Kern aber durch recht verschiedenartige Lebenssituationen und psychische Eigenschaftskonstellationen gekennzeichnet sind. Die Unterschiede zwischen den Lebensphasen bestehen also sowohl im Hinblick auf die körperlichen, psychischen und verhaltensmäßigen Charakteristiken der Person als auch im
Hinblick auf die Umwelten, die zu jeder der Lebensaltersgruppen gehören. Die perso-
nalen Veränderungen sind biologischer und psychischer Natur und werden als Wachstum, Entwicklung, Lernen, Sozialisation usw. bezeichnet. Die Veränderungen der Umwelt hängen vor allem von gesellschaftlichen Umständen ab, weil für verschiedene
Altersgruppen unterschiedliche "Programme", Rollen, Positionen, Einrichtungen und
Regelungen bestehen, die unter anderem auch etwas mit den jeweiligen psychischen
und körperlichen Charakteristiken zu tun haben, die für jedes Lebensalter typisch
sind.

Die in den meisten Gesellschaften unterschiedenen Lebensaltersgruppen mit entsprechenden altersabhängigen sozialen Positionen und Rollen sind Kindheit, Jugend, Erwachsenenalter und spätes Erwachsenenalter bzw. Alter. Uns beschäftigt im folgenden die Lebensaltersgruppe "Jugend". Die Jugendzeit wird häufig definiert oder eingegrenzt als "Übergangsphase zwischen Kindheit und Erwachsenenalter" oder "Vorbereitung auf das Erwachsenenalter". Damit wird diese Lebensaltersphase sowohl von der soziologischen Seite her abgegrenzt als auch von der psychologischen. Während die Entwicklungspsychologie die Entwicklungsphasen eher von ontogenetischen Veränderungen her sieht und in diesem Sinne von Pubertät oder Adoleszenz spricht, rückt in der Soziologie Rolle und Position des Jugendlichen in den Vordergrund. Eine interaktive, ökologische oder kontextuelle Orientierung in der (Jugend-) Psychologie sieht jedoch ebenfalls die ontogenetische Verflechtung äußerer und innerer Faktoren und bezieht die bisherige Biographie des Individuums als Entwicklungsbedingung ein (BALTES, REESE & LIPSITT 1980; BRONFENBRENNER 1976; GOLLIN 1980; KAMINSKI 1979; LEONTJEV 1977; LOMPSCHER & KOSSAKOWSKI 1977; MISCHEL 1973, 1979; MÖNKS & HILL 1979; OERTER 1978 a). Hiermit ist die Grundposition entwicklungs- und allgemeinpsychologischer Art bezeichnet, die den folgenden Beitrag in seinen theoretischen, empirisch-analytischen (deskriptiven) und präskriptiven Teilstücken kennzeichnet. Die doppelseitige Veränderung von Person und Umwelt gibt der Lebenslaufperspektive ihren entwicklungspsychologischen Mechanismus, ihr Veränderungs-Paradigma: Die Auseinandersetzung zwischen der Person und ihrer inneren und äußeren Umwelt verändert sich aufgrund

(a) der Wandlung der Person

Wenn sich die Person verändert (wenn z.B. die kognitiven Fähigkeiten wachsen), ist ihr Bewältigungspotential gestiegen und sie kann gleichbleibende Aufgaben besser lösen.

(b) der Wandlung der Umwelt

Verändern sich Umweltbedingungen altersgraduierter Art (tritt ein Jugendlicher z.B. in eine Lehre ein), verändern sich die Lebenssituationen und es sind neue Anforderungen zu bewältigen.

(c) der Wechselwirkung zwischen beiden

Neue Anforderungen führen zur Entwicklung neuer Handlungsstrategien, Fertigkeiten, Motive und diese veränderten Dispositionen dienen ihrerseits auch der Veränderung der Umwelt und der Ausgangsbedingungen weiteren Handelns.

11.1.2   Die Zielgruppe

Die Thematik des folgenden Beitrags ist auf eine konkrete Gruppe und eine klar abgegrenzte Lebensspanne bezogen. Die altersmäßige Eingrenzung der hier interessierenden Jugendphase variiert in der wissenschaftlichen Literatur stark und reicht

manchmal von der Pubertät bis ins junge Erwachsenenalter (10 bis 20 Jahre oder darüber hinaus). Im Rahmen der folgenden Analyse wird als Jugendphase jedoch lediglich
die Zeit von 15 bis 19 Jahren bezeichnet. Darüber hinaus wird eine bestimmte Gruppe
von Jugendlichen im Mittelpunkt stehen. Es handelt sich um den Teil der Altersgruppe, welcher die Mehrheit aller Jugendlichen dieses Alters in der Bundesrepublik ausmacht. Die Mehrheit der 15- bis 19jährigen in unserem Land sind Lehrlinge oder Auszubildende, die im Anschluß an die Haupt- und/oder Realschule eine Berufsausbildung
im Dualen System (d.h. Betrieb und Berufsschule) machen und nach drei Jahren (bzw.
je nach Beruf auch nach zwei oder vier Jahren) mit der Gesellen- oder Facharbeiter-
prüfung abschließen.

Jugendliche in einer betrieblichen Lehre befinden sich in einer Situation, in
der sie eine formalisierte, gesellschaftlich organisierte "Einführung in das Erwachsenenalter" durchlaufen, welche in manchen Punkten an die Merkmale der Enkul-
turation bzw. des Sozialisationsprozesses in traditionalen Gesellschaften ohne Schulsystem erinnert: Fertigkeiten, Fähigkeiten, Motive und Handlungsorientierungen werden hier wie dort schwergewichtig durch "learning by doing", durch Mitmachen bei
nicht nur zu Lehrzwecken ablaufenden Tätigkeiten, vermittelt. Diese Art des jugendlichen Enkulturations- und Entwicklungsprozesses ist bisher kaum untersucht worden.
Da es in den USA kaum Lehrlinge gibt, geht es in der psychologischen Jugendforschung fast immer um Schüler oder Studenten. In Europa ist die betriebliche Lehre
eine alte Institution, die auf das Mittelalter zurückgeht und ursprünglich nur in
die Handwerksberufe einführte, jetzt aber auch Industrie, Handel, Verwaltung und
vieles andere umfaßt. Bei uns ist also der Lehrling und nicht der Schüler als der
"typische Jugendliche" zu betrachten. Trotzdem sind theoretische und empirische
Untersuchungen über Lehrlinge jedoch meist soziologischer Natur (siehe die Übersicht in DITTMANN-KOHLI, SCHREIBER & MÖLLER 1982, Kap. 6) und werden von der Psychologie vernachlässigt (Ausnahmen z.B. bei HORNSTEIN, SCHEFOLD, SCHMEISER & STACKE-
BRANDT 1975; OERTER 1977).

11.1.3 *Fragestellung und Zielsetzung*

Die Zielsetzung des Beitrags ist sowohl analytisch-deskriptiv als auch präskrip-
tiv. Die Darstellung einer Rahmenkonzeption dient der Analyse von Entwicklungsaufgaben als Konfiguration von Elementen, in deren Kontext Wahrnehmungs- und Handlungsmuster konkreter Gruppen von Jugendlichen beschreibbar werden und auf dieser Basis
auch modifiziert werden können. Die deskriptiv-analytische Seite wendet sich an folgende Fragestellungen: Welches sind die typischen Merkmale des Jugendalters während
der Lehrzeit? Welcher Art von Lebenssituation sehen sich Auszubildende gegenüber:
welche Anforderungen haben sie zu meistern und welche Möglichkeiten stehen ihnen

230

offen, eigene Ziele zu realisieren? Wie reagieren Jugendliche, die in einer betrieblichen Lehre sind, auf ihre Situation? Welche Handlungsmöglichkeiten und Anforderungen nehmen sie wahr, und wie handeln sie im Zusammenhang mit ihren eigenen Reali-
tätsdefinitionen? Die Beantwortung derartiger Fragen kann zu einer Charakterisierung des Jugendalters als Übergangsphase zum Erwachsenenalter beitragen. Die Fragen beziehen sich auf eine Typisierung der inneren und äußeren Situation von Jugendlichen, deren Entwicklungssituation am Beispiel von Lehrlingen illustriert wird. Die
Kennzeichnung der Entwicklungssituation dieser Altersgruppe geschieht mit Hilfe des
Konzepts der Entwicklungsaufgaben, die unter unmittelbarer Bezugnahme auf den sozialen Kontext und die konkrete Lebensbewältigung definiert werden. Dadurch ist es möglich, die affektive, kognitive und handelnde Auseinandersetzung mit solchen Aufgaben zum Thema zu machen und zugleich die Situation des Jugendalters zu diskutieren.

Die obigen Fragen sind nicht nur im deskriptiv-analytischen Sinne von Interesse,
sondern werden auch im präskriptiven Sinne gesehen und sind so für eine angewandte
Entwicklungspsychologie von Interesse (BRANDTSTÄDTER & von EYE 1982; BRANDSTÄDTER,
REINERT & SCHNEEWIND 1979; DITTMANN 1977; DITTMANN-KOHLI 1981; SCRIVEN 1980). Die
Beschreibung von Handlungsbedingungen (äußerer und innerer Art) und Handlungsmöglichkeiten kann genutzt werden für eine bessere Situationsanalyse und Handlungsplanung von Jugendlichen, die sich in ähnlicher Lage befinden und an einer Entwick-
lungsoptimierung interessiert sind.

Die Beantwortung der deskriptiven und präskriptiven (interventiven) Fragestellung zu Lebenssituation und Verhaltensweisen von Jugendlichen verlangt zunächst,
die theoretische Rahmenkonzeption zu präzisieren und ein System von Begriffen zu
suchen, mit deren Hilfe die Fragen integriert, in methodisches Vorgehen übersetzt
und in andere Forschungsansätze eingebunden werden können.

11.2   Theoretische Rahmenkonzeption

11.2.1 Das Aufgabenkonzept in der Entwicklungspsychologie

In der Jugendpsychologie hat sich in letzter Zeit das Konzept der Lebensaufgaben
und/oder Entwicklungsaufgaben (MANASTER 1977; OERTER 1978 b) zunehmend stärker
durchgesetzt. Diese Termini werden häufig verwendet, ohne daß im Detail ausreichend
bestimmt wird, worin diese Aufgaben bestehen. Das Konzept der Entwicklungs- oder
Lebensaufgaben kann nur dann erheblichen Nutzen für die entwicklungspsychologische
Verhaltensanalyse bringen, wenn geklärt wird, wie sie im einzelnen zusammengesetzt
sind, auf welchen ökologischen Fakten sie basieren, welche Aufgaben für welchen
Teil der Bevölkerung typisch sind und welche individuellen Bewältigungsmuster bei

welchen Typen von Lebensaufgaben vorkommen. In bezug auf den Begriff der Lebens-
und Entwicklungsaufgaben scheint folgendes allgemein akzeptiert zu werden:

(1) Der Lebenslauf (und die menschliche Lebensbewältigung) im allgemeinen ist
dadurch gekennzeichnet, daß in voraussehbarer Folge eine Reihe von altersnormierten
(historischen Veränderungen unterliegenden) Aufgaben zu bewältigen sind, weil die
Lebenslage und die Handlungsbedingungen und -möglichkeiten im Laufe der Lebenszeit
sequentiell variieren (BALTES & DITTMANN-KOHLI 1982; BALTES, REESE & LIPSITT 1980;
DITTMANN-KOHLI & BALTES 1983).

(2) Es gibt seltenere, teilweise unvorhersehbare Ereignisse positiver und negativer Art, die die Lebenslage in kritischer Weise beeinflussen können. Negative Ereignisse üben häufig einen deutlichen Druck auf die innere und äußere Anpassung und
Problemlösung zur Beseitigung von Stress aus (BRIM & RYFF 1980; FILIPP 1981; HULTSCH
& PLEMONS 1979).

Entwicklungsaufgaben werden als ontogenetisch voraussehbare, reguläre Situationen definiert, deren Bewältigung die erfolgreiche Lebensführung und Aufgabenbewältigung zu einem späteren Zeitpunkt erleichtert (BARRETT 1972). ERIKSON (1959, 1968,
1974) hat psychosoziale Entwicklungsaufgaben definiert, die in bestimmten Entwicklungsperioden jeweils ihren besonderen Platz haben; er hat jedoch die Möglichkeit
offen gelassen, daß die Aufgaben in späteren Lebensphasen weiterbestehen können.
ERIKSON hat die psychosozialen Entwicklungsaufgaben der verschiedenen Lebensalter
als innerlich zu vollziehende Leistungen psychischer Neuorientierung verstanden,
die sich aus der fortschreitenden Veränderung des Organismus in einer ebenfalls
altersbezogenen veränderten Umwelt ergeben. Aber auch diese psychosozialen Entwicklungsaufgaben hängen mit äußeren sozio-kulturell und historisch beeinflußten Ereignissen zusammen, wie etwa Heirat, Familiengründung, Berufslaufbahn, die ihrerseits
mit biologischen Tatbeständen von körperlichem Wachstum und Verfall gekoppelt sind.
HAVIGHURST (1951) hat die durch gesellschaftstypische Altersnormen und altersrele-
vante Sozialstrukturen geschaffenen Handlungsräume und Umweltbezüge des Individuums
als Entwicklungsaufgaben bezeichnet. Dementsprechend hat HAVIGHURST die altersgra-
duierten Lebensbezüge und Einrichtungen, die jeweils Pflichten und Möglichkeiten der
Altersgruppen definieren, für die verschiedenen Lebensetappen und den Lebenslauf im
nordamerikanischen Kulturraum skizziert (vgl. CLARK & ANDERSON 1967, Kap. 9, über
adaptive Entwicklungsaufgaben).

11.2.2 *Allgemeinpsychologische Grundlagen*

Besonders interessant wird das "Aufgabenkonzept" für eine entwicklungspsychologische Analyse zusätzlich dadurch, daß auch eine allgemeinpsychologische Verankerung möglich ist und hier auch auf experimentelle Konzeptbildungen zurückgegriffen werden kann. Die folgende Beschreibung von Testaufgaben und Leistungsverhalten wird zeigen, daß die Aufgabenbewältigung außerhalb des Labors im Alltag nicht andere psychologische Prinzipien, sondern einen anderen Aufgabentypus mit entsprechend anderem Leistungs- oder Lösungsverhalten involviert (vgl. hierzu DÖRNER 1981; DÖRNER & REITHER 1978; SCRIVEN 1980).

Das Aufgabenkonzept ist in der kognitiven und psychometrischen Forschung ein vertrauter Begriff. Die Denkforschung beschäftigte sich vor allem mit "geschlossenen" Aufgaben eines bestimmten Typs. Es sind in symbolischer Form vorgegebene Probleme, die vom Versuchsleiter formuliert und vom Probanden bei Annahme dieser Rolle quasi automatisch akzeptiert werden. Zur Lösung von Aufgaben, deren Resultate zumeist eindeutig als richtig oder falsch evaluiert werden können, braucht man neben aktivierenden und steuernden Faktoren (Motivation, Handlungspläne) Fähigkeiten und Fertigkeiten intellektueller Art. In der psychometrischen Intelligenzforschung versuchte man diese Fähigkeiten z.B. über Korrelationsmuster zu gruppieren und zu erkennen. Das Lösen von kognitiven Aufgaben oder Problemen wird Leistungsverhalten oder Problemlösungsprozeß genannt. Die folgenden Merkmale dieses Verhaltens sind auch für die Bewältigung von Lebens- oder Entwicklungsaufgaben relevant. Das Leistungsverhalten ist in Inhalt und Struktur auf das Handlungsobjekt (die Aufgabe) bezogen, es ist zielorientiert, kann mehr oder weniger bewußt gesteuert und reflektiert werden und automatisierte Komponenten (Fertigkeiten) und Strategien oder Meta-Komponenten enthalten. Das Leistungsverhalten wird gesteuert durch Motive, Ziele, Absichten, metakognitive Reflexionen. Die Ziele mit unmittelbarem Aufgabenbezug bilden sich im Kontext der Aufgaben und Situationswahrnehmung, welche je nach ihrer Artung zu Schritten der Aufgabenlösung (Suche nach Handlungswegen) führt (TUMA & REIF 1980). Anders als im Fall der Lebensbewältigung wird Leistungsverhalten bei Testaufgaben vom Versuchsleiter im Hinblick auf seine Zweckmäßigkeit und Leistungsfähigkeit beurteilt, wenn die Qualität der Aufgabenlösung nach "richtig" oder "falsch" bewertet wird. Das ist möglich, weil es sich zumeist um eindeutig lösbare Aufgaben handelt (d.h. die Aufgaben sind bereits auf ihren Zielzustand, der die richtige Lösung ist, festgelegt).

11.2.3 Alltagsaufgaben und kognitive Problemstellungen im Vergleich

Ein kursorischer Vergleich der Aufgaben und des Aufgabenverhaltens im Labor und derjenigen in der Alltagswelt zeigt, daß Aufgaben außerhalb des Labors auch eine Reihe systematischer Unterschiede und Abweichungen zu denjenigen im Labor besitzen (DITTMANN-KOHLI 1982). Die Alltagsaufgaben entstehen aus dem Zusammenspiel der Gesellschaftsmitglieder und ihrer Lebensformen; es gibt häufig keine eindeutig richtigen Lösungen und Lösungswege, die von einer übergeordneten Instanz her beurteilt werden. Letztendlich ist es das Individuum selbst, welches die übergeordnete Evaluationsinstanz bildet, solange es sein eigenes Erleben und Denken bewerten kann (vgl. SCRIVEN 1980). Alltagssituationen und seltene Ereignisse lassen häufig einen großen Spielraum für die verschiedenartige Wahrnehmung und Interpretation der Situation; entsprechend vielfältig sind die Handlungswege, die man einschlagen und für richtig halten kann. Welche Art der Situationswahrnehmung und darauf bezogenen Aufgabendefinition gewählt und angewendet wird, hängt unter anderem mit der Zielsetzung zusammen. Die konkreten Handlungsziele und -intentionen orientieren sich naturgemäß auch an der Realität, an der Realisierbarkeit der Ziele und Pläne. Die Zielsetzungen der Aufgabenlösungen im Alltag gehören sowohl zu fremdgestellten als auch zu selbstgestellten Aufgaben, d.h. sie entstehen aus der Reaktion auf die Erfordernisse der Umwelt und im Kontext eigener Wünsche. Die Aufgaben im Alltag sind vielfältig ineinander verschachtelt und miteinander verknüpft, ihre mehr oder weniger erfolgreiche Lösung macht den Prozeß der Lebensbewältigung aus. Die Ontogenese und die altersnormierten Sequenzen von Lebenslagen, Rechten, Pflichten und Handlungsmöglichkeiten ergeben zumindest einen minimalen Bezugsrahmen für eine solche zukunftsorientierte Beurteilung der Zweckmäßigkeit von Handlungen und Planungen in der Gegenwart.

Problemlösungsprozesse oder Aufgabenverhalten des kognitiven Typs, wie sie in der Denkpsychologie (AEBLI 1980) und psychometrischen Forschung untersucht werden, sind nur eine Sonderform bzw. ein Aspekt des Gesamtverhaltens. Kognitive Problemlösung ist intentionale, auf ein intellektuelles Problem focussierte Denktätigkeit, d.h. ein Handeln mit der Absicht zur Herstellung eines bestimmten Ziels, welches die "richtige Lösung" repräsentiert. Denktätigkeiten sind mehr oder minder selbständige Teilhandlungen im Vollzug vieler anderer, nicht auf kognitive Zielzustände gerichteter lebensweltlicher Handlungen, können aber auch als Hauptelement einer Verhaltensepisode vorkommen (Problemlösen als Selbstzweck, als selbständige Handlung; AEBLI 1980; DITTMANN-KOHLI & BALTES 1983; KOSSAKOWSKI & LOMPSCHER 1977; LOMPSCHER & KOSSAKOWSKI 1977).

11.2.4   Die Perspektive der Lebensbewältigung und ihre Differenzierung in Kompetenzbereiche

Wie bei kognitiven Tätigkeiten kann man auch bei der Analyse von Entwicklungsaufgaben nach der Güte der Problemlösungen und der Leistungsfähigkeit des Handelns
(ZIELENIEWSKI 1966) fragen. Zusätzlich kommen aber auch Zweckmäßigkeit, Kosten und
Nutzen von Aufgabenbewältigung und Problemdefinitionen für den Akteur (den Problem-
löser) als wesentliche Gesichtspunkte hinzu. Als Lebensbewältigung bezeichnen wir
lebensweltliches Verhalten, wenn der Gesichtspunkt der Kompetenz, Effizienz oder
Güte der Aufgabenbewältigung einbezogen und gefragt wird, welche funktionale Bedeutung ein Verhalten für das Erleben und weitere Handeln einer Person, welche Folgen
und welchen Nutzen ein Verhalten für das Subjekt oder den Akteur hat. Damit ist unmittelbar der Tatbestand verknüpft, daß die inneren und äußeren Aspekte des Aufgabenverhaltens als Realisierung einer bestimmten Alternative unter anderen möglichen
zu denken ist, daß die Aufgabeneinschätzungen, ihre Inangriffnahme und Lösungsweise
unter anderen psychischen und äußeren Voraussetzungen auch anders ausfallen könnten.

Der Gesichtspunkt der Effizienz oder Kompetenz von Bewältigungsverhalten legt
auch die Frage nach den Fähigkeiten und psychischen Ressourcen im allgemeinen nahe,
die dafür eingesetzt werden (vgl. PEARLIN & SCHOOLER 1978). Ebenso ist damit die
Frage verknüpft, ob und wie solche Kompetenzen verbessert werden können (ROSKIES &
LAZARUS 1980) und welche Art psychischer Ressourcen für welche Art von Entwicklungsaufgaben nützlich sind. Breite Bereiche psychischer Ressourcen und Handlungstypen sollen inhaltlich unterschieden und benannt werden zu dem Zweck, zugehörige
Kategorien von Entwicklungsaufgaben zu formulieren. Damit werden Entwicklungsaufgaben unter anderem danach geordnet und identifiziert, ob es sich um Anforderungen
und Zielsetzungen handelt, die einem gemeinsamen Gegenstandsbereich des Handelns
entsprechen. Die so als zusammengehörig betrachteten Bereiche psychischer Ressourcen beruhen auf der Gemeinsamkeit ihres Gegenstandsbereichs, nicht auf der Ähnlichkeit von Ablaufgestalten oder psychischen Modalitäten (wie im Fall von Intelligenz-
faktoren). Dementsprechend werden z.B. Auffassungen, Begriffe, Motive, kognitive
Fähigkeiten, Strategien und psychomotorische Fertigkeiten, wenn sie etwa mit dem
Gegenstandsbereich "interpersonelle Interaktionen" zu tun haben, einer entsprechenden Kompetenz- oder Handlungskategorie zugeordnet (näheres siehe Abschnitt 3.2;
DITTMANN 1978; DITTMANN-KOHLI 1980).

*11.2.5   Verankerung des Aufgabenkonzepts in allgemeinen Persönlichkeits-
          konzeptionen*

Bevor die Überlegungen zur systematischen Identifikation und Einordnung von Entwicklungsaufgaben einer bestimmten Zielgruppe genauer beschrieben werden, sollen
noch Hinweise auf eine theoretische Verankerung der Konzepte Lebensbewältigung und
Entwicklungsaufgaben in allgemeine Persönlichkeitsmodelle und Paradigmen gegeben
werden, die eine weitere Verknüpfung der hier dargelegten Positionen mit bestehender Forschungspraxis aufzeigen. (Eine ausführliche Darstellung theoretischer Ansätze, die die Rahmenkonzeption für die Analyse von Entwicklungsaufgaben und Lebensbewältigung bilden, findet sich bei DITTMANN-KOHLI 1982).

TOMASZEWSKI (1978, 1981) ist ein polnischer Psychologe, der Tätigkeit in Abhebung von reaktivem Verhalten als intentionales, selbst-reguliertes Verhalten zur
Erreichung von Zielen, d.h. der Herstellung erwünschter Zustände, definiert. Die
Durchführung einer Tätigkeit entspricht einem "Lösungsprozeß" einer Aufgabe. Das
Lösen von Testaufgaben ist z.B. eine Tätigkeit im Sinne zielorientierten Verhaltens zur Erreichung eines gewünschten Zustandes (eine hohe Punktzahl zu erreichen,
seine Leistungsfähigkeit beweisen) in einer bestimmten Situation (Testsitzung). Im
realen Leben gibt es nicht nur symbolische Zielzustände für intellektuelle Probleme,
die kognitive Aktivität (Denkfähigkeit) benötigen, sondern vor allem auch ökologische, materielle, affektive, soziale und psychische Zielzustände, deren Lösung in
der Veränderung von entsprechenden materiellen, sozialen, ökologischen Situationen
in der Umwelt oder von affektiven und kognitiven Zuständen in der eigenen Person bestehen. Solche Alltags- oder lebensweltlichen Aufgaben und Probleme werden im Unterschied zu Labor-Aufgaben "Lebensaufgaben" genannt.

Das Konzept der Tätigkeit und der Lebensaufgaben gehört zu einem allgemeinen Per-
sönlichkeitsmodell, welches die universalen Züge der Wechselwirkung zwischen Person
und Umwelt abbildet, aber auch die konkreten individuellen und die gruppen- und ge-
sellschaftstypischen Eigenheiten des Person-Umwelt-Systems darin vorsieht. Zu den
gruppentypischen Merkmalen des Person-Umwelt-Systems gehören auch die altersgraduier-
ten Aspekte wie z.B. die des Jugendalters. Die entwicklungspsychologische Relevanz
des Aufgabenkonzepts ist bisher von TOMASZEWSKI (1981) und seinen Mitarbeitern (MIKA
1981) nicht hervorgehoben worden, läßt sich aber ohne Widerspruch hinzufügen.

Neben die lebensweltlichen Aufgabensituationen (Lebensaufgaben) lassen sich auf
der Basis der verschiedenen von TOMASZEWSKI (1978) ausgeführten Kriterien zur Situationsdefinition auch diejenigen Situationen stellen, die den Entwicklungsaufgaben
entsprechen: Entwicklungsaufgaben sind lebensweltliche Aufgabensituationen, die un-

ter dem Gesichtspunkt abgegrenzt werden, für eine Entwicklungsperiode (und nicht
für andere) charakteristisch zu sein. Ein weiteres Merkmal von Entwicklungsaufgaben
soll sein, daß die Güte und Art ihrer Bewältigung für die nachfolgende Entwicklungsperiode von mittelbarer oder unmittelbarer Bedeutung ist.

Ein Forschungsansatz mit ganz anderen wissenschaftlichen Traditionen, auf den
abschließend noch hingewiesen werden soll, befaßt sich mit Coping (LAZARUS 1981;
LAZARUS, AVERILL & OPTON 1974; LAZARUS & LAUNIER 1978; PRYSTAV 1979, 1981). Coping
involviert äußere und innere Tätigkeiten, die der Stress-Reduktion dienen sollen.
Dabei handelt es sich der Definition nach um Situationen der Bedrohung (etwa von
Handlungszielen, von Sicherheit, von Wohlbefinden). Copingprozesse und Stress-
Situationen lassen sich in TOMASZEWSKIs Terminologie als eine bestimmte Kategorie
von Situationen und dem dafür typischen Verhalten kennzeichnen, und zwar als Kategorie der "schwierigen Situationen". Diese involvieren, daß das Verhältnis zwischen
den Situationsanforderungen und den beim Individuum vorhandenen Ressourcen nicht
gleichgewichtig ist; im Fall von Stress und Coping handelt es sich definitionsgemäß
(PRYSTAV 1981; WHITE 1974) um eine Oberforderung für ungewöhnliche oder neue Situationen, für die keine adäquaten psychischen Ressourcen vorhanden oder verfügbar
sind.

Von vielen Autoren wird die Gesamtsituation des Jugendalters als eine solche
schwierige Situation bezeichnet - etwa aufgrund schwieriger neuer Rollenanforderungen, aufgrund der Gefahr der Identitätsdiffusion, aufgrund innerer Konflikte, die
auf der Abwehr starker neuer Triebe basieren, aufgrund von innerer Unruhe und Ge-
fühlsüberschwängen, die nicht adäquat in Verhalten umgesetzt werden können, aufgrund einer marginalen Position des Jugendlichen in der Gesellschaft usw. (siehe
die Obersicht zu Theorien des Jugendalters bei COLEMAN 1974; vgl. OLBRICH 1981).

Die Behauptungen über die Eigenschaften des Jugendalters beziehen sich dabei
nicht auf bestimmte Arten von Jugendlichen, sondern auf Merkmale des Jugendalters
als eine besonders "schwierige" Entwicklungsperiode in Abhebung von früheren und
späteren Entwicklungsperioden. Im Gegensatz dazu lassen sich jedoch eine Reihe von
Argumenten anführen, die die Entwicklungssituation des Jugendalters in vielen Gesellschaften im Vergleich zu den Anforderungen des Erwachsenenalters und Alters gerade als weniger schwierig erscheinen lassen (vgl. ROSKIES & LAZARUS 1980, S. 39).
Innere Belastungen affektiv-kognitiver Art und äußere Oberforderung scheinen nur
unter bestimmten Bedingungen für das Jugendalter kennzeichnend zu sein. Für die Normalität und Angepaßtheit des durchschnittlichen Jugendlichen sprechen bereits eine
Reihe von empirischen Daten (z.B. BANDURA 1972; OFFER 1969; OFFER & OFFER 1975).
Die folgende Untersuchung über den Aufbau sowie Art und Güte der Bewältigung von

Entwicklungsaufgaben des Jugendalters, in der auf möglichst große Vollständigkeit
der Person-Umwelt-Bezüge und selbstbezogenen Interaktionen Wert gelegt wird, kann
hier weitere Aufschlüsse bringen. Art und Aufbau von Entwicklungsaufgaben in der
Lebenswelt von Jugendlichen werden zunächst im Rahmen eines Klassifikationsschemas
für die Zielgruppe der Auszubildenden analysiert.

11.3 Das Klassifikationssystem für Lebens- oder Entwicklungsaufgaben

11.3.1 Die sozial-ökologische Dimension und ihre Kategorien

Verschiedene Lebens- oder Entwicklungsaufgaben haben verschiedene Inhalte; all-
tagsweltliche Probleme oder Anforderungen gehören zu verschiedenen Lebensbereichen
und sind verschieden zusammengesetzt. Welche Richtlinien können formuliert werden,
um Entwicklungsaufgaben zu identifizieren, abzugrenzen und zu analysieren? Die folgenden Überlegungen führen zu einer Taxonomie von Entwicklungsaufgaben für Zielgruppen, die nach Lebensalter (Entwicklungsperiode) und sozialer Position (McCALL &
SIMMONS 1974) definiert werden.

Die Taxonomie (vgl. Tab. 11.1) enthält zwei Dimensionen, die jeweils in verschiedene Kategorien unterteilt werden. Die senkrechte Dimension repräsentiert die Umwelt
des Individuums, also denjenigen Ausschnitt der Welt (einer Gesellschaft), den das
Invidiuum okkupiert; das Terrain oder der Biotop, in dem es während des betrachteten Abschnitts seiner Lebenszeit lebt. Dieses Terrain wird hier Lebenswelt genannt.
Sie überschneidet sich mit den Lebenswelten anderer Personen, ist aber jeweils auf
ein handelndes und erlebendes Subjekt hin definiert und geordnet (vgl. LEWIN (1963)
Vorstellungen zum Lebensraum). Da die lebensweltliche Dimension für eine Zielgruppe
und nicht nur für eine einzelne Person gelten soll, richtet sich die weitere Unterteilung der Dimension nach sozial-ökologischen Merkmalen der Lebensweltstruktur,
die für alle Mitglieder der Zielgruppe zutreffen (BRONFENBRENNER 1976; KAMINSKI
1979; SCHÜTZ & LUCKMANN 1975).

Zunächst treffen wir, LEWIN (1963) folgend, die grundlegende Unterscheidung nach
innerer und äußerer Umwelt. Die eigene Person ist generell als ein Erlebnis- und
Handlungsfeld zu betrachten, sowohl in körperlicher und psychischer Hinsicht. Die
äußere Umwelt weist vorfindbare Strukturen auf, die sich aufgrund gesellschaftlicher Lebensformen, Institutionen, Einrichtungen oder "settings" ergeben und an verschiedene soziale Rollen allgemeiner und spezieller Art geknüpft sind. Die Gliede-
rung der Lebenswelt liefert die weiteren Kategorien für die Unterteilung der lebensweltlichen Dimension des Klassifikationssystems. Diese Kategorien werden Lebensbe-

Tab. 11.1. Klassifikation der Schlüsselsituationen für Entwicklungsaufgaben nach transaktionalen und lebensweltlichen Kategorien

Transaktionale Dimensionen			
Lebensweltliche Dimension	Intrapersonales Handeln	Interpersonelles Handeln	Extrapersonales Handeln
Inneres Milieu	a) Selbstbild b) Umgang mit Gefühlen (c) Selbstver- änderung)		
Lebensweltbereich "Beruf/Betrieb"		Beziehungen zu: a) Vorgesetzten b) Kollegen	a) berufliche Laufbahn b) betriebliche Ausbildung c) Arbeitstätig- keit
Lebensweltbereich "Berufsschule"		a) Lehrer b) Klassen- kameraden	a) schulisches Lernen
Lebensweltbereich "Häusliche Umwelt"		a) Eltern	a) häusliche Pflichten
Lebensweltbereich "Freizeit"		a) Freund/Freundin b) Peers	a) Freizeit- aktivitäten

reiche genannt. Für die Zielgruppe der Lehrlinge sind diese Lebensweltbereiche räumlich-zeitliche Regionen, in welchen sie bestimmte Rollen oder Aktivitätskomplexe verfolgen, die relativ deutlich voneinander getrennt sind und an denen sie nach einem bestimmten zeitlichen Rhythmus partizipieren. Diese Lebensweltbereiche sind (a) Beruf/Betrieb, (b) Schule (Berufsschule), (c) Familie (Herkunftsfamilie, familiäre Umwelt, zu Hause) und (d) Freizeitbereich (häusliche und außerhäusliche Freizeitorte umfassend). Der Lebensweltbereich Beruf/Betrieb ist zeitlich gesehen der umfassendste, er umfaßt den Ausbildungsbetrieb (und eventuelle überbetriebliche Ausbildungsorte) sowie sonstige lebensweltliche Gegebenheiten, die mit der Berufslaufbahn zu tun haben (HORNSTEIN et al. 1975).

Diese Unterteilung beruht auf empirischen Tatbeständen der Organisation des Alltagslebens der Zielgruppe. Die Tatbestände sind, soweit sie nicht zum allgemeinen Erfahrungsbestand gehören, soziologischen Arbeiten zu entnehmen. Diese sind insbesondere für den folgenden Schritt des Klassifikationsvorgangs heranzuziehen, in dem die Identifikation der verschiedenartigen Aktivitätszentren vorgenommen wird, die innerhalb der Lebensweltbereiche zu finden sind (z.B. HORNSTEIN et al. 1975;

MAYER et al. 1981; SCHREIBER & BARTSCH 1978). Zur Auswahl und Definition dieser Aktivitätszentren als Lebens- oder Entwicklungsaufgaben und damit als Analyseeinheiten der weiteren Untersuchungen können nun weitere Selektionsregeln herangezogen werden, die psychologischer Art sind. Einerseits sollen die ausgewählten Entwicklungsaufgaben "Schlüsselsituationen" entsprechen, die für die Mitglieder der Zielgruppe eine gewisse strategische Bedeutung haben, d.h. das Verhalten gegenüber diesen Situationen (Handlungsräume) soll unter der Perspektive der Lebensbewältigung funktional bedeutsam sein, falls wesentliche Ziele und Bedürfnisse der Gegenwart und/oder Zukunft tangiert werden. Zum anderen sollen die Schlüsselsituationen so ausgewählt werden, daß sie den bereits früher erwähnten allgemeinen Handlungstypen entsprechen.

11.3.2   *Die transaktionale Dimension und ihre Kategorien*

Die allgemeinen Handlungstypen hängen mit bestimmten Merkmalen des Problemtyps zusammen, zu dem eine Entwicklungsaufgabe gehört. In jedem der Lebensweltbereiche können wir generell zwei Typen von Transaktionen unterscheiden, nämlich erstens interpersonelle Interaktionen (den Umgang mit anderen Personen) und zweitens den Umgang mit Dingen, Symbolen, Einrichtungen (oder Kombinationen daraus). Eine dritte Kategorie des Handelns ist definiert als intrapersonal: es sind diejenigen Aktivitäten, die auf den Gegenstandsbereich des "Selbst" gerichtet sind, auf das innere Milieu oder die innere Umwelt (vgl. Tab. 11.1). Damit haben wir drei Handlungstypen (transaktionale Kategorien) mit entsprechend zugeordneten Kompetenzbereichen, die wir interpersonal, extrapersonal und intrapersonal nennen wollen. Der Gegenstandsbereich des Handelns und Erlebens weist in jeder dieser drei transaktionalen Kategorien eine bestimmte Merkmalskonfiguration auf, die im (instrumentellen) Handeln berücksichtigt werden müssen, wenn bestimmte Effekte erzielt werden sollen, wie z.B. einen Partner günstig stimmen, eine Arbeit effizient durchzuführen, oder gegen Müdigkeit anzukämpfen. Wenn die transaktionalen Kategorien auf der Waagrechten angeordnet werden, ergeben ihre Schnittpunkte mit den Lebensweltbereichen Bestimmungsmerkmale für die Schlüsselsituationen und die Entwicklungsaufgaben, die in den Schnittpunkt der waagrechten und senkrechten Kategorien zugleich passen (DITTMANN-KOHLI 1979; DITTMANN-KOHLI 1982).

Es sollen noch einige forschungspraktische Gesichtspunkte angeführt werden, die bei der Festlegung der Analyseeinheiten im Fall der Zielgruppe Lehrlinge zur Reduktion empirischer Datensammlung führen bzw. dem Kriterium "strategischer Bedeutsamkeit" entsprechen. In der Kategorie "interpersonelle Interaktion" werden Entwicklungsaufgaben vor allem zu sogenannten überdauernden Beziehungspartnern, nicht aber

für den Umgang mit Fremden formuliert (siehe Tab. 11.1, interpersonales Handeln).
Diese Entscheidung ist forschungspraktisch begründet; von der strategischen Bedeutsamkeit her wäre es für Jugendliche durchaus wünschenswert, auch die Bewältigung
solcher Situationen des Umgangs mit Fremden zu analysieren und in Interventions-
ziele (siehe nächster Abschnitt) einzuschließen. Insgesamt wird soziale Interaktion in der Jugendforschung verschiedener Disziplinen als ein Entwicklungsbereich
gesehen, der in diesem Alter - zusammen mit dem intrapersonalen Bereich - sehr wichtige Veränderungen aufweist, die für die Sozialbeziehungen im Erwachsenenalter eine
Vorläuferfunktion haben können (COLEMAN 1974, 1978; DITTMANN-KOHLI 1982).

Lebensweltbezogenes Handeln wurde in der psychologischen Jugendforschung weniger
beachtet, mit Ausnahme des Freizeitbereichs und der Schule (allerdings nicht der Berufsschule). Die Kategorie des extrapersonalen Handelns wird folgendermaßen eingegrenzt: Nicht einbezogen wird die Frage nach der Effektivität und Effizienz des Umgangs mit Dingen (Sachkompetenz i.e.S.), weil die Berufsausbildung bereits darauf
ausgerichtet ist, hierfür Qualifikationen manueller und kognitiver Art heranzubil-
den. Daher sollen für die psychologische Analyse (und als spätere Interventionsgesichtspunkte) die sogenannten überfachlichen Qualifikationen im Vordergrund stehen,
die im Bereich extrapersonalen Handelns Ziele und Aufgaben betreffen, welche orga-
nisatorisches Geschick, Planungskompetenz, planvolle Durchführung, geschickte Auf-
gaben-Redefinition und kreative Neukombination von Handlungselementen erfordern,
um das Problem im Sinne (zum Nutzen) des Akteurs kompetent zu lösen (vgl. die Einteilung der Komplexität von beruflichen Arbeiten bei VOLPERT 1980; ferner GEHMACHER
1975; HACKER 1978; KIRSCH 1977).

Im Unterschied zu den Entwicklungsaufgaben, die unter Bezugnahme auf sozial-ökologische Strukturen der äußeren Umwelt formuliert werden, sind diejenigen des inneren Milieus auf strukturelle und darauf basierende prozessuale Unterscheidungen zu
stützen, die an der psychologischen Forschung orientiert sind (BOESCH 1978). Das
wichtigste und durchgängigste Handlungs- und Erlebnisfeld des inneren Milieus ist
das Selbstkonzept (EPSTEIN 1973, 1979; FILIPP 1979), welches insbesondere im Hinblick auf die Identitätsbildung als Gegenstand einer wichtigen Entwicklungsaufgabe
des Jugendalters angesehen wird (OERTER 1977). Gefühlsprozesse sind in den "Sturm-
und-Drang"-Theorien und psychoanalytischen Ansätzen als Focus für Veränderungen im
Jugendalter angesehen worden (COLEMAN 1978), der Umgang mit Gefühlen wird daher als
zweite Entwicklungsaufgabe definiert. Die Diskussion einer weiteren Entwicklungsaufgabe "Selbstveränderung" wird aus praktischen Gründen hier unter die Thematik
des Selbstbildes subsumiert (MISCHEL & MISCHEL 1977), da sich die Datenerhebung
lediglich auf die zum Selbstkonzept zu rechnenden Auffassungen über Möglichkeit
und Notwendigkeit der selbstgesteuerten Veränderung der eigenen Persönlichkeit bezieht.

Auf intrapersonale Entwicklungsaufgaben in den Lebensweltbereichen kann hier aus Raumgründen nicht weiter eingegangen werden; sie wurden in der Tabelle nicht ausgefüllt. Die Aufgabe "Umgang mit Gefühlen" wurde im Rahmen der empirischen Untersuchung (siehe nächster Abschnitt) für den Lebensweltbereich "Beruf/Betrieb" ausführlich analysiert. Interpersonelles und extrapersonales Handeln bezieht sich definitionsgemäß in seinem Kern (übergeordnetes Ziel) nicht auf das innere Milieu; entsprechende Situationen können sich daher nur auf untergeordnete Teilhandlungen beziehen, die im Rahmen der Klassifikation entfallen müssen, um die Übersichtlichkeit zu wahren.

11.4 Die empirische Untersuchung

Maßgebend für die Konzeption der empirischen Studie, der Datenerhebung und Auswertung (siehe DITTMANN-KOHLI, SCHREIBER & MÖLLER 1982) sind die Zielsetzungen analytischer und präskriptiver Art. Der theoretische Ansatz ist für die Studie auf verschiedenen Ebenen der Planung und Auswertung relevant. Der Zweck einer empirischen Studie zur Lebensbewältigung besteht in der Dokumentation und Analyse der Wahrnehmung und Bewältigung von Entwicklungsaufgaben durch die Lehrlinge. Um alle wichtigen Schlüsselsituationen der Lebenswelt beschreiben zu können, muß eine solche Untersuchung in ihrem ersten Stadium ein "naturalistisches" Verfahren verwenden. Charakteristisch für qualitative, intensive Studien ist, daß es um die Erhebung einer großen Stichprobe von Merkmalen und ihrer Beziehungen untereinander (ihrer Konfigurationen) geht. Wenn einzelne Individuen in bezug auf ihre innere und äußere Umwelt sehr umfassend untersucht werden, muß die Stichprobe der untersuchten Personen entsprechend klein gehalten werden, wenn der Umfang der Forschungsarbeit zu bewältigen sein soll. Die Methodik der durchgeführten Untersuchung gehört dementsprechend in die Kategorie der Feldforschung. Es kam darauf an, die in der Realität vorgefundenen Verhältnisse und ökologischen Charakteristiken der Lebenswelt(en) einer Gruppe von Jugendlichen beschreiben und die Wahrnehmung dieser Welt und ihres eigenen Handelns erfassen zu können.

Die Feldstudie wurde 1976 bis 1978 durchgeführt und umfaßte eine Reihe von Forschungsaktivitäten, deren Ergebnisse folgendes repräsentieren: (a) eine Beschreibung der Systemcharakteristiken der Umwelt (mit Subsystemen und einzelnen Handlungsfeldern), (b) eine Beschreibung von Situationswahrnehmungen zu dieser Lebenswelt und (c) eine Beschreibung von darauf bezogenen Handlungsweisen. Die Umweltbeschreibung wurde aus Daten vieler verschiedener Quellen zusammengesetzt. Die Beschreibung der Situationswahrnehmungen und Handlungsweisen der Jugendlichen stammen aus Interviews, die inhaltsanalytisch analysiert wurden. Situationswahrnehmungen und (perzipierte) Handlungsweisen der Lehrlinge wurden als Einheiten betrachtet und entsprechend den vorher festgelegten Entwicklungsaufgaben ausgewertet und interpretiert. Diese Auswertungsstrategie führte zur sogenannten Bandbreitenbeschreibung. Ein zweiter Typus der Auswertungsstrategie, der auf der gleichen Inhaltsanalyse beruhte, wurde für die Herstellung ebenfalls systematisch konstruierter Einzelfallstudien benutzt. Die Einzelfallstudien werden im folgenden nicht weiter berücksichtigt.

11.4.1 Die Stichprobe

Es wurden 20 Lehrlinge für die Intensivinterviews und die Beschreibung ihrer Lebenswelt ausgewählt. Die Lehrlinge stammen aus ländlichen und kleinstädtischen Gegenden des Bodenseeraums von Konstanz und Singen. Die Jugendlichen wurden so ausgewählt, daß sie verschiedene Berufsfelder repräsentieren, daß möglichst häufige Ausbildungsberufe beiderlei Geschlechts dabei sind und verschiedene Qualifikationsniveaus vorhanden sind. Ferner wurde darauf geachtet, daß zumindest eine größere Firma (Industriebetrieb) repräsentiert ist. Aus jedem der Berufe Maurer, Automechaniker, Zahnarzthelferin, Bekleidungsfertigerin und Friseuse wurden fünf Auszubildende für die Interviews ausgewählt, die sich schriftlich für eine Beteiligung an der Studie ausgesprochen hatten.

Das Durchschnittsalter der Jugendlichen war 17 Jahre, niemand war über 19 und unter 15 Jahre alt. Vor der Lehre hatten die Jugendlichen entweder die Hauptschule oder zusätzlich die Realschule besucht. Wohnverhältnisse, Beruf der Eltern und Religionszugehörigkeit entsprachen den für diesen Raum typischen Merkmalen (untere Mittelschicht, katholisch, eher konservativ, teilweise landwirtschaftlicher Nebenerwerb).

11.4.2 Datensammlung

11.4.2.1 Die Umwelt

Es wurden Daten über die den Lehrlingen gemeinsame regionale und lokale Umwelt gesammelt sowie auch über die jeweiligen Verhältnisse in den Berufsschulen, Betrieben und Wohngegenden, die zu den Lebenswelten der einzelnen Lehrlinge gehörten. Es wurden eine Reihe von Beobachtungen in Betrieben durchgeführt zu dem Zweck, die Arbeitsbedingungen und -tätigkeiten einer Reihe von Lehrlingen zu dokumentieren und zu verstehen. Interviews mit Lehrmeistern und statistische Unterlagen über die Betriebe ergänzten das Bild. Öffentliche Statistiken, Angaben von Innungen, Ausbildungsregelungen, Prüfungsunterlagen, Berufsbilder usw. wurden verwendet, um die makrostrukturellen und regionalen Kennwerte zur Lage auf dem Arbeitsmarkt und zur bundesweiten bzw. auf Landesebene geregelten betrieblichen Ausbildung zu erhalten (BARTSCH 1978; DITTMANN-KOHLI, SCHREIBER & MÖLLER 1982). Auch über die Berufsschule als Lernort wurden ausführliche Informationen verschiedener Quellen gesammelt und miteinander kombiniert, wie z.B. Beobachtungen von Schulstunden, Lehrerinterviews, Literatur zum Berufsschulsystem sowie Daten über die einzelnen Schulen, zu denen die befragten Lehrlinge gehörten (GÜNTHER 1977 a, 1977 b). Die Wohngegend, einige Wohnungen und die Freizeiteinrichtungen und -orte wurden erkundet und ihre wesentlichen Charakteristiken registriert. Nicht beobachtet werden konnte der innerfamiliale Alltag der Jugendlichen.

Die unabhängig von den Jugendlichen gesammelten Daten wurden ergänzt und individualisiert durch Angaben aus den Interviews. Über die betriebliche Umwelt wurde hierbei am ausführlichsten gesprochen, weil erstens der Arbeitstag zeitlich gesehen den umfangreichsten Teil der Lebenswelt ausmacht, weil zweitens die betriebliche Ausbildung in den Augen der Jugendlichen die zu dieser Zeit größte Bedeutung in ihrem Leben hat, und weil drittens über die verschiedenen Berufe vom Forschungsteam die meisten Umweltdaten benötigt wurden, um die fünf verschiedenen Berufe mit ihren stark voneinander abweichenden Ökologien und Arbeitstätigkeiten adäquat rekonstruieren zu können.

Die relativ intensive Beschäftigung mit dem schulischen, beruflichen und privaten Lebenskontext der Jugendlichen diente nicht nur der schriftlichen Dokumentation und Situationsbeschreibung im Rahmen wissenschaftlicher Analyse und Interpretation. Die Erforschung der Umwelt hatte auch den Zweck, die Analyse und Interpretation der Interviewdaten vorzubereiten. Wenn die Jugendlichen ihre Lebenswelt, ihre Handlungsweisen und Zielsetzungen beschreiben, muß der Interviewer mit der Umwelt einigermaßen vertraut sein, um vernünftige Nachfragen in einem offenen Interview stellen zu können. Die Analyse der Daten und ihre Interpretation ist ohne Kenntnis der Umwelt schließlich kaum möglich, weil man sonst nicht weiß, worauf sich die Situationsaussagen und Tätigkeitsbeschreibungen der Auszubildenden beziehen.

11.4.2.2 Das Interview

Auf der Basis mehrerer Probeformen und Probeinterviews wurde ein halbstrukturierter (offener) Interviewleitfaden konstruiert, der entsprechend den Lebensweltbereichen und Entwicklungsaufgaben aufgebaut wurde. Die Jugendlichen wurden gebeten, die

jeweilige Situation zu beschreiben und es wurden Fragen gestellt, die zu einer Evaluation der Gegebenheiten führten. Ferner wurden die Lehrlinge jeweils anhand unterschiedlich fein differenzierter Fragen und Nachfragen dazu veranlaßt, ihre Handlungsweisen sowie kognitiven und affektiven Reaktionen auf die gegebene Lage zu beschreiben. Der Interviewer versuchte nach Möglichkeit, den Befragten zum Erzählen
zu veranlassen, anstelle ihn abzufragen. Es wurde versucht, den Jugendlichen nicht
die Sichtweise des Wissenschaftlers nahezulegen; es wurde nicht von Aufgaben, Bewältigung oder Problemen und Problemlösungen gesprochen, sondern jeweils inhalts-
bezogen und in der Alltagssprache gefragt. Der Interviewer folgte dem Erzählstil
der Jugendlichen und hatte das Ziel, sich in die Situation des Jugendlichen hinein-
zuversetzen. Dementsprechend sind die Antwortstile verschiedener Probanden recht
unterschiedlich. Im großen und ganzen war es aber möglich, in jedem Fall die im
Interviewschema vorgesehenen Einzelheiten trotz unterschiedlicher Ausführlichkeit
(Länge) der Interviews in ihrer Substanz zu sichern.

Obwohl die in dieser Studie gesammelten Daten über die Zielgruppe bereits recht
umfangreich sind, wären weitere Informationen, insbesondere vollständige Beobachtung des tatsächlichen Verhaltens, wünschenswert gewesen. Aus forschungstechnischen
Gründen konnten Beobachtungen nur in begrenztem Ausmaß durchgeführt werden. Die Be-
triebsbeobachtungen haben die Funktion, die allgemeine Struktur des Lebensbereichs
"Beruf/Betrieb" für jeden Beruf zu erhellen. Die Ergebnisse über die Bewältigung
der Entwicklungsaufgaben basieren schwergewichtig auf Interviewdaten und können
nicht im einzelnen (d.h. in jedem individuellen Fall) durch direkte Untersuchung
des tatsächlichen Verhaltens in Betrieb, Schule, Familie und Freizeit untermauert
werden.

11.4.3   Datenanalyse

Die *Umweltdaten* wurden inhaltlich integriert und zu Beschreibungen der regionalen und lokalen Umwelt der Lehrlinge sowie in der Darstellung der Lebensweltbereiche zusammengefaßt.

Die *Analyse der Interviews* (MÜLLER & SCHREIBER 1978; DITTMANN-KOHLI, SCHREIBER
& MÜLLER 1982) vollzog sich in mehreren Schritten. Inhaltlich gesehen wurden die
Interviews jeweils nach verschiedenen Lebensweltbereichen und Entwicklungsaufgaben
hin ausgewertet. Dabei wurde folgendes Verfahren verwendet: Es wurden für die Entwicklungsaufgaben in jedem Lebensweltbereich Kategorien für eine systematische Inhaltsanalyse formuliert. Diese Kategorien orientierten sich in ihrer Definition an
der theoretischen Rahmenkonzeption und der Zusammensetzung von Entwicklungsaufgaben

aus Situationswahrnehmung und -bewertung sowie einem Handlungssystem mit Zielsetzungen und Problembezug. Diese Kategorien müssen in ihren Grundstrukturen den verschiedenartigen Handlungsvoraussetzungen in extrapersonalen und interpersonellen Handlungsräumen Rechnung tragen; das gleiche gilt für die intrapersonalen Handlungsräume, wo das Handlungssystem zum Teil mit der Situationswahrnehmung und -bewertung zusammenfällt bzw. nicht davon zu unterscheiden ist. Die Kategorien wurden zunächst vordefiniert und dann an einigen Interviews ausprobiert; sie wurden erweitert, verengt oder verändert, um sie für das vorliegende Datenmaterial brauchbar zu machen. Nach ihrer endgültigen Festlegung wurden dann die Interviews von zwei Mitgliedern des Forschungsteams getrennt durchgeführt, bei fehlender Übereinstimmung wurde Einigung durch Diskussion herbeigeführt.

Die Antworten in jeder Kategorie wurden in einem zweiten Schritt inhaltlich zusammengefaßt und nach Alternativen oder Themen gruppiert. Daraus wurden Berichte geschrieben, die wörtliche Aussagen zur Illustration ausführlich benutzen. Im Anschluß daran wurden die Ergebnisse in einem dritten Schritt nochmals stärker integriert, zusammengefaßt und in einem umfassenden Bericht über die Lebensbewältigung der Lehrlinge zusammen mit der Umweltbeschreibung dargestellt. Diese aus einer qualitativen Analyse hervorgegangenen Interpretationen wurden ergänzt durch eine Zusammenfassung relevanter Daten über einzelne Lebensweltbereiche oder Themen aus bereits vorliegenden Studien über Lehrlinge, soweit sie die eigenen Daten erweitern konnten.

11.4.4 Ergebnisse

Die Schwierigkeiten qualitativer Studien liegen nicht nur in der zum Teil sehr arbeitsaufwendigen Auswertung und Interpretation, sondern in der Wiedergabe der Befunde auf kleinem Raum. Die umfangreichen Ergebnisse lassen sich daher hier nur kursorisch und auszugsweise angeben, da sie nicht in Zahlen komprimiert werden können (vgl. BAUMRIND 1980, S. 646). Im folgenden werden zusammenfassende Angaben über die Ergebnisse zu (fast) jeder Entwicklungsaufgabe gemacht, jedoch können nicht sämtliche der gefundenen Alternativen der Situationswahrnehmungen und Handlungsmuster beschrieben werden. Eine ausführliche Beschreibung der Ergebnisse ist zu finden in DITTMANN-KOHLI, SCHREIBER & MÖLLER 1982 sowie in den Arbeitsberichten von BRUNKHORST 1978 a, 1978 b; BRUNKHORST & BARTSCH 1978; MÖLLER & SCHREIBER 1978 b, 1978 c, 1978 d, 1978 e.

11.4.4.1 *Extrapersonales Handeln*

Im Hinblick auf die Bewältigungskompetenz in der extrapersonalen Kategorie ist insgesamt eine relativ wenig ausgeprägte Planungskompetenz festzustellen, eine Selbstevaluation des Handelns nach Effizienzgesichtspunkten tritt sehr selten auf. Das Bewältigungsverhalten ist inhaltlich gesehen dennoch nicht einfach als dysfunktional anzusehen, aber es ist tendenziell intuitiv-reaktiv und nicht stringent zielorientiert.

Beruf/Betrieb:

Im Bereich instrumentellen, zielorientierten Handelns, das auf die Optimierung der beruflichen Laufbahn gerichtet ist, sind die Jugendlichen zwar affektiv und kognitiv auf die bestmögliche Realisierung beruflicher Ziele ausgerichtet. Auf der Verhaltensebene jedoch ist ihr Bewältigungshandeln suboptimal; die Jugendlichen führen längst nicht alle der ihnen als zweckmäßig bekannten Alternativen durch, die zur Sicherung eines guten Arbeitsplatzes gehören. Das gilt bereits für die Aktivitäten und Strategien ihrer ursprünglichen Berufswahl, bei der sich die meisten in erstaunlich starkem Maße auf die Hilfe ihrer Eltern verlassen haben. Trotzdem geben die Auszubildenden an, daß ihnen die Erlangung einer für sie interessanten Berufstätigkeit besonders wichtig ist. Auch während der beruflichen Lehre bleibt dieses Muster ähnlich; die externen Bewältigungsaktivitäten zur Weiterbildung und zur Sicherung eines Arbeitsplatzes nach Abschluß der Lehrzeit lassen im Vergleich zur Intensität des Wunsches nach beruflicher Leistung und Erfolg eine geringe Planung und Ernsthaftigkeit bzw. Durchführungskompetenz erkennen.

Berufsschule:

In der Berufsschule ist die Lage insofern anders, als hier keine positive Einstellung zu den Zielen der Institution und den angetragenen Aufgaben des Lernens vorliegt, mit Ausnahme der Akzeptierung von ganz klar fachspezifischem, berufsförderndem Unterricht. Es sind auch hier nur wenige Ansätze zu erkennen, die auf eine wirkungsvolle Veränderung des Schulalltags an jenen Punkten hingedeutet hätten, zu denen Kritik geäußert und Unwillen kundgetan wurde. Das Mittel der Bewältigung ist vorzugsweise das Nicht-Handeln, der innere Rückzug, der Verzicht auf Nutzen außer jenem der Bequemlichkeit. Lernchancen werden kaum gesehen, Apathie dominiert. Ein Bewußtsein über mögliche wirkungsvolle Änderungsstrategien ist jedoch recht weit verbreitet, die Rolle gegenseitiger Unterstützung und solidarischen Handelns wird gesehen.

Häusliche Umwelt:

Instrumentelle Geschicklichkeit und detailliertes Wissen zur Realisierung von Handlungszielen scheinen auch in bezug auf die Erledigung von Arbeiten im elterlichen Haushalt und sonstigen häuslichen Pflichten gering ausgeprägt. Die einzig abstufbare Verhaltensreaktion ist ein mehr oder minder williges Sich-Bequemen. Die Rolle guter Organisation und Planung bei der Erledigung nicht aufschiebbarer Pflichten treten nicht in den Vordergrund. Haushaltsarbeiten werden vor allem von Mädchen erwartet, die diese Rollenverteilung nicht nachhaltig in Frage stellen.

Freizeitbereich:

Im Bereich der Freizeitaktivitäten könnte man an sich aufgrund der Freiwilligkeit der "Aufgaben" eine größere Kompetenz erwarten. Ein besonderer Sinn für Effektivität bei der Aufteilung der sehr knappen Zeitressourcen sticht jedoch bei den betreffenden Jugendlichen nicht ins Auge. Phantasie und Organisationsfähigkeit im Hinblick auf die Urlaubs- und Wochenendgestaltung sind recht begrenzt; die dominierende Bewältigungsform ist zu nehmen, was sich anbietet, ohne daß der eigene Verhaltensanteil über minimale Komplexität hinausgeht. In bezug auf die knappe Zeit am Feierabend ist eine Strategie der minimalen Kosten (des minimalen Inputs für aktive Freizeitgestaltung) sicher objektiv berechtigt; für Wochenenden und Urlaub lohnt sich eine gute Zielanalyse und Organisation jedoch.

11.4.4.2 Interpersonelle Beziehungen

Im Bereich interpersoneller Beziehungen ist bei den befragten Jugendlichen ein "sense of agency" beim Umgang mit einigen Beziehungspartnern vorhanden und geht mit einem entsprechenden Wissen sowie der Anwendung strategischer Aktionen einher, die der Realisierung eigener Ziele dienen. In den übrigen Sozialbeziehungen, wo Eigenständigkeit und Flexibilität teilweise ebenfalls zweckmäßig wäre, sind diese nicht zu finden. Die affektive Qualität der Beziehungen wird jedoch als positiv erlebt und geht allenfalls bis zu Gleichgültigkeit oder Desinteresse, führt jedoch in die Richtung belastender Konflikte oder gar zu Feindseligkeit.

Betrieb/Beruf:

Ihre Beziehung zu den Vorgesetzten ist gekennzeichnet durch eine Mischung von Akzeptierung der Vorgesetztenrolle mit klarer Befehlsgewalt einerseits und einer weitgehenden Akzeptierung, ja Anerkennung und Bewunderung der Person und Funktion des Chefs andererseits. Die Fälle von Kritik sind selten, die positiven Aussagen dominieren und beziehen sich auf eine ganze Reihe verschiedener Merkmale. Die Jugendlichen scheinen sich jedoch kaum dessen gewahr zu werden, daß es auch in der Vorgesetztenbeziehung einen Ermessensspielraum gibt, der von ihrer Wahrnehmung und ihren eigenen interpersonalen Initiativen abhängt. Auch die Haltung gegenüber Kollegen ist teilweise, wenn auch weniger stark, von diesem mangelnden Bewußtsein um die Abhängigkeit ihres Sozialverhaltens, seiner Effekte auf die Partner und der Rückwirkungen auf sie selbst gekennzeichnet, obwohl eine solche Wahrnehmung auf direkte Hinweise sehr leicht nachvollziehbar wäre. Die Dimension kollegialen, unterstützenden und solidarischen Verhaltens ist kognitiv leicht zugänglich, wird selektiv eingesetzt, ist aber keineswegs prominent - im Gegenteil sind die individualistischen, unabhängigen, freundlich-aber-distanziert zu nennenden Beziehungen und Haltungen zu Kollegen das, was gewünscht wird. Es ist eine Art gebremster Konkurrenz vorherrschend sowie vorsichtig-ängstliche Zurückhaltung gegenüber anderen mit der gleichzeitigen Versicherung und dem Bestreben, auf der Oberfläche mit allen gut auszukommen. Hier scheinen die Kompetenzmängel eher im Bereich der Zielwahrnehmung zu liegen als in der Planungs- und Durchführungskompetenz: Gerade in kleinen und mittleren Betrieben scheint die gegenseitige Hilfe beim praktischen Erlernen einer aus vielen Einzeltätigkeiten zusammengesetzten Arbeitstätigkeit und -rolle das probate Mittel sowohl zur Realisierung der beruflichen Laufbahnziele als auch von sozio-emotionalen und -kognitiven Bedürfnissen.

Familie:

In der Beziehung zu den Eltern ist stärker als in allen anderen sozialen Interaktionen eine geglückte Kombination aus strategisch-instrumentellem Verhalten zur Durchsetzung eigener autonomer Ziele einerseits und von partnerschaftlichen Empathie und Freundschaft andererseits zu finden. Der Umgang mit den Eltern zeugt meistens von sozialem Geschick bei der Durchsetzung eigener Ziele, ohne die Beziehung in Frage zu stellen oder emotionale Dauerkonflikte heraufzubeschwören.

Schule:

Die Beziehungen zu Lehrern und Schulkameraden in der Berufsschule sind wenig persönlich und werden nicht als besonders erwünscht dargestellt. Möglicherweise spielen hier die zeitlichen Bedingungen eine Rolle, die persönliches Kennenlernen und emotionale Bindungen begrenzen. Andererseits könnte die Berufsschule ein interessantes Forum zu Diskussion und Austausch über den Betrieb und die private Lebenswelt sein, die über die Bedingungen und nicht realisierten Möglichkeiten der eigenen Lebenswelt hinausführen könnten.

Freizeit:

Die interpersonellen Zweierbeziehungen (bester Freund/Freundin) sind bei den meisten nicht gleichgeschlechtlich. Es gibt bereits eine ganze Menge "fester" Beziehungen, besonders bei den Mädchen. Neben der Zweierbeziehung hat jedoch die Peergroup eine nicht unbeträchtliche Bedeutung, die aber nicht an die Schule, sondern die Freizeitorte gebunden ist. Alternative Wahrnehmungs- und Handlungsmuster werden in den Peer-Beziehungen nicht in Erwägung gezogen, allerdings werden auch keine Probleme formuliert und möglicherweise gar nicht erlebt. In den Zweierbeziehungen andererseits gibt es deutliche Hinweise auf das Erkennen problematischer Aspekte der Interdependenz von Verhaltensweisen der Partner, und es finden sich Anzeichen bewußter Kontrolle bzw. bewußter Akzeptierung ungeliebter Eigenheiten des Partners.

11.4.4.3   *Intrapersonales Handeln*

Die Beschreibung der Selbstwahrnehmung der Jugendlichen verrät kein ausgeprägtes Bedürfnis nach einer betont individuellen, von Alterskameraden und insbesondere den Erwachsenen abgehobenen Identität. Im Gegenteil wird das Selbstbild auf die Meinungen anderer über die eigene Person gestützt; ihre Urteile und Bewertungen über die Richtigkeit des eigenen Verhaltens werden nicht nur akzeptiert, sondern auch als Basis der Selbstevaluation verwendet. Die Meinungen über die Möglichkeit und Notwendigkeit von Selbstevaluation und -veränderung gehen auseinander. Die einen weisen die Idee einer möglichen Persönlichkeitsveränderung zurück und sehen keine Notwendigkeit einer Wandlung, weil sie mit sich zufrieden sind. Andere betrachten eine Veränderung in Richtung größerer Tugenden als wünschenswert, ohne die Tugenden selbst weiter zu problematisieren oder als Erkenntnisziel zu nennen.

Im Umgang mit Gefühlen scheinen die meisten Jugendlichen kompetent sowohl im Hinblick auf positive als auch im Hinblick auf negative Gefühle. Sie sind sich dabei ihrer eigenen Bewältigungsvorgänge bewußt - sie haben Strategien des Umgangs mit Gefühlen zur Verfügung und wissen diese in differenzierter, den jeweiligen situativen Bedingungen angepaßter Weise einzusetzen. Auch die Effektivität des Einsatzes solcher Strategien wird differenziert beurteilt.

11.4.5   *Zur Interpretation der Ergebnisse auf dem Hintergrund von Jugendtheorien*

Was sagen die Ergebnisse dieser Studie über die theoretischen Ansätze aus, die von der "Schwierigkeit der Situation des Jugendlichen" ausgehen (siehe Abschnitt 11.2.5)? Zwar ist in diesem Rahmen keine erschöpfende Diskussion möglich, aber es können folgende Schlußfolgerungen gezogen werden:

a) Für Jugendliche im Status von Auszubildenden ist es nicht zutreffend, im Sinne
   LEWINs (1963) von einer "marginalen Position" zu sprechen. Im Gegenteil sind

Lehrlinge fest im Wirtschaftsleben integriert und sie gelten im Betrieb auch nicht als "Opponenten".

b) Für die "Sturm-und-Drang-Theorien" gibt es für die befragte Gruppe keine Belege. Die sehr ausführlichen Daten und Analysen der Entwicklungsaufgabe "Umgang mit Gefühlen" zeigen keine unmäßigen, sondern normale affektive Prozesse und einen wirkungsvollen und adäquaten Umgang damit. Die intrapersonalen Copingprozesse sind in dieser Beziehung kompetent.

c) Das Experimentieren mit verschiedenen sozialen Rollen ist für Lehrlinge begrenzter als für Vollzeitschüler. Die Alternativen für die Identitätsbildung sind weitgehend reduziert, da die Entscheidung für den Beruf (und damit auch für einen erheblichen Teil des Lebensstils und der Zukunftschancen) vor Beginn der Lehre gefallen ist. Innere Konflikte in bezug auf die Identitätsbildung sind nicht zu spüren, im Gegenteil hat eher eine erleichterte Hinwendung zu der beruflich angebotenen Identität stattgefunden, mit deren Hilfe die Abhängigkeit des Kindes- und Jugendalters überwunden werden kann. Die "Jugendlichen" der Befragung bezeichnen sich selbst im allgemeinen nicht mehr als Jugendliche oder betrachten sich zumindest *auch* als Erwachsene.

d) Egozentrik und eine intensive Beschäftigung mit dem Selbstbild sind für die Jugendlichen dieser Studie ebenfalls nicht kennzeichnend. Sie sind mehr auf ihren Beruf und ihre soziale Umwelt hin ausgerichtet als auf sich selbst; die selbstbezogenen Kognitionen und Evaluationen scheinen ihnen weniger geläufig als umweltbezogene.

11.5 *Interventionsgesichtspunkte*

11.5.1 *Sozialisation und Ausbildung im Jugendalter*

Gesellschaften haben ein unmittelbares Interesse an Art und Inhalten des Lernens nachfolgender Generationen, (denn davon hängt die Art der Fortsetzung gesellschaftlicher Praktiken und Konfigurationen ab.) Die Zeit des Heranwachsens, die Phase, in denen die "Neuankömmlinge" noch nicht volle Mitglieder der Erwachsenenwelt sind, dient der Übermittlung von Fähigkeiten, Fertigkeiten und Kompetenzen, die von Bedeutung in der Welt der Erwachsenen sind. Als Erwachsene werden diejenigen Gesellschaftsmitglieder angesehen, die zur Selbstversorgung und zu einem Leben unter eigener Verantwortung und Entscheidung in der Lage sind. Aus diesem Grund besteht ein gesellschaftliches Interesse daran, daß Jugendliche vor dem Eintritt ins Erwachsenenalter sowohl das lernen, was in der Gesellschaft gebraucht wird, als auch das, was sie für sich selbst brauchen, um selbständig ihr Leben zu gestalten.

Obwohl die betriebliche Lehre eine Erziehungs- und Bildungsinstitution ist, kann man nicht damit rechnen, daß alles, was dem Lernenden dort geschieht und was von ihm verlangt wird, zu seinem "eigenen Besten" ist und seine Kompetenz zur Bewältigung seines Berufs und seines sonstigen Lebens optimal fördert. Vielmehr haben die Sozialisationsagenten auch eigene Interessen, die den Anliegen des Jugendlichen direkt zuwiderlaufen und mit ihm inkompatibel sind. Insofern ist die Zeit der betrieblichen Lehre zumindest teilweise auch in dieser Hinsicht ein wenig Ernstfall, wenn es auch gesetzlich geregelte Schutzzonen gibt.

Aber auch in anderen institutionalisierten Lebensbereichen sind die Verhältnisse nicht einfach generell als optimal förderlich anzusehen, auch wenn diese Institutionen ausdrücklich der Förderung oder Versorgung der Heranwachsenden dienen. In der Regel bietet weder die Schule noch die Familie den optimalen Ort der Entfaltung und des Wachstums für die Jugendlichen, da diese Institutionen schon wegen des schnellen sozialen Wandels und der begrenzten pädagogischen Sensibilität und Flexibilität der Sozialisationsagenten und Entscheidungsträger unzulänglich sind.

Jugendliche haben die grundlegenden kognitiven, motorischen und affektiven Strukturen erworben, aus denen sie die spezifischen Werkzeuge für die Auseinandersetzung mit der Umwelt aufbauen können; Werkzeuge, die dann der Selbstbehauptung und der Herstellung von Bedingungen dienen, die sie für eine ihnen adäquate Art des Lebensvollzuges brauchen. Wie man aus den Untersuchungen zum Intelligenzverlauf weiß, sind Jugendliche von vielen ihrer geistigen Fähigkeiten her den Erwachsenen ebenbürtig oder überlegen, und zwar gerade in solchen kognitiven Operationen, die ihnen den Umgang mit neuen Situationen und das Erlernen neuer Problemlösefähigkeiten ermöglichen. Sie sind so im Prinzip in der Lage, einen erheblichen Teil von Selbstverantwortung dafür zu übernehmen, wie sie sich in den verschiedenen Lebenssituationen und Rollen behaupten, in die sie gestellt sind. Um die Übernahme von Selbstverantwortung zu unterstützen und zu fördern, können von dritter Seite wichtige Hilfestellungen gegeben werden. Dazu gehören Materialien und Maßnahmen, mit Hilfe derer die Jugendlichen (a) ihre eigene Situation differenzierter wahrnehmen und durchschauen können; (b) die Handlungsmöglichkeiten unterscheiden lernen, die der Veränderung ihrer Lage im Bereich verschiedener Lebensweltbereiche dienen können; (c) Fertigkeiten und Kenntnisse erwerben, die für die Bewältigung von Entwicklungsaufgaben eingesetzt werden können.

11.5.2 *Prinzipien zur Entwicklung von Interventionsprogrammen*

Die in den früheren Abschnitten beschriebene Konzeption verschiedener Kategorien der Lebensbewältigung und die Befunde einer Untersuchung über Entwicklungsaufgaben Jugendlicher in einer betrieblichen Lehre sollen im folgenden unter Gesichtspunkten diskutiert werden, die für die Konstruktion von Interventionsprogrammen
entsprechend den obigen Zielsetzungen relevant sind.

Einige dieser Prinzipien und Gesichtspunkte zur Konstruktion von Interventionsprogrammen gelten für Programme zur Verbesserung von Lebensbewältigung überhaupt,
andere sind spezifische Überlegungen zur Vorbereitung von Maßnahmen für Jugendliche und insbesondere für Lehrlinge. Der spezifische Anwendungsbereich solcher Interventionen für Lehrlinge liegt im Bereich des dualen Systems. Hier ist es insbesondere die Berufsschule mit ihrem allgemeinbildenden Unterricht und die überbetriebliche Ausbildung, die als Lernorte in Frage kommen. Es sind allerdings auch Zwi-
schen- und Sonderformen des Lernens über Lebensbewältigung denkbar, die nicht eng
in etablierte Formen der Ausbildung einbezogen werden mußten. Ein derartiger Fall
praktischer Anwendung theoretischer und empirischer Ergebnisse der Untersuchung erfolgte z.B. im Rahmen eines psychologisch-pädagogischen Fortbildungsprogramms für
Ausbilder einer überbetrieblichen Ausbildungsstätte im Baugewerbe.

Im Gegensatz insbesondere zu Lehrplanentwürfen und vielen schulischen Curricula
ist das hier empfohlene Lernprogramm über Lebensbewältigung eng auf eine psychologische Konzeption bezogen und aus entwicklungspsychologischer Perspektive zu verstehen. Auch wenn Curricula oder Interventionsprogramme auf psychologischen Konzepten basieren, können sie dennoch oder gerade dann einige der übergeordneten Zielvorstellungen des Bildungswesens verfolgen. Dies gilt im vorliegenden Fall für
übergeordnete Zielvorstellungen, die sich auf die progressive Entwicklung von nicht-
akademischen und außerberuflichen Aspekten der Person richten. So gehören zu den
traditionellen Zielvorstellungen von Bildungsbemühungen die "Vorbereitung auf das
Leben" und die Entwicklung von sozialen und Handlungskompetenzen (DITTMANN 1979).
Diesen Zielen entsprechen psychologisch konzipierte Interventionsvorstellungen,
die man als personenzentriert bezeichnet. Personenzentrierung bedeutet die Selektion von Lerninhalten und -methoden aufgrund ihrer unmittelbaren Beziehung zu ver-
haltens- und erlebnisrelevanten Faktoren und Prozessen. Derartige Interventionsan-
sätze werden seit einiger Zeit z.B. im Bereich des sozialen Lernens und Psycholo-
gie-Unterricht (PRIOR 1976; FRITZ 1977; MOSHER & SPRINTHALL 1970; SEIFFGE-KRENKE
1981) im Rahmen formaler Bildungssysteme erprobt oder verwendet. Zu den Beispielen
für personenzentrierte im außerschulischen Bereich gehört die Managerentwicklung
(FRANCIS & WOODCOCK 1982), und die Vorbereitung auf kritische Lebensereignisse im

Erwachsenenalter (DANISH, SMYER & NOWAK 1980; KAISER & BELSCHNER 1981; SCHAIE & QUAIHAGEN 1979; vgl. REINERT 1980). Während im Rahmen der sogenannten "psychological education" Programme die Beeinflussung von personenspezifischen Dispositionen wie Motivationen, Überzeugungen, Ursachenwahrnehmungen oder komplexere kognitiv-affektive Strukturen und Handlungsorientierungen vorherrschen (z.B. McCLELLAND & WINTER 1969; DeCHARMS 1973), sind Ansätze zur Einbeziehung von Lebensaufgaben und Alltagssituationen (Lebenssituationen) in psychologisch abgeleiteten Ansätzen bisher weniger hervorgetreten. In erziehungswissenschaftlichen Arbeiten zur Curriculumforschung und -konstruktion ist ein Lebenssituations-Ansatz jedoch bereits 1975 von ROBINSOHN konzipiert worden und hat viel Beachtung gefunden (HEMMER & ZIMMER 1975; BLANKERTZ 1975).

11.5.3   Konstruktionsprinzipien für Interventionsprogramme

Die theoretische Verankerung der Konzeption der Entwicklungsaufgaben in entwicklungspsychologischen, allgemeinpsychologischen und persönlichkeitspsychologischen Ansätzen und die Rahmenkonzeption, welche die Prinzipien für die Taxonomie von Entwicklungsaufgaben liefert, bilden auch für die Formulierung von Konstruktionsprinzipien für Interventionsprogramme die Grundlage. Die Prinzipien zur Konstruktion von Interventionsprogrammen wie z.B. schulische Curricula stehen damit in Übereinstimmung mit der anfangs skizzierten kontextualistisch-interaktionistischen Position.

Wesentlich ist zum Verständnis zunächst die Feststellung, daß es zwei verschiedene Quellen für die Bestimmung von Zielen, Inhalten und Methoden des Lernens gibt, die den beiden Dimensionen des Klassifikationssystems entsprechen. Ein Interventionsprogramm besteht, wenn man bei seiner Entwicklung nach den hier darzustellenden Konstruktionsprinzipien vorgeht, aus zwei Arten von Lerneinheiten, die teilweise auf den Konzepten der transaktionalen Kategorien beruhen und teilweise Lebensweltsituationen repräsentieren. Lerneinheiten haben dementsprechend zwei Typen von Lernzielen, Lerninhalten und -methoden, die entweder aus der transaktionalen oder aus der lebensweltlichen Dimension der Taxonomie abgeleitet sind. Zusätzlich zu diesen beiden Typen von Lerneinheiten werden noch einige Gesichtspunkte benötigt, die übergreifender Art sind und alle Lerneinheiten betreffen oder die Voraussetzung für ihre Durchführung sind.

11.5.4 *Transaktionale Leitlinien*

Die transaktionalen Kategorien zur Klassifizierung von Entwicklungsaufgaben ergeben Interventionsprinzipien, Leitlinien oder Konstruktionsanweisungen, die sich eng an psychologischen Forschungsergebnissen orientieren können. Die hier zu nennenden Gesichtspunkte implizieren die Entwicklung von Lernzielen, welche sich auf die Erhöhung oder Verstärkung individueller Merkmale auf psychologischen Variablen beruhen, etwa im Bereich von Fähigkeiten oder Persönlichkeitseigenschaften im engeren Sinne. Die Variablenkonzepte stehen meistens in Verbindung mit psychologischen Theorien der Entstehung und Veränderung der Merkmalsausprägungen.

Im Unterschied zu einer Reihe von "psychological education" Ansätzen repräsentieren die transaktionalen Kategorien nicht einzelne "umweltlose" Dispositionen des Individuums, sondern relativ breite Kompetenzbereiche bzw. Handlungstypen, die zur Ableitung von Lernzielen, -inhalten und Methoden dienen. Diese Kompetenzbereiche sind nicht "umweltlos" definiert, sondern im Gegenteil auf Gegenstandsbereiche des Handelns bezogen, die als extra-, inter- und intrapersonale transaktionale Kategorien bezeichnet wurden. Dementsprechend sollen Lerneinheiten gebildet werden, die auf die Verbesserung und Intensivierung von Dispositionen eingestellt sind, welche man zur Erhöhung der Leistungsfähigkeit des Bewältigungshandelns in diesen Gegenstandsbereichen braucht. Es handelt sich um Fähigkeiten, Auffassungen, Konzepte, Evaluationskriterien, Urteilsmaßstäbe und vor allem um Fertigkeiten, die für die Leistungsfähigkeit des Handelns im Umgang mit anderen Personen, mit der eigenen Person und mit den für die persönlichen Ziele relevanten Einrichtungen in der Umwelt von Bedeutung sind. Es gibt einige übergreifende psychologische Variablen, wie z.B. Kontrollüberzeugungen, Auffassungen über "agency", Merkmale der Selbstregulation und -evaluation (und andere Konstrukte, die mit der Initiierung, Durchführung und Bewertung von Tätigkeiten sowie der Zielbildung und Einschätzung des Handlungsfeldes zu tun haben), die allen drei Kompetenzbereichen gemeinsam sind und sich für jeden der drei Handlungstypen formulieren lassen. Andere Variablen der Kompetenzbereiche sind für jeden Handlungstyp andersartig oder spielen andere Rollen in den beiden anderen Gegenstandsbereichen. So z.B. sind viele Techniken und Strategien der Planung und Organisation besonders im extrapersonalen Bereich anwendbar; Faktoren wie Gefühle, Spontaneität, Empathie, Kommunikation, kooperatives Handeln und Austausch, spielen in der sozialen Interaktion eine Rolle. Im Rahmen intrapersonaler Aktivitäten sind z.B. Fähigkeiten wichtig, die die Selbstwahrnehmung und Differenzierung zwischen internen und externen Determinanten von Situationswahrnehmungen und Gefühlen dienen; relevant wären aber auch Einstellungen, die eine Haltung sachlicher Offenheit beim Umgang mit sich selbst behindern oder fördern.

Dementsprechend können Lerneinheiten gebildet werden, die verschiedene Arten von Kompetenzen innerhalb jeder der transaktionalen Kategorien repräsentieren. Für die Lerntätigkeiten und -inhalte der Einheiten können Modelle in vorliegenden psychologischen und planungswissenschaftlichen Trainingsprogrammen gefunden werden, die zum entsprechenden Gegenstandsbereich extrapersonalen, inter- und intrapersonalen Handelns gehören. Bei der Formulierung von Lernzielen und -inhalten (sowie teilweise auch im Hinblick auf in Frage kommende Methoden) ist ein unverzichtbares Selektionskriterium das Entwicklungsalter der Zielgruppe. Im Rahmen extrapersonalen Handelns sind insbesondere die Ziele und Inhalte der Entwicklungsaufgaben entwicklungsabhängig, während die Kriterien der Planungs- und Handlungseffizienz für jedes Lebensalter Gültigkeit haben. Inter- und intrapersonale Transaktionen sind sowohl im Hinblick auf ihre Ausführung als auch in ihrer Zusammensetzung und Zielrichtung relativ stark altersabhängig; entwicklungspsychologische Differenzierungen sind hier zu einem guten Teil in der wissenschaftlichen Literatur verfügbar.

Beispiele für Lerneinheiten im Bereich der drei transaktionalen Kategorien können zum Beispiel an folgenden Forschungstraditionen ausgerichtet werden:

- Für die Konstruktion von Lerntätigkeiten in der Kategorie extrapersonaler Transaktionen können z.B. im Bereich der Planungswissenschaften, des Managementtrainings, der Arbeitspsychologie, der Leistungsmotivationsforschung, des Leistungsverhaltens Modelle gefunden werden. Trainingskomponenten wie langzeitige Planung, die sequentielle Verbindung von Teilhandlungen, Kontroll- und Evaluationstechniken für die Zielbildung und die Durchführungsphase sowie Kosten-Nutzen-Gesichtspunkte können im Rahmen extrapersonaler Kompetenz an vorliegenden Trainings- und Interventionsprogrammen oder differenzierten Analysen modelliert werden (GEHMACHER 1975; McCLELLAND & WINTER 1971; VOLPERT 1974).

- Der Bereich interpersoneller Kompetenz kann auf weiten Strecken an vorliegenden Arbeiten und Versuchen zum sozialen Lernen orientiert werden, insoweit interpersonelle Interaktionsverläufe betroffen sind. Trainingsprogramme für soziale Fertigkeiten und Fähigkeiten sind bereits für verschiedene Lebenszusammenhänge und Zielgruppen entwickelt worden (CROSS 1976, Kap. 6 und 7; HUSCHKE 1975; PRIOR 1976; TROWER, SPIVACK, PLATT & SHURE 1976; TROWER, BRYANT & ARGYLE 1978; van LIESHOUT & INGRAM 1977).

- Intrapersonale Kompetenzen sind insbesondere im psychotherapeutischen Bereich vermittelt worden, aber die dort entwickelten Methoden wurden zunehmend auch für normale, nicht-gestörte Personen adaptiert und erprobt (MEICHENBAUM 1976; MAHONEY 1977) und werden häufig auch in informeller Weise im Rahmen von Lerngruppen (Selbsterfahrungsgruppen, soziales Lernen) verschiedener Art verwendet.

11.5.5 *Lebensweltliche Lerneinheiten*

Das zweite Konstruktionsprinzip für Lerneinheiten eines Interventionsprogramms stützt sich auf die lebensweltliche Dimension der Taxonomie. Dies bedeutet, daß das Prinzip der Organisation von Lerninhalten sich nach realen Lebenssituationen richtet und die Lerntätigkeiten sich auf das bessere Verständnis der Schlüsselsituationen und der darauf bezogenen Handlungsmöglichkeiten richtet. Die lebensweltlichen Lerneinheiten haben also das unmittelbare Ziel, die Bewältigung der verschiedenen Entwicklungsaufgaben zu verbessern. Deshalb kann die Taxonomie der Entwicklungsaufgaben als Raster für Lerneinheiten mit entsprechenden Inhalten betrachtet werden, die nach Lebensweltbereichen in Gruppen zusammengefaßt werden können.

Die Lernmethoden können sich an denjenigen der Unterweisung für Problemlösung (TUMA & REIF 1980) orientieren. Die Problemlösefähigkeit in einer bestimmten Inhaltsdomäne kann verbessert werden, indem einerseits das konzeptuelle und Faktenwissen im relevanten Problemfeld verbessert wird und andererseits die Lösungsmethoden. Handelt es sich um Entwicklungsaufgaben, kommt es also sowohl auf die Verbesserung des Wissens über die Zusammenhänge in den Schlüsselsituationen und Lebensweltbereichen an, als auch auf Ideen, Pläne und Evaluationskriterien für Handlungsziele und -wege.

Die Verbesserung des Wissens kann sich an vielen in der Schule bereits wohlbekannten Inhalten des Sozialkunde- und Arbeitslehre-Unterrichts orientieren, relevante Themen sind unter anderem der Arbeitsmarkt mit seinen Implikationen für Berufswahl und Arbeitsplatzsuche, Aufbau und Rollen von (Ausbildungs-) Betrieben und Lehrlingen, Rechte und Pflichten von Arbeitgebern und Arbeitnehmern, die Sozialpsychologie des Betriebs, der Schule und Familie, oder die Dynamik von Zweierbeziehungen. Allerdings dürfte diese Wissensvermittlung nicht an den Zielen der Fachwissenschaften orientiert sein, wie es bisher meist der Fall ist. Die Jugendlichen sollen nicht Forschung betreiben lernen, sondern allenfalls "persönliche Wissenschaftler" werden (MAHONEY 1977), d.h. das zu erwerbende Situationswissen soll darauf beschränkt und so aufbereitet sein, daß die Perspektive des handelnden und erlebenden Jugendlichen darin optimal gefördert wird. Die Wissensvermittlung darf also nicht völlig getrennt werden vom Erwerb prozessualer Schemata des Problemlösens wie der Situationsanalyse, der Zielformulierung, der Handlungsplanung, der (nicht finanziellen!) Kosten-Nutzen-Evaluation, die Suche nach alternativen Strategien und Zielen, der Reflexion von Handlungszielen und übergeordneten Bedürfnissen und Motiven.

Beim Erwerb von Wissen und Problemlösestrategien für die Bewältigung der Entwicklungsaufgaben müssen sowohl die den Mitgliedern der Zielgruppen gemeinsamen Merkmale

ihrer Situation berücksichtigt werden als auch die individuellen. Die individuum-
spezifischen Merkmale bestehen aus Eigenheiten der äußeren Situation (z.B. der besondere Charakter des Vorgesetzten, die Größe des Betriebs, die Familiengeschichte)
und der Persönlichkeit des Akteurs (z.B. seine Bedürfnisstruktur und seine Fähigkeiten). Die Berücksichtigung individuum-spezifischer Aspekte von Entwicklungsaufgaben erfordert besondere Vorkehrungen didaktischer Art, da ein tatsächlich indivi-
dualisierter Unterricht für einen Lehrer mit vielen Schülern schwer zu bewältigen
ist. Eine Lösung bietet hier das sogenannte peer counseling. Diese Methode wurde
in einigen Schulen in Kalifornien erfolgreich erprobt (HAMBURG und VARENHORST 1972).
Sie besteht in der gegenseitigen "Beratung" der Schüler, die das Vorgehen und die
Verhaltensprinzipien dafür gesondert erlernen. Abgesehen davon, daß das Verhalten
selbst eine höchst wünschenswerte soziale Fertigkeit darstellt, die auch außerhalb
der didaktischen Situation nützlich ist, hat es besondere Vorteile, wenn Erwachsene
in der Rolle des Lehrers nicht als "letzte Autorität" in Aufgaben der Lebensbewältigung auftreten müssen.

Die Lerntätigkeiten und die Lernplanung im Rahmen der lebensweltlichen Lerneinheiten können sich auf die empirischen Befunde der Untersuchung von Lehrlingen stützen, über die berichtet wurde. Die empirischen Befunde sind so dargestellt und ge-
gliedert worden, daß sie sich als Planungsmaterialien und Unterrichtstexte eignen.
Als Unterrichtstexte haben sie die Funktion der Diskussionsgrundlage und der Anregung zur Problemlösung. Die Texte liefern Denkmodelle, deren Ähnlichkeit und Abweichung zur eigenen Lage und zum eigenen Bewältigungshandeln von den Lehrlingen
jeweils analysiert werden muß.

12. ABWEHR- UND BEWÄLTIGUNGSPROZESSE IN NORMALEN UND KRITISCHEN LEBENSSITUATIONEN

RAINER DÖBERT UND GERTRUD NUNNER-WINKLER

12.1 *Einleitung*

In der Literatur zur Bewältigungsproblematik gibt es zwei Theoriestränge, denen unterschiedliche Bezugspunkte bei der Definition von Bewältigung entsprechen: In der psychologischen Stressforschung wird Bewältigung in erster Linie auf die Überwindung von kritischen Lebensereignissen bezogen. Die Grundfragestellung lautet: Stellt die Reaktion des Handelnden eine erfolgreiche Bearbeitung der Krise dar, so daß die Überlebensfähigkeit und das "normale Funktionieren" des Betroffenen gesichert sind? Zumindest implizit wird hierbei immer ein Optimalitätskriterium in Anspruch genommen, das sich fassen läßt als *"Effizienz"* (FILIPP) oder *Funktionalität* der entsprechenden Handlung/Reaktion als Problemlösung. Das Optimalitätskriterium bezieht sich also in erster Linie auf die *Handlungsebene*.

In der psychoanalytischen Tradition ist zunächst der Gegenbegriff zu Bewältigung, nämlich das Konzept der Abwehrmechanismen (vgl. A. FREUD 1936), ausgearbeitet worden. Dabei bezeichnen Abwehrmechanismen mögliche Modalitäten der "Verzerrung" von Situationsdeutungen. Der Begriff der Verzerrung impliziert, daß so etwas wie unverzerrte, "situationsangemessene" oder "rationale" Situationsschematisierungen identifiziert werden können. Der so zunächst nur implizit postulierte Gegenpol zu den defensiven Prozessen wurde erst relativ spät - nämlich von der ichpsychologischen Richtung der Psychoanalyse (KROEBER 1963, KUBIE 1978, HAAN 1977) ausgearbeitet und dann auch terminologisch mit dem Begriff der Bewältigung (coping) fixiert. Hervorzuheben ist, daß sich diese Konzeptualisierung in erster Linie auf die Art der Organisation und Strukturierung der Wahrnehmung und der Orientierungssysteme bezieht. Das Kriterium für "Bewältigung" ist hier die *Richtigkeit der Wahrnehmung und Informationsverarbeitung* ("Wahrheit"). Die Handlungsebene kommt erst in den Blick, wenn die Konsequenzen von Abwehr- oder Bewältigungsprozessen analysiert werden sollen.

Diese beiden Bezugspunkte sind analytisch unabhängig voneinander und deshalb nicht ohne weiteres aufeinander reduzierbar. Zwar wird im allgemeinen Voraussetzung für ein angemessenes Handeln in Krisensituationen (Handlungsebene) sein, daß man die Situation angemessen wahrnimmt (Orientierungsebene). Aber es gibt eben auch Fälle, in denen die beiden Ebenen der Verhaltenskoordination nicht eindeutig aufeinander bezogen sind. Es kann durchaus der Bewältigung eines kritischen Lebensereignisses dienen, wenn dieses (zumindest vorübergehend) "verzerrt" wahrgenommen wird (vgl. LAZARUS 1981). So mag es beispielsweise sehr wohl funktional sein, wenn die Bedeutung des Verlustes einer nahestehenden Person zunächst einfach verdrängt wird, um ein Versinken in totale Depressivität zu verhindern. Phänomene dieser Art, d.h. "Ereignisse, bezüglich derer man wenig oder nichts tun kann, selbst wenn man das Problem in seiner vollen Breite erkennt" (S. 216), hat LAZARUS vor Augen. Deshalb kommt er zu dem Schluß: "Die größte Gefahr liegt in der Gleichsetzung von effizientem Funktionieren mit akkurater Wahrnehmung der Wirklichkeit und in der Unterschätzung des Wertes, den lindernde Bewältigungsformen und positive Emotionen besitzen" (S. 226). Nach einer differenzierten Abwägung der konkurrierenden Optimalitätskriterien entscheidet sich LAZARUS daher dann relativ eindeutig für das Funktionalitätskriterium.

Wiewohl die Überlegungen von LAZARUS nicht von der Hand zu weisen sind, ist es vielleicht doch ganz nützlich, wenn man sich sämtliche Kombinationsmöglichkeiten von (Un-)Wahrheit und (Dys-)Funktionalität einmal kurz vergegenwärtigt.

Im Fall 1 setzt eine erfolgreiche Problemlösung eine angemesssene Wahrnehmung der Realität voraus; das wird in der Regel der Fall sein, wenn das zu bewältigende Problem nicht in der Vergangenheit liegt und eigenes Handeln den Erfolg mitbestimmt. Bewältigung liegt hier also nur vor, wenn beide Kriterien gleichzeitig erfüllt sind. Zumindest implizit dürfte dieser Fall das Standardmodell pragmatistischer Wahrheitstheorien sein.

Tab. 12.1. Kombinationsmöglichkeiten von (Un-)Wahrheit und (Dys-)Funktionalität

Fall	wahre Realitäts-perzeption	funktionale Problemlösung	Beispiele
1	+	+	rationales Problemlösungs-verhalten
2	+	-	überzogene Aufmerksamkeits-focussierung (Sensitizing)
3	-	+	Trauerarbeit
4	-	-	Vogel-Strauß-Politik

Fall 2 wird exemplifiziert durch die von COHEN und LAZARUS (1973) untersuchten Patienten, die sich über das Risiko bei einer bevorstehenden Operation sehr detailliert informierten und (daher?) längere Rekonvaleszenzperioden benötigten als eher "verdrängende" Patienten.

Typ 3 nun ist offensichtlich der für LAZARUS' Festlegung des Bewältigungsbegriffs besonders gewichtige Fall eines kritischen Lebensereignisses, dessen Eintreten nicht beeinflußt werden kann (z.B. Krebserkrankung, Trauerarbeit); daher kann es hier nur darum gehen, mit den Auswirkungen dieses Ereignisses irgendwie - und sei es durch Verleugnung und Verdrängung - fertig zu werden.

Fall 4 bezeichnet den Gegentypus von Fall 1: Durch Rationalitätsblindheit wird Mißerfolg produziert. Dieser Fall ist natürlich für die Diskussion der alternativen theoretischen Strategien zur Definition von Bewältigung irrelevant.

Wir halten es nicht für richtig, den Fall 3 bei der Konzeptualisierung von Bewältigung so stark zu gewichten wie LAZARUS und dadurch das Wahrheitskriterium doch sehr zu relativieren. Wir werden im folgenden an zwei Beispielen aus unserer Forschungsarbeit[1] zu demonstrieren versuchen, *daß "Wahrheit" für die Konzeptualisierung von Bewältigung ein besonderes Gewicht hat*. Zum einen kann eine angemessene Situationsaufschlüsselung auch für die von LAZARUS eher dem Fall 3 zugeordneten Probleme der "Selbstregulation von negativen emotionalen Zuständen" (LAZARUS 1981, S. 216) von außerordentlicher Bedeutung sein. Dies läßt sich an den *Bewältigungsimplikationen von umgangssprachlichen Selbstmordtheorien* zeigen: Ein angemesseneres Selbstmordverständnis kann nämlich auch eine bessere Bearbeitung von Selbstmordimpulsen ermöglichen. Es handelt sich also um ein Beispiel für Typus 1. Wichtiger noch für die Wahl eines angemessenen Bewältigungskonzepts dürfte jedoch unser zweites Beispiel sein. *Wir wollen am Beispiel moralischer Diskurse zeigen, daß hier*

eigentlich nur das Wahrheitskriterium weiterführt, da sich für das Funktionalitäts-
kriterium kein eindeutiger Bezugspunkt definieren ließe. In moralischen Konfliktsituationen geht es typischerweise um ein Gegeneinander von intersubjektiv geteil-
ten Normen und monologischen Ich-Interessen. Das Funktionalitätskriterium würde
die gleiche Handlung positiv oder negativ auszeichnen müssen, je nachdem ob man
als Bezugspunkt die Ich-Interessen oder die Aufrechterhaltung von Intersubjektivi-
tät wählt. Diesem Dilemma entgeht man nur, wenn man für diesen Bereich "Wahrheit"
als das entscheidende Bewältigungskriterium auszeichnet.

12.2   *Kompetenzentwicklung als Bewältigungsressource: Die Entwicklung zunehmend*
       realitätsgerechter und erklärungskräftiger ("wahrer") Selbstmordtheorien
       als Ressource für die (funktionale) Bewältigung von Selbstmordimpulsen

Das Material, auf das wir uns im folgenden stützen, entstammt Tiefeninterviews
mit 112 14- bis 22jährigen männlichen und weiblichen Jugendlichen unterschiedlicher Schichtherkunft. Das Interview diente nicht in erster Linie der Erfassung von
Selbstmordgefährdung und deren Bewältigung; es ging uns vielmehr primär um die Auswirkungen der je spezifischen Erfahrungen der Jugendlichen in ihren verschiedenen
Lebensbereichen auf den Prozeß der Identitätsbildung. Da wir uns auch besonders
für die krisenhaften Verlaufsformen dieses Lebensabschnittes interessierten, hatten wir in unseren Leitfaden einige Fragen zur Selbstmordproblematik aufgenommen.
Unter anderem wurden die Jugendlichen gefragt, wie Selbstmorde zu verstehen bzw.
zu erklären seien. Damit wurde von ihnen gefordert, ihre umgangssprachlichen Selbstmordtheorien darzulegen. Weitere Fragen zielten dann auf eigene Selbstmordüberle-
gungen und die Bewältigung dieser Impulse ab. Bei der Durchsicht der Antworten
stellten wir fest, daß die von den Probanden vorgetragenen Erklärungsversuche sich
in einer Abfolge zunehmend komplexer und adäquater Deutungen anordnen ließen; es
ergab sich also ein Stadienmodell der Entwicklung umgangssprachlicher Selbstmordtheorien als Teil eines übergreifenden Prozesses der Entwicklung von Motivverstehen
und Ich-Entwicklung. Eine ausführlichere Beschreibung und Diskussion des sich ergebenden Stadienmodells haben wir an anderer Stelle vorgelegt (DÖBERT & NUNNER-
WINKLER 1982).

Hier seien, um wenigstens einen ungefähren Eindruck zu vermitteln, lediglich
zwei Zitate als Beispiele für ein niedrigeres und ein höheres Stadium des Selbstmordverständnisses angeführt:

Pb 77 antwortet auf die Frage:

> "Warum glaubst Du, begehen Menschen Selbstmord?"

Pb: *"Meistens weil* sie *Probleme mit Freunden* oder mit *Eltern* haben, wegen Schule auch viel, wegen *Noten* und so." (Stufe 1)

Demgegenüber antwortet Pb 5:

I: "Also wenn sie aus *Unzufriedenheit* oder aus *Ratlosigkeit* ...

Was verstehen Sie unter Ratlosigkeit? Schildern Sie mal jemanden, der so ratlos ist."

Pb: "Ja, vielleicht wird er gerade nicht mehr so, nicht mehr gebraucht, und hat vielleicht Schwierigkeiten oder finanzielle Schwierigkeiten und hat in seinem ganzen Freundeskreis, *fühlt* er *sich halt ziemlich anders* als ... vielleicht ziemlich *niedergeschlagen.*

I: "Haben Sie selbst schon mal an Selbstmord gedacht?"

Pb: "Ja, ich fühlte mich ziemlich *minderwertig.*" (Stufe 4)

Im ersten Fall werden *punktuelle, konkrete äußere Anlässe* aufgezählt, die per se das Erklärungsproblem höchst unzureichend lösen: Nicht jeder, der schlechte Noten oder Probleme mit Freunden hat, begeht Selbstmord. Die zweite Antwort hingegen stützt sich nicht auf äußere Anlässe, sondern auf *prekäre Motivationslagen,* die die *gesamte Person lebensbereichs- und zeitübergreifend* erfassen. Äußere Anlässe tauchen nur noch *als* Anlässe auf, so daß hier schon ein Erklärungsmuster anvisiert ist, in dem situative Bedingungen und innere Motivlagen zusammengedacht sind. Das Erklärungsproblem wird auf dieser Stufe angemessener gelöst, da die Belastung der Person umfassender konzeptualisiert wird.

Entscheidend für den vorliegenden Zusammenhang ist zunächst einmal der Umstand, daß sich in der Stufenabfolge umgangssprachlicher Selbstmordtheorien *Entwicklungstrends* nachweisen lassen, die *Kerndimensionen von Ich-Entwicklung* (vgl. LOEVINGER 1976, SELMAN 1980) überhaupt darstellen. Es handelt sich um Trends wie: Erweiterung des Zeithorizonts, Differenzierung und Individualisierung der Aktorschematisierungen und der Motivsprache, Erweiterung des sozialen Handlungsraums, zunehmende Selbstreflexivität und eine bessere Koordination der einzelnen Segmente der Lebenswelt des Individuums. Die Erweiterung und Verbesserung der Orientierungssysteme durch Fortschritte in diesen Dimensionen hat unmittelbare Implikationen für die Handlungsebene: sie erlauben es den Individuen, sich vom Druck gegebener Situationen leichter zu lösen und somit in Krisensituationen, die Selbstmordgedanken nahelegen könnten, den aktuellen Stress von einer übergreifenderen Lebensperspektive her zu relativieren und damit zu bewältigen.

Die Antworten unserer Probanden auf die Frage, ob sie selbst schon einmal an Selbstmord gedacht haben, bestätigen, daß diese Ich-Ressourcen tatsächlich im

Dienste der Bearbeitung von Selbstmordimpulsen eingesetzt werden. Einige illustrative Zitate mögen zur Veranschaulichung dieses Zusammenhangs genügen:

Distanzierung über zyklische Zeitvorstellung

VP 84 hat zwar Selbstmord schon einmal erwogen, sagt aber:

> "Ich hätte es nie gemacht, weil ich hab' mir gedacht, *das geht wieder vorüber*, weil ich schon öfter solche Phasen hatte ... Wenn man dann *Abstand gewinnt*, dann sieht das ganz anders wieder aus, dann sieht's halb so schlimm aus."

Möglichkeit der Selbststeuerung als Folge erhöhter Selbstreflexivität und Objektivierung des Selbst

Vp 109: "Ich hab' versucht, durch positives Denken meine *Gedanken umzulenken* ... Was ein wunderbares Mittel bei mir ist, daß ich mir eine schöne Platte aufgelegt hab'. *Es gibt Mittel*, die man für sich selber mit der Zeit kennenlernt. Da gibt's bestimmte Platten, wo ich weiß, da sprech' ich unheimlich d'rauf an; und diesen Wechsel zu erleben: eben ging's mir noch schlecht, jetzt geht's mir wieder gut, das bringt einen dazu, daß man *ganz kalt überlegt*, warum hast du das eigentlich überlegt?"

Diese allgemeinen Dimensionen von Ich-Entwicklung schützen also das Individuum jede schon für sich genommen davor, daß Belastungen und Krisen als so unausweichlich erfahren werden, daß nur noch Selbstmord als Ausweg übrig zu bleiben scheint. Wenn sich der Druck einer gegebenen Situation aber einmal soweit verdichtet hat, daß Selbstmordabsichten akut werden, kommen die umgangssprachlichen Selbstmordtheorien, in denen die einzelnen Dimensionen von Ich-Entwicklung jeweils integriert sind, ins Spiel. Ihre Abfolge stellt eine *Entwicklungslogik* dar, wobei - um nur ein Charakteristikum zu nennen - die auf den unteren Stufen jeweils isoliert thematisierten Faktoren auf der höchsten Stufe in einer umfassenderen Gesamterklärung verknüpft werden. Beispielsweise verschieben die Individuen - wie oben schon angedeutet - in ihren Erklärungsversuchen für Selbstmord den Fokus ihrer Aufmerksamkeit von zunächst der äußeren Situation des potentiellen Selbstmörders (Stress) auf die inneren Motive und Motivlagen, um schließlich den Versuch zu unternehmen, situationale Faktoren (einschließlich gesamtgesellschaftlicher Konstellationen) mit der Binnensicht des Selbstmörders in einer umfassenden Erklärung und Begründung zu verknüpfen. Ein solcher Entwicklungsgang ist auch aus der Moralentwicklung (Orientierung an äußeren Konsequenzen/Gesinnung/Integration beider Aspekte in Verantwortungsethik; vgl. DÖBERT & NUNNER-WINKLER 1982[3]) bekannt - was für die Validität der Rekonstruktion spricht.

Charakteristisch für Entwicklungslogiken ist nun, daß die höheren Stufen, da sie ein angemesseneres Verständnis und bessere Erklärungen bereithalten, auch motivational ausgezeichnet sind. *Entwicklungslogiken stellen nicht nur in Hinsicht auf strukturelle Komplexität eine Hierarchie dar, sondern auch unter motivationalen Gesichtspunkten:* die Individuen präferieren das höchste ihnen jeweils zugängliche Stadium. Umgekehrt impliziert das Hierarchiepostulat dann natürlich auch, daß niedere Stadien abgelehnt werden. Nun ist "Selbstmord" obendrein kein wertneutraler Begriff, sondern zielt immer auf ein zumindest rechtfertigungsbedürftiges, da "abweichendes" Handeln ab. Diese Bewertungskomponente verbindet sich mit dem "hierarchischen Aufbau" derart, daß ein Selbstmord, der bloß von Motiven eines niederen Selbstmordverstehens bestimmt ist, strikt abgelehnt wird. Anders gesagt: Motive, die früher noch handlungsbestimmend sein mochten (z.B. schlechte Noten), verlieren mit dem sich entwickelnden Selbstmordverständnis ihre motivierende Kraft. *Sie gelten nun nicht mehr als "zureichend", "würdig", ein so unwiderrufliches Handeln wie Selbstmord zu begründen.*

Um diese Konsequenz von Kompetenzentwicklung noch einmal an einem Beispiel zu veranschaulichen, sei Pb 79 zitiert. Er hatte vor einiger Zeit einen Selbstmordversuch gemacht, weil er Schwierigkeiten hatte, einen Arbeitsplatz zu finden und gleichzeitig einen heftigen Konflikt mit seiner Freundin durchstehen mußte. Im Interview lehnt er nun genau diese Motive für Selbstmord als unzureichend ab:

Pb 79: "Die meisten Selbstmörder sind momentan so verzweifelt, aber die Lage klärt sich meistens selbst von alleine wieder auf. Die Leute werden älter und es wird irgendwie besser. Aber wenn zum Beispiel einer nach einem Verkehrsunfall querschnittsgelähmt ist und kann sich sein Leben lang nicht mehr bewegen, dann könnte ich es schon verstehen, wenn er sagt: o.K., ich mache Schluß mit mir. Ansonsten, *von wegen Freundin weggelaufen, keine Arbeit* bekommen, das sind alles *keine stichhaltigen Gründe, sein Leben wegzuwerfen.*"

Die Entwicklung des Selbstmord-Verständnisses kann also auch als Schutzmechanismus vor Selbstmordgefährdung dienen: Zumindest vor solchen Auslöserkonstellationen, die einem weniger entwickelten Selbstmordverständnis entsprechen, ist man geschützt. Ich-Entwicklung bedeutet hier, daß man über bestimmte Typen von Selbstmordmotiven und -gefährdungen hinauswächst - was natürlich nicht heißt, daß man vor jeglicher Selbstmordgefährdung sicher sein könnte. Als Indiz für einen Entwicklungsschub[2] in dieser Altersphase kann die Altersverteilung der Stadien umgangssprachlicher Selbstmordtheorien gelten (s. Tab. 12.2).

Zusammenfassend läßt sich nun festhalten, daß die Entwicklung der umgangssprachlichen Selbstmordtheorien ein Beispiel dafür abgeben, wie durch Kompetenzentfaltung auf der Orientierungsebene (bessere, "wahre" Selbstmordtheorien) auch das funktionale Optimalitätskriterium auf der Handlungsebene (Überwindung der Selbstmordgefährdung) erfüllbar wird. Dieses Beispiel zeigt auch, daß Fall 1, bei dem das

<u>Tab. 12.2.</u> Zusammenhang von Alter und Stufe der Selbstmordtheorie
(es wurden fünf Stadien von Selbstmordverständnis unterschieden)

Anzahl der Probanden	Alter	Stufenmittelwerte
14	14	1.8
37	15-16	2.6
25	17-18	3.2
33	18+	3.4

Wahrheits- und Funktionalitätskriterium konkordant sind, nicht nur bei der Bearbeitung von Problemen in der Außenwelt auftritt, sondern auch bei der emotionalen Selbstregulierung.

12.3   Abwehrprozesse in moralischen Konfliktsituationen

12.3.1 Das Bezugsproblem und die Konflikte zwischen moralischen und außermoralischen Interessen

Bei den im folgenden zu diskutierenden Umdeutungsstrategien in moralischen Konfliktsituationen geht es nicht um so dramatische Geschehnisse wie Lebenskrisen. Vielmehr haben wir es hier mit den häufig eher geringfügigen Regelverletzungen des Alltags oder mit moralischen Entscheidungssituationen zu tun, in denen nicht die Integrität der Ich-Organisation des Handelnden als ganze bedroht ist. Dennoch sind die hier auftretenden Handlungsprobleme auf den ersten Blick in formaler Hinsicht ähnlich genug, um das funktionale Kriterium für "Bewältigung", wie es in der Stressforschung vorliegt, anzuwenden. Allerdings ergäbe sich dabei *eine letztlich unauflösliche Ambivalenz:* je nachdem, ob man das Über-Ich oder das Ich als Bezugspunkt wählt, erscheint das gleiche Verhalten einmal als Bewältigung, dann als Produkt defensiver Prozesse. Gelingt beispielsweise der Verkauf eines Gebrauchtwagens, dessen gravierende Mängel dem Käufer verborgen bleiben - so eines der unseren Probanden vorgelegten Dilemmata - so muß diese Handlung unter dem Gesichtspunkt der moralischen Integrität als Scheitern von "Bewältigung", unter dem Gesichtspunkt der Ich-Interessen als "Bewältigen" begriffen werden. Beide Gesichtspunkte haben zunächst als gleichrangig zu gelten, da sonst ja kein Handlungs*konflikt* vorläge. Vier Haupttypen von Lösungsmöglichkeiten dieses Handlungskonflikts lassen sich identifizieren, in denen Ich-Interessen, moralische Integrität und Realitätstreue in jeweils unterschiedlichem Ausmaß berücksichtigt werden. Bei einer klaren Entschei-

dung für die moralische Integrität *(Fall a: moralisches Handeln)* wird die Situation
realitätsgerecht definiert; die auf dem jeweiligen Entwicklungsniveau erkennbaren,
relevanten moralischen Prinzipien werden korrekt identifiziert und angemessen auf
die Situation angewandt. Die aus den moralischen Prinzipien abgeleitete konkrete
Verhaltensmaxime setzt sich in Handeln um.

Bei einer klaren Entscheidung für die Ich-Interessen *(Fall b: strategisches Handeln)* mag der Handelnde zwar die moralischen Normen und Prinzipien kennen, aner-
kennt sie aber nicht. Er kann alle relevanten Situationsparameter unverzerrt zur
Kenntnis nehmen und seine Interessen mit dem besten Gewissen ungebrochen, d.h. ohne
Rücksicht auf die Kosten für andere, durchsetzen.

In diesen beiden Extremfällen kann sowohl das Wahrheitskriterium - da kein an
sich unmöglicher Kompromiß zwischen moralischen Prinzipien und Ich-Interessen angestrebt wird - wie auch das funktionale Kriterium (entweder Ich-Interessenmaximierung oder moralische Integrität) erfüllt werden. Diese beiden Fälle können als
unproblematisch gelten.

Schwierig ist es in dem Moment, in dem der Handelnde die beiden inkompatiblen
Imparative, nämlich Ich-Interessenmaximierung und Erhaltung der moralischen Integrität, *gleichzeitig* zu erfüllen sucht. Dies ist nur möglich, indem die Anwendung
der moralischen Prinzipien so gesteuert wird, daß sich die Ich-Interessen verdeckt
durchsetzen können *(Fall c: abwehrbestimmtes Handeln)*. In diesem Fall scheint der
Handelnde moralischen Normen folgen und die Interessen aller Beteiligten berücksichtigen zu wollen. Tatsächlich jedoch neutralisiert er unter dem Druck starker
eigener Interessen relevante moralische Erwägungen, indem er die Situationsdefinition so manipuliert, daß die Durchsetzung der eigenen Interessen als moralisch geboten oder erlaubt erscheint (Rationalisierung). Hier wird nicht einmal andeutungs-
weise der Verpflichtungscharakter von Moral in Frage gestellt: die Tatsache, daß
die Abweichung nur verdeckt erfolgen kann, besagt gerade, daß der Betroffene sich
moralischen Regeln durchaus verpflichtet fühlt. Derartige Handlungen müßten unter
dem Bezugspunkt "Ich-Interessen" als "Bewältigen" gelten; unter dem Gesichtspunkt
der moralischen Integrität hingegen müßte sie als Scheitern von Bewältigung gelten.
*Da der Handelnde durch die Tatsache, daß er die Abweichung verschleiert, signali-
siert, daß die moralische Orientierung für sein Handeln Vorrang haben sollte, müßte
seine Handlung aus seiner eigenen Perspektive als Scheitern von Bewältigung gelten.
Dies kann er aber nicht erkennen, da das funktionalistische Kriterium hier per se
nichts leistet, denn der Handelnde behauptet ja gerade, er sei seinen moralischen
Prinzipien treu geblieben. Nur an der verzerrten Situationsdefinition kann man
überhaupt erkennen, daß hier andere Faktoren als die moralischen Überzeugungen die*

Führung übernommen haben. Deshalb muß hier von der Orientierungsebene her (Wahrheit) über Bewältigung oder Scheitern von Bewältigung entschieden werden. Anders gesagt: Die Anwendung moralischer Prinzipien in konkreten Situationen kann immer strittig sein. Daher entstehen moralische Dispute häufig gerade nicht wegen eines Dissenses über die Geltung bestimmter moralischer Normen, sondern wegen der Unklarheit situativer Anwendungsbedingungen. Nun gibt es hier oft objektiv eine Grauzone der Ungewißheit, die dann auch leicht für die eigenen Interessen ausgebeutet werden kann. *Wenn es die Unterscheidung zwischen coping und defending, d.h. zwischen rationalen und verzerrten Situationsdefinitionen nicht gäbe, wäre es zumeist unmöglich zu entscheiden, ob sich in einem gegebenen Fall Ich-Interessen oder moralische Überzeugungen durchgesetzt haben – ja man würde das Vorliegen eines Interessenkonflikts nicht einmal bemerken.* Genau diese Ungewißheit aufzuklären ist jedoch eines unserer zentralen umgangssprachlichen Interessen. Die Alltagskommunikation ist zwar angewiesen auf die zum Teil kontrafaktische wechselseitige Unterstellung von Rationalität, so daß manche Form von Scheinrationalität noch durchgehen mag; gäbe es jedoch überhaupt keine Möglichkeit, zwischen rational und pseudorational zu unterscheiden, wäre *Verläßlichkeit* in der menschlichen Interaktion aufgehoben.

Hat man sich für die theoretische und operationale Behandlung von Bewältigung im Sinne des Wahrheitskriteriums entschieden, dann kann man unmittelbar an die psychoanalytische Theorie der Abwehrmechanismen anschließen und sich von funktionalen Gesichtspunkten unabhängig machen. Als "Abwehr" gelten in dieser Theorietradition "irrationale", d.h. situationsunangemessene Deutungen der Realität. Damit ist ein *eindeutiger Bezugspunkt* für die Behandlung moralischer Konfliktsituationen festgelegt.

Im folgenden wollen wir zu zeigen versuchen, daß die Neigung zu Situationsverzerrungen zwar stark situationsspezifisch variiert, da der "Druck" von Interessenlagen eben an spezifische Situationen gebunden ist. Wir glauben jedoch, daß die "Anfälligkeit für Irrationalität" auch durch sozialstrukturell bedingte und biografische Erfahrungen geprägt ist. Insofern überrascht es nicht, daß eine solche eher eingeengte Zugangsweise zur Realität in einen weiteren Zusammenhang von Determinanten eingebettet ist und auf unterschiedliche Lebensbereiche ausstrahlt. Insbesondere interessieren uns dabei natürlich die Auswirkungen auf das moralische Handeln. Bevor wir auf die von uns gefundenen Zusammenhänge eingehen, sollen zunächst die Typen möglicher Situationsumdeutungen (einzelne Abwehrmechanismen) und ihre Operationalisierung kurz dargestellt werden.

12.3.2 *Zur Definition und Operationalisierung von Abwehrmechanismen und Bewältigungsprozessen*

Bei der Konstitution von Situationsdeutungen sind zwei Aspekte zu unterscheiden, die in den klassischen psychoanalytischen Arbeiten zusammengezogen waren. Einerseits ist nämlich anzugeben, welcher Aspekt der Situation jeweils wie prozessiert wird *(Richtung der Deutungstätigkeit)*. Beispielsweise wird bei dem Mechanismus der Verschiebung (displacement) am Objekt der Handlung bzw. des Gefühls angesetzt, wobei im Abwehrfall das eigentlich gemeinte Objekt verstellt wird ("Wut auf den Chef" wird zur "Wut auf das eigene Kind" oder zur "Wut auf das Selbst").[3] Andererseits ist in jedem Einzelfall einer Situationsdeutung zu untersuchen, ob diese irrational bzw. nicht situationsangemessen ist oder ob sie noch im Bereich der akzeptablen Schematisierungen liegt *(Rationalitätseinstufung)*. Erst damit entscheidet sich, ob man es mit Abwehr- oder Bewältigungsprozessen zu tun hat. Um ein Beispiel aus Norma HAANs Katalog von Ich-Prozessen zu geben: HAAN sieht Empathie und Projektion als die "bewältigende" bzw. "defensive" Variante desselben Ich-Mechanismus. In beiden Fällen geht es um den gleichen Aspekt der Situation, nämlich um die Motive eines Interaktionspartners. Werden diese angemessen aufgeschlüsselt, liegt der Bewältigungsmechanismus der Empathie vor; findet man nur die uneingestandenen eigenen Motive wieder, handelt es sich um den parallelen Abwehrmechanismus der Projektion.

Die beiden Dimensionen wurden wie folgt operationalisiert. Zur Erfassung der Abwehrrichtung haben wir das von GLESER und IHILEVICH (1969) erarbeitete und validierte Defense-Mechanism-Inventory verwendet: Den Befragten werden mehrere Geschichten vorgelegt, in denen etwas Ärgerliches passiert. Der Proband soll dann die ihm naheliegendste aus einer Liste vorgegebener Reaktionen auswählen. Die Vorgaben sind fünf Typen von Abwehrmechanismen zugeordnet:

- Wendung gegen das Objekt:
  Die Aggression wird gegen ein äußeres Objekt gerichtet. In dieser Kategorie sind auch Identifikationen mit dem Aggressor und Verschiebung enthalten.

- Projektion:
  Die Wendung der Aggressivität gegen ein äußeres Objekt wird dadurch gerechtfertigt, daß diesem - ohne gute Gründe - böse Absichten oder negative Eigenschaften zugeschrieben werden.

- Prinzipalisierung:
  Affekte werden von Inhalten abgespalten und unterdrückt (Intellektualisierung, Isolierung, Rationalisierung).

- Wendung gegen das Selbst:
  Die Aggressivität wird gegen das eigene Selbst gewendet.

270

- Verkehrung:

  Der Handelnde reagiert auf Frustrationserlebnisse, die gemeinhin einen negativen
  Affekt auslösen, mit positivem oder neutralem Affekt (Verneinung, Verleugnung,
  Reaktionsbildung, Verdrängung).

Da der GLESER/IHILEVICH-Test faktisch nicht trennt zwischen Abwehr- und Bewältigungsprozessen, haben wir zur *Rationalitätseinstufung* die vor der Vorlage der standardisierten Reaktionen erhobenen spontanen Antworten auf die Testgeschichten verwandt. Die in der Literatur genannten klassischen Kriterien für Defensivität sind:
repetitiv, inflexibel, automatisch, rigide, stereotypisiert (KUBIE 1978). HAAN fügt
dieser Liste das unseres Erachtens entscheidende Kriterium hinzu: "Coping behavior
is pulled toward the future and takes account of the needs of the present. It is
oriented to the reality requirements of the present situation." (1977, S. 36). *Dieses Kriterium der Situationsangemessenheit ist deshalb von entscheidender Bedeutung,
weil alle anderen, eher formalen Kriterien genau dieses Desiderat voraussetzen:* nur
weil wir wissen, daß unterschiedliche Situationen unterschiedliches Handeln erfordern, können wir mangelnde Flexibilität als Indikator für Defensivität verwenden.
Nur die Überprüfung der Situationsangemessenheit erlaubt es, zwischen "normaler"
Gewohnheitsbildung im Alltag und stereotyp-rigiden Reaktionen zu unterscheiden. Die
Anwendung dieses Kriteriums ist jedoch mit außerordentlichen Schwierigkeiten verbunden, da eine Theorie, die es erlaubte, Situationslogiken systematisch aufzuschlüs-
seln, eine Rationalitätstheorie also, fehlt. Hinzu kommt, daß man wohl in den meisten Situationen mit einem breiten Bereich alternativer Handlungsmöglichkeiten rechnen muß, die alle nicht als irrational gelten können. Eine streng deduktive, theoretische Lösung können wir nicht vorlegen; statt dessen haben wir uns bei der Einstufung auf die intuitiv klaren Extremfälle von verzerrten bzw. rationalen Situationsdeutungen gestützt. Jeder Proband erhielt für jede Testgeschichte 0, 1/2 oder 1 Ab-
wehr- bzw. Bewältigungspunkt, wobei die Situationsangemessenheit der Antworten wie
der Verhaltensweise der Befragten in der Erhebungssituation berücksichtigt wurden.
Im einzelnen wurden folgende Aspekte von Situationsangemessenheit verwendet: Flexibilität im Sinne der Verwendung unterschiedlicher Umdeutungs*richtungen* bei den standardisierten Vorgaben; Sequenzbildung, d.h. ein phasenhaft ablaufender Prozeß der
Emotionsverarbeitung; metakommunikative Äußerungen im Sinne von Kritik an den zu
"irrationalen" Vorgaben; Verzerrung der Situationsvorgaben, d.h. Ausblenden von für
die vorgelegten Geschichten zentralen Aspekten der Situation oder die Verwendung un-
wahrscheinlicher Ereignisfolgen etc.

12.3.3 Korrelate unterschiedlicher Abwehrstile

Da die Rationalitätseinstufung noch als sehr vorläufig gelten muß, halten wir es für sinnvoll, wenn wir zunächst einige Zusammenhänge berichten, die als erste Indikatoren für Konstruktvalidität gelten können.

Geschlechtsdifferenzen: Die Geschlechtsdifferenzen in der Richtung der Abwehrtätigkeit sind für die Gesamtstichprobe gering - ein Ergebnis, das zunächst überraschte, da die männliche Geschlechtsrolle eher nahelegt, in Konfliktfällen die Aggressivität nach außen zu richten (Wendung gegen das Objekt und Projektion), während die weibliche Geschlechtsrolle eher dazu prädisponiert, zurückzustecken und die Schuld bei sich selbst zu suchen (Wendung gegen das Selbst) (vgl. GLESER & IHILEVICH 1969, MARTIN 1977). Hier erwies sich nun die Rationalitäts- oder Bewältigungseinstufung als hilfreich. Vergleicht man nämlich die Untergruppen männlicher und weiblicher Probanden mit den höchsten Bewältigungs- bzw. Abwehrwerten (Coper und Defender), ergibt sich *bei den Copern das erwartete geschlechtsspezifische Muster* (Coper-Jungen wählen die nach außen gerichteten Mechanismen Wendung gegen das Selbst und Projektion im Durchschnitt 13,3 mal, Coper-Mädchen demgegenüber 9,5 mal). Bei den Defendern zeigen sich gerade *gegenläufige Tendenzen.* Man wird daraus schließen dürfen, daß die in dieser Lebensphase sich stellende Entwicklungsaufgabe einer Konkretisierung der Geschlechtsrolle nicht immer ohne psychische Imbalancen bewältigt wird: wer mit dem Erwerb der Geschlechtsrollenidentität noch Probleme hat, dessen Rationalitätspotential ist eingeschränkt.

Schichtdifferenz: Die *oberen Schichten* neigen eher zu Projektion und Wendung gegen das Objekt. In der *Unterschicht* lassen sich - nicht überraschend - zwei Teilgruppen ausmachen: eine kleinere, die das abweichende *acting-out-Verhalten* (Rocker) der Unterschicht repräsentiert und deren Abwehrstil durch eine (allerdings im Vergleich zur Oberschicht immer noch mäßige) Präferenz für nach außen gerichtete Mechanismen gekennzeichnet ist; und eine größere Gruppe, die eher für den *Unterschicht-Autoritarismus* steht und zu Affektneutralisierung und Verkehrung neigt. Diese Abwehrmechanismen entsprechen der objektiven Machtlosigkeit am unteren Ende der Statuspyramide, wo Versagungen nicht abgewiesen werden können und deshalb geleugnet werden (vgl. MARTIN 1977). In das Gesamtbild paßt, daß der Abwehrmechanismus der Verkehrung am stärksten mit *Defensivität* korreliert, was plausibel ist: wo der Anlaß der Frustration nicht einmal mehr gesehen werden kann, gibt es überhaupt keinen Ansatzpunkt für eine mögliche Aufklärung und Bearbeitung der Situation. Und so überrascht es denn auch nicht, daß diese zweite Unterschichtgruppe bei der Rationalitätseinstufung die höchsten Abwehrwerte erreichte.

Familienstruktur: Eine Analyse des qualitativen Materials zur intrafamilialen
Interaktion ergab, daß *Defender* die Beziehung zu ihren Eltern entweder als sehr
positiv oder aber als extrem negativ schilderten, während *Coper* meist ein ausgewo-
genes Bild mit positiven und negativen Zügen zeichneten. In diesem Befund sind
wahrscheinlich objektive Familienmerkmale und subjektive Perzeption untrennbar ver-
mischt. Auffällig ist, daß die Coper, wenn sie von negativen Familienerfahrungen
zu berichten hatten, eher aus der Perspektive des externen Beobachters sprachen und
nicht als frustrierte Teilnehmer. Vielleicht spiegeln sich in diesen unterschiedlichen Reaktionstypen verschiedene Phasen eines längerfristigen Ablösungsprozesses
von der Familie wider (vgl. BRAUKMANN & FILIPP 1981).

Eine Beziehung der Abwehr- und Bewältigungspräferenzen der Jugendlichen ergab
sich auch zu der Art, wie die Eltern ihre Konflikte untereinander handhabten. Wir
hatten den Vpn eine Liste mit typischen Verhaltensweisen in Konfliktsituationen
vorgelegt (z.B. Vater/Mutter schreit meine (n) Mutter/Vater an; Vater/Mutter wartet,
bis die Situation sich wieder beruhigt hat, etc., vgl. DÖBERT & NUNNER-WINKLER
1983). Die sich aufgrund dieser Daten ergebenden vier Familientypen lassen sich zu
zwei Hauptgruppen zusammenfassen: symmetrische (mit den Untertypen: viele und hef-
tive Konflikte/wenig Konflikte) und asymmetrische Familien (mutterdominante Fami-
lien/Familien mit autoritärem Vater). Es zeigte sich, daß *Coper* häufiger aus *Familien mit symmetrischer Konfliktaustragung* hervorgehen. Man wird vermuten dürfen,
daß in symmetrischen Familien keine einseitigen Verzerrungen von Realitätsdefini-
tionen durchgesetzt werden können, die Kinder also von früh auf mit realitätsge-
rechten Situationsschematisierungen konfrontiert werden.

Alle Ergebnisse zusammengenommen weisen auf sinnvolle Zusammenhänge mit Geschlecht,
Schicht und Familienstruktur hin. So wird man wohl schließen dürfen, daß sich das
Konstrukt "Abwehr- versus Bewältigungsprozesse" als einigermaßen valide erwiesen
hat.

12.3.4 Auswirkungen unterschiedlicher Abwehr- bzw. Bewältigungsstile

Wie angedeutet, hatten wir Abwehr- und Bewältigungsstrategien in unserer Untersuchung aufgenommen, weil wir vermuteten, daß sie die Entscheidung in moralischen Dilemmata und so auch das moralische Handeln steuern. Denn nur wenn es gelingt, die
Situationsdefinition zu verdrehen, können sich Ich-Interessen im Gewande moralischer Rechtmäßigkeit und daher unauffällig durchsetzen. Wir haben unsere diesbezüg-
lichen Hypothesen erst sehr vorläufig überprüfen können. Im folgenden berichten wir
also lediglich grobe Indizien.

Erste Anzeichen für einen *Zusammenhang zwischen Abwehrtätigkeit und moralischem Handeln* hat uns eine Liste von Regelverletzungen geliefert. Wir hatten den Probanden eine Zusammenstellung von kleineren bis mittleren Vergehen (Telefonzelle zerstören, der Mutter etwas Geld entwenden, ohne Führerschein Autofahren, Schwarzfahren etc.) vorgelegt (DÖBERT & NUNNER-WINKLER 1980). Diese wurden von den Probanden einhellig als Übertretungen (an)erkannt. Bei der Einstufung für Gewichtigkeit der Regelverletzung ("Wie schlimm findest Du diese Übertretung?") ergaben sich jedoch charakteristische Differenzen: Probanden, die ein Delikt begangen hatten, stuften das betreffende Vergehen deutlich als weniger gravierend ein - ohne jedoch den Übertretungscharakter völlig zu leugnen. Hier handelt es sich um eine - noch relativ geringfügige - Verzerrung der Situationsdefinition, die primär den Bewertungsaspekt betrifft.

Es ergab sich auch ein *Zusammenhang zwischen der Richtung der Abwehrtätigkeit und den Übertretungshäufigkeiten.* Es zeigte sich nämlich, daß eine hohe Deliktfrequenz mit nach außen gerichteten Bearbeitungsstrategien (Wendung gegen das Objekt, Projektion) einhergeht. Dieser Zusammenhang wird vermittelt durch die Variablen "subkulturelles Milieu" und "Geschlechtsrolle". Die höchsten Übertretungsraten ergaben sich, wo die Geschlechtsrolle (Jungen neigen eher zu acting-out-Verhalten), das subkulturelle Milieu (die Gang-Kultur der Unterschicht), und nach außen gerichtete Umdeutungsstrategien zusammentreffen. In dieser Konstellation gehen hohe Deliktfrequenzen mit relativ hohen Copingwerten einher. Der Grund dafür liegt ganz einfach darin, daß die Regelverletzungen hier in gewisser Weise die Norm darstellen. Es gehört zur Ich-Abgrenzung in der Adoleszenzphase, daß männliche Selbstbehauptung eingeübt wird und die Freiräume gegenüber Autoritäten und gesellschaftlichen Normen ausgetestet werden. Manche Übertretungen werden von der Geschlechtsrolle und den subkulturellen Traditionen normativ nahegelegt.

Des weiteren wurden die Antworten der Probanden auf vorgelegte moralische Dilemmata (z.B. Euthanasie, Fahrerflucht etc.) auf Anzeichen für Situationsverzerrungen hin untersucht. Dabei zeigte sich, daß Individuen, die in den moralischen Dilemmata defensive Argumente vorbrachten, im Schnitt auch höhere Abwehrwerte im GLESER/IHILEVICH-Test aufwiesen. Daraus kann man schließen, daß es sich bei der Neigung zur Situationsverzerrung tendenziell um einen generalisierten, situationsunabhängigen Persönlichkeitsstil handelt. Dabei läßt sich an den Details der moralischen Argumentation demonstrieren, daß *die Abwehrmechanismen das Medium darstellen, in dem sich die Situationsverzerrung vollzieht.* Durch Projektion, Verkehrung etc. wird die Begründung für die Handlungsentscheidung jeweils in eine dem Ich-Interesse entsprechende Richtung gedrängt. Zwei Beispiele mögen veranschaulichen, wie eine Präferenz für bestimmte Umdeutungsstrategien (hier: Wendung gegen das Objekt und Verkehrung ins Gegenteil) auch im moralischen Diskurs durchgehalten wird und die Handlungsentscheidung bestimmt. Eines unserer Dilemmata handelte von Fahrerflucht: Ein Jugendlicher ohne Führerschein fährt nachts einen unzureichend beleuchteten Motorradfahrer an, der stürzt, aber nicht lebensgefährlich verletzt zu sein scheint. Es wurde nachgefragt, was der Fahrer und vor allem der Beifahrer tun sollte und was er faktisch tun würde. Pb 3, der beim Abwehrtest einen hohen Wert bei *"Wendung gegen das Objekt"* erzielt hatte, antwortete wie folgt:

Pb: "Na, ich glaub', ich würd' eher Fahrerflucht machen und würde denken, warum sitzt *der Depp* da unbedingt auf diesem Motorrad ...
Im Prinzip ist's ja seine *eigene Schuld*, wenn er mit einem fast unbeleuchteten Motorrad herumfährt, dann hat er halt Pech gehabt. Das hätte ja einem normalen Autofahrer auch passieren können, der einen Führerschein hat ..."

Demgegenüber antwortet Pb 68, die einen hohen Wert bei *"Verkehrung ins Gegenteil und Verleugnung"* hatte:

Pb: "... haben wir nochmal *Glück gehabt*, daß wir den nicht völlig verletzt haben und daß sie bestimmt keine Spritztour mehr machen ohne Führerschein."

Da die moralischen Normen im Prinzip anerkannt werden, müssen sie in der konkreten Situation neutralisiert werden, damit sich die eigenen Interessen im Gewande des moralisch zumindest Erlaubten durchsetzen können: Wenn, wie bei Pb 3, der Motorradfahrer selbst Schuld hat, entsteht keine Verpflichtung, ihm zu helfen. Bei Pb 68 wird der erste - keineswegs sichere - Eindruck, der Motorradfahrer sei nicht lebensgefährlich verletzt, benutzt, um die konkrete Handlungsverpflichtung zu sistieren; übrig bleibt dann nur noch Erleichterung darüber, daß man selbst noch einigermaßen glimpflich davongekommen ist. Die Umdeutungen sind also Ausdruck des Umstandes, daß die moralischen Normen bei der Durchsetzung der eigenen außermoralischen Interessen zumindest pro forma noch respektiert werden. Wo moralische Prinzipien für das Subjekt keinerlei Verbindlichkeit gewonnen haben, ergibt sich auch kein Konflikt. Die Regeln mögen kognitiv bekannt sein (als Bestandteil der Situation), sind jedoch nicht in die Persönlichkeit integriert. Wir haben es mit dem oben kurz umrissenen Fall einer rein strategischen Orientierung zu tun, bei dem es keine Notwendigkeit zu einer defensiven Umdeutung der jeweiligen Situation gibt und die eigenen Interessen ungeschminkt beim Namen genannt werden können. Dann kann man reagieren wie Pb 60:

Pb: "Ich würd erstmal alles durchchecken, ob sich des ... ich mein, ich würde mir die Chancen ausrechnen, wie groß die sind, daß ich nicht erwischt werd."

12.4   *Bewältigung als "funktionale" Krisenbearbeitung oder als wahrheitsgemäße
Situationsschematisierung?*

Die soeben zitierten Argumente der Pbn 3, 68 und 60 könnten unter einem funktionalen Gesichtspunkt in gleicher Weise als "Bewältigung" gelten. Alle drei Handelnden wählen den Handlungsausgang (Fahrerflucht), der dem Ich-Interesse an Straffrei-
heit entspricht. Jede Moraltheorie jedoch muß sie als unterschieden behandeln. Denn
im Unterschied zu dem rein strategischen Fall (Pb 60) zeichnen die Pbn 3 und 68
implizit die Treue gegenüber ihren eigenen moralischen Prinzipien als dominanten
Bewertungsgesichtspunkt aus. Daher "rationalisieren" sie ja gerade. Ihr "besseres
Ich" könnte ihre Handlung und die entsprechende Handlungsbegründung nicht als (funktionale) Bewältigung akzeptieren, da sie von sich selbst eigentlich fordern, daß
sie ihren moralischen Überzeugungen treu bleiben. Anders gesagt: *Unter dem von ihnen
selbst im Prinzip anerkannten funktionalen Bezugspunkt ist ihre Handlung dysfunktional, also kein Bewältigen. Erkennen läßt sich dieser Umstand jedoch nur an den
irrationalen Situationsschematisierungen, die eine illegitime Ausnahme von gülti-
gen moralischen Standards rechtfertigen sollen. Daher ist in diesem Forschungsfeld
der Rückgriff auf Wahrheit oder Situationsangemessenheit des Orientierungssystems
unerläßlich.*

Ein weiterer Grund, der für die Berücksichtigung des Wahrheitskriteriums spricht,
ist folgender: *Die Befriedigung von Ich-Interessen mit Hilfe von Situationsverzerrungen verletzt formale Funktionsprinzipien der Ich-Organisation selbst.* Eine der
zentralen Aufgaben des Ich besteht in der Realitätsüberprüfung und genau diese formale, von allen besonderen Ich-Interessen unabhängige Funktion wird im defensiven
Operieren beeinträchtigt. Damit soll nicht ausgeschlossen werden, daß ein "Bewältigen" von Lebenskrisen im Sinne der Stressforschung gelegentlich erleichtert werden
mag durch kurzfristige Verwendung von Abwehrmechanismen (vgl. LAZARUS 1981). Wo
der Gebrauch von Abwehrmechanismen jedoch Persönlichkeitshabitus wird, verliert
das Ich seine gerade für die langfristige Realitätsbewältigung entscheidende Fähigkeit, die Realität angemessen zur Kenntnis zu nehmen.

Es scheint weiterhin auch so zu sein, daß ein *zu stark von defensiven Prozessen
beherrschtes Ich in seinen Entwicklungsmöglichkeiten beeinträchtigt wird.* Nimmt
man beispielsweise das Selbstmordverständnis, das ja nur eine Facette der Rollen-
übernahmefähigkeit darstellt, als ein Moment von Ich-Entwicklung, so läßt sich genau das belegen. Die folgende Tabelle zeigt, daß hochdefensive Probanden auch ein
im Vergleich zu ihren Altersgenossen retardiertes Motivverständnis aufweisen.

Tab. 12.3. Abwehr- und Bewältigungswerte von Probanden mit variierendem
Selbstmordverständnis

Versuchspersonen	Coping	Defense
25 mit relativ höher[1] entwickelter Selbstmordtheorie	3.5	1.4
45 mit durchschnittlich hoher Selbstmordtheorie	3.0	1.8
13 mit retardierter Selbstmordtheorie	2.2	2.5

1) Zu dieser Gruppe zählen Befragte, deren Selbstmordtheorie mindestens
1.5 Stufen über bzw. unter dem Durchschnitt ihrer Altersgruppe liegt.

Defensive Individuen, deren Kompetenzentwicklung blockiert ist, leben in einem
weniger reichhaltigen Lebensraum, verfügen deshalb auch über weniger Handlungsalternativen und sind in Problemsituationen dann auch wieder anfälliger für regressive Tendenzen, da ihnen produktive Problemlösungen nicht zur Hand sind. Auch im Bereich des moralischen Urteilens und Handelns werden durch Kompetenzentwicklung Ressourcen frei, die dann "bessere" moralische Konfliktlösungen erlauben. So kann etwa ein Konflikt zwischen individueller Autonomie und Funktionsimperativen des gesellschaftlichen Gesamtsystems erst auf dem postkonventionellen Niveau angemessen
konzeptualisiert und aufgelöst werden. Dann erst wird die konkrete Entscheidung
nicht mehr entweder die individuelle Autonomie oder die Funktionsimperative der
Gesamtgesellschaft opfern müssen. Defensive Probanden haben im allgemeinen aber
größere Schwierigkeiten, das postkonventionelle Urteilsniveau zu erreichen (vgl.
HAAN 1974).

Die bisherigen Überlegungen sprechen dafür, daß in bestimmten Kontexten, beispielsweise also innerhalb der Theorie des moralischen Bewußtseins, das nicht-
funktionalistische Kriterium der Situationsangemessenheit oder Wahrheit unverzicht-
bar ist. Damit wollen wir nicht behaupten, daß das funktionalistische Kriterium
der handelnden "Bewältigung" einer gegebenen Problemlage überflüssig ist. Das genaue Gegenteil ist der Fall. Umgangssprachliche Selbstmordtheorien als Bestandteil
einer Kompetenz wurden von uns ja gerade unter dem funktionalistischen Gesichtspunkt der Überwindung einer Selbstmordgefährdung als Bewältigungsressource behandelt. Nun ist in diesem Falle der Bezugspunkt für die Definition von Bewältigen
relativ unproblematisch, da ein Konsens darüber herrscht, daß das menschliche Leben
zu bewahren ist. Die Eindeutigkeit dieses Bezugspunktes täuscht jedoch leicht darüber hinweg, daß im allgemeinen die Effizienz von bewältigendem Handeln mit unterschiedlichen Lebensformen variiert. Über die Bewertung von Lebensformen herrscht jedoch keine Einigkeit. Muß beispielsweise - um LAZARUS' Studie nochmals aufzugreifen - die "Verleugnung" der Bedrohlichkeit einer bevorstehenden Operation, die mit

einer schnellen Wiederaufnahme von Aktivitäten nach der Operation einhergeht, unbedingt als besser gelten als ein langwierigerer Verarbeitungsprozeß, der aber die Chance birgt, das Wissen um den eigenen Tod zu integrieren und dadurch Ich-Entwicklung voranzutreiben? Da es also verschiedene Bezugspunkte für eine funktionalistische Bewertung gibt, zeichnet Bewältigung als Problemlösen bestimmte Handlungen und Handlungsressourcen nicht eindeutig aus. Vor allem scheint die funktionalistische Konzeption auch an Grenzen zu stoßen, wenn man therapeutische und längerfristige sozialisatorische Intervention im Auge hat. Dann nämlich wird man immer auf die Entfaltung *generalisierter Handlungsressourcen*, und das heißt eben auf *Kompetenzentfaltung*, die auch den Gesichtspunkt angemessener, "wahrer" Situationsschematisierungen mitumgreift, abstellen müssen. Auch wenn also Abweichungen von der Wahrheit und Kompetenzeinbrüche kurzfristig in Krisensituationen durchaus Entlastung verschaffen können, können sich Sozialisationsprozesse nur am Ziel der Förderung von Situationsangemessenheit und Kompetenzerweiterung orientieren,[4] da hier *generalisierte* Bewältigungsressourcen erworben werden. Regredieren können wir immer ad hoc!

Anm. 1: Wir fassen im folgenden Ergebnisse, die ausführlicher an anderer Stelle berichtet wurden (vgl. DÖBERT & NUNNER-WINKLER 1978, 1980, 1982, im Druck) zusammen und focussieren sie auf die Bewältigungsproblematik.

Anm. 2: Entwicklungen in der Adoleszenz lassen sich in allen Orientierungsbereichen des Individuums nachweisen; vgl. dazu ADELSON & O'NEIL 1966; MERELMAN 1971, 1973; TAPP & KOHLBERG 1971; LOEVINGER u.a. 1970; SELMAN 1980.

Anm. 3: Eine systematische Strategie zur Erstellung der hier postulierten handlungslogischen Rekonstruktion der Abwehrmechanismen haben SUPPES und WARREN (1975) vorgelegt. Wir wollen mit diesem Hinweis nicht behaupten, daß genau dieser Rekonstruktionsvorschlag das letzte Wort sein müßte. Es ist nämlich alles andere als ausgemacht, wie weit deren logische Konzeption tatsächlich der *psychologischen* Realität entspricht.

Anm. 5: In die gleiche Richtung argumentieren auch DANISH und D'AUGELLI (1981).

13. Die psychosoziale Entwicklung hochbegabter Jugendlicher

Franz J. Mönks und Tamara J. Ferguson

13.1 Einleitung

Das Interesse an Jugendlichen und die Sorge um Jugendliche ist in den letzten Jahren sprunghaft angestiegen (GRINDER 1982; HOBBS & ROBINSON 1982). Das Jugendalter gilt nicht mehr in erster Linie als eine Übergangsperiode von der Kindheit zum Erwachsenenalter, sondern es gilt eher als eine *soziale Chance*, d.h. als "eine Zeit psychischen Wachstums, das zum Entwickeln von Verpflichtungen sich selbst und der Gemeinschaft gegenüber führt und gleichzeitig als eine Zeit voller Begeisterung und neuer Zielsetzungen" (GRINDER 1982, S. 230). Jugendliche müssen in persönlicher und beruflicher Hinsicht ihren Weg finden; sie müssen versuchen, ihre eigenen Wünsche zu erfüllen und ihre eigenen Fähigkeiten zu entwickeln, und zwar in einer Welt, die gekennzeichnet ist durch zunehmende Komplexität der Technologie und der sozialen Beziehungen. Die Jugend hat heute in dieser Hinsicht eine "noch nie dagewesene Freiheit", wobei ihre tatsächlichen Möglichkeiten allerdings gleichzeitig eingeschränkt sind durch einen weltweiten ökonomischen Krisenzustand (GRINDER 1982, S. 230). Vor allem der hochbegabte Jugendliche, der aufgrund des lautstark verkündeten Credos der "Chancengleichheit" bisher kaum soziale, politische bzw. finanzielle Unterstützung und Förderung erfährt, wird in der ökonomisch sich verschlechternden Situation wahrscheinlich noch weniger öffentliches Interesse und aktive Förderung erfahren. In der Öffentlichkeit geht man einfach von der Auffassung aus, daß hochbegabte Kinder und Jugendliche kaum einer speziellen Hilfe bedürfen. Man erwartet von ihnen, daß sie die Fähigkeit besitzen, sich selbständig zu entwickeln und ihrer besonderen Begabung Ausdruck und Geltung zu verschaffen.

In der folgenden Übersicht soll diese Haltung auf ihre Stichhaltigkeit hin überprüft werden, indem

1. ein Modell jugendlicher Entwicklung dargestellt wird, mit dessen Hilfe die Literatur zum Thema "hochbegabte Jugendliche" gesichtet werden kann

und indem

2. diese Literatur im Hinblick auf etwa hervortretende psychosoziale Anpassungsprobleme überprüft und analysiert wird.

13.2 *Ein Bezugsrahmen zur Analyse von Hochbegabung im Jugendalter*

Forschungsarbeiten zum Jugendalter sind vorzugsweise problemorientiert; Alkohol- und Drogenabhängigkeit, Delinquenz und überhaupt auffälliges Verhalten sind bevorzugte Themen. Theoriegeleitete Forschung ist relativ jung (OERTER 1979; LERNER & SPANIER 1980). Ausgehend von HILL's heuristischem Modell (HILL 1980; frühere Darstellung HILL & MÖNKS 1977) beschreiben wir zunächst ein Modell der Jugendentwicklung (s. Abb. 13.1). Dieses Modell ist eine vereinfachte Beschreibung komplexer Transformationsprozesse, wie sie im Jugendalter beobachtbar sind; dies ist gleichzeitig ein erster Schritt zu einer Theorie des Jugendalters. Im weiteren Verlauf wird dann die Entwicklung hochbegabter Jugendlicher unter Bezugnahme auf eben dieses Modell dargestellt.

Abb. 13.1 macht deutlich, daß im Jugendalter einschneidende Veränderungen auftreten in der biologischen Ausrüstung, in den kognitiven Fähigkeiten und in der (den) sozialen Stellung(en). Die Veränderungen auf den drei genannten Gebieten sind *universelle Entwicklungsbedingungen,* die allerdings nicht unbeeinflußt bleiben von historischen und sozio-kulturellen Faktoren, die in den sozialen Räumen von Familie, Gleichaltrigen(peer)-Gruppe und Schule/Arbeit zum Ausdruck kommen. Die Wechselwirkung zwischen den Veränderungen in den drei genannten Bereichen und den sozialen Räumen beeinflussen die Transformationen in den folgenden sechs Verhaltensbereichen: Bindung, Freundschaft, Sexualität, Leistung, Autonomie und Identität; Veränderungen in diesen Verhaltensbereichen - wenn auch inhaltlich und im Ausprägungsgrad unterschiedlich von Gesellschaft zu Gesellschaft, von Individuum zu Individuum - sind *universelle Prozesse.* Sie sind kennzeichnend für das Jugendalter. Mit AUSUBEL (1965) sind wir der Ansicht, daß ein Verhaltensmerkmal dann spezifisch oder kennzeichnend ist, wenn es während einer bestimmten Lebensperiode intensiver und/oder andersarti-

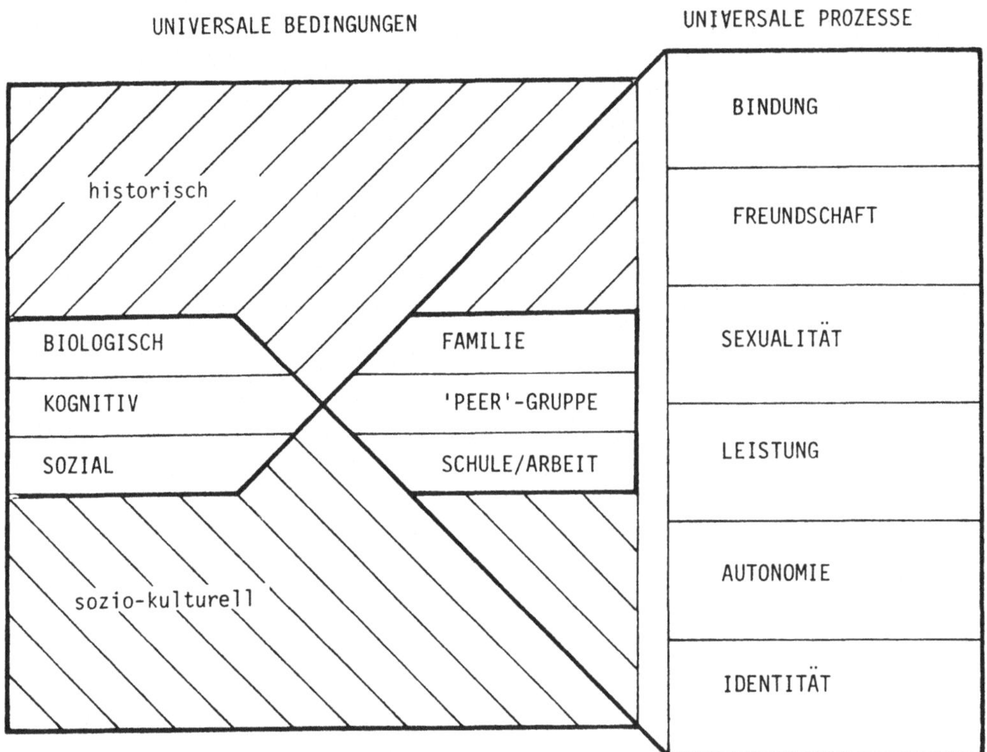

<u>Abb. 13.1.</u> Universale Bedingungen und Prozesse der Entwicklung im Jugendalter: ein psycho-soziales Modell

In einer bestehenden historischen und sozio-kulturellen Situation vollziehen sich während des Jugendalters Veränderungen (Transformationen) in der biologischen Verfassung, in den kognitiven Fähigkeiten und in der sozialen Stellung. Zwischen den biologischen, kognitiven und sozialen Veränderungen besteht eine dynamische intra-individuelle Beziehung. Veränderungen in und zwischen den genannten Gebieten vollziehen sich nicht losgelöst von der sozialen Umgebung. Die drei wichtigsten Sozialfelder, in denen sich der Jugendliche bewegt, sind Familie, "peer"-Gruppe und Schule/Arbeit. Die Veränderungen auf den drei genannten Gebieten und die sich daraus ergebenden Umformungen der Interaktionen in und mit den Sozialfeldern führen zu - teils eingreifenden - Veränderungen der folgenden Verhaltensmuster: Bindung, Freundschaft, Sexualität, Leistung, Autonomie und Identität. Diese Verhaltensmerkmale müssen gesehen werden als komplexe Verhaltensvariablen. Sie bestehen bereits vor Eintritt in das Jugendalter und werden auch nach Abschluß des Jugendalters weiterbestehen. Wie tiefgreifend, oberflächlich und/oder konfliktbeladen die Veränderungsprozesse in den sechs Verhaltensgebieten verlaufen, ist abhängig vom Individuum und seiner Umwelt.

ger auftritt. Das bedeutet, daß die genannten sechs psychosozialen Verhaltensbereiche zwar während des gesamten Lebenslaufs Bedeutung besitzen, daß sich jedoch spezifische und teils eingreifende Veränderungen in den einzelnen Verhaltensbereichen während des Jugendalters einstellen.

Die Transformationen, die das Jugendalter zu einem in vieler Hinsicht unbeständigen und unruhigen Alter machen, sind bestimmend für die weitere Entwicklung im Erwachsenenalter. Es ist zwar möglich, die sechs psychosozialen Veränderungsprozesse zu unterscheiden, vor allem auch wegen der unterschiedlichen Wertigkeit im Hinblick auf die soziale Einbettung (Familie, Gleichaltrige (peers), Schule/Arbeit), jedoch gänzlich voneinander trennen können wir sie nicht. Hierdurch wird deutlich, daß die Transformationen in den unterschiedlichen Verhaltensbereichen in einem reziproken Wechselwirkungsverhältnis zu den Transformationen in den anderen Verhaltensbereichen stehen.

Bindung ist ein grundlegender Verhaltensbereich, der sich während des ersten Lebensjahres entwickelt. Falls das Kind keine Möglichkeit hat, feste Bindungen einzugehen, können ernsthafte Schäden im Gefühlsleben und in der sozialen Einstellung die Folge sein. Die Bindung an Eltern, an Geschwister, an Verwandte und andere geliebte Personen ändert sich im Laufe der Entwicklung des Individuums. Bereits im Grundschulalter und vor allem während des Jugendalters zeichnen sich deutliche Änderungen ab; der Jugendliche löst sich zunehmend von der Familie. Personen außerhalb des Familienkreises werden wichtiger (HARTUP 1978). Und schließlich wird im späten Jugendalter oder ab danach die Freundin/der Freund das wichtigste Bindungsobjekt (RUTTER 1980).

Wachsende Loslösung von der Familie geht einher mit einer Verstärkung der Peer-Beziehungen, d.h., daß die *Freundschafts*beziehungen nun häufiger, intensiver und intimer werden. Sie werden so überaus wichtig, weil unter Gleichen gemeinsame Sorgen, ungelöste Fragen und jugendlicher Spaß geteilt werden können. Es sind weniger körperliche Vorzüge, die bestimmend sind für freundschaftliche Beziehungen, sondern psychologisch-soziale Faktoren (DUCK 1975). Weiterhin zeigt sich, daß im frühen Jugendalter - bis etwa zum Alter von 15 Jahren - Freundschaften zunehmen, während sie danach eher abnehmen (LaGAIPA 1979; SELMAN 1980). Aber auch nach diesem Alter bleiben Freundschaften unverändert wichtig. Mit Freunden kann man nicht nur auf gleichem Niveau Erfahrungen teilen und Pläne diskutieren, sondern Freunde tragen auch dazu bei, daß Verhaltensweisen reguliert und integriert werden. Das gilt vor allem in Bezug auf Aggressivität, Wertorientierung und Sexualität (HARTUP 1978).

Die physiologischen und biologischen Veränderungen, die den Beginn der Pubertät markieren, haben direkten Einfluß auf die *Sexualität*; neue Erfahrungsmöglichkeiten

in emotionaler und sozialer Hinsicht, die es in dieser Form und Qualität nie vorher
gab, eröffnen Neuland. Nie zuvor hatte der Jugendliche Bedürfnisse und Motive, wie
sie jetzt entstehen; kein vergleichbares Erleben vorher wird das Leben des Jugendlichen so tiefgreifend beeinflussen wie die jetzt erwachende Sexualität (McCANDLESS
1970). Es ist vor allem die Peer-Gruppe, in der der Jugendliche lernt, mit diesen
neuen Verhaltensmöglichkeiten fertigzuwerden. Jungen wie Mädchen, gleich welcher
sozialer oder kultureller Herkunft, können nicht umhin, das erwartete und erwünschte Rollenverhalten zu lernen, d.h. das, was in dem je entsprechenden gesellschaftlichen und historischen Kontext akzeptabel, zumutbar ist und was nicht. Außerdem
muß der Jugendliche lernen, daß Sexualität nicht nur eine Angelegenheit der Freude,
sondern auch der Verantwortlichkeit ist. Nicht immer ist es leicht für Jugendliche,
diese beiden Aspekte zu verstehen und sich dementsprechend zu verhalten.

Leistung und die Motivation, sich an Gütemaßstäben zu messen, sind keine neuen
Verhaltensmerkmale des Jugendalters; neu ist, daß sie gerade in diesem Alter oft
eine grundlegende Wandlung durchmachen (HECKHAUSEN 1980; McCLELLAND 1961). Die wachsende Einsicht in eigene Fähigkeiten und Interessen muß auf Ziele ausgerichtet werden, die wirklich erreichbar sind und sie muß den gesellschaftlichen und ökonomischen Begrenzungen Rechnung tragen, die den eigenen Strebungen und Wünschen auferlegt werden. Das bedeutet im Hinblick auf Leistung, daß der Jugendliche beim Aufstellen eines Gütemaßstabes einen realistischen Bezugsrahmen verwendet. Die Möglichkeiten der zielgerichteten Planung und der Begabungsausrichtung werden in gewissem Maße durch die Differenzierung und Spezialisierung von Fähigkeiten begün-
stigt, die sich vor allem während des Jugendalters herausbilden (LERNER & SPANIER
1980; STANLEY 1977).

Eine der wichtigsten Entwicklungsaufgaben im Jugendalter (HAVIGHURST 1951) ist
der Lernprozeß, sich selbständig und selbstbehauptend mit eigenen Wünschen und
Fähigkeiten im Hinblick auf gesellschaftliche Forderungen und Möglichkeiten auseinanderzusetzen. Die *Autonomie* einer Person ist demnach aufs engste verknüft mit
ihrer Selbsteinschätzung, ihrem Selbstvertrauen und den Leistungen, die sie erbringt. Ein anderer Hinweis auf Autonomie ist die Veränderung, die sich bei Jugendlichen in ihren Beziehungen zu Freunden und Eltern vollziehen: die Abnahme in der
Übereinstimmung mit den Wertmaßstäben der Peers und der Eltern, die gewöhnlich von
15 Jahren ab zu beobachten ist (COLEMAN 1980). Im hier dargestellten Themenkreis
bedeutet das, daß Verhaltensautonomie und insbesondere ideologische Autonomie ausgeprägter im späten Jugendalter hervortritt, wenn der Jugendliche mehr mit Verantwortlichkeit in Bereichen wie Familie, Beruf und Freizeit konfrontiert wird.

Alle bisher beschriebenen universellen Prozesse tragen letztlich zur *Identitätsfindung* des Individuums bei. Gerade das Konzept der Identität hat weitverbreitete

Beachtung und Darstellung in der jugendpsychologischen Literatur gefunden. Trotz der zahlreichen Behauptungen ist noch nicht geklärt, ob die sogenannte "Identitätskrise", die so typisch sein soll für das Jugendalter, ein normativer Prozeß ist, oder ob das Auftreten einer derartigen Krise im Jugendalter weniger normativ ist (BOSMA & GRAAFSMA 1982), sondern mit der Stabilität, bzw. Instabilität des Selbstkonzeptes zusammenhängt (DUSEK & FLAHERTY 1981). Die beiden letztgenannten Veröffentlichungen weisen eher daraufhin, daß es sich bei der "Identitätskrise" mehr um unbewiesene Behauptungen als um eine erwiesene Tatsache handelt.

Bereits 1924 bezeichnete SPRANGER die folgenden Merkmale als wesentlich für das Jugendalter:

(1) Entdeckung der inneren Person (Erwerb der Fähigkeit, eigene Motive und Gefühle und die anderer zu erkennen);

(2) allmähliche Entstehung eines Lebensplanes (einschließlich der persönlichen Lebensphilosophie und religiösen Ideologie)

(3) Hineinwachsen in die einzelnen Lebensgebiete (Erlernen eines Berufes, Gründung einer Familie).

ERIKSON (1968) und viele andere (z.B. MARCIA 1980; MATTESON 1975) haben gleichfalls und immer wieder betont, daß das Individuum erst vom Jugendalter an die Fähigkeit erlangt, die eigene Art, die je einzigartige "Identität" zu entdecken; Identität wird hier als die Selbsttheorie einer Person verstanden, die ihre Einzigartigkeit und Kontinuität in der Zeit beinhaltet. Die Suche nach dieser Art von Selbsttheorie, wie sie von SPRANGER, ERIKSON, MARCIA und MATTESON gesehen wird, erfordert die Anpassung des Selbstbildes an eine Reihe von Veränderungen, die sich im Laufe des Lebens einstellen; es ist gerade das Jugendalter, das gekennzeichnet ist durch (teils tiefgehende) Selbstbildveränderung, und zwar im Hinblick auf den eigenen Körper, die eigenen Fähigkeiten und die sozialen Erwartungen. Identität, wie sie hier dargestellt wurde, kann demnach als ein Prozeß der Metatransformation angesehen werden, der mit den fünf beschriebenen Transformationen zusammenhängt, sich jedoch als eigene Motivationskraft dort herausbildet, wo sich Gefühle der Selbstschätzung und des Selbstvertrauens des Jugendlichen behaupten.

13.3   Ein Überblick über die Hochbegabtenliteratur

In diesem Abschnitt soll versucht werden, Ergebnisse im Hinblick auf die genannten psychosozialen Transformationsprozesse - nämlich Bindung, Freundschaft, Sexualität, Leistung, Autonomie und Identität bei hochbegabten Jugendlichen - zu erörtern.

Die relevante Literatur bezieht sich auf zwei Arten von Vergleichen:

(1) Vergleiche zwischen Hoch- und Normal- oder Niedrigbegabten, klassifiziert anhand von Intelligenz- und Fähigkeitstests (Stanford-Binet; Terman's Concept Mastery Test; Scholastic Achievement Test) und

(2) ausschließlich Stichproben Hochbegabter, wobei Individuen mit niedriger Leistung oder geringer Anpassung mit solchen verglichen werden, die hohe Leistungen, bzw. angepaßtes Verhalten zeigen.

Bereits hier kann als vorweggenommene Schlußfolgerung gesagt werden, daß Hochbegabte, verglichen mit weniger begabten Personen, im Hinblick auf psychische Gesundheit ein überaus positives Bild abgeben. Wenn man bedenkt, in welch ausgezeichneter Weise der Hochbegabte Lebens- und soziale Probleme meistert, kann man mit Berechtigung die Frage stellen, was die von uns untersuchte Literatur noch zur Diskussion über Formen der Auseinandersetzung Jugendlicher beitragen kann. Als Antwort hierauf müssen zunächst zwei Gesichtspunkte berücksichtigt werden: Einmal zeigt sich, daß sich bei hochbegabten Jugendlichen die Auseinandersetzungsformen im psychosozialen Bereich deutlich positiv abheben von denjenigen weniger begabter Altersgenossen. Allerdings verliert dieses positive Bild etwas an Deutlichkeit, wenn man sich auf Ergebnisse bezieht, die nur bei Hochbegabten gewonnen wurden; hier ist besonders die Wiederholungsuntersuchung zu nennen, die ODEN (1968) an TERMAN's (1925) hochbegabten Männern durchführte, sowie die Studie von FREEMAN (1979). FREEMAN untersuchte eine Gruppe von begabten Kindern, deren Eltern der British National Association for Gifted Children (NAGC) beigetreten waren. Die Ergebnisse solcher Untersuchungen unterstreichen die Notwendigkeit, die sozialen und persönlichkeitsbezogenen Entwicklungsaufgaben, denen begabte Kinder und Jugendliche konfrontiert sind, in der gleichen Weise zu analysieren wie allen anderen Jugendlichen. Wenn man einmal von der Studie von FREEMAN (1979) absieht, ist es andererseits fraglich, ob die vorliegende Literatur als Beweis für die Fähigkeit zur Problembewältigung (Coping) durch Hochbegabte ganz allgemein, d.h. ohne Berücksichtigung etwa ihres sozioökonomischen Status - herangezogen werden kann. Solche Probleme unterstreichen nachdrücklich die Notwendigkeit, weitere systematische Untersuchungen zur psychosozialen Anpassung hochbegabter Jugendlicher durchzuführen.

Bindung. Vergleicht man die Forschung im Hinblick auf das Bindungsverhalten, so fällt die starke Konzentration dieser Forschung auf das frühe Kindesalter auf; das Jugendalter wurde bisher kaum berücksichtigt (de WUFFEL 1982). Dennoch lassen sich aufgrund mancher Untersuchungsbefunde Schlußfolgerungen für das Jugendalter ableiten. So zeigt sich, daß harmonische Familienverhältnisse einhergehen mit hohem Selbstwertgefühl und mit befriedigendem, erfolgreichem Sozialumgang in der Adoleszenz (RUTTER 1980; RUTTER, QUINTON & YULE 1976). Disharmonische Familienverhältnisse dagegen gehen einher mit Verhaltensauffälligkeiten und sollen außerdem die Entwicklung enger sozialer Beziehungen im Erwachsenenalter behindern (RUTTER 1971, 1980).

Nur wenige Hinweise gibt es bezüglich der Qualität der sozialen Bindungen hochbegabter Kinder an die eigene Familie, insbesondere an die Eltern. Die Befunde von FREEMAN (1979, Kapitel 2 und 4) legen den Schluß nahe, daß zwischen den Jugendlichen der Zielgruppe und deren Eltern (Mitglieder der NAGC) ein gespanntes Verhältnis bestand, das möglicherweise auf die Erziehungspraktiken dieser Eltern zurückgeführt werden kann; das Kennzeichnende ihrer Erziehungshaltung ist Überbesorgtheit und Ängstlichkeit. Eigenartigerweise zeigt gerade diese Hochbegabten-Gruppe Verhaltensauffälligkeiten zu Hause und in der Schule, u.a. gehäuftes Vorkommen von Schlafproblemen, kleinere körperliche Beschwerden, inadäquates Reagieren in der Schule (heftig oder gar nicht), feindseliges Verhalten und geringe Anpassungsfähigkeit an die Schulkameraden. Derartige Anpassungsprobleme können nicht schlichtweg Unterschieden in der Intelligenz zugeschrieben werden, da es keine signifikanten Unterschiede in der Anpassung von hoch- und mittelmäßig begabten Kindern gab (Durchschnitts-IQ 155 gegenüber 119), deren Eltern nicht Mitglied der NAGC waren.

FREEMAN legt keine eindeutig interpretierbaren Daten vor, die darauf hinwiesen, daß die Bindungsqualität in direkter Beziehung zur Intelligenz steht oder, daß zwischen Eltern und Kindern wirklich *Konflikte* bestanden. Ihre Resultate weisen jedoch daraufhin, daß die Auswirkung der Erziehungspraktiken auf die Eltern-Kind-Beziehung, auf die Verhaltensanpassung, bei Hochbegabten nicht anders ist als bei Normalbegabten (BAUMRIND 1971, 1975; MACCOBY 1980). Dieses stimmt mit Berichten von DeLEON (1980), ODEN (1968) und PRINGLE (1970) überein. Sie berichten, daß sich Mütter hochbegabter leistungsschwacher Jugendlicher als überbesorgt und verwöhnend erwiesen, verglichen mit Müttern leistungsstarker Jugendlicher. Gerade der Faktor "Verwöhnung" scheint emotionale Abhängigkeit, sowie bei Jungen Abweisen von Peer-Beziehungen, bei Mädchen Passivität zu begünstigen, wobei letzteres nicht ganz eindeutig aus den Daten hervorgeht (SHAFFER 1979). Weiterhin lebten die Jugendlichen der zitierten Untersuchungen in gestörten und unglücklichen Familienverhältnissen (auch die Sterbe- und Scheidungsrate war in diesen Familien höher), und außerdem wurden sie als Kinder inkonsistent erzogen.

Es ist allerdings zweifelhaft, ob alle diese negativen Erscheinungen lediglich auf das Konto der Eltern gehen. ODEN (1968) berichtet nämlich, daß einerseits die Eltern derjenigen hochbegabten Männer aus TERMANs Längsschnittstudie (1925), die im Leben am wenigsten erfolgreich waren - verglichen mit der Gruppe der erfolgreichsten - mehr straften und daß andererseits diese Erfolglosen als Jugendliche mit zwölf Jahren ungehorsamer und ungezogener waren und auch späterhin sich als halsstarriger erwiesen.

Die Frage, die uns hier beschäftigt, ist, ob sich solche Sozialbeziehungen in quantitativer oder qualitativer Hinsicht bei Hoch- bzw. Nicht-Hochbegabten unterscheiden, ob der soziale Status zu den Unterschieden beiträgt (MACCOBY 1980) und natürlich ob und gegebenenfalls welche Langzeitfolgen aus qualitativ verschiedenartigen Bindungsprozessen entstehen. Im Hinblick auf letzteres kann festgestellt werden, daß die wenig erfolgreichen Männer aus TERMANs Studie bedeutend häufiger alleinstehend blieben, und daß sich diejenigen, die heirateten, doppelt so oft wie die Erfolgreichen wieder scheiden ließen.

Freundschaft. Ein gut untersuchter Bereich der sozialen Entwicklung Jugendlicher ist die Transformation von lockeren Freundschaftsbeziehungen in enge, intime Freundschaftsbande mit Gleichaltrigen (BIGELOW & La GAIPA 1975; COLEMAN 1980; LA GAIPA 1979). Es wird angenommen, daß Freundschaftsbeziehungen wichtig sind für die psychosoziale Entwicklung. So ist bekannt, daß die Abweisung eines Kindes durch seine Peers Vorhersagewert hat für Verhaltensauffälligkeiten im späteren Leben, so z.B. für Delinquenz und für sexuell auffälliges Verhalten (HARTUP 1978; SHAFFER 1979). Es wird häufig angenommen, daß hochbegabte Kinder mehr Probleme haben beim Schließen von Freundschaften, und daß diese Probleme Vorzeichen für unangepaßtes Verhalten in den nachfolgenden Beziehungen sind. Diese Annahme scheint einsichtig zu sein, wenn man bedenkt, daß die typischen Merkmale von populären Kindern wahrscheinlich bei den meisten hochbegabten Kindern nicht beobachtbar sind,u.a.: offen und freundlich, unkompliziert im Umgang, flexible Anpassung an die Spielregeln der Gruppe (COLEMAN 1980).

Im allgemeinen kann gesagt werden, daß das Bild der Peer-Beziehungen hochbegabter Jugendlicher unscharf ist. So fand FREEMAN in ihrer Stichprobe (Alter: 5 bis 16 Jahre), daß nach Aussagen der Eltern weniger Kinder der Zielgruppe (im Vergleich zur Kontrollgruppe) und weniger Jugendliche mit einem hohen als mit einem mittleren IQ Freunde hatten. Weiterhin: mehr Kinder der Zielgruppe (Eltern sind Mitglied von NAGC) und solche mit hoher Intelligenz fühlten sich nach eigenen Aussagen anders geartet, während die Lehrer die Zielgruppe insgesamt als feindseliger gegenüber und unangepaßter im Umgang mit Altersgenossen beurteilten.

Hier müssen zwei Aspekte der Ergebnisse von FREEMAN hervorgehoben werden: Erstens waren es nicht einfach die Intelligenzunterschiede, die bestimmend waren für den mangelhaften Umgang mit Altersgenossen. Zweitens waren die Angaben zu den Peer-Beziehungen nicht so, daß eindeutig festgestellt werden konnte, ob die Hochbegabten auch tatsächlich von ihren Klassenkameraden *abgewiesen* wurden oder ob das Klassenklima eher als "Gleichgültigkeit" im Umgang miteinander beschrieben werden kann. Letzteres genauer zu wissen ist wichtig, um feststellen zu können, ob tatsächlich die hochbegabten Kinder unausweichlich Probleme im Umgang mit anderen haben, und ob

Umgangsprobleme überhaupt ein spezifisches Merkmal von Hochbegabten sind, wenn man bedenkt, daß hochbegabte Kinder in Selbstbeurteilungen nicht andeuten, im Umgang mit Altersgenossen Probleme zu haben, und daß sie Freundschaftsbeziehungen zu älteren Peers haben, wenngleich sie insgesamt weniger Freunde und nur wenige gleichaltrige Freunde haben (FREEMAN 1979).

FREEMAN betont in ihrem Untersuchungsbericht die Notwendigkeit, den Begriff "Peer" sorgfältig zu umschreiben. Der Begriff "Peer-Gruppe" könnte folgendermaßen definiert werden: eine Gruppe, die eine große Übereinstimmung in der Verhaltenskomplexität der Mitglieder untereinander zeigt (HARTUP 1978; LEWIS & ROSENBLUM 1975). Definiert man Peer-Beziehungen so, dann können wir sagen, daß die Peer-Beziehungen der Hochbegabten nicht so gestört waren wie die Beziehungen zu Altersgenossen. Eine Frage für die künftige Forschung ist diese: sind Peer-Beziehungen - zum einen definiert als Altersstufe, zum anderen als vergleichbare Verhaltenskomplexität - in ihren Auswirkungen austauschbar, d.h. können die Folgen des einen ausgeglichen werden durch die des anderen?

Wenig Klarheit besteht in der Frage, ob und wie die frühen Peer-Beziehungen des Kindes möglicherweise die Anpassung in anderen Bereichen beeinflussen. Während DeLEON (1970) über eine positive Beziehung zwischen Leistung und frühen Peer-Beziehungen berichtet, tritt derselbe Zusammenhang aus den Resultaten von ODEN (1968) nicht so deutlich hervor. Als Erwachsene wurden die erfolgreichsten Männer - verglichen mit den weniger erfolgreichen Männern - als freundlicher und sozial umgänglicher beschrieben. Die Selbsteinschätzung der erfolgreichsten Gruppe sah jedoch im frühen Jugendalter anders aus: sie beschrieben sich als andersartig verglichen mit ihren Klassenkameraden, als benachteiligter in sozialer und physischer Hinsicht und fanden auch, daß sie größere Schwierigkeiten hatten, sich bei sozialen Aktivitäten anzuschließen und Freundschaften zu schließen. Derartige Selbsteinschätzungen müssen ganz sicherlich ernstgenommen werden, wenn man bedenkt, daß die Spitzenleistungsgruppe ein oder zwei Klassen übersprungen hatte. Dadurch war sie natürlich in physischer und sozialer Hinsicht (d.h. durch elterliche Einschränkungen - verglichen mit ihren Klassenkameraden) benachteiligt. Diese Nachteile könnten durchaus die Peer-Beziehungen der akzelerierten Gruppe im frühen Jugendalter negativ beeinflußt haben, vor allem auch wenn man berücksichtigt, wie wichtig gerade in diesem Alter Faktoren wie sexuelle Reife und Körperstärke sind (JONES & BAYLEY 1950; LERNER 1969). Mit zunehmendem Alter werden diese Aspekte relativ unwichtig; Vorrang für die Anerkennung als Gruppenmitglied bekommen dann Faktoren, die kennzeichnend sind für die erfolgreiche Gruppe, wie Durchsetzungsfähigkeit, Leistung und Effektivität. Die Verschiebung der Bewertungskategorien kann demnach die späteren guten Peer-Beziehungen der erfolgreichen Männer bewirkt haben.

Die bishergien Interpretationen und Erklärungsversuche sind eher spekulativer
Art. Bisher haben wir uns strikt innerhalb der Grenzen der verfügbaren Daten gehalten. Hervorgehoben werden muß hier jedoch, daß die Ergebnisse von ODEN und FREEMAN
zur Zurückhaltung mahnen, die berichteten Peer-Beziehungen als einwandfreie Kriterien für künftiges soziales Verhalten zu betrachten. Eine derartige Zurückhaltung
ist keineswegs verwunderlich, wenn man die Ungenauigkeit derartiger Selbsteinschätzungen in Betracht zieht (SHRAUGER & SCHOENEMAN 1979). Um diese Fehlerquellen
auszuschalten oder zu vermindern ist es notwendig, die Peer-Beziehungen hochbegabter Jugendlicher in der natürlichen Umgebung zu beobachten, und zwar über einen
längeren Zeitraum hinweg.[1]

Leistung. Charakteristische Merkmale Hochbegabter sind folgende: breitgestreute
Interessen, mehr gesellschaftliche und kulturelle Interessen, in verstärktem Maße
theoretisch und/oder wissenschaftlich ausgerichtet, ehrgeiziger, ausdauernder und
zielorientierter, vertrauen mehr eigenem Einsatz und guter Ausbildung, um gesteckte
Ziele zu erreichen, als auf Konformität, Fremdunterstützung und andere Formen der
Abhängigkeit (FREEMAN 1979; HOGAN 1980; HOGAN et al. 1977; ODEN 1968; TERMAN 1925;
VIERNSTEIN et al. 1977; VIERNSTEIN & HOGAN 1975). Eine vorrangige Frage in der
Hochbegabtenliteratur und allgemeiner genommen, im Bereich der sozialen - und der
Persönlichkeitsentwicklung, bezieht sich darauf, welche Faktoren bestimmend sind
für die Motivation eines Individuums, derartige Gütekriterien als Maßstab anzulegen
und diese Kriterien auch wirklich zu erfüllen. Nicht nur Hochbegabung als solche
ist nämlich bestimmend für Leistungen im allgemeinen und Spitzenleistungen im besonderen, sondern auch u.a. Leistungsmotiviertheit, die eingebettet ist in einer
stark unterstützenden Umgebung (STANLEY 1977). Auch TERMANs Befunde (1925) weisen
in diese Richtung; unterstützende, interessierte Eltern erwiesen sich für die Vorhersage von Berufserfolg als die einflußreichsten Faktoren. Die erfolgreichsten
Männer kamen aus der Oberschicht. Kennzeichnend war, daß die Eltern zumeist eine
akademische Ausbildung hatten, beruflich eine hohe Position bekleideten, ihre Kinder psychologisch und finanziell im Hinblick auf die Entfaltung ihrer Fähigkeiten
und Interessen gezielt unterstützten, und schließlich erwies sich die Familienstruktur als stabil (ODEN 1968). Stabilität konnte ODEN auch aufzeigen bezüglich der Lei-
stungsorientierung. Sowohl im frühen, wie im späten Jugendalter wurde die erfolgreiche Gruppe von Lehrern wie Eltern höher eingestuft hinsichtlich der Willenskraft
(wie Willensstärke, Durchhaltevermögen und Wunsch, sich hervorzutun), hinsichtlich
der intellektuellen Fähigkeiten (wie Wißbegierde, Originalität, Allgemeinwissen und
allgemeine Intelligenz); außerdem hatten diese Jugendlichen eine positive Einstellung zur Schule. Die Erfolgsgruppe berichtete auch über größeres Interesse an guten
Schulleistungen in der Altersperiode von 12 bis 20 Jahren; zwischen 20 und 30 Jahren galten sie aufgrund der Beurteilung von Eltern, Ehefrauen, Forschungsgruppen
und aufgrund der Selbsteinschätzung als durchsetzungsfähiger und zielstrebiger.

Die wirklichen Studienleistungen stimmen mit diesen Beurteilungen überein. Obgleich sich beide Gruppen in der Grund- und in der Hauptschule wenig in ihren Leistungen unterschieden, traten in der Oberstufe deutliche Unterschiede hervor; von den später erfolgreichen Männern erreichten 97 % das Abitur, während es bei den wenig Erfolgreichen nur 40 % waren. Dieses wirkte sich natürlich auf die weitere Berufsausbildung bei der ersten Gruppe deutlich positiv aus.

Gerade aus der Tatsache, daß Kinder zu Leistungen angespornt werden müssen, wird ersichtlich, eine welch wichtige Rolle die Familie für die Förderung und Erhaltung der Erfolgsmotivation spielt. Die "nicht-psychologischen" Vorteile, die die Zugehörigkeit zur Oberschicht mit sich bringt, sind allein keine Erfolgsgarantie. So hatten beispielsweise Eltern, die beim Versagen des Kindes überkritisch waren, Erfolg nicht belohnten oder nicht zu Leistungen anspornten, entweder Kinder, die kein Interesse an gesellschaftlich erwünschten Leistungen zeigten, oder aber Kinder, die sich Versagenserlebnissen nicht aussetzen wollten. In diesem Zusammenhang sollte man nicht aus dem Auge verlieren, daß sich die (schulisch und sozial) am wenigsten angepaßte Gruppe in FREEMANs Studie zu 64 % aus Kindern und Jugendlichen der Zielgruppe zusammensetzte. Viele von diesen Kindern - verglichen mit den Kindern der Kontrollgruppe - hatten Eltern, die hohe schulische Leistungsforderungen an sie stellten und vielfach auch Mütter, die offensichtlich die bei sich selbst *wahrgenommenen* schwachen Leistungen durch ihre Kinder kompensieren wollten.

Die oft übertriebenen Erwartungen von Eltern und Lehrern, die diese mit traditionellem Schulerfolg verbinden, kann die Motivation des hochbegabten Kindes beeinträchtigen, weil hier oft die spezifischen Interessen und Talente nicht zur Entfaltung kommen können. Diese Annahme wird unterstützt durch zahlreiche Forschungsergebnisse (GETZELS & JACKSON 1962; WALLACH & KOGAN 1962; WELSH 1977). Nach diesen Ergebnissen reagieren Lehrer positiver auf Jugendliche mit allgemeiner hoher intellektueller Begabung als auf Jugendliche, die eher kreativ begabt sind. Gute Schulleistungen in den verschiedenen Fächern werden offensichtlich für wichtiger gehalten als Einfallsreichtum und divergentes Denken. Falls diese Meinung tatsächlich das schulische Geschehen weithin bestimmt, dann ist es notwendig, Lehrer darauf aufmerksam zu machen, welche negativen Wirkungen eine derartige Haltung auf die Motivation guter Schüler haben kann (DWECK 1978): hieraus müßte weiterhin die Konsequenz gezogen werden, allgemeine Intelligenz nicht als alleiniges Kriterium für die Feststellung von Begabungspotential gelten zu lassen (ABROMS & GOLLIN 1980).

Die Bedeutung des sozioökonomischen Status der hochbegabten Jugendlichen für die Interpretation mancher Untersuchungsbefunde bedarf noch der weiteren Aufklärung. Das legen besonders die Befunde von BONSALL und STEFFLRE (in FREEMAN 1979) und von GALLAGHER (1975) nahe. Diese Autoren fanden, daß die vorteilhaften Persönlichkeitszüge Hochbegabter gegenüber Normalbegabter dann weniger deutlich zum Ausdruck kommen, wenn sie den sozioökonomischen Status der Untersuchten kontrollierten.

Autonomie. Eine Entwicklungsaufgabe, die im Jugendalter deutlicher hervortritt als in den voraufgegangenen Jahren, ist die Selbständigkeitsentwicklung. Vom Jugendlichen wird in zunehmendem Maße erwartet, daß er Entscheidungen im Hinblick auf seine Zukunft trifft, daß er allmählich lernt, auf eigenen Füßen zu stehen. Wie bereits angedeutet, erzielen hochbegabte Kinder und Jugendliche höhere Werte bei Selbständigkeitstests als weniger talentierte (HOGAN 1980; HOGAN et al. 1977; KEATING 1976; STANLEY et al. 1974; VIERNSTEIN & HOGAN 1975; VIERNSTEIN et al. 1977). Hochbegabte werden auch von ihren Eltern als selbständiger beurteilt (FREEMAN 1979). Es zeigt sich auch, daß die erzielten Werte mit dem Ausmaß an Selbständigkeitstraining zusammenhängen, das hochbegabte Kinder erhalten haben. So berichtet ODEN (1968), daß die Eltern erfolgreicher Männer diese als Kinder häufiger und nachdrücklicher ermutigten, die Initiative zu ergreifen und selbständig zu handeln als die Eltern wenig erfolgreicher Männer. Ähnliche Daten finden sich bei PRINGLE (1970); sie fand bei Kindern und Jugendlichen einen positiven Zusammenhang zwischen gewählten Möglichkeiten zum selbständigen Handeln und später beobachteter Selbständigkeit.

Im Rahmen der hier besprochenen Forschungsdaten sind noch Zeitraum und Zeitpunkt des Selbständigkeitstrainings näher zu erörtern; insbesondere in welcher Altersperiode und aus welchen Gründen beeinflußt Ermutigung zu selbstbewußtem und selbstsicherem Verhalten das hochbegabte Kind in positivem Sinne? Können wir beispielsweise in der Kindheit versäumtes Selbständigkeitstraining durch gezielte Förderung im Jugendalter kompensieren? Sollen wir von hochbegabten Jugendlichen mehr selbständiges Verhalten fordern, da sie offensichtlich über bessere Fähigkeiten verfügen, Entscheidungen zu treffen und diese auch anzuführen (STANLEY 1977)? Oder aber dürfen wir nicht zu viel Selbständigkeit von ihnen verlangen? Laufen wir durch stärkere Selbständigkeitsforderung nicht Gefahr, die schon isolierten Hochbegabten noch mehr zu isolieren? An dieser Stelle wird der Unterschied zwischen Selbständigkeit (Verhaltensautonomie) und "emotioneller Selbständigkeit" (Eigenständigkeit des Gefühlslebens) wichtig. Ungeachtet der Fähigkeit des Kindes soll das eine nicht auf Kosten des anderen gefördert werden; moralische Selbständigkeit erfordert eine besondere Auseinandersetzungs- und Integrationsfähigkeit, die weiter reicht als die Fähigkeit, pragmatische und nützliche Entscheidungen zu treffen.

Identität. Das wohl am stärksten betonte Merkmal hochbegabter Kinder ist nicht ihre geistige Frühreife, sondern vor allem ihre emotionelle und soziale Gesundheit. Das kann am besten an Hand der Literatur dargestellt werden, die sich mit dem Selbstkonzept hochbegabter Kinder beschäftigt. In zahlreichen Studien wird ein positiver Zusammenhang zwischen Intelligenz, Selbstvertrauen und positivem Selbstbild aufge-

zeigt. Zum Beispiel fanden STANLEY, KEATING & FOX (1974), daß mathematisch hochbegabte 14jährige auf Skalen, die das Selbstvertrauen *(California Personality Inventory)* und das Selbstbild *(Adjective Check Lists)* messen, höhere Werte als Gleichaltrige erreichten. Auch TERMANs (1925) hochbegabte Gruppe (IQ-Wert = 140 und höher)
wurde von Eltern wie Lehrern als ausgesprochen selbstsicher beurteilt - verglichen
mit einer unausgewählten Stichprobe. HOGAN et al. (1977) fanden, daß 13- bis 14jäh-
rige Hochbegabte höhere Werte für Selbstvertrauen erreichten als Gleichaltrige und
sogar Erwachsene. Selbstbewußtsein und Selbstvertrauen scheint auch mit Leistung
zusammenzuhängen, obgleich dieser Zusammenhang nicht so deutlich ist. So hatte die
Zielgruppe in FREEMANs Studie Anpassungsprobleme daheim und in der Schule. Von diesen Kindern berichteten die Eltern, daß sie sich anders geartet fühlten als ihre
Klassengenossen. Solche Entfremdungserlebnisse berühren die betroffenen Kinder zu-
tiefst und wirken sich negativ auf schulische Leistungen und sozialen Umgang aus.
Auch in TERMANs Studie traten Zusammenhänge zwischen Selbstvertrauen und Leistung
hervor. Die bereits mehrfach erwähnte Nachuntersuchung (40 Jahre später) von ODEN
(1968) brachte zutage, daß die erfolgreichen Männer in der Eigenbeurteilung wie in
der Beurteilung von Eltern und Ehefrauen als selbstsicherer und als selbstbewußter
eingestuft wurden als die wenig erfolgreichen Männer. Was hier Ursache und was Folge ist, kann nicht eindeutig entschieden werden, da es sich um Korrelationsergeb-
nisse handelt.

Aus diesen Studien können auch Hinweise darauf abgeleitet werden, daß viele hochbegabte Jugendliche wissen "wo sie stehen" - im Sinne von MARCIAS Identitätsstatus
(1980) des *"identity achievement"*. Das Kennzeichnende dieses Identitätszustandes
ist, daß der Jugendliche nach einer Krisenperiode eine Wahl getroffen hat im Hinblick auf Beruf und Ideologie (Lebensphilosophie). Unschlüssigkeit und Experimen-
tierfreudigkeit haben nun Entschlossenheit und Zielgerichtetheit Platz gemacht. Belege für diese Verhaltensmuster hochbegabter Jugendlicher entnehmen wir indirekt
zwei verschiedenen Datenquellen. Einmal stufen sich hochbegabte Jugendliche bezüglich zielgerichteten Verhaltens sehr hoch ein und zeigen auch ein erstaunliches Maß
an Selbstbewußtsein bei der Bestimmung ihrer Berufswahl (HOGAN 1980). Zum anderen
zeigen hochbegabte Jugendliche zahlreiche der Persönlichkeitsmerkmale, die - im
Sinne von MARCIA - für den Identitätszustand "Moratorium" oder "Identitätsfindung"
("identity achievement) kennzeichnend sind. Diese Merkmale sind: hohes Selbstwertgefühl, niedriges Angstniveau, vorwiegend prinzipielles moralisches Urteilen und
ein hohes Maß an Selbständigkeit (HOGAN 1980; HOGAN et al. 1977; VIERNSTEIN et al.
1977).

An dieser Stelle wollen wir jedoch nochmals darauf hinweisen, daß die Konstrukte
"Identität" und "Identitätsstatus" ungenügend scharf definiert und schwach operationalisiert worden sind (BOSMAN & GRAAFSMA 1982). Und weiterhin sei betont, daß in

keiner Untersuchung die Identität von hochbegabten Jugendlichen direkter Forschungsgegenstand war. Gehen wir davon aus, daß derartige Schwächen behoben werden können, dann bleiben immerhin noch mindestens drei wichtige Fragen offen: (1) Gibt es so etwas wie eine frühreife Identitätsfindung, die später die berufliche und ideologischen Entscheidungen der hochbegabten Jugendlichen beeinträchtigen könnte? (2) Kann hochbegabten Jugendlichen tatsächlich der Identitätsstatus von "Identitätsfindung" zugesprochen werden oder handelt es sich bei ihnen um den Status des "foreclosure", d.h. um vorzeitige Wahlen im Hinblick auf Beruf und Lebensphilosophie, hinter denen sie nicht stehen? (3) Kann hochbegabten Jugendlichen *in vollem Umfange* der Status der Identitätsfindung zugesprochen werden, d.h. nicht nur hinsichtlich beruflichen und zielgerichteten Handelns und Verhaltens, sondern auch hinsichtlich der Fähigkeit zur Kooperation und Intimität, der erfolgreichen Anpassung des Selbstbildes an die Veränderungen der eigenen Strebungen, an die körperlich-sexuellen Veränderungen und an die sich verändernden Erwartungen der sozialen und gesellschaftlichen Umgebung? Ehrlichkeitshalber müßte diese letzte Frage dahingehend ausgedehnt werden, ob überhaupt je eine Person imstande ist, diesen Grad der Identitätsfindung zu erreichen.

13.4 *Einige Schlußfolgerungen*

Mit diesem Beitrag wurden zwei Anliegen verfolgt. Zunächst wurde ein Modell der psychosozialen Entwicklung Jugendlicher dargestelle. Mit Hilfe dieses Bezugsrahmens wurde die Literatur über Hochbegabte und insbesondere über hochbegabte Jugendliche analysiert. In skizzenhafter Form konnte dieses Ziel erreicht werden. Es bedarf aber vor allem dort der Ergänzung, wo es um die dynamisch-interaktiven Prozesse der sechs genannten psychosozialen Transformationen geht. Das zweite Ziel war, eine Übersicht über die Forschungsliteratur über hochbegabte Jugendliche zu geben; dabei sollten nach Möglichkeit tatsächliche oder mögliche Formen der Auseinandersetzung dargestellt werden, mit denen speziell der hochbegabte Jugendliche konfrontiert ist.

Nicht in jeder Hinsicht eignete sich die Literatur für eine derartige Analyse (z.B. nicht im Hinblick auf Bindung und Sexualität). Im Hinblick auf Freundschaft aber waren Schlußfolgerungen möglich. Wo die beabsichtigte Analyse möglich war, standen hochbegabte Jugendliche in einem günstigeren Licht als ihre Altersgenossen (und manchmal sogar im Vergleich zu Erwachsenen), was die hier betonten psychosozialen Transformationen angeht. Offensichtlich wurde eine Gruppe beschrieben, die die Transformationsprozesse in den Verhaltensbereichen Leistung, Selbständigkeit und Identität in günstiger Weise verarbeitet und integriert, während Bereiche des interpersonalen Geschehens weniger gut und unbeeinträchtigt gemeistert werden. Eine Untergruppe dieser Jugendlichen kann die vorhandenen intellektuellen Fähigkeiten offensichtlich nicht in angemessene Leistungen umsetzen und hat gleichzeitig Schwierigkeiten im sozialen Umgang. Bedauerlich ist, daß es keine eindeutigen Befunde zur Entstehungsgeschichte dieser offensichtlichen Anpassungsprobleme gibt. Nur unspezifische Hinweise auf die Familie (z.B. sozioökonomische Faktoren, Erziehungsmaßnahmen und Selbständigkeitstraining), auf die Peer-Gruppe (z.B. Abweisung durch Klassenkameraden) und schließlich auf die Schule (z.B. die Einstellung von Lehrern gegenüber schulischen Leistungen) liegen vor. Da die gesamte Forschung in diesem Bereich ihre Aussagen auf Korrelationen stützt, kann keine schlüssige Aussage gemacht werden, ob und wann sich derartige Hintergrundbedingungen ursächlich auswirken oder wie dauerhaft diese "Einflüsse" sind.

Bei der Durchsicht der vorliegenden Forschungsliteratur zu Hochbegabten überraschte vor allem die Tatsache, daß tatsächliche oder potentielle Anpassungsprobleme kaum genannt werden. Im Gegenteil, wiederholt wird erwähnt, daß Hochbegabte an sich wenig Vorhersagewert hinsichtlich der Anpassungsfähigkeit haben oder aber, daß Hochbegabung und angepaßtes Verhalten zwei Begriffe für ein und dasselbe seien. Unserer Meinung nach wird bei dieser Hervorhebung nicht selten übersehen, welche Vergleiche vorgenommen und welche Meßinstrumente benutzt wurden. Vielfach stützt sich die Forschung auf Vergleichswerte zwischen Hoch- und Normal-, bzw. mittelmäßig Begabten; nicht immer ist jedoch deutlich, ob die Stichproben sich nur hinsichtlich der intellektuellen Talentiertheit unterscheiden (eine lobenswerte Ausnahme ist hier FREEMAN (1979)). Mehr noch, Untersuchungen, die sich nur auf Stichproben von Hochbegabten richten, haben zumeist eine äußerst motivierte Gruppe, die sich im "Selbstauswahlverfahren" angemeldet hat. Völlig unklar ist daher, ob die Gruppe, die sich an den Auswahlverfahren zur Entdeckung Hochtalentierter beteiligt, repräsentativ ist für die entsprechende Population Talentierter. Oft auch stützte sich die Forschung bei ihren Aussagen auf Selbstbeurteilungen oder auf Eltern- und Lehrerurteile; Verläßlichkeit und Gültigkeit derartiger Beurteilungen ist zumindest zweifelhaft.

Bei der Sichtung der Forschungsliteratur fällt auch auf, daß die Auffassung von Leistung recht traditionell ist. Ein extremes und vielleicht überholtes Beispiel stellt ODEN (1968) dar. Kriterien für eine Erfolgsmessung waren nicht Selbsteinschätzungen, sondern Berufsausbildung und Berufsausübung, d.h. die berufliche Position, die jemand erreicht hatte. Erfolgskriterien werden demnach zum Teil abgeleitet aus sozioökonomischen Einstufungen, wie sie in westlichen Gesellschaften für wichtig gehalten werden. Gerade diese erfolgsorientierte Bewertung, wie sie insbesondere in der oberen Mittelschicht betont wird, kommt dort deutlich zum Ausdruck, wo ODEN die erfolgreichsten Männer beschreibt; diese zeigten "... perseverance, integration in working toward goals, self-confidence, interest in being a leader, in having friends, and in academic success; and above average ambition ... for excellence in work, for recognition of accomplishment, and for vocational advancement" (S. 92).

Heute würden Erfolgsbeurteilungen wahrscheinlich anders ausfallen; was heißt heute schon "Studienerfolg", "Interesse an einer Führungsposition" oder "berufliche Karriere"? Die Studentenbewegung der 60er Jahre und die entmutigte Jugend der 80er Jahre würden diese Aspekte von ihrer Zukunftsperspektive her höchstwahrscheinlich anders bewerten. In ihrem Erleben ist Erfolg eng verknüpft mit emotionaler und sozialer Persönlichkeitsbildung und nicht so sehr mit sozial erwünschten Leistungselementen. Ferner wird Leistung dort "überflüssig", wo keine Aussicht auf eine Zukunft zu bestehen scheint.

Zusammenfassend kann gesagt werden, daß hochbegabte Jugendliche insgesamt gesehen günstige Persönlichkeitszüge haben, wobei jedoch hinzugefügt werden muß, daß Hochbegabung und ihre Verwirklichung abhängig ist, von einer ineinandergreifenden begünstigenden Konstellation von persönlichen und situationalen Faktoren. Wo diese nicht aufeinander abgestimmt sind, kann sich Talentiertheit nur dürftig oder gar nicht entwickeln. Weiterhin ist zu bedenken, daß sich Transformationen Jugendlicher in den psychosozialen Bereichen zwar als universell beschreiben lassen, daß jedoch die Art und Weise dieser Veränderungsprozesse und deren Ergebnisse von Individuum zu Individuum variieren. Eine Analyse der einschlägigen Literatur legt folgende Schlüsse nahe: die Entwicklung hochbegabter Jugendlicher wird in gleicher Weise wie die anderer Jugendlicher durch historische und soziokulturelle Gegebenheiten beeinflußt, durch förderliche wie einengende Interaktionen in den sozialen Settings von Familie, Peer-Gruppen und Schule/Arbeit und selbstverständlich durch Einstellungen und Motive der Hochbegabten selbst. Weiterhin untersucht werden muß jedoch die Frage, welche Formen der Auseinandersetzung mit kritischen Situationen und Übergängen im Jugendalter spezifisch sind für hochbegabte Jugendliche. Obgleich auf viele günstige Verläufe der Auseinandersetzung hingewiesen werden konnte, sind die (komplementären) Anteile von Individuum und Umgebung jedoch nicht getrennt darzustellen, da offensichtlich Hochbegabung ohne Pflege und Förderung, ohne Anerkennung und Zustimmung nicht gedeihen kann. Dasselbe gilt übrigens für jeden individuellen Entwicklungsprozeß, wo optimale Entfaltung Ziel pädagogischer und psychologischer Interesses ist.

Anm. 1: An dieser Stelle hätten wir gerne das Thema *Sexualität* behandelt. Außer den spärlichen Befunden aus der TERMAN-Studie (ODEN 1968) zur Heirats- und Scheidungsrate, worüber wir bereits berichteten, ist uns keine Untersuchung bekannt, die diesem Verhaltenskomplex bei Hochbegabten gewidmet ist.

14. Wie Jugendliche die erwachsene Generation und die Erwachsenenrolle wahrnehmen

Bengt-Erik Andersson

14.1 Einleitung

Bücher über die Adoleszenz widmen dem Übergang von der Adoleszenz zum frühen Erwachsenenalter erstaunlich wenig Aufmerksamkeit. Ein möglicher Grund dafür könnte die Tatsache sein, daß vergleichsweise wenige Untersuchungen der Altersgruppe um die 20 herum vorliegen, die andere Aspekte dieses Übergangs behandeln als solche, die die Entwicklung der Karriere in Schule und Beruf bzw. verwandte Themen behandeln. Wenige Untersuchungen haben z.B. der Frage Aufmerksamkeit gewidmet, wie ganz gewöhnliche junge Leute dieses Alters ihre Situation wahrnehmen, was die Rolle des Erwachsenen ihnen bedeutet, wie sie die Gesellschaft, die ältere Generation und ihre eigenen Eltern betrachten, und was sie von der Zukunft erwarten. In Schweden, wie wahrscheinlich auch in vielen anderen Ländern, mag dies mit Schwierigkeiten zusammenhängen, Angehörige dieser Altersgruppe zu erreichen, da die meisten von ihnen nicht mehr zur Schule gehen, sowie mit den hohen Kosten und Mühen, die durch umfangreiche Längsschnittuntersuchungen entstehen.

Im folgenden sollen jedoch einige Ergebnisse eines schwedischen Forschungsprojektes berichtet werden, in dem wir - aus verschiedenen Gründen - eine Gruppe von Jugendlichen von 14 Jahren an bis in die frühen Zwanziger Jahre verfolgten. Von der

ursprünglichen Gruppe von etwa 45000 Jugendlichen (ANDERSSON 1969) beantworteten
im Alter von 20 Jahren etwas weniger als 75 % einen ihnen zugeschickten Fragebogen.
Eine Untergruppe wurde mit 21 Jahren - zusammen mit ihren Müttern - interviewt und
eine weitere Stichprobe beantwortete einen neuen Fragebogen mit 23 Jahren (ANDERS-
SON & EKHOLM 1971, 1972). Das Thema dieses Berichts ist, daß die Wahrnehmung der
Erwachsenengeneration und der Erwachsenenrolle für die Bewältigung von Übergängen
wichtig sein kann, nicht zuletzt für die Bewältigung des Übergangs zum Erwachsensein. Dies aber sollte nicht als eine Aussage verstanden werden, die in diesem Bericht zu prüfen wäre. Ich möchte es lieber als eine grundlegende Annahme betrachten, die mir einen Anlaß liefert, einige Untersuchungen über den Inhalt und die Natur dieser Wahrnehmungen zu berichten.

Obgleich das Forschungsprojekt, aus dem meine Daten stammen, einen Längsschnitt-
plan hatte, waren die in diesem Papier behandelten Fragen nicht von Anfang an Teil
des Projekts. Deshalb beschränke ich mich auf die Wahrnehmung junger Leute an der
Schwelle zum Erwachsensein. Das ist bedauerlich, weil es ganz klar ist, daß Konzepte wie die der Erwachsenenrolle und die Wahrnehmung der Erwachsenengeneration sich
entwickeln und sich während der Adoleszenz verändern. Da es mir an Längsschnittdaten mangelt, werde ich Daten aus einigen kleineren Querschnittuntersuchungen benutzen, um diesen Punkt zu beleuchten. Ich bin nämlich der Auffassung, daß es wichtig ist, diesen Wahrnehmungen während der gesamten Periode der Adoleszenz Aufmerksamkeit zu schenken.

14.2 *Jugendliche und Erwachsene beurteilen sich gegenseitig*

Ich will damit beginnen, eine Reihe von Untersuchungen darzustellen, die sich
mit allgemein positiven oder negativen Wahrnehmungen der Erwachsenengeneration und
der Jugendlichengeneration durch Jugendliche beschäftigt (ANDERSSON 1974). Auch
wurden die Erwartungen der Jugendlichen in Bezug auf die Einstellungen der Erwachsenen zur jungen Generation erfaßt.

Die Untersuchungen wurden mit Stichproben der Altersgruppe 13 bis 21 Jahre und
- zu Vergleichszwecken - mit verschiedenen Gruppen von Erwachsenen durchgeführt.
Die Untersuchungsteilnehmer wurden gebeten,

- ihre eigene Generation
- die jeweils andere Generation

einzustufen und dann die Einstufungen der anderen Generation, sowohl

- der Jugendlichen als auch
- der Erwachsenen

zu erraten. Die Einstufungen erfolgten mit einem semantischen Differential nach
OSGOOD, das aus 20 Eigenschaftspaaren bestand. Jedes Eigenschaftspaar bestand aus
einer positiven und aus einer negativen Beschreibung der eingestuften Generation,
z.B. reif - unreif, fair - unfair, verantwortlich - unverantwortlich. Die Begriffe
markierten jeweils die Endpunkte einer 7-Punkte-Skala. Der Einstufende versuchte
den Punkt auf der Skala zu bestimmen, an dem seiner Meinung nach seine eigene und
die jeweils andere Generation zu lokalisieren war. Durch Errechnen eines Mittelwer-
tes über die 20 Skalen war es möglich, sich ein Bild über die allgemeine Tendenz
in verschiedenen Gruppen zu machen, d.h. man konnte feststellen, ob sie eher zu positiven, zu negativen oder zu mittleren Einstufungen auf den Skalen tendierten. In
verschiedenen Detailstudien haben wir verschiedene Sätze von Eigenschaftspaaren benutzt. Daher müssen wir vorsichtig sein, wenn wir Ergebnisse verschiedener Altersgruppen vergleichen. Hier geht es uns nur darum, die allgemeinen Antwortmuster zu
untersuchen. Die Tendenzen sind auch so klar, daß wir nicht in die Gefahr kommen,
beim Vergleich der Daten verschiedener Gruppen falsche Schlußfolgerungen zu ziehen.
Die Stichproben hatten folgenden Umfang:

<u>Tab. 14.1.</u> Umfang der Stichproben

Jugendliche	Anzahl	Erwachsene	Anzahl
13jährige	50	deren Eltern	87
16jährige	181	Schulpersonal	64
18 - 19jährige (Studenten)	97		
18 - 20jährige (Arbeiter)	41		
21jährige	314	deren Eltern	244

   Mit Ausnahme der Gruppe der Arbeiter - sie bestand aus jungen Frauen - war der
Anteil der Angehörigen beider Geschlechter relativ gleich. Da die Geschlechtsdiffe-
renzen in den darzustellenden Ergebnissen ziemlich gering waren, werden hier nur
Daten für die Gesamtgruppe diskutiert. Die Stichprobe der 21jährigen besteht aus
Arbeitern und Studenten. Der befragte Elternteil war meistens die Mutter.

Abbildung 14.1 zeigt die Erwartung junger Leute verschiedener Unterstichproben
bezüglich der Einstufung der Generation der Jugendlichen und der Erwachsenen durch
Angehörige des mittleren Erwachsenenalters. Alle Gruppen nahmen an, daß Erwachsene
die Generation der Erwachsenen in deutlich positivem Licht sehen. Das gilt unabhängig vom Alter. Gleichzeitig erwarteten sie, daß die Erwachsenen junge Leute vorwiegend mit negativen Adjektiven belegen, oder daß sie sie zumindest wesentlich weni-

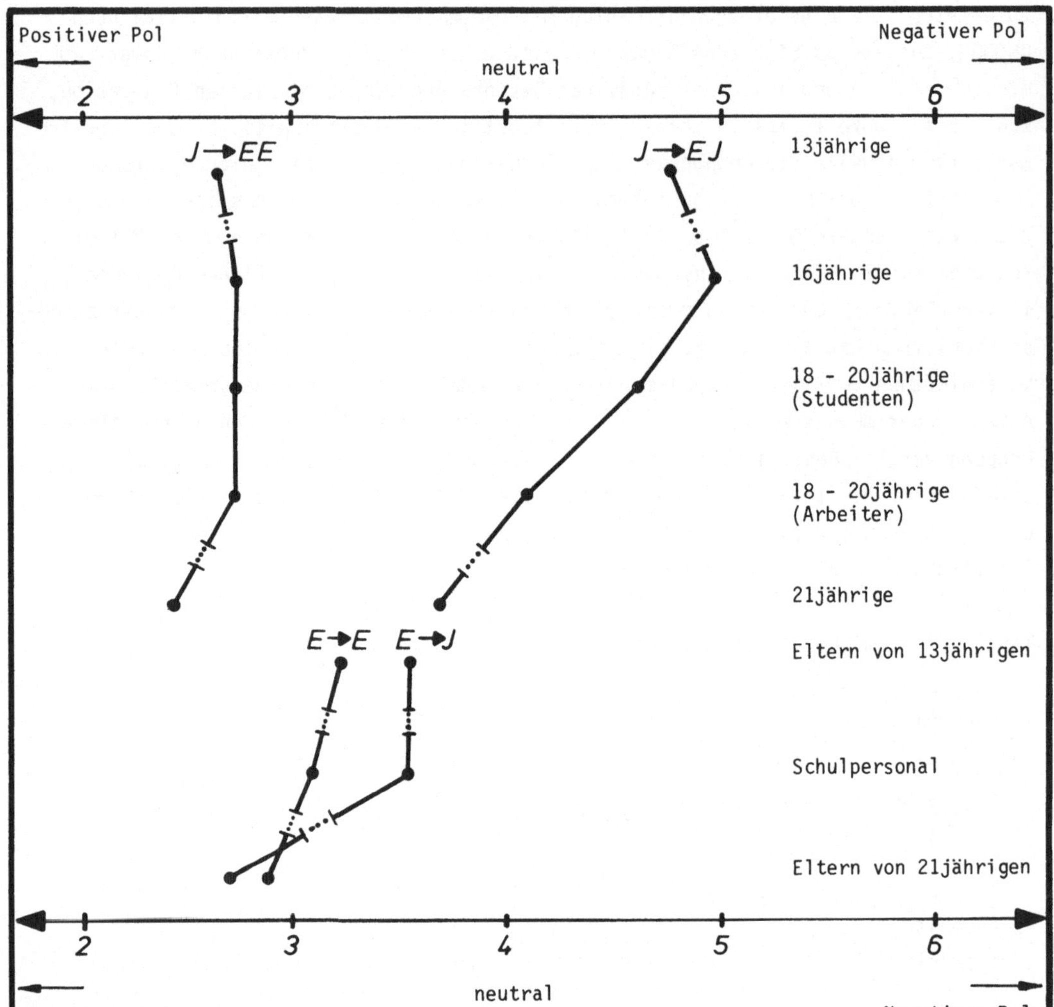

<u>Abb. 14.1.</u>
Mittlere Einstufungen (Semantische Differentiale) der Erwachsenen- und der Jugendgeneration durch verschiedene Gruppen von Erwachsenen und Wahrnehmungen dieser Einstufungen
durch verschiedene Gruppen von Jugendlichen (wenn die Einstufungsskalen nicht identisch
waren, ist das durch Unterbrechung der Linie angegeben).

E → E = Erwachsene stuften Erwachsene ein
E → J = Erwachsene stuften Jugendliche ein
J → EE = Jugendliche gaben an, welche Einstufungen sie von Erwachsenen über Erwachsene
         erwarteten
J → EJ = Jugendliche gaben an, welche Einstufungen sie von Erwachsenen über Jugendliche
         erwarteten

ger positiv beschreiben. Auch wenn die Kluft mit dem Alter abnimmt, ist es doch interessant festzustellen, daß auch bei der älteren Generation die wahrgenommenen Unterschiede im Durchschnitt etwa eine Skaleneinheit betragen. Dies ist noch ein beträchtlicher Unterschied verglichen mit den tatsächlichen Einstufungen der verschiedenen Erwachsenengruppen, wie sie in Abbildung 14.1 angegeben sind.

Alle Skalenmittelwerte der Erwachsenengruppen liegen auf der positiven Seite. Außer bei den Eltern der ältesten Gruppe Jugendlicher zeigt sich jedoch ein geringer Unterschied bei den Einstellungen der Erwachsenen gegenüber anderen Erwachsenen und gegenüber jungen Leuten - zugunsten der Erwachsenen. Aber dieser recht geringe Unterschied hat in den Köpfen der Jugendlichen enorme Ausmaße angenommen.

In Abbildung 14.2 sind die tatsächlichen Einstufungen der Jugendlichen in Bezug auf die zwei Generationen angegeben, sowie die Wahrnehmung dieser Einstufungen durch die Erwachsenen. Junge Leute tendieren dazu, ihre eigene Altersgruppe weder besonders positiv noch besonders negativ zu beschreiben. Die Mittelwerte liegen nahe am mittleren Wert der Skala. Die Arbeiter und die älteste Gruppe tendieren dazu, eher positive Beschreibungen zu wählen. Aber die Beschreibungen der Erwachsenengeneration sind - außer bei der ältesten Gruppe - positiver gehalten als die Beschreibung der jüngeren Generation. Das hatten die Erwachsenen nicht erwartet. Auch wenn sie nicht gerade negative Einstufungen erwartet hatten, so dachten sie doch, daß die Jugendlichen die eigene Gruppe am besten bewerten würden. Diesmal wurde die größte Kluft bei der Elterngruppe der 21jährigen gefunden. Diese Gruppe zeigte die geringste Differenzierung zwischen den zwei Generationen.

Die von uns untersuchten Gruppen Jugendlicher betrachten die Generation der Erwachsenen also ziemlich positiv, jedenfalls positiver als ihre eigene Generation. Diese Einschätzungen werden auch von den von uns untersuchten Erwachsenengruppen geteilt. Wenn sie allerdings nach den Einstellungen der jeweils anderen Generation gefragt werden, unterlaufen allen Gruppen ernsthafte Fehlurteile. Man könnte gewissermaßen sagen, daß die Ergebnisse keinen Anhaltspunkt dafür geben, von einer Kluft zwischen den Generationen zu sprechen - wenn man damit negative Einstellungen gegenüber der jeweils anderen Generation meint. Gleichzeitig aber scheint es Grund dafür zu geben, von einer Kluft in der Wahrnehmung der jeweils anderen Generation zu sprechen. Auch wenn sie in der Zeit, in der die jungen Leute in verschiedener Hinsicht den Status eines Erwachsenen erreichen, etwas abnimmt, verschwindet sie doch nicht vollständig. Bei den jüngeren Altersgruppen sind die Erwartungen negativer Einstufungen durch die Erwachsenen bemerkenswert. Diese Erwartungen können sich auf die Möglichkeit der Jugendlichen auswirken, natürliche und freundschaftliche Beziehungen zu Vertretern der Erwachsenengeneration zu entwickeln.

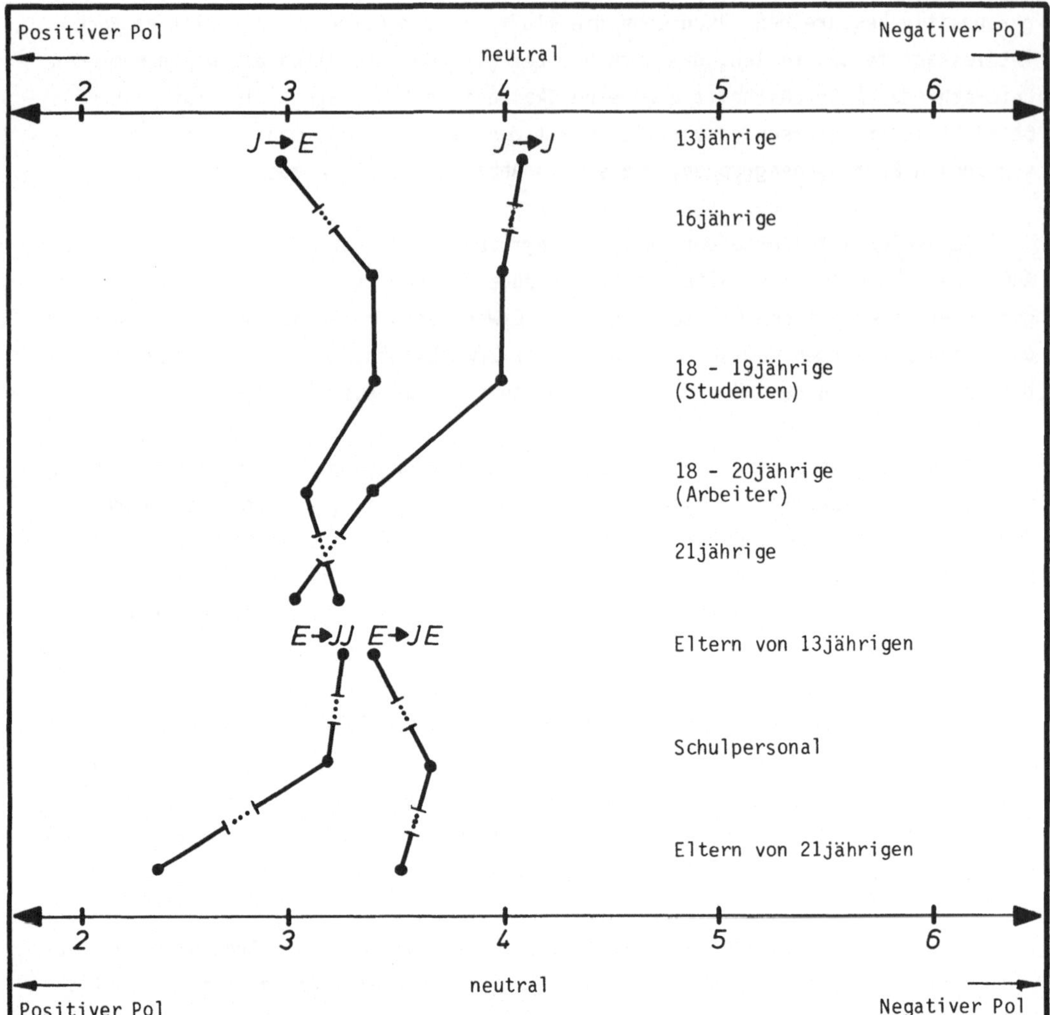

<u>Abb. 14.2.</u>

Mittlere Einstufungen (Semantische Differentiale) der Erwachsenen- und der Jugendgeneration durch verschiedene Gruppen von Jugendlichen und Wahrnehmungen dieser Einstufungen durch verschiedene Gruppen von Erwachsenen (wenn die Einstufungsskalen nicht identisch waren, ist das durch Unterbrechung der Linie angegeben).

J → J   = Jugendliche stuften Jugendliche ein
J → E   = Jugendliche stuften Erwachsene ein
E → JJ = Erwachsene gaben an, welche Einstufungen sie von Jugendlichen über
          Jugendliche erwarteten
E → JE = Erwachsene gaben an, welche Einstufungen sie von Jugendlichen über Erwachsene
          erwarteten

Man kann nun über die Ursachen dieser Wahrnehmung spekulieren. Spiegelt sich lediglich die aktuelle Situation vieler heutiger Jugendlicher wider - mit ihrer sozialen und ökonomischen Abhängigkeit von den Eltern? Sie müssen immer länger zur Schule gehen und sind mit einer Schülerrolle versehen, die sehr passiv ist - ohne Anforderungen an ihre Initiative, Verantwortlichkeit oder an persönliche Pflichten. Es ist hart für sie zu spüren, daß sie in der Gesellschaft eine andere Funktion erfüllen sollen als künftige Erwachsene zu sein. Wenn das eine mögliche Erklärung ist für die Wahrnehmungen der jüngeren Erwachsenen, wie steht es dann mit den 20jährigen? Kann es sein, daß sie sich selbst noch nicht als Erwachsene betrachten? Ich werde auf diese Frage später zurückkommen, nachdem ich einige andere Ergebnisse berichtet habe.

In einem zweistündigen Interview, das wir mit den 21jährigen durchführten, stießen wir auf die gleichen Aussagen wie im semantischen Differential. Etwa ein Drittel der Gruppe ließ in den Antworten erkennen, daß sie erwarteten, die Generation der Erwachsenen urteile vollständig positiv über die jüngere Generation. Die meisten begründeten ihre Antworten nicht, wenn sie es aber taten, dann waren die Gründe für die positiven Einstellungen z.B. der vorwärtsdrängende Geist und der Ehrgeiz, die Bewußtheit und die unorthodoxen Auffassungen der Jugendlichen. Etwa 40 % - davon etwas mehr junge Männer als Frauen - brachten zum Ausdruck, daß Erwachsene sowohl negative als auch positive Einstellungen gegenüber jungen Leuten haben können. Am verbreitetsten war das Gefühl, die meisten Erwachsenen würden junge Leute im Grunde mögen, daß sie jedoch negativ beeinflußt würden durch kleinere, aber deutlich sichtbare Gruppen Jugendlicher, deren Verhalten sie als schlecht betrachten. Schließlich erwarteten zwischen 25 und 33 % der Gruppe negative Urteile von Seiten der Erwachsenen, indem diese davon ausgingen, daß junge Leute verzogen, unverschämt und ungezogen seien und einen kritikwürdigen Lebenswandel hätten.

In der Gruppe der Eltern erwartete ein wesentlich größerer Anteil - nämlich mehr als 50 % - negative Einstellungen von Seiten der jungen Generation, indem sie angaben, diese würden urteilen, Erwachsene seien konservativ, altmodisch, schwerfällig, langweilig oder sogar noch schlimmer. - Was die tatsächlich geäußerte Einstellung anlangt, so fragten wir zunächst, ob der Befragte mehr Kontakte mit Angehörigen der anderen Generation wünschte. 60 % in beiden Generationen waren mit dem Ausmaß an Kontakt, das sie hatten, zufrieden und 40 % wünschten mehr Kontakt. 1 % der jungen Leute hätte gern weniger Kontakt. Wir fragten auch, wie sie es empfinden, mit Leuten im mittleren Erwachsenenalter bzw. mit jungen Leuten zu reden und zu diskutieren. Die Antworten finden sich in Tabelle 14.2.

<u>Tab. 14.2.</u> Wie 21jährige mit Angehörigen des mittleren Erwachsenenalters reden
möchten und wie ihre Eltern mit jungen Leuten reden möchten

Antwortalternativen	21jährige		Eltern
	männlich (N = 185)	weiblich (N = 151)	(N = 266)
Es ist leicht, mit den meisten von ihnen zu reden.	25 %	34 %	68 %
Es ist ziemlich leicht, mit den meisten von ihnen zu reden.	48 %	50 %	25 %
Man kann mit den meisten von ihnen reden, aber nur über oberflächliche Dinge.	21 %	13 %	3 %
Es ist recht schwierig, mit den meisten von ihnen zu reden, weil sie uns nicht verstehen.	3 %	1 %	4 %
Es ist ziemlich sinnlos, mit den meisten von ihnen zu reden, weil sie überhaupt nicht verstehen, worum es überhaupt geht.	0,5 %	-	1 %
Ich weiß nicht.	0,5 %	-	1 %

Wenn man von diesen Antworten ausgeht, dann scheinen eher weniger Individuen
wirkliche Schwierigkeiten in der Kommunikation zwischen den Generationen wahrzunehmen. Mehr junge Leute als Erwachsene machen hier gewisse Einschränkungen, aber nur
sehr wenige wählen die negativste Antwortalternative. Es mag von Interesse sein,
daß die Daten in den frühen siebziger Jahren gesammelt wurden, als der Widerhall
der Studentenunruhen der späten sechziger Jahre in Schweden noch bemerkbar war.
Diese Antwortalternativen waren in die Untersuchung aufgenommen worden, weil sie
einige sehr verbreitete und populäre Meinungen dieser Zeit über die Einstellungen
junger Leute gegenüber Erwachsenen zum Ausdruck brachten. Wie viele andere Meinungen über junge Leute, scheinen sie jetzt eher Vorurteile zu sein als Fakten widerzuspiegeln.

Eine weitere Frage im Interview bezog sich darauf, welche Arten von Meinungsunterschieden zwischen den Generationen wahrgenommen wurden. Die Ergebnisse sind
in Tabelle 14.3 angegeben.

Wenn man die Interviews durchgeht, dann findet man, daß die meisten jungen Leute die ältere Generation als etwas konservativer und weniger offen gegenüber neuen
Gedanken und Ideen wahrnimmt; dies hat aber in den meisten Fällen eine natürliche
Ursache in ihren Lebenserfahrungen. Weiterhin haben nicht alle Erwachsene andere

Tab. 14.3. Wahrgenommene Meinungsunterschiede zwischen den Generationen
Es war mehr als eine Antwort je Person möglich. Die Prozentangaben
beziehen sich auf die Gesamtzahl der Antworten

Antwortalternativen	21jährige (N = 458)	Eltern (N = 398)
Es bestehen keine Unterschiede	5 %	1 %
Keine Antwort oder nicht näher spezifizierte Unterschiede	10 %	14 %
Ältere Leute haben andere, konservative und altmodische Meinungen	41 %	23 %
Unterschiede im Geschmack	5 %	3 %
Ältere Leute sind intoleranter, haben Schwierigkeiten beim Akzeptieren der Jungen	10 %	1 %
Ältere Leute sind oberflächlicher, weniger engagiert, weniger offen, weniger frei usw. / Junge Leute sind informierter, engagierter und haben durchdachtere Meinungen	11 %	45 %
Ältere Leute sind pflichtbewußter, disziplinierter, verstehender und toleranter; jüngere Leute sind negativ (eingestellt) gegenüber älteren	4 %	3 %
Ältere Leute sind realistischer und erfahrener	5 %	6 %
Verschiedenes	10 %	4 %

Meinungen als junge Leute. Die Antworten beider Gruppen spiegeln einen offensichtlichen Mangel an Aggressivität wider und zeigen, daß die jungen Leute die Situation der älteren Leute verstehen. Die Elterngeneration betonte, wie offen, gut informiert und unabhängig die jungen Leute in ihren Meinungen seien und wie leicht es für sie sei, ihre Ideen zum Ausdruck zu bringen. Sie betonten nicht in demselben Ausmaß den Konservatismus der Erwachsenen, wie das die Jungen taten.

Schließlich fragten wir, welche Reaktionen gegenüber den Meinungen der jeweils anderen Generation gezeigt wurden. Mag man sie nicht? Oder denkt man vielleicht, sie sollten geändert werden? Die Antworten auf diese Frage sind in Tabelle 14.4 angegeben.

Zwei Drittel der Jungen lehnen in dieser oder jener Form wenigstens einige der Meinungen der Erwachsenengeneration ab. Einige von ihnen - etwa ein Sechstel - tun dies so sehr, daß sie der Auffassung sind, die Erwachsenen sollten ihre Meinungen

Tab. 14.4. Emotionale Reaktionen auf die Meinungen der jeweils anderen Generation

Antwortalternativen	21jährige		Eltern mit	
	Männer (N = 185)	Frauen (N = 151)	Söhnen (N = 144)	Töchter (N = 118)
Ich lehne die meisten ihrer Meinungen sehr ab und bin der Auffassung, sie sollten sie ändern.	3 %	1 %	1 %	1 %
Ich lehne einige ihrer Meinungen sehr ab und meine, sie sollten sie ändern.	12 %	16 %	7 %	3 %
Ich lehne die meisten ihrer Meinungen sehr ab, meine aber nicht, daß sie sie ändern sollten.	9 %	3 %	1 %	2 %
Ich lehne einige ihrer Meinungen ab, meine aber nicht, daß sie sie ändern sollten.	43 %	46 %	22 %	33 %
Ich mag die meisten ihrer Meinungen.	27 %	27 %	53 %	46 %
Ich mag die meisten ihrer Meinungen sehr.	2 %	2 %	14 %	13 %
Ich kümmere mich nicht darum, welche Meinung sie haben.	3 %	5 %	1 %	1 %

ändern. Etwa drei Zehntel billigen die Meinungen. In der Elterngeneration sind die
Verhältnisse fast umgekehrt. Zwei Drittel billigen die Sichtweise der Jungen und
30 % lehnen wenigstens einige davon ab. Eltern mit Töchtern sind weniger zufrieden
als Eltern mit Söhnen. Da die meisten der interviewten Eltern Frauen waren, könnte
einer der Gründe für diesen Unterschied in den raschen Veränderungen der weiblichen
Geschlechtsrolle liegen, die sich in den letzten Dekaden vollzogen haben. Die Mütter mögen daher einige Tendenzen im Verhalten und in den Meinungen jüngerer Frauen
als fremder empfinden als solche Tendenzen bei den jungen Männern.

Selbst wenn in beiden Generationen eine gewisse Mißbilligung der Meinungen der
jeweils anderen Generation besteht, zeigen doch die oben aus den Untersuchungen
mit Einstufungsskalen referierten Ergebnisse, daß die negativen Reaktionen Erwachsene und junge Leute als solche nicht beunruhigen. Das tun nur einige ihrer Meinungen.

Als die jungen Leute 23 Jahre alt waren, nahmen wir wieder Kontakt zu ihnen auf, und zwar über einen Fragebogen. In dieser Zeit betrachteten es fast 9 von 10 als ziemlich wichtig oder als sehr wichtig, daß der Kontakt zwischen den Generationen intensiviert werden sollte. 40 % der Männer und 55 % der Frauen äußerten zu diesem Zeitpunkt, daß sie sich mit Leuten des mittleren Erwachsenenalters verbunden fühlten, während nur 25 bis 30 % dieses Gefühl gegenüber Teenagern hatten.

Ich verlasse nun die Art der Einstellungen gegenüber Erwachsenen und wende mich dem Inhalt der Erwachsenenrolle zu.

14.3 Wahrnehmung der Charakteristika der Erwachsenenrolle durch Kinder und Jugendliche

Bevor ich Ergebnisse aus den Interviews mit den 21jährigen berichte, will ich einige Befunde aus einer Voruntersuchung in sechs Schulklassen zusammenfassen, in der wir Schüler der 3. (9 - 10jährige), der 6. (12 - 13jährige) und der 9. (15 - 16jährige) Klasse baten, kurze Abhandlungen über das Thema "Unterschiede zwischen einer erwachsenen und einer noch nicht erwachsenen Person" zu schreiben. Wir erhielten Antworten von 41, 47 und 49 Schülern.

9 bis 10jährige

In einem sehr berühmten Kinderbuch erzählt die schwedische Autorin Astrid Lindgren die Geschichte eines Mädchens namens Pippi Langstrumpf. Pippi ist das stärkste Mädchen auf der ganzen Welt, und sie lebt ganz allein in einem großen Haus - zusammen mit einem Affen und einem Pferd. Sie ist sehr reich, da ihr Vater ein Pirat ist. Sie geht nicht zur Schule und kann tun, was sie will. Die Beschreibungen, die die jüngsten Kinder unserer Untersuchung gaben, stellen die Merkmale von Erwachsenen weitgehend so dar, wie sie von den kleinen Anhängern von Pippi Langstrumpf gesehen werden. Erwachsene haben das Recht, selbst zu entscheiden, sie können tun, was sie wollen; sie können kaufen, was sie wollen und sie können auch Entscheidungen für jüngere treffen. Wie Pippi sind sie auch sehr stark.

Die häufigste Antwortart zeigte den Glauben, daß der Erwachsene klüger und intelligenter ist, daß er mehr versteht und mehr bewältigen kann als jemand, der noch nicht erwachsen ist. Fast die Hälfte der Kinder wies auf diesen Unterschied hin.

12 bis 13jährige

In der Klasse 6, wenn die Schüler das frühe Teenageralter erreichen, besitzen
sie noch einige Pippi Langstrumpf-Ideale - wenn auch nicht im gleichen Ausmaß wie
die Jüngeren. Mehrere Schüler betonen die Unterschiede weniger stark und geben allgemeinere und bewertende Aussagen über Erwachsene ab. Positive Kommentare gibt etwa
die Hälfte der Gruppe ab: z.B. Erwachsene helfen, sie verstehen einen, sie sind
rücksichtsvoll. Negative Kommentare äußert ebenfalls die Hälfte der Gruppe, z.B.
Erwachsene sind gemein und stur. Ein Viertel äußert auch, daß Erwachsene gegenüber
Jugendlichen negativ eingestellt seien.

15 bis 16jährige

Die Schüler der 9. Klasse konnten sich ebenso wenig wie die Schüler der 6. Klasse enthalten, Werturteile über Erwachsene abzugeben. Es scheint sehr schwer zu
sein, eine Definition von Erwachsensein zu geben, ohne die guten und die schlechten
Seiten der Erwachsenen zu beschreiben. Positive Aussagen allgemeiner Art sind in
dieser Altersgruppe ebenso häufig wie in der Altersgruppe davor. Fast die Hälfte
der Gruppe gibt solche Kommentare. Noch verbreiteter aber sind negative Kommentare,
die in dieser Altersgruppe in großem Ausmaß verbunden sind mit der Wahrnehmung der
Beziehung zwischen Jugendlichen und Erwachsenen durch die Jugendlichen. Erwachsene
haben danach negative Einstellungen gegenüber den Jungen.

Im Vergleich zur Gruppe der 12 bis 13jährigen verlangen die älteren Jugendlichen
Unabhängigkeit. Es scheint ganz natürlich zu sein, daß 15 bis 16jährige, die sich
in vieler Hinsicht als Erwachsene betrachten, und die intensive Beziehungen zum anderen Geschlecht haben, die Behandlung, die sie von Seiten ihrer Eltern und von
Seiten anderer Erwachsener erfahren, als etwas Negatives betrachten.

Die Ergebnisse entsprechen hier sehr weitgehend denen, die oben bei den Untersuchungen mit dem semantischen Differential berichtet wurden. Ein großer Teil der Jugendlichen verwies auch auf die Macht und das Recht, Entscheidungen zu treffen -
als Zeichen der Erwachsenenrolle. Verantwortung zu übernehmen, ist ein weiteres Kriterium. Andererseits wies nur ein Befragter darauf hin, daß die Erwachsenenrolle
auch mehr Privilegien und mehr Pflichten beinhaltet.

21jährige

Als wir die gleiche Frage in den Interviews mit den 21jährigen stellten, erhielten wir Antworten, die sich fast alle in zwei Hauptkategorien einordnen ließen. In
der ersten Kategorie befinden sich Antworten, die besagen, daß Erwachsene reifer
und erfahrener, sensibler und geduldiger sind und auf die Jungen Rücksicht nehmen.

In der anderen Kategorie befinden sich Antworten, die darauf hindeuten, daß Erwachsene Verantwortlichkeit, Unabhängigkeit, Fähigkeit zur Planung der Zukunft usw. zu erkennen geben. Bei jungen Männern waren beide Typen von Antworten gleich häufig, und zwar jeweils ca. 40 %. Die jungen Frauen gaben häufiger die zweite Art von Antworten (46 % gegenüber 35 %). Etwas mehr als 10 % wiesen auf die größere Beschränkung der Lebenssituation von Erwachsenen hin, sowie auf die Gefahr, eingeengt zu werden. In dieser Altersgruppe finden wir sehr wenige Anmerkungen zu Privilegien oder zu Macht und Entscheidungsbefugnissen und auch sehr wenige bewertende Anmerkungen. Das kann mit der sich ändernden Autoritätssituation ihrer Eltern und der Machtbalance im Verhältnis zwischen ihnen und ihren Eltern zusammenhängen.

Bevor ich die Ergebnisse über die Erwachsenenrolle zusammenfasse, will ich die Frage aufnehmen, ob sich unsere jungen Leute in den frühen 20ern als Erwachsene betrachten oder nicht, da dies zum Verständnis ihrer Wahrnehmung der Erwachsenenrolle beitragen wird.

Kriterien des Erwachsenenstatus

Lassen Sie uns zunächst bestimmte Aspekte des Erwachsenenstatus betrachten. Von einem formalen Gesichtspunkt aus gesehen, erreichen junge Leute in der schwedischen Gesellschaft den Status des Erwachsenen schrittweise. Der erste Zeitpunkt, zu dem die Jugendlichen in unseren Untersuchungen in gewisser Hinsicht als Erwachsene behandelt wurden, war im Alter von 15 Jahren. In diesem Alter wurde ihnen erlaubt, alle Arten von Filmen zu besuchen, sie durften ein Moped fahren, wenn sie wollten, und sie konnten Geschlechtsverkehr mit dem anderen Geschlecht haben. Sie konnten auch eine Stelle ohne Erlaubnis ihrer Eltern annehmen, aber sie durften vor dem Alter von 16 Jahren noch nicht frei über ihr Einkommen verfügen. Die Schulpflicht endete ebenfalls mit 16 Jahren, aber zwischen 70 und 80 % gingen zwei oder drei weitere Jahre zur Schule.

Mit 18 Jahren wurden unsere Jugendlichen als strafmündig betrachtet, was bedeutet, daß sie für illegale Handlungen bestraft werden konnten. Sie konnten einen Führerschein erwerben, und die Jungen konnten gemustert werden. Wenn sie ein Restaurant besuchten, konnten sie alkoholische Getränke bestellen, aber solange sie nicht 20 Jahre alt waren, durften sie alkoholische Getränke noch nicht in Spirituosen-Läden kaufen. In diesem Alter wurden sie mündig und konnten an allgemeinen Wahlen teilnehmen.

Das waren einige formale Zeichen des Erwachsenenstatus. Man sieht, wie die Zahl solcher Zeichen allmählich mit zunehmendem Alter anwächst. Es gibt aber auch andere, eher informelle Kriterien.

Die Schule beendet zu haben und einen Beruf gefunden zu haben, mag ein Zeichen dafür sein, eine erwachsene Person zu sein. Von zu Hause weggezogen zu sein, mag ein zweites Zeichen sein und geheiratet zu haben oder sich verlobt zu haben, mag ein drittes Zeichen sein.

Lassen Sie uns dazu einen Blick auf die Situation der jungen Leute in unserer Untersuchungsgruppe werfen. Wir werden Daten aus den zwei Fragebogenuntersuchungen heranziehen. Das bedeutet, daß die Gruppengrößenstärker sind als in der Interviewuntersuchung (etwa 3400 Vpn bei der ersten Gelegenheit und 927 Vpn bei der zweiten).

Mit 20 Jahren hatten gut 40 % der jungen Männer einen Beruf - wenigstens während der vorausgegangenen sechs Monate. Wenn wir bei den Frauen Arbeit im Haushalt auch als Beruf betrachten, dann hatten 60 % einen Beruf. Eine große Minderheit von Angehörigen beider Geschlechter setzte seine Ausbildung fort. Drei Jahre später, als sie 23 Jahre alt waren, hatten etwa zwei Drittel der jungen Männer und drei Viertel der jungen Frauen einen Beruf. Wenn man Beruf als ein Zeichen des Erwachsenenstatus ansieht, dann erreichten die Frauen diesen Status eher als die Männer. Das galt unabhängig vom sozialen Hintergrund. Etwa 80 % der 20jährigen Männer, aber 69 % der gleichaltrigen Frauen lebten noch bei ihren Eltern. Drei Jahre später lebten noch ein Drittel der Männer, aber nur noch 8 % der Frauen bei ihren Eltern. Die gleichen Unterschiede fanden sich, als wir die Beziehungen zum anderen Geschlecht betrachteten. 2 % der 20jährigen Männer waren verheiratet, im Gegensatz zu 9 % der Frauen. Weitere 10 % der Männer waren verlobt, im Gegensatz zu 23 % der Frauen. Mehr als die Hälfte der Männer hatte keine ständige Freundin, während ein Drittel der Frauen keinen ständigen Freund hatte. Mit 23 Jahren waren 13 % der Männer und 32 % der Frauen verheiratet. Einige hatten bereits eine Scheidung hinter sich. 37 % der Männer und 24 % der Frauen lebten ohne ständigen Lebenspartner. Demnach verließ in der Zeit zwischen 20 und 23 Jahren ein großer Teil der jungen Leute die elterliche Familie und gründete eine eigene. Auf der anderen Seite wies ein beträchtlicher Teil der 23jährigen wesentliche Zeichen des Erwachsenseins nicht auf: Beruf, eigenen Haushalt, eine Familie oder einen Partner. Diejenigen aber, die sich aus den elterlichen Familien gelöst hatten, hatten damit oft viel früher begonnen. Ein größerer Anteil von denen, die mit 14 Jahren in Gruppen mit Jungen und Mädchen oder vorwiegend mit dem anderen Geschlecht zusammen waren, war mit 20 Jahren zu Hause ausgezogen, verheiratet oder verlobt und hatte Kinder - verglichen mit anderen Jugendlichen, (die diese Verhaltensweisen mit 14 Jahren nicht zeigten). Als Beispiel kann angeführt werden, daß 60 % der 14jährigen Jungen, die meist mit anderen Jungen zusammen oder allein waren, mit 20 Jahren keinen festen Lebenspartner hatten, verglichen mit weniger als 50 % der 14jährigen Jungen, die mit 14 Jahren auch mit Mädchen zusammen waren. Die entsprechenden Angaben für Mädchen sind 40 % und 25 bis 30 %. Von denjenigen 14jährigen Mädchen, die vorwiegend mit Jungen zusammen waren, waren im Alter von 20 Jahren 19 % verheiratet, verglichen mit 5 % von denjenigen, die mit 14 Jahren vorwiegend mit anderen Mädchen zusammen waren.

14.4 *Wahrnehmung des eigenen Status durch Jugendliche*

Wie betrachten sich die jungen Leute selbst? Betrachten sie sich als Erwachsene oder tun sie es nicht? Diese Frage wurde ihnen in der Interviewuntersuchung gestellt, als sie 21 Jahre alt waren und dann ein zweites Mal in der Fragebogenuntersuchung, als sie 23 Jahre alt waren. Bei der ersten Gelegenheit antworteten nicht mehr als 25 % mit einem unbedingten "ja" auf die Frage: "Betrachten Sie sich selbst als Erwachsene?" (25 % Männer und 27 % Frauen). Weitere 40 % sagten "zum Teil" und etwa 33 % sagten "nein". Mit 23 Jahren stieg der Anteil derer, die "ja" sagten, auf 60 % an. Das ist in gewisser Weise ein bemerkenswert geringer Anstieg.

Bei einem Vergleich der drei Gruppen konnte man eine gewisse, aber nicht besonders enge Beziehung der aktuellen Situation der jungen Leute und der Sicht ihres eigenen Status feststellen. Diese Beziehung war bei Frauen etwas enger als bei Männern, und sie zeigte, daß Personen, die sich selbst als Erwachsene betrachteten, öfter als andere verheiratet oder verlobt waren, Kinder hatten, mit einem Partner zusammenlebten, in den letzten sechs Monaten einen Beruf hatten und nach Beendigung der Pflichtschulzeit gearbeitet hatten. Befragt nach dem Grund, weshalb sie sich selbst als Erwachsene betrachteten, wiesen viele auf die Tatsache hin, daß sie jetzt unabhängig seien und Verantwortung trügen. Einige wiesen auf die formalen Kriterien hin, die oben diskutiert wurden.

Einige Zitate aus den Interviews:

- Ich bin jetzt erwachsener, weil ich zwei Kinder habe.(Frau)

- Ich bin zu Hause ausgezogen und kann mich finanziell selbst versorgen.(Frau)

- Schwierige Frage. Ich habe eine Stelle und kann meinen Lebensunterhalt verdienen.(Mann)

312

- Ich hielt mich schon für erwachsen, als ich 15/16 Jahre alt war und die Schule
  beendet hatte. Ich mußte von dieser Zeit an für mich selbst aufkommen.(Frau)

- Ich brauche die Unterstützung meiner Eltern nicht mehr.(Mann)

Einige sagten, daß sie sich erwachsen fühlten; sie wären gereift und hätten sich
entwickelt.

- Ältere Berufskollegen erbitten meinen Rat. Das gibt einem das Gefühl, erwachsen
  zu sein.(Mann)

- Ich bin viel toleranter und nicht mehr so egoistisch. Es ist jetzt leichter für
  mich, andere Leute zu verstehen und zu akzeptieren.(Frau)

- Ich weiß nicht, aber wenn ich über Kinder spreche, rechne ich mich nicht (mehr)
  dazu.(Frau)

Wenn wir uns solchen 21jährigen zuwenden, die sich nicht den Erwachsenen zurech-
neten, dann betonten diese sehr oft, daß sie noch nicht reif genug seien und sich
noch mehr entwickeln müßten. Sie würden sich nicht wie ein Erwachsener fühlen,
einige empfanden sich noch als etwas kindisch.

- Ich weiß nicht warum, aber ich betrachte mich lieber als Jugendlichen. Ich nehme
  an, ich bin erwachsen, aber man rechnet sich nicht dazu. Man denkt nicht daran,
  daß man es ist.(Frau)

- Ich fühle mich nicht wie ein Erwachsener ... Ich bin nicht so erfahren.(Mann)

- Es kann sein, daß ich hier zu Hause erwachsen bin, aber nicht am Arbeitsplatz.
  Man ist kindisch, ein kleiner Junge. Wir spielen, machen Spaß, machen allerlei
  Jux. (Mann)

- Ich bin in vieler Hinsicht kindisch. ... Das einzige, was mich erwachsen macht,
  ist, daß ich die gleichen Sorgen habe wie ein Erwachsener. (Mann)

- Ich bin nicht reif. Ich übernehme keine echte Verantwortung und sowas. Ich weiß
  nicht, vielleicht weiß ich es nie, aber ich würde gern meine eigenen Entscheidungen treffen. Jetzt kann ich das nicht tun. (Wie meinen Sie das?) Ich geh mal
  vor und mal zurück. (Mann)

- Manchmal tue ich Dinge, die nicht den Eindruck machen, daß ich erwachsen bin.
  (Welche Dinge?) Nun, man übernimmt keine Verantwortung für das, was man tut. Es
  sind nicht Exzesse oder so, aber so lange man zu Hause lebt, ist man etwas
  schlaff. (Mann)

Einige junge Leute wollten nicht erwachsen werden. Das zeigt sich in folgenden
Zitaten:

- Ich möchte keine Verantwortung übernehmen, ich mußte das auch nie. (Mann)

- Ich denke nicht, daß ich ein richtiger Erwachsener werden möchte. Ich habe
  nicht diese Art Erfahrung. Ich nehme an, man hat mehr Rechte, wenn man 20 Jahre

alt ist, aber ich denke, die Wahrheit ist, daß ich nicht wie eine Erwachsene sein möchte. (Frau)

Wenn man sich den Antworten derjenigen zuwendet, die sich teilweise als Erwachsene und teilweise als Nicht-Erwachsene betrachten, dann kann man sehen, daß sie sich in einer Übergangsperiode befanden und sehr unsicher in Bezug auf ihre eigene Rolle und auf ihren eigenen Status waren.

- Manchmal fühle ich mich wie ein Kind, aber die Leute in meiner Umgebung betrachten mich als Erwachsene. (Frau)

- Weil man 20 Jahre alt ist, stellt man an sich selbst Forderungen, sich wie ein Erwachsener zu verhalten. Aber dann tut man Dinge, die man nicht für sehr typisch für einen Erwachsenen hält. (Mann)

- Ich bin von anderen abhängig. Ich habe mir z.B. bisher noch nie meinen Lebensunterhalt verdient, aber andererseits bin ich alt genug. (Mann).

- Ich habe nicht die Erfahrung und die Reife eines Erwachsenen, aber andererseits bin ich erwachsen. (Frau)

- Man läßt sich nieder, wenn man Kinder bekommt, aber manchmal kann man etwas kindisch sein. Ich habe nicht gelernt, mit Geld umzugehen. (Frau)

- Manchmal ist es gut, sich etwas unreif zu fühlen und nicht so viel Verantwortung übernehmen zu müssen. (Frau)

- Wenn man zu Hause lebt, übernimmt man nicht zu viel Verantwortung, aber ich glaube, ich würde es schaffen, zu Hause auszuziehen. (Frau)

Einige junge Leute schienen sich Sorgen über die künftige Erwachsenenrolle zu machen. Gut 10 % - fast zweimal soviel Frauen als Männer - sagten, daß sie sich im letzten Jahr Sorgen über das Erwachsenwerden gemacht hatten. Sie waren erschrocken über die Anforderung, die Unabhängigkeit stellt, sie waren erschrocken darüber, für sich selbst aufkommen zu müssen, ebenso wie über die unsichere Zukunft. Sie waren unsicher in Bezug auf ihre Berufswahl und sie fühlten sich durch Arbeitslosigkeit bedroht. Am verbreitetsten war die Furcht davor, die Freiheit zu verlieren und alt zu werden.

- Ich habe Angst vor dem Altwerden. Die gesamte Gesellschaft ist aufgebaut auf die junge, gesunde Person. Sie muß produktiv sein usw. Wenn man erwachsen - älter - wird, zählt man nicht mehr so. (Frau)

- Ich habe Angst davor, die stereotype Rolle zu übernehmen, die viele Erwachsene innehaben, und die ich sehr verachte. (Mann)

- Ich habe Angst davor, alles in die eigenen Hände zu nehmen und vollständig unabhängig zu sein. Ich finde das schrecklich. (Frau).

- Ich erschrecke vor all den Anforderungen, die auf einen zukommen. Man muß alles bewältigen, man muß wissen, was man will und wie man es will. (Frau)

- Ja, es ist besorgniserregend. Ich denke, es ist ein komisches Gefühl, Verantwortung zu tragen, es wird etwas Neues sein. Man kann nicht mehr sein, wie man
möchte, man muß sich in einer bestimmten Weise verhalten. (Frau)

Offensichtlich ist Erwachsenwerden nicht etwas, das jeder als ein positives und
erstrebenswertes Ziel betrachtet. Auf der anderen Seite machten sich zwei Drittel
der jungen Leute nie Sorgen darüber, sondern betrachten es als die natürlichste
Sache, die es ist. Einige sehnen sich sogar nach den positiven Aspekten der Erwachsenenrolle. Gleichzeitig wird deutlich, daß die Länge der Periode, während der man
weder Kind noch Erwachsener ist, für manche fast so lange ist wie die gesamte Periode der Kindheit. Sie ist nicht mehr die kurze Übergangsperiode wie früher, als
das Verlassen der Pflichtschule und die Konfirmation (Firmung) die Eintrittskarte
für die Welt der Erwachsenen war. Stattdessen ist die Periode jetzt verlängert und
dehnt sich über die gesamte Teenagerperiode und einen großen Teil der 20er Jahre
aus.

Ist es heute leicht oder schwierig, jung zu sein?

Lassen Sie mich abschließend die Antworten auf die Frage berichten, ob es heute
leichter oder schwieriger ist jung zu sein als zu der Zeit, als die Eltern jung
waren. Etwa 40 % der jungen Männer hielten es für schwieriger und ebenso viele für
leichter. Die Hälfte der Gruppe der jungen Frauen hielt es heute für schwieriger
und nur ein Viertel hielt es heute für leichter. Gleichzeitig machten sich - wie
oben berichtet - mehr Frauen als Männer Sorgen über das Erwachsenwerden. Vielleicht
haben die Geschlechtsunterschiede hier etwas zu tun mit der sich wandelnden weiblichen Rolle. Diese Veränderungen können Unsicherheit auslösen und zu Problemen führen bei der Suche nach der eigenen Identität im Jugendalter und beim Verstehen des
Inhalts der Erwachsenenrolle.

Schlußfolgerungen

Wir sahen, wie sich die Wahrnehmung der Einstellungen der Erwachsenengeneration
gegenüber den jungen Leuten während der Adoleszenz verändert. Aber bis in die 20er
Jahre erhält sich ein wesentlicher Teil der Wahrnehmungslücke, die zu Beginn der
Teenagerperiode am größten war, als die jungen Leute nämlich erwarteten, daß die
Erwachsenen ganz negative Einstellungen gegenüber den Jungen hätten.

Wir sahen auch, wie das Konzept des Erwachsenseins oder der Erwachsenenrolle
während der Adoleszenz allmählich die Bedeutung ändert. Nachdem es in den jüngeren
Lebensjahren etwas Erstrebenswertes war, ändert es seinen Charakter und ist in den

höheren Altersstufen nicht mehr für jeden etwas Erstrebenswertes. Das natürliche
Streben nach Erwachsenenstatus und Gleichheit in den unteren Altersstufen formt
sich bei einigen Jugendlichen nun zum Zweifel am Nutzen des Strebens nach Erwachsenenstatus. Nicht, daß sie die Rechte des Erwachsenenstatus ablehnten, vielmehr
möchten sie gleichzeitig die Art von Verantwortungsfreiheit, Neugier, kritischer
Einstellung und kindlicher Denkweise aufrechterhalten, die sie für Merkmale der
Jugend halten. Einige von denjenigen, die eine Familie gegründet und ein großes
Stück Verantwortung übernommen hatten, empfanden Zwang und Beschränkung und trauer-
ten ihrem früheren Leben nach.

Es scheint so, daß der Erwachsenenstatus für viele unserer jungen Leute mehr Änderungen in den Einstellungen gegenüber sich selbst bedeutet als Änderungen in der
äußeren Situation. Der Erwachsene akzeptiert und zieht nicht in Zweifel, er lebt
ein ödes und langweiliges Leben und er wagt nicht, irgend etwas Ausgefallenes zu
tun. Auch wenn nicht alle jungen Leute dieses Bild vom Erwachsenenleben haben,
sondern den Übergang zum Erwachsensein eher als den natürlichen Entwicklungsgang
betrachten, der er ist, halte ich es doch für bemerkenswert, daß die Erwachsenenrolle von vielen jungen Leuten als fremd und von einigen sogar als abschreckend betrachtet wird. Wenn man hinzufügt, daß viele unsicher sind über die eigene Position, und daß die Periode der Jugend - gemessen an äußeren Kriterien - bis zum Ende
des ersten Vierteljahrhunderts im Leben eines Menschen dauert - d.h. bevor junge
Männer und Frauen ihre Ausbildung abgeschlossen haben, eine Anstellung erhalten
und begonnen haben, ihren Lebensunterhalt zu verdienen - dann meine ich, daß es an
der Zeit ist zu reagieren. Es kann schwerlich als wünschenswerte Entwicklung betrachtet werden, daß sich soziale Abhängigkeit und Unreife über immer mehr Jahre
ausdehnt, während gleichzeitig die körperliche Reife von Jahrzehnt zu Jahrzehnt
früher eintritt - bei manchen etwa zehn Jahre, bevor sie sich "erwachsen" fühlen.

Um diesen Trend zu unterbrechen, muß die Gesellschaft ihre Kinder und Jugendlichen überlegter und systematischer auf die Erwachsenenrolle vorbereiten, indem sie
ihnen bedeutungsvolle, aktive Rollen in Schule und Gesellschaft überträgt, und
zwar bereits in frühem Alter, und indem sie auch die Alterstrennung aufbricht, die
die heutige Gesellschaft in so vieler Hinsicht kennzeichnet.

15. Persönlichkeit und politische Einstellungen im Jugendalter

Paul Mussen

15.1 Einleitung

Untersuchungen über die Beziehungen von Persönlichkeitsstruktur und soziopolitischen Einstellungen im Jugendalter lassen sich unschwer in die Erforschung der Entwicklung prosozialen Verhaltens (Großzügigkeit, Altruismus, Berücksichtigung anderer) einordnen. Die Befürwortung sozialer und politischer Veränderungen, die das Wohl anderer verbessern und gleichzeitig den Befürwortern bedeutsame Kosten und Risiken aufbürden, kann als verallgemeinerte Manifestation prosozialer Orientierung angesehen werden.

Nehmen wir z.B. an, daß eine wohlhabende Geschäftsfrau Zeit, Geld und Energie in eine Kampagne für Kandidaten investiert, die für eine bessere Erziehung, für eine größere Unterstützung von Armen und für höhere Mindestlöhne eintreten. Wenn die von der Geschäftsfrau unterstützten Kandidaten erfolgreich sind und politischen Einfluß erlangen, dann wird sie einige bedeutsame Opfer bringen müssen, die ihre eigenen Einkünfte reduzieren. Sie wird höhere Steuern zahlen und den Lohn ihrer Angestellten erhöhen müssen.

Leider besitzen wir keine systematischen Informationen über die Prozesse, die der Entwicklung soziopolitischer Einstellungen zugrundeliegen. Es ist lediglich

möglich, einige Annahmen über diese Prozesse aus Daten abzuleiten, die im folgenden
dargestellt werden sollen. Die Ausgangshypothese ist dabei, daß politischer Liberalismus ein Aspekt prosozialer Orientierung ist, und daß die Voraussetzungen des
Liberalismus denen des prosozialen Verhaltens ähneln. Es werden daher zwei Untersuchungen dargestellt, die die Persönlichkeit und die Hintergrundbedingungen politisch Liberaler und Konservativer vergleichen. Danach soll versucht werden, die Parallelen zwischen den Befunden dieser beiden Untersuchungen und den Befunden von
Untersuchungen zur Entwicklung prosozialen Verhaltens herauszuarbeiten. Die Entwicklung soziopolitischer Einstellungen und prosozialen Verhaltens ist das Ergebnis
höchst komplexer Wechselwirkungen vieler psychologischer und sozialer Faktoren. Das
gilt besonders für eine demokratische Gesellschaft, in der das Individuum relativ
frei ist in der Wahl zwischen vielen soziopolitischen Orientierungen und bei der
Formulierung der eigenen politischen Philosophie. Es ist daher wichtig darauf hinzuweisen, daß sich die hier berichteten Untersuchungen nur mit einer gewissen Anzahl einflußreicher Entwicklungsfaktoren beschäftigen, nämlich mit solchen, die Bezug zur Persönlichkeit und zu Sozialisationserfahrungen haben.

In den Untersuchungen, die unten berichtet werden, wird kein Versuch gemacht,
kognitive oder soziale und historische Kräfte (die BRONFENBRENNER makroökologische
Faktoren nennt) systematisch zu berücksichtigen. Diese Faktoren stehen in Wechselwirkung mit der Persönlichkeitsstruktur und der persönlichen Entwicklungsgeschichte
bei der Herausbildung sozialer Einstellungen. In gewissem Sinne wirft unsere Art
von Forschung mehr Fragen auf als sie beantwortet. Ich orientiere mich an einer relativ einfachen Vorstellung, um sie zu rechtfertigen: Wenn man zugesteht, daß wir
uns mit den Effekten extrem komplexer, miteinander verwobener Determinanten beschäftigen, dann muß man mit dieser Forschung ja irgendwo beginnen. Mein Ansatz
ist, zunächst auf einige Faktoren abzuzielen, die unausweichlich eine wichtige,
wenn auch vielleicht nicht die wichtigste, Rolle bei der Herausbildung von Einstellungen spielen müssen. Diese Faktoren werden isoliert und systematisch in ihren
Effekten untersucht.

Es wird allgemein angenommen, daß die Herausbildung und die Aufrechterhaltung
reifer soziopolitischer Einstellungen von der Fähigkeit abhängen, abstrakt und hypothetisch über soziale und historische Ereignisse nachzudenken - kurz gesagt: formale Operationen zu verwenden. Es wäre daher nicht sinnvoll, soziopolitische Einstellungen bei Kindern unterhalb dieses kognitiven Niveaus zu untersuchen. Alle
Teilnehmer an den hier dargestellten Untersuchungen waren Jugendliche oder Erwachsene mit durchschnittlicher oder überdurchschnittlicher Intelligenz. Es kann daher
davon ausgegangen werden, daß diese das Niveau formaler Operationen erreicht hatten.

Die "autoritäre Persönlichkeit" (ADORNO et al. 1950) stellte eine wegbereitende
Untersuchung dar, die zeigte, wie Persönlichkeitsstruktur und Persönlichkeitsdyna-
mik soziale, politische und ökonomische Meinungen beeinflussen. Die Kritik dieser
Untersuchung und eine Anzahl von Mißerfolgen beim Versuch, ihre Ergebnisse zu re-
plizieren, führte dazu, daß dieser Ansatz der Untersuchung der politischen Sozialisation abgewertet wurde. Es wurde geschlossen, daß Persönlichkeitsuntersuchungen
sehr wenig zum Verständnis der Entwicklung politischer und sozialer Einstellungen
beitragen können. Für einen Psychologen, der - wie ich - an der Entwicklung der
Persönlichkeit interessiert ist, scheint eine solche Schlußfolgerung dem intuiti-
vem Verständnis zu widersprechen. Nach meiner Auffassung vermittelt die Persönlichkeitsstruktur des Individuums zwischen seinen Wahrnehmungen und seinen Konzeptualisierungen anderer Menschen und der Gesellschaft. Insofern beeinflußt die Persönlichkeit sehr viele soziale Einstellungen und Verhaltensweisen, darunter auch politische Orientierungen und Dispositionen.

Ausgeprägte Tendenzen, sich prosozial zu verhalten, stehen in Verbindung mit
einer Anzahl grundlegender Persönlichkeitseigenschaften, wie etwa mit "Ich-Stärke"
und mit "ausgeprägten Gefühlen der persönlichen Wirksamkeit und des Wohlbefindens
und dessen, was im allgemeinen als 'Integrität' bezeichnet werden könnte" (RUSHTON
1980, S. 85). Die Befunde der unten dargestellten beiden Untersuchungen legen die
Annahme nahe, daß diese Merkmale auch viele politisch Liberale kennzeichnen.

15.2   *Voraussetzungen von Liberalismus und Konservatismus bei Erwachsenen*

Zwischen 1968 und 1970 waren die Teilnehmer der Längsschnittstudien des Institute of Human Development der Universität von Californien, Berkeley, zwischen 40
und 50 Jahre alt (MUSSEN & HAAN 1982). In einer Nachfolgestudie zu diesem Zeitpunkt
wurden ihre Meinungen zu zwei Streitfragen erfaßt, die die amerikanische Nation in
zwei Lager teilten: Forderungen der Schwarzen und der Vietnam-Krieg. Jeder der Teilnehmer der Studie schätzte sich auf einer Skala von sehr *konservativ* bis *radikal*
ein. Um als *liberal*, konservativ oder in der Mitte zwischen beiden liegend katego-
risiert zu werden, waren in sich stimmige Sichtweisen in drei Kriterien Voraussetzung. Ein Teilnehmer wurde etwa nur dann als *liberal* klassifiziert, wenn er sich
als liberal oder liberal-radikal einstufte, wenn er glaubte, daß der Vietnam-Krieg
von Anfang an ein Unrecht darstellte und er einen raschen Rückzug aus Vietnam befür-
wortete, und wenn er die Forderungen der Schwarzen sowie ihre Militanz unterstützte.
Die *Konservativen* waren solche, die sich als ausgeprägt oder gemäßigt konservativ
einstuften, die glaubten, daß die USA den Vietnamkrieg gewinnen müßten und die kein
Verständnis für die Forderung der Schwarzen hatten, sondern glaubten, daß die sozio-

ökonomische Situation der meisten Schwarzen "ihre eigene Schuld" sei. Solche, die *zwischen Konservativen und Liberalen* eingeordnet wurden, waren solche, die sich zwischen beiden einstuften, die äußerten, daß sie nicht wüßten, was sie über die Beendigung des Vietnamkrieges denken sollten, obgleich sie ihn zu Anfang gebilligt hätten, und die für sich in Anspruch nahmen, daß sie keine Vorurteile gegenüber den Schwarzen hätten, aber die Militanz der Schwarzen mißbilligten.

Aufgrund dieser Kriterien konnten 73 % der gesamten Gruppe klassifiziert werden: 31 Vpn (21 Frauen, 10 Männer) waren danach Liberale, 71 (33 Frauen, 38 Männer) Konservative und 43 (25 Frauen, 18 Männer) lagen danach zwischen beiden Untergruppen. Von den 26 % nicht klassifizierbaren Fällen hatten 7 % unzureichende Informationen angegeben; die restlichen 19 % waren in ihrer ideologischen Position nicht konsistent.

Da wir von allen Teilnehmern der Studie umfangreiche Längsschnittdaten (periodisch durchgeführte Tests, Beobachtungen und Interviews) über etwa 40 Jahre hin besaßen, konnten wir eine Reihe von Hypothesen über die Beziehung zwischen soziopolitischen Anschauungen im mittleren Erwachsenenalter und (1) der Persönlichkeitsstruktur in diesem Alter sowie (2) der Persönlichkeitsentwicklung prüfen. Genauer gesagt: Mit Hilfe der Längsschnittdaten konnte festgestellt werden, ob Persönlichkeitsmerkmale, die Erwachsene verschiedener politischer Orientierung voneinander unterscheiden, sich früh entwickeln, und ob sie Liberale und Konservative konsistent über lange Zeitperioden hinweg zu differenzieren vermögen.

Die Untersuchung legte den Schwerpunkt auf Persönlichkeitsmerkmale in vier Zeitperioden: Frühe Adoleszenz (13/14Jahre), späte Adoleszenz (17/18 Jahre), frühes Erwachsenenalter (frühe 30er Jahre) und mittleres Erwachsenenalter (40 - 50 Jahre).

Ein Q-Sort-Verfahren mit 90 Items wurde zur Quantifizierung der umfangreichen qualitativen Persönlichkeitsdaten benutzt, die zu den vier Zeitpunkten erhoben worden waren (BLOCK 1961). Die Q-Sort-Einstufungen wurden von gut eingearbeiteten Klinikern vorgenommen. Sie benutzten Sätze von 90 Karten, auf denen jeweils ein Adjektiv oder eine Behauptung stand: z.B. rebellisch, schätzt intellektuelle Angelegenheiten, leicht übertreibende Selbstdarstellung, sucht Bestätigung durch andere. Der Q-Sort-Beurteiler las alle relevanten Interview-Protokolle eines bestimmten Teilnehmers für eine Periode (z.B. späte Adoleszenz) durch und sortierte dann die 90 Karten in sieben Haufen entsprechend dem Ausmaß, in dem sie den Teilnehmer beschrieben. Die Items, die für den Teilnehmer am charakteristischsten waren, wurden in Haufen 7 eingeordnet und diejenigen, die am wenigsten charakteristisch waren, in Haufen 1. Diese Einstufungen wurden für jeden Teilnehmer für jede Zeitperiode getrennt und unabhängig vorgenommen; d.h. kein Beurteiler schätzte einen Teilnehmer für mehr als eine Zeitperiode ein.

Wir formulierten spezifische Hypothesen über die Unterschiede zwischen Liberalen und Konservativen für 32 der 90 Q-Sort-Variablen. Diese Hypothesen wurden aus den Befunden (und deren Interpretation) der Studie von ADORNO et al. (1950) abgeleitet. Obgleich die untersuchte Population sehr wenige echte Autoritäre einschloß, erwarteten wir doch, daß die Liberalen eher den Nicht-Autoritären und die Konservativen eher den Autoritären vergleichbar seien. Daher wurde die Hypothese aufgestellt, daß in folgenden 15 Q-Sort-Items Liberale höhere mittlere Einstufungen als Konservative hätten: introspektiv; unkonventionell im Denken; expressiv; schätzt intellektuelle Angelegenheiten hoch ein; einsichtig; sozial einfühlsam; phantasiereich; ästhetisch reaktiv; sinnenfreudig; philosophisch interessiert; schätzt Unabhängigkeit; bewertet Situationen in Motivationsbegriffen; rebellisch; vielseitige Interessen; ist stolz auf seine Objektivität.

Konservative sollten - unseren Hypothesen nach - in folgenden 17 Variablen höhere mittlere Einstufungen haben als Liberale: fühlt sich bei Unsicherheit unbehaglich; skeptisch; somatisiert; neigt zu Selbstverteidigung; anspruchsvoll; unterwürfig; sucht Bestätigung durch andere; verdrängt; richtet Aggressivität nach außen; überkontrolliert; herablassend; grundlegende Feindseligkeit; moralistisch; konventionell; machtorientiert; mißtrauisch; Männer: geschlechtstypisches männliches Verhalten; Frauen: geschlechtstypisches weibliches Verhalten.

Um die Beziehungen zwischen politischer Orientierung und jedem der 32 Q-Sort-Items zu prüfen, wurde die Technik multivariater Analyse wiederholter Messungen benutzt. Diese Methode ermöglicht es uns, alle interessierenden Beziehungen zu prüfen. Insbesondere konnten wir feststellen, ob jedes der 32 Merkmale zwischen den drei politischen Gruppen (Liberalen, Konservativen und solchen, die zwischen beiden liegen) differenzierte, wenn alle vier Meßzeitpunkte als ein einziger betrachtet wurden (d.h. wenn Geschlecht und Testzeitpunkt kontrolliert wurden), oder ob die drei politischen Gruppen verschiedene Entwicklungstrends besaßen (d.h. signifikante Wechselwirkung zwischen Zeitpunkt und politischer Orientierung bei Kontrolle des Geschlechts). Die gleichen Analysen zeigten, daß keine signifikanten Unterschiede zwischen Männer und Frauen in irgendeiner dieser Variablen bestanden.

15.3 *Ergebnisse*

Die statistischen Analysen zeigten, daß sich Liberale und Konservative - wie in den Hypothesen vorhergesagt - über eine lange Zeitspanne hinweg signifikant unterschieden, und zwar in neun der 32 Variablen. Während der langen Periode von der frühen Adoleszenz bis zum mittleren Erwachsenenalter (alle vier Perioden, die fast 35 Jahre abdecken) waren die Liberalen nach den Q-Sort-Einstufungen wesentlich stärker philosophisch orientiert und wesentlich rebellischer als Konservative, sie schätzten Unabhängigkeit mehr und waren stolzer auf ihre Objektivität. Andererseits wurden die Konservativen über die gleiche lange Zeit in ihrer Unterwürfigkeit und ihrer Suche nach Bestätigung durch andere konsistent höher eingeschätzt.

Abb. 15.1 und 15.2 zeigen graphische Belege für die Gruppenunterschiede in Bezug auf Wertschätzung und Unabhängigkeit und in Bezug auf Suche nach Bestätigung, und zwar zu allen vier Meßzeitpunkten. Dieses sind typische Abbildungen.

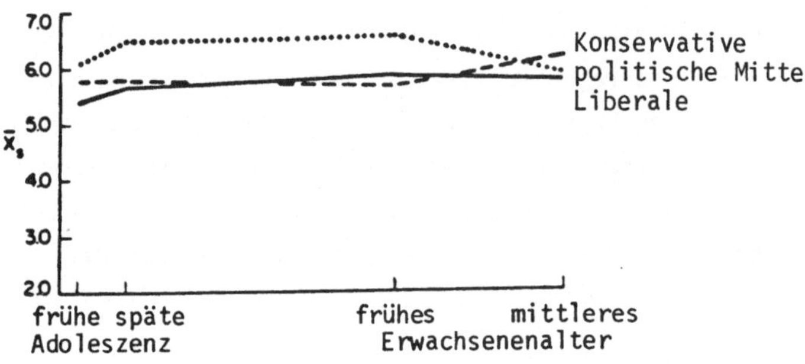

__Abb. 15.1.__ Durchschnittswerte der politischen Gruppen im Item "schätzt Unabhängigkeit"

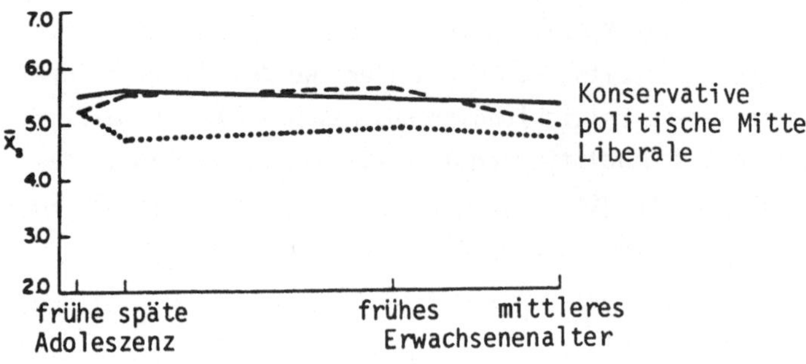

__Abb. 15.2.__ Durchschnittswerte der politischen Gruppen im Item "sucht Bestätigung"

Weiterhin zeigten die Liberalen und die Konservativen wesentliche Unterschiede -
in der vorhergesagten Richtung - in ihren Tendenzen, moralistisch und konventionell
zu sein, sowie in ihrer Intoleranz gegenüber Ambiguität. Das galt für die frühe
Adoleszenz und für das Erwachsenenalter, nicht aber für die späte Adoleszenz, d.h.
es galt für drei der vier Zeitperioden. Liberale waren moralistischer als Konservative in der späten Adoleszenz, die beiden Gruppen unterschieden sich zu diesem Zeitpunkt aber nicht in ihrer Konventionalität oder ihrer Intoleranz gegenüber Ambiguität, während Konservative - konsistent über die Jahre hinweg - hohe Einstufungen in
diesen Variablen erhielten.

Aus diesen Befunden kann man schließen, daß Liberale von der frühen Adoleszenz
an bis ins mittlere Erwachsenenalter an eher subjektiven Angelegenheiten und an
philosophischen Fragen interessiert sind, daß sie relativ wenig konventionellen
Werten anhängen, ihre Unabhängigkeit hoch einschätzen und rebellisch sind. Diese
Qualitäten - zusammen mit der Bereitschaft, ihre eigenen Gefühle anzuerkennen und
die eigenen und die Probleme anderer sachlich zu betrachten (hohe Einstufungen bei
"Stolz über eigene Objektivität"), sind Anzeichen für eine hohe Ausprägung von Ich-
Stärke. Im Gegensatz dazu sind Konservative von der frühen Adoleszenz an relativ
unsicher und unterwürfig gegenüber Autoritäten. Sie fühlen, daß sie von äußeren
Kräften und Bedingungen kontrolliert werden (externale Kontrollüberzeugung); daher
haben sie ein starkes Bedürfnis nach Bestätigung durch andere.

Vielleicht spiegelten die relativ hohen Einstufungen im Item "moralistisch" in
der späten Adoleszenz die philosophischen Interessen der Liberalen wider; philosophisch interessierte Adoleszente haben wahrscheinlich strenge, vielleicht sogar ab-
solute moralische Werte und werden daher als sehr moralistisch angesehen. Mit zunehmender Reife werden die Liberalen aber der Relativität moralischer Werte gewahr.

Die meisten Jugendlichen scheinen das Bedürfnis zu haben, einer Gruppe anzuge-
hören und ihr Leben und ihre Aktivitäten im Rahmen der Gruppe zu gestalten. Daher
können sich sogar Gruppen, die sich in ihrer politischen Orientierung unterscheiden, in ihrer Konventionalität und in ihrer Intoleranz gegenüber Unsicherheit ähneln.

Hypothesen über Unterschiede zwischen Liberalen und Konservativen in ihrer Tendenz zu phantasieren, in ihrer Sinnlichkeit und in ihrer nach außen gerichteten
Aggressivität wurden zum Teil auch bestätigt; die vorhergesagten Gruppenunterschiede in diesen Merkmalen wurden in einigen, aber nicht in allen Entwicklungsphasen
gefunden. In der Adoleszenz unterschieden sich die Gruppen nicht im Ausmaß des Phan-
tasierens oder in der Sinnenfreude, aber die Liberalen neigten im frühen und mittleren Erwachsenenalter deutlich mehr zum Phantasieren und waren wesentlich sinnen-

freudiger als Konservative. In der späten Adoleszenz und im frühen Erwachsenenalter war die mittlere Einstufung der Liberalen bezüglich der nach außen gerichteten Aggressivität niedriger als diejenige der Konservativen. Damit bestätigt sich zum Teil eine andere Hypothese. Die zwei politischen Gruppen unterschieden sich aber nicht in der Ausprägung dieser Variablen in der frühen Adoleszenz und im mittleren Erwachsenenalter.

Eine unabhängige Bestätigung für einige dieser Q-Sort-Befunde ergab sich mit dem "California Personality Inventory", einem Persönlichkeitsfragebogen, der den Teilnehmern der Studie in zwei Perioden des Erwachsenenalters vorgegeben wurde. Liberale Frauen zeigten die höchsten Werte der drei politischen Gruppen in einer Anzahl von Skalen, die Anpassungsfähigkeit, Ich-Stärke, Unabhängigkeit des Denkens, Verantwortlichkeit und Intellektualität messen (Flexibilität, psychologisches Feingefühl, Intellektualität, logische Analyse, Konzentration, Verdrängung und konstruktive Anpassung. Konservative Frauen zeigten, entsprechend ihrem in den Q-Sort-Einschätzungen zum Ausdruck gekommenen konventionellen Denken, die höchsten Werte von allen Gruppen in der Konventionalitäts-Skala. Das bedeutet, daß "ihre Reaktionen dem allgemeinen Muster dieses Fragebogens entsprechen" (GOUGH 1957, S. 11).

Im mittleren Erwachsenenalter zeigten die konservativen Männer - wie die konservativen Frauen - die höchsten Werte der drei Gruppen in der Skala Konventionalität, während die Liberalen die höchsten Werte in Flexibilität aufwiesen.

Wenn man diese Befunde integriert, dann findet man zwei unterschiedliche Persönlichkeitskonstellationen, die beide einleuchtend, stimmig, in sich konsistent und über die Zeit stabil sind. Die erste, die liberale Persönlichkeitskonstellation, reflektiert Ich-Stärke, emotionale Sicherheit, ein ausgeprägtes Selbstgefühl, Flexibilität, Realisierung der eigenen psychologischen Möglichkeiten (und derjeniger anderer) - Merkmale, die mit der Neigung zu prosozialem Verhalten verbunden sind (MUSSEN & EISENBERG-BERG 1977; RUSHTON 1980; STAUB 1980). Die Eigenschaften, die diese Persönlichkeitskonstellation ausmachen, umfassen Unabhängigkeit, Neigung, sich zu widersetzen, unkonventionelles Denken, Vorliebe für philosophische und intellektuelle Themen, Stolz auf die eigene Objektivität, Flexibilität, ein Gefühl der Verantwortlichkeit für eigene Handlungen und die Fähigkeit, Probleme zu bewältigen.

Die konservative Persönlichkeitskonstellation, die in einem starken Gegensatz zur liberalen steht, ist gekennzeichnet durch relativ geringe Ich-Stärke, durch Mangel an Selbstvertrauen, durch den Glauben, wichtige Ereignisse nicht kontrollieren zu können und durch Abhängigkeit von der Führung und Bestätigung durch andere.

Konservative zeigen einen Mangel an Unabhängigkeit, sind unterwürfig, konventionell im Denken, haben ein ausgeprägtes Bedürfnis, von anderen bestätigt zu werden, sind moralisch, der Introspektion abgeneigt und fühlen sich bei Unsicherheit unbehaglich (d.h. sie sind intolerant gegenüber Ambiguität).

Die meisten Merkmale oder Merkmalskonstellationen, die mit liberalen und konservativen Orientierungen verbunden sind, entwickeln sich früh, sind bereits in der frühen Adoleszenz klar sichtbar und bleiben über lange Zeitperioden relativ stabil. Aus diesen Gründen kann man schließen, daß soziopolitische Ideologien, genauso wie die Tendenz, sich prosozial zu verhalten, mit grundlegenden, früh entstandenen Persönlichkeitsstrukturen und kognitiven Stilen verbunden sind.

Es scheint vernünftig anzunehmen, daß Individuen, die eine hohe Ausprägung von Ich-Stärke, von Selbstvertrauen und ein Gefühl der Sicherheit haben, auch eine aktive Orientierung gegenüber der Welt, sowie die Fähigkeit zur objektiven Beurteilung von Situationen und die Bereitschaft zur Übernahme von Risiken und persönlichen Opfern besitzen. Folglich sind sie mit höherer Wahrscheinlichkeit den Bedürfnissen oder der Not anderer gegenüber aufgeschlossen und bieten eher Hilfe und Kooperation an, teilen wahrscheinlich das, was sie haben, und handeln eher altruistisch. Gleichzeitig können diese Persönlichkeitsmerkmale die Bereitschaft fördern, den soziopolitischen und ökonomischen "Status quo" zu überdenken und in Frage zu stellen, sowie für die Liberalisierung bestehender Institutionen einzutreten.

Im Gegensatz dazu haben solche Personen, die unterwürfig, konventionell, intolerant gegenüber Unsicherheit und sehr auf Bestätigung durch andere angewiesen sind, das Gefühl, daß sie durch äußere Kräfte kontrolliert werden, daß sie hilflos sind gegenüber dem, was passiert. Da sie die Vorstellung von Hilflosigkeit akzeptieren, sind sie wahrscheinlich in ihren Ansätzen zur Lösung sozialer Probleme und Ereignisse eingeengt, fühlen sich mehr bedroht durch persönliche Opfer, sind weniger bereit oder fähig, das Ausmaß der Not anderer einzuschätzen oder auf dieses zu reagieren und sind so weniger geneigt, altruistisch zu handeln. Solche Individuen tendieren auch dazu, den "Status quo" ohne Frage oder Kritik zu akzeptieren, die Aufrechterhaltung des existierenden soziopolitischen Systems zu befürworten und sozialem Wandel zu widerstehen - kurz: sie hängen einer konservativen soziopolitischen Philosophie an und handeln entsprechend.

15.4 *Persönlichkeit und Sozialisation in ihrer Beziehung zu politischen Orientierungen von Jugendlichen*

Obgleich die Daten der Längsschnittuntersuchung zeigen, daß liberale und konservative Orientierungen in die Persönlichkeitsstruktur eingebettet sind, sagen sie doch nichts über Sozialisationserfahrungen oder andere Faktoren aus, die diese Merkmale und Einstellungen formen.

Um diese Prozesse zu studieren, untersuchten Nancy EISENBERG-BERG und ich eine Gruppe 13- bis 18jähriger Sekundarstufenschüler, also die Altersperiode, in der sich politische Einstellungen herauszubilden beginnen und Gestalt annehmen (ADELSON 1971). Die Befunde einer früheren Untersuchung zeigten, daß die soziopolitischen Einstellungen (liberal oder konservativ) vieler Jungen und Mädchen in der Zeit der Sekundarstufe ausgeprägter und konsistenter werden (MUSSEN, SULLIVAN und EISENBERG-BERG 1977).

Für diese Untersuchung waren zwei Hypothesen besonders bedeutsam. Die erste besagt, daß Jugendliche, ebenso wie Erwachsene, soziopolitische Ideologien formulieren, die konsistent mit ihren Persönlichkeitsstrukturen und Motivationen sind; liberale Jugendliche sind wesentlich unabhängiger, unkonventioneller, flexibler im Denken, introspektiver und stärker philosophisch orientiert als konservative Gleichaltrige. Letztere sind konformistischer, konventioneller, weniger tolerant gegenüber Ambiguität, weniger intellektuell und philosophisch orientiert. Die zweite Hypothese basiert auf der Annahme, daß die Persönlichkeitsstruktur in hohem Ausmaß durch Sozialisationserfahrungen in der Familie geformt ist. Sie besagt, daß Eltern liberaler Jugendlicher in den Interaktionen mit ihren Kindern die Entwicklung von Flexibilität, Toleranz, Intrazeption (Prüfung eigener Motive und der Motive anderer), Autonomie und Unabhängigkeit begünstigen. Im Gegensatz dazu fördern Eltern konservativer Jugendlicher den Erwerb einer Konfiguration von Eigenschaften, die Rigidität, Intoleranz gegenüber Ambiguität, Konformität, nach außen gewandte Aggressivität, Anlehnung der Prüfung eigener und fremder Motive und Verpflichtung gegenüber traditionellen Denkformen einschließt.

Ein Fragebogen zum soziopolitischen Liberalismus, der aus 32 mit Zustimmung oder Ablehnung zu beantwortenden Items bestand (z.B. "Ob man reich oder arm ist, man kann in diesem Land die gleiche gute Ausbildung erhalten"; "Kommunisten, die mit dem amerikanischen System nicht übereinstimmen, sollte es nicht erlaubt werden, Reden gegen unsere Regierung zu halten"), wurden 209 Schülern der 9., 11. und 12. Klasse der Sekundarstufe in einer konservativen, weißen Vorort-Gemeinde der oberen Mittelschicht vorgegeben. Die 37 Schüler (19 Jungen, 18 Mädchen), die die höchsten Liberalismus-

werte erhielten und die 35 konservativen (16 Jungen, 19 Mädchen), wurden zu einer
intensiven Persönlichkeitsuntersuchung herangezogen. Hier wurden folgende Maße benutzt: ein Q-Sort von 49 Selbstkonzeptitems mit Adjektiven oder Sätzen wie "erfolgreich ... wirklich Spitze", "mitfühlend", "konventionell"; ein Q-Sort von 91 Items
zu Erziehungspraktiken mit parallelen Items für Mutter und Vater (z.B. "meine Mutter (Vater) wünschte, daß ich auf andere einen guten Eindruck mache"; "meine Mutter
(Vater) ermutigte mich, meine Gefühle jederzeit zu kontrollieren"); ein Fragebogen
zu Eltern-Kind-Übereinstimmung hinsichtlich Einstellungen, politischen Fragen, Religion, Freunden und Berufswahl und eine Empathie-Skala.

Bei der Beantwortung der Q-Sort-Items mußten die Teilnehmer der Untersuchung die
Karten-Sätze in sieben Kategorien einordnen, und zwar nach dem Ausmaß, in dem die
Items sie selbst oder das Verhalten ihrer Eltern zutreffend beschrieben. Bei der
Beantwortung des Fragebogens über Eltern-Kind-Übereinstimmung in Bezug auf Einstellungen schätzten die Untersuchungsteilnehmer den Grad wahrgenommener Ähnlichkeit
zwischen ihren eigenen Einstellungen und denjenigen ihrer Mutter und ihres Vaters
ein (von 1 für "keine Übereinstimmung" bis 4 für "vollständige Übereinstimmung"),
und zwar in Bezug auf Religion, Präferenz für eine politische Partei, Studentendemonstrationen, Bürgerrechte, Berufswahl, Auswahl von Freunden. Der MEHRABIAN-
EPSTEIN-Fragebogen (MEHRABIAN & EPSTEIN 1972), der 31 Items enthält - z.B. "Ich
bleibe oft, trotz der Aufregung in meiner Umgebung, kühl und gelassen" und "Einige
Songs machen mich ganz glücklich" -, wurde vorgegeben, um die empathischen Tendenzen der Teilnehmer zu erfassen. Die Teilnehmer gaben ihr Ausmaß an Zustimmung zu
jeder Behauptung mit Werten zwischen 1 und 4 an.

Die Hypothesen, die der Untersuchung zugrundelagen, wurden durch einen Vergleich
der Antworten der liberalen und der konservativen Jugendlichen auf die Q-Sorts und
die Fragebogen geprüft. Die zwei Gruppen unterschieden sich statistisch bedeutsam -
oder nahezu bedeutsam - in 12 der 49 Selbstkonzept-Variablen; die entdeckten Unterschiede stimmten mit den Vorhersagen überein, die aus der ersten Hypothese und aus
den Befunden der Untersuchung der Liberalen und Konservativen des mittleren Erwachsenenalters (s.o.) abgeleitet worden waren. Wie liberale Erwachsene, zeigen liberale Jugendliche Anzeichen für größere Ich-Stärke, größeres Selbstwertgefühl, größere Unabhängigkeit und für mehr innere Kontrollüberzeugung. Die Konservativen waren weniger innengeleitet, waren konventioneller, interessierter an traditionell
gebilligten Werten und bestimmt durch äußere Autorität.

Im einzelnen zeigte die Analyse der Q-Sort-Einstufungen des Selbstkonzepts, daß
Konservative sich als wesentlich konventioneller als Liberale betrachten; weiterhin als wesentlich verantwortlicher, zuverlässiger, ehrgeiziger; darüber besorgt,

etwas Schlechtes (d.h. Mißbilligtes) getan zu haben. Ihr Bedürfnis nach Ordnung und ihre Intoleranz gegenüber Unsicherheit spiegelten sich deutlich in ihren relativ hohen Selbsteinschätzungen in folgenden Bereichen wider: ordentlich, sauber und organisiert; vorausplanend; erfolgreich; wirklich Spitze. Die zuletzt genannten Befunde unterstützen die Hypothese, daß konservative Jugendliche nicht zu Selbstprüfung oder Selbstkritik neigen. Im Gegensatz zu ihren konservativen Gleichaltrigen, betrachteten sich die liberalen Jugendlichen als rebellischer und unabhängig im Denken; sie waren stärker anderer Meinung als ihre Eltern, wenn es um Religion, die Bevorzugung einer politischen Partei, Studentendemonstrationen und Bürgerrechte ging. Beide Gruppen unterschieden sich jedoch nicht in dem Ausmaß, in dem sie mit den Einstellungen der Eltern zu nicht-politischen oder nicht-ideologischen Fragen, wie Einstellungen zu Berufswahl oder Auswahl von Freunden übereinstimmten.

Das größere Nach-innen-Gerichtetsein der Liberalen und ihre stärkeren Tendenzen zur Introspektion spiegeln sich wider in ihren Selbsteinschätzungen: sie beobachten bei sich mehr Selbstmitleid, sie halten sich für einfühlender, für aufgeschlossener gegenüber den Gefühlen anderer. Liberale Jungen bezeichnen sich auch als liebender, als empfindlicher und als abgeklärter als die konservativen Gleichaltrigen. Liberale beiderlei Geschlechts zeigten höhere Werte im Empathie-Fragebogen als die konservativen Jugendlichen. Vielleicht ist die Fähigkeit zur Empathie - wohl ein grundlegendes Motiv für Altruismus - auch eine wichtige Grundlage für politischen Liberalismus.

Aus diesen Befunden kann vernünftigerweise geschlossen werden, daß die liberalen Jugendlichen ein starkes Gefühl persönlicher Kontrolle und Wirksamkeit besitzen. In einer Reihe von Untersuchungen wurde die Auffassung vertreten, daß diese Merkmale zentrale Voraussetzungen sind für die Neigung, zu helfen und sich altruistisch zu verhalten (RUSHTON 1980; STAUB 1978). So finden wir wiederum, daß ähnliche Persönlichkeitsmuster mit hohen Niveaus prosozialen Verhaltens und mit liberalen soziopolitischen Einstellungen verbunden (oder durch diese vermittelt) sind.

Um die Hypothese über Eltern-Kind-Interaktionen, die liberales oder konservatives Denken begünstigen, zu prüfen, untersuchten wir die Einstufungen, die von den zwei Gruppen von Jugendlichen für die Erziehungs-Q-Sort-Items (Vater, Mutter) angegeben wurden. Diese Analyse macht deutlich, daß Liberale und Konservative sehr verschiedene Beziehungen zu ihren Eltern haben und sie so erleben, daß sie verschiedene Werte und Orientierungen betonen. Die liberalen Jugendlichen sehen ihre Eltern so, daß sie hohe Standards haben, die sie dazu ermutigen, Unabhängigkeit, persönliche Verantwortlichkeit und innere Kontrolle zu entwickeln. Die liberalen Mädchen gaben mehr als die konservativen Mädchen an, daß ihre Mütter von ihnen erwarteten, daß "sie Probleme selbst lösen, wenn sie in Schwierigkeiten kommen", und daß sie sie lehrten, "verantwortlich zu sein für das, was ihnen widerfährt". Die Befunde für die Jungen waren vergleichbar. Liberale Jungen stimmten mehr Aussagen zu, die besagen, daß ihre Väter hohe Erwartungen in Bezug auf ihre Unabhängigkeit hegten, und daß sie diese ermutigten. Ihre Mütter hätten ihnen erlaubt, Entscheidungen in vielen Dingen selbst zu treffen. Weiterhin berichteten Liberale beiderlei Geschlechts häufiger, daß ihnen beigebracht worden sei, ihre Gefühle zu kontrollieren. Liberale Jungen berichteten, daß ihre Mütter nicht erlaubt hätten, Ärger ihnen gegenüber zu äußern, und daß ihre Väter sie bestraft hätten, wenn sie ihren Geschwistern gegenüber Eifersucht zeigten. Diese Betonung emotionaler Selbstkontrolle kann den Versuch der Eltern widerspiegeln, ihren Kindern Reife, Unabhängigkeit und ein Gefühl persönlicher Verantwortlichkeit zu vermitteln.

Konservative Jugendliche berichteten, daß ihre Eltern Konformität gegenüber Autoritäten, guten Eindruck auf andere und den Erwerb "guten" - d.h. konventionellen, traditionell gebilligten - Verhaltens betonten. Konservative Mädchen berichteten, daß ihre Mütter wünschten, daß sie einen guten Eindruck auf andere machten, und daß kein Elternteil ihnen erlaubte, "schlechte" Dinge gegenüber Lehrern zu äußern. Ihre Mütter belohnten sie mit besonderen Privilegien, wenn sie "gut" waren und ihre Väter hielten es für "eine gute Übung für mich, in Gegenwart anderer etwas zu leisten". Solche Akzentsetzungen in der Erziehung fördern wahrscheinlich starke Motive, Anerkennung und Bestätigung bei anderen zu suchen, sie fördern aber wohl auch den Glauben daran, daß äußere Kräfte - mehr als eigene Wünsche und Entscheidungen - Verhalten kontrollieren. Kurz gesagt: Eltern konservativer Jugendlicher trainierten - wie aufgrund der zweiten Hypothese vorausgesagt - ihre Kinder darin, sich auf Konformität und Willfährigkeit gegenüber Autorität zu orientieren, bei anderen einen guten Eindruck zu machen und Bestätigung durch andere zu suchen.

Die Eltern der liberalen Jugendlichen erzogen ihre Kinder demgegenüber in einer Weise, die größere Innengeleitetheit fördert. Das spiegelt sich wider in der Übernahme von Verantwortung für eigenes Handeln, in der Unabhängigkeit von Denken und Verhalten und in der Selbstkontrolle von Gefühlen. Mehrere dieser Voraussetzungen für politischen Liberalismus ähneln den Sozialisationserfahrungen, die zu prosozialem Verhalten bei Kindern führen. Zum Beispiel praktizieren die Eltern der politisch liberalen Jugendlichen ebenso wie die Eltern prosozialer Kinder "autoritative Elternschaft" (BAUMRIND 1971); sie stellen hohe Ansprüche an ihre Kinder und erwarten von ihnen, daß sie sich reif verhalten.

Obwohl prosoziales Modellverhalten der Eltern als ein Hauptfaktor bei der Förderung prosozialen Verhaltens bei Kindern betrachtet wird (MUSSEN & EISENBERG-BERG

1977), gibt es in dieser Untersuchung keinen Beleg dafür, daß bei den Untersuchungs-
teilnehmern politischer Liberalismus das Ergebnis der Identifikation mit elterlichem Liberalismus, bzw. dessen Beobachtung ist. In der Tat betrachten sich liberale
Jugendliche - im Vergleich zu konservativen - als weniger eng an ihre Eltern gebunden, als rebellischer den Eltern gegenüber und als unabhängiger von deren Autorität,
Ideen und Meinungen. Dies ist vielleicht eine Funktion der demographischen Merkmale
der Untersuchungspopulation: Kinder von Eltern der Mittelklasse, die in einer vorherrschend konservativen Gemeinde leben. Obgleich wir keine direkten Einschätzungen
der politischen Auffassungen der Eltern besitzen, scheint es doch sicher zu sein,
daß wenige der Eltern politisch liberal waren oder für liberale Ziele aktiv eintra-
ten. Es ist vielleicht angemessener, die Rolle des Modellverhaltens oder der Identifikation mit den Eltern für die Bildung liberaler Einstellungen in einer Population von solchen Jugendlichen zu untersuchen, die zu einem Großteil politisch liberale Eltern haben.

15.5 Künftige Forschungsrichtungen

Nach der Darstellung dieser Untersuchungen möchte ich einige der Grenzen der Befunde angeben. Am wichtigsten ist die Tatsache, daß sie wenig zu unserer Kenntnis
der Mechanismen und Prozesse bei der Bildung wichtiger sozialer Haltungen beitragen. Künftige Untersuchungen müssen darauf ausgerichtet werden, diese grundlegenden Prozesse zu spezifizieren und dabei ihre Vielfalt und Komplexität, die Beteiligung multipler miteinander in Wechselwirkung stehender psychologischer und sozialer Kräfte und die Kapazität und Prädispositionen des Individuums zu beachten.
Eine große Anzahl von Fragen kann und muß gestellt werden. Welche spezifischen
Techniken werden von Eltern und anderen Sozialisationsträgern benutzt, um ihren
Kindern politische Werte einzuprägen? Welche adaptiven Funktionen haben politische
Einstellungen bei der psychologischen Ausstattung des Individuums? Wie werden die
äußeren Ereignisse vermittelt und kognitiv interpretiert, die bei der Bildung solcher Einstellungen eine Rolle spielen? Das bedeutet, welche psychologischen Mechanismen vermitteln die Beziehungen zwischen sozialen Reizen und nachfolgenden psychologischen Ereignissen?

Betrachtet man die Eigenschaften der Makro-Umwelt, so müssen wir nach den Effekten eines relativ stabilen und kontinuierlichen kulturellen Kontextes fragen - im
Gegensatz zu den Folgen von Änderungen im Gesamtmilieu. Was geschieht unter der Bedingung wesentlicher Wandlungen in der Struktur der Gesellschaft, wie etwa größerer
Demokratie oder mehr Autoritarismus? Oder was geschieht, wenn ein Individuum von
einem sozialen Milieu in ein anderes überwechselt und auf neue Arten von Einstellungen und Meinungen trifft?

Wir haben keine Daten über die Zentralität oder die Randständigkeit soziopolitischer Einstellungen und über die reziproken Wechselwirkungen zwischen diesen Einstellungen und anderen Aspekten der psychologischen Ausstattung eines Individuums.
Können Änderungen soziopolitischer Einstellungen zu Änderungen der Persönlichkeitsstruktur führen? Wenn das so sein sollte: wie und unter welchen Bedingungen geschieht dies?

Gibt es Wechselbeziehungs-Effekte zwischen verschiedenen Einstellungsbereichen,
z.B. beeinflussen breite soziopolitische Einstellungen - und werden sie beeinflußt
durch - Wahrnehmungen anderer sozialer Bereiche und Probleme, wie z.B. Erziehung,
Sexualverhalten, Euthanasie, Abtreibung? Schließlich müssen wir die Wechselwir-
kungseinflüsse "wesentlicher anderer" (Eltern, Gleichaltrige, Kollegen, Medien)
intensiv untersuchen. Wahrscheinlich haben alle Sozialisationsträger Bedeutung für
unsere soziopolitischen Einstellungen, aber unsere Beziehungen zu einigen Sozialisationsträgern können sich von Zeit zu Zeit ändern. Welche Arten von Meinungen sind
am anfälligsten für einen Wandel unter solchen Umständen? Was geschieht, wenn zwei
einflußreiche Sozialisationsträger, z.B. Eltern und Gleichaltrige, das Denken und
die Einstellungen des Individuums in unterschiedlicher Weise beeinflussen? Welche
Prozesse sind bei der Lösung des Ungleichgewichts beteiligt? Weiter können soziopolitische Einstellungen - besonders wenn sie sehr tief verankert sind - weitreichende Effekte auf unsere interpersonalen Beziehungen haben und unsere Zuneigungen
und Ablehnungen beeinflussen, unsere Wechselwirkungen mit einigen abschwächen und
andere Beziehungen bereichern.

Wie bereits angekündigt, wirft meine Darstellung mehr Fragen auf als sie beantwortet. Aber alle Fragen sind untersuchbar und alle müssen untersucht werden. Angemessene Methoden können leicht ersonnen werden, besonders für vorläufige Untersuchungen. Mein eigenes Vorurteil ist es, daß wir vor allem mehr Untersuchungen
in natürlichen Umgebungen und an kritischen Wendepunkten im Leben von Individuen
benötigen. Einige Variationen der klinischen Methode von PIAGET, besonders von
der Art,wie sie Forscher wie DAMON und TURIEL einsetzen, liefern hervorragende Modelle für die Untersuchung der Interpretationen politischer Ereignisse durch Jugendliche und für ihre Einstellungen gegenüber soziopolitischen Fragen. Wichtige
Informationen kann man auch intensiven Interviews und Tests mit jungen Erwachsenen entnehmen, die radikale Änderungen in ihrem Milieu und ihrem Lebensstil erleben - z.B. wenn sie von einer eher kapitalistischen zu einer eher sozialistisch
orientierten Gesellschaft überwechseln. Diese Individuen könnten unschätzbare Informationen über die Phänomenologie - den inneren Prozeß - und die Wahrnehmung
der Wechselwirkungen zwischen Einstellungen, Einstellungsänderungen und anderen
kognitiven und affektiven Faktoren liefern.

Schließlich könnte kreative sozialpsychologische Forschung schwerpunktmäßig ausgerichtet werden auf psychologische Reaktionen bei durchdringendem sozialen Wandel - und auf die Mechanismen, die diesen Wandel vermitteln -, Wandel der Art, wie er in letzter Zeit in vielen Ländern wie Spanien, China, Iran und in einer Anzahl afrikanischer Nationen stattgefunden hat. Es wäre natürlich extrem schwierig, diese Untersuchungen durchzuführen. Aber das Ergebnis könnte für theoretische Einsichten und angewandtes soziales Handeln außerordentlich bedeutsam sein.

16. MERKMALE INTERPERSONALEN VERHALTENS WÄHREND DER FRÜHEN ADOLESZENZ

Barbara Newman

16.1 *Was ist interpersonales Verhalten?*

Interpersonales Verhalten steht im Zentrum sozialer Interaktionen. Es beinhaltet die verbalen und nonverbalen Elemente einer sozialen Begegnung. Interpersonales Verhalten bildet die Nahtstelle zwischen der Person und ihrem sozialen Umfeld. Durch Interaktionen, die sich sowohl auf das Senden als auch auf das Empfangen von Botschaften beziehen, kommuniziert die Person Bedürfnisse, Ideen und Informationen, die anderen ein Gefühl für die Person und deren innere Welt vermitteln. Die Person empfängt jedoch auch Botschaften, die ihr Informationen darüber geben, wie sie wahrgenommen wird, und welche Erwartungen andere an ihr Verhalten richten.

Die Qualität interpersonalen Verhaltens ist von drei Komponenten abhängig. Zunächst erfordert es Wissen über Symbole, Zeichen und Grammatik eines gemeinsamen Kommunikationssystems. Für eine bedeutungshaltige interpersonale Interaktion ist es für die beteiligten Parteien notwendig, über sprachliche Fertigkeiten zu verfügen, die dazu dienen, die eigenen inneren Gedanken adäquat für andere zu übersetzen und die von anderen gesandten Botschaften zu interpretieren. Gelegentlich wird angenommen, daß das nonverbale System unter weniger direkter Kontrolle steht als das verbale System. Jedoch können in sozialen Interaktionen nonverbale Zeichen sicher-

lich bewußt eingesetzt werden, um Botschaften zu kommunizieren. Gewöhnlich wird das
Wissen um sie auch als ein Mittel genutzt, Botschaften anderer zu interpretieren.
Wenn ich beispielsweise versuche, Sie davon zu überzeugen, daß ich bei einem Test
nicht gemogelt habe, Ihnen aber nicht direkt ins Gesicht sehen kann und keinen
Blickkontakt aufnehme, werden Sie mir wahrscheinlich nicht glauben.

Die zweite Komponente interpersonalen Verhaltens ist soziale Kognition, insbesondere die Fähigkeit, den eigenen und den Standpunkt anderer auseinanderzuhalten.
Falls die Teilnehmer einer Interaktion in hohem Maße egozentrisch sind, kann es
ihnen schwerfallen festzustellen, was sie sagen müssen, um verstanden zu werden.
Tatsächlich können sie annehmen, verstanden zu werden, und versäumen es dann, Hinweise auf ein Mißlingen der Kommunikation wahrzunehmen. Je höher entwickelt die Fähigkeiten der einzelnen Partner sind, soziale Perspektiven einzunehmen, desto sorgfältiger werden sie in der Kommunikation relevante Charakteristika der Teilnehmer
berücksichtigen. Der Ton, die Stimme, das Vokabular, Gestik, Mimik und physische
Unruhe, all das sind Komponenten der Interaktion. Sie können verändert werden, um
eine bestimmte Wirkung zu erzielen oder eine bestimmte Botschaft zu vermitteln. Die
Bedeutung der sozialen Kognitionen liegt darin, eine Theorie darüber zu haben, in
welcher Art und Weise diese Elemente einer Interaktion die anderen Teilnehmer beeinflussen werden. Ich weiß z.B., daß beim derzeitigen Entwicklungsstand unserer
Kinder die Zweijährige zu weinen anfangen wird, wenn ich sie streng anschaue und
in einer ärgerlichen Stimme mit ihr spreche. Wende ich dieselbe Strategie bei unserem Siebenjährigen an, wird er sich wehren, unser 11jähriger Sohn jedoch wird
lediglich sagen: "Reg Dich ab, Mama".

Die dritte Komponente im interpersonalen Verhalten bezieht sich auf die motivationale Basis der Interaktion. Die spezifischen Motive, die einer Interaktion zugrunde liegen, determinieren verschiedene Aspekte des Inhalts wie auch der Intensität. In den meisten sozialen Situationen ist es wahrscheinlich, daß mehr als ein
Motiv wirksam ist. Vielleicht erklärt dies teilweise den Mangel an Eindeutigkeit
in Interaktionen. Versuchen die Teilnehmer Informationen mitzuteilen oder Überle-
genheit zu zeigen? Versuchen sie, sich näher aufeinander zuzubewegen oder ihr eigenes Selbstwertgefühl zu schützen? Stellen Sie sich eine Interaktion zwischen Mutter
und Sohn vor, die damit beginnt, daß der Sohn sagt: "Mama, weißt Du, wo das Büro
der Stelle für Familienplanung ist?" Möchte er nichts weiter als die Adresse wissen?
Oder ist dies der Beginn eines Gesprächs? Glücklicherweise stehen die meisten dieser "geladenen" Fragen in einem Kontext vorangegangener Interaktionen, so daß die
Wahrscheinlichkeit, daß man angemessen reagiert, größer als 50 % ist. Das Problem
ist, daß wir manchmal mit Ausdrücken herausplatzen, die die Perspektive des anderen nicht berücksichtigen. Manchmal sind wir wirklich darüber im Unklaren, wie wir

interpretiert werden wollen. Und manchmal versuchen wir bewußt, unsere Motive durch
irreführende Mitteilungen zu verdecken. Der Prozeß interpersonaler Interaktion kann
nicht als ein völlig rationales Kommunikationssystem gekennzeichnet werden. Die Intensität der Motive, wie auch die Fähigkeit der Person, diese Motive zu erkennen
und zu akzeptieren, wird die Art der gesendeten Botschaften beeinflussen.

*16.2   Warum ist interpersonales Verhalten wichtig für die Beschäftigung mit
Anpassungsprozessen im Jugendalter?*

Während der frühen Adoleszenz wird der Bereich der sozialen Interaktion sehr
viel komplexer als er in der Kindheit war. An vielen Fronten gleichzeitig begegnet
der Jugendliche neuen Erwartungen und neuen Beziehungen. In jedem Bereich werden
die interpersonalen Fertigkeiten des Jugendlichen dazu beitragen, verstanden zu
werden und seinen Zielen zu dienen. Zumindest in vier herausragenden Bereichen
werden die zwischenmenschlichen Fertigkeiten im Jugendalter "auf die Probe gestellt":

1. Unabhängigkeit innerhalb der Familie erreichen,
2. einen guten Ruf in der Schule erlangen,
3. zu einer Peer-Gruppe dazugehören,
4. sich mit Jugendlichen des anderen Geschlechts verabreden.

Gelegenheiten zu zahlreichen und unterschiedlichen sozialen Interaktionen spielen eine zentrale Rolle innerhalb des Entwicklungsprozesses im Jugendalter. Im kognitiven Bereich sind interpersonale Interaktionen Grundlage für die Förderung neuer
Ideen und Perspektiven. PIAGET (1969) hat die Interaktionen mit Gleichaltrigen als
eine wichtige Bedingung für die Verminderung von Egozentrismus angesehen. Während
der Adoleszenz sind soziale Interaktionen ein Mittel zum Entwickeln und Überprüfen
von Hypothesen. Denken Sie an ein Mädchen, das die Aufmerksamkeit eines bestimmten
Jungen wecken möchte. Sie wird den Weg ausfindig machen, den er von einem Unter-
richtsraum zum anderen nimmt. Vielleicht wird sie an einem strategischen Punkt an-
halten und ihren Schuh binden. Sie könnte planen, im Geometrieunterricht neben ihm
zu sitzen oder ihn nach dem Geschichtsunterricht nach seinen Noten zu fragen. "Zufällig" könnte sie ihr Notizbuch in ihrem Schließfach vergessen, so daß sie noch
einmal ins Schulgebäude muß, während er sich zum Basketballtraining fertigmacht.
Sie findet heraus, daß er in einem bestimmten Restaurant arbeitet und überredet
ihre Freundinnen dorthin zu gehen. Einige oder alle dieser Strategien sind Teil
eines komplexen Versuchs der Problemlösung, um einem gewünschten Ziel näher zu kommen. In diesem Alter ist es schwer zu entscheiden, ob es die durch das soziale
Interesse ausgelöste Aufregung ist, die alle diese geplanten Aktivitäten motiviert,

oder ob die mit diesen Aktivitäten selbst verbundene Aufregung "die Jagd" aufrecht-
erhält.

Ebenso zentral ist interpersonale Interaktion für die affektive Entwicklung. Bei
Interaktionen experimentieren Jugendliche mit den Mitteln des Gefühlsausdrucks. Sie
entdecken die Auswirkungen, die ihre Gefühle bei anderen haben. Mit Hilfe von Interaktionen entdecken Jugendliche allmählich Quellen von Verständnis und Unterstützung
für die von ihnen erfahrenen Gefühle der Unsicherheit. Bedeutsame Interaktionen sind
ein Mittel, das Gefühl der psychischen Isolation zu überwinden.

Im sozialen Bereich ist interpersonale Interaktion die beste Möglichkeit, die
Mitgliedschaft in einer Peer-Gruppe aufrechtzuerhalten und Führerschaft einzuüben.
Durch Telefongespräche, Unterhaltungen im Bus, kurze Begegnungen in den Gängen oder
auf Treppen, an öffentlichen Plätzen wie Imbißstuben, Einkaufsstraßen oder Parks,
stellen sie Beziehungen her und halten sie aufrecht. Innerhalb dieser Gruppen bestimmt die Qualität der Interaktion einen gemeinsamen Kode von Ausdrücken, Gruppen-
witzeleien und sogar des Tonfalls. Das hilft den Mitgliedern, sich mit der Gruppe
zu identifizieren.

· Interpersonale Fertigkeiten sind auch unentbehrlich für das Erreichen von Unabhängigkeit. In der Familie dreht sich Unabhängigkeit oftmals um Verhandlungen über
das Erweitern von Verhaltensmöglichkeiten (DOUVAN & ADELSON 1966; ELDER 1963). Freiheit in Fragen der Kleidung, der persönlichen Erscheinung, die Freiheit, abends
nicht zu einer bestimmten Zeit zu Hause sein zu müssen, Freiheit, Freunde selbst zu
wählen, Redefreiheit, etwas zu borgen (das Auto, Kleidungsstücke, Geld, Kreditkar-
ten), dies sind einige der Bereiche, in denen Jugendliche dafür kämpfen, ihr eigenes Verständnis von Kontrolle über Lebensentscheidungen ausdrücken zu können. Der
Prozeß der Individuation während der Adoleszenz bezieht sich zu Beginn im allgemeinen auf solche eher alltägliche Angelegenheiten wie Interaktionen mit Eltern, einschließlich Äußern von Meinungen, Einverständnis, Widerständen, Beschwerden, Bitten
um Untersützung, Ablehnen, Dramatisieren, Ausdrücken von Furcht. Dies sind die Techniken, durch die Eltern und Kinder über Möglichkeiten verhandeln, Rollenerwartungen
in ihren Beziehungen zu verändern.

16.3   *Welches sind die Merkmale interpersonalen Verhaltens in der frühen
       Adoleszenz?*

Wenn Einverständnis darüber herrscht, daß die interpersonalen Fertigkeiten ein
wichtiges Vehikel für die fortschreitende Entwicklung des Jugendlichen sind, dann
erscheint es sinnvoll, nach den Merkmalen zu fragen, die das interpersonale Verhal-

ten Jugendlicher normalerweise zeigt. Was können wir in Bezug auf Fertigkeiten von jungen Leuten während der Periode zwischen Beginn der Pubertät im Alter von 11 oder 12 Jahren bis zum Ende der Sekundarstufe erwarten? Drei theoretische Orientierungen bringen jeweils ihre eigene Auffassung über die grundlegenden Merkmale des interpersonalen Verhaltens während der Adoleszenz zum Ausdruck: die psychosexuelle Theorie, die kognitive Theorie und die sozialpsychologische Theorie.

Die psychoanalytische Tradition legt nahe, daß das Einsetzen der Pubertät von einem Wiederaufleben ödipaler Phantasien begleitet wird (BLOS 1968). Waren diese aggressiven und sexuellen Phantasien für das fünf- oder sechsjährige Kind schon angsterregend, so sind sie für die gesamte Familie noch weniger tolerierbar, wenn das Kind die Pubertät erreicht. Gemäß dieser Sichtweise tendieren die Jugendlichen dazu, sich gegen ihre sexualisierten Wünsche nach Abhängigkeit dadurch zu verteidigen, daß sie an ihren Eltern etwas auszusetzen haben und intimen Kontakt zu den Eltern vermeiden. Zur gleichen Zeit finden die Jugendlichen Gleichaltrige des jeweils anderen Geschlechts, auf die sie den Ausdruck ihrer erhöhten sexuellen Impulse richten können. Veränderungen in der Beziehung zwischen Jugendlichen und Eltern bringen oftmals Perioden der Launenhaftigkeit mit sich, in denen die Jugendlichen zurückgezogen, verschwiegen und mürrisch sind. Ein Ergebnis dieses Distanzierungsprozesses zwischen Eltern und Jugendlichen kann sehr wohl eine neue Qualität des interpersonalen Verhaltens sein, die durch stärkere Vorsicht und Kritik als vorher gekennzeichnet ist. Andererseits sollte das gewachsene Interesse an heterosexuellen Beziehungen die Jugendlichen dazu bewegen, sich mehr als jüngere Kinder ihres Eindrucks auf andere bewußt zu sein, und sorgfältiger auf die durch andere erfahrene Beurteilung zu achten.

Kognitive Theorien, wie sie sowohl in PIAGETs Vorstellungen über die formalen Operationen (PIAGET & INHELDER 1969), als auch in KOHLBERGs Phasen der moralischen Entwicklung (KOHLBERG & GILLIGAN 1972) zum Ausdruck kommen, haben Implikationen für die Veränderungen des interpersonalen Verhaltens des Jugendlichen. Neue kognitive Fertigkeiten treten hervor, einschließlich der Fähigkeiten, mehr als zwei Variablengruppen gleichzeitig zu manipulieren; an zukünftige Veränderungen zu denken; Hypothesen über die logische Abfolge von Ereignissen aufzustellen, sogar, wenn diese Ereignisse niemals aufgetreten sind; logische Inkonsistenz zu entdecken; und relativierend über die Normen und Werte nachzudenken, die das eigene Verhalten steuern. Die während der Adoleszenz stattfindenden kognitiven Veränderungen münden anscheinend in eine flexiblere, kritischere und abstraktere Betrachtung der eigenen Person und der sozialen Umwelt. Die von den kognitiven Theoretikern beschriebenen kognitiven Gewinne legen es nahe, daß es für den Jugendlichen einfach sein sollte, den eigenen Standpunkt von dem anderer zu trennen. Jugendliche sollten dazu in der Lage sein, ihre Wirkung auf eine andere Person vorherzusagen und sie vielleicht auch zu einem bestimmten Zweck zu manipulieren. Sie sollten Diskrepanzen in den verbalen Botschaften anderer entdecken können. Sie dürften auch beginnen, eine Idealvorstellung davon zu entwickeln, wie die von ihnen angestrebten interpersonalen Interaktionen aussehen sollten.

Diese Zugewinne können jedoch zeitweilig von einer bestimmten Art von Egozentrismus überschattet sein, den ELKIND (1967) als das Unvermögen des Jugendlichen beschreibt, "zwischen dem zu differenzieren, woran andere denken und dem, von dem die eigenen Gedanken vorrangig eingenommen sind." Die Sorge um persönliche Unzulänglichkeit und der Wunsch nach Anerkennung durch Gleichaltrige, gepaart mit einer neugewonnenen Faszination für Gedankenspiele, die die Gedanken der Adoleszenten gefangennehmen, können ein Hindernis für die Jugendlichen darstellen, sozial so effektiv zu sein, wie sie es sich wünschen, oder wie wir es in Anbetracht des Grades ihrer kognitiven Reife erwarten. Folglich erwarten wir eine Periode in der frühen Adoleszenz, in der die Jugendlichen besonders empfänglich sind für Gefühle der Entfremdung, da sie sich von ihren Eltern distanzieren und sich bemühen, durch ihre eigene Selbstaufmerksamkeit ein Gefühl der Nähe zu den Gleichaltrigen zu erlangen.

Die sozialpsychologische Orientierung hebt schließlich Veränderungen bezüglich der sozialen Rollen und Rollenbeziehungen hervor, die neue interpersonale Fertigkeiten erleichtern und neue interpersonale Herausforderungen darstellen. SULLIVAN (1949) betonte für das frühe Jugendalter den Wandel von der Fähigkeit zur Intimität in Beziehungen Gleichaltriger des gleichen Geschlechts zum Konflikt zwischen den Wünschen nach Lustgewinn einerseits und Intimität andererseits. "Einer der Wege zu versuchen, den Widerspruch zwischen dem Bedürfnis nach Nähe und dem nach Lustgewinn aufzulösen, kommt dem Gegenteil von Schüchternheit gleich - nämlich die Entwicklung einer sehr forschen Annäherung beim Streben nach einem genitalen Ziel. Aber diese Annäherung ist so wenig auf die Empfindlichkeiten und Unsicherheiten ihres Objekts ausgerichtet, daß dieses Objekt seinerseits nun verlegen und schüchtern wird. So ist die Annäherung über das Ziel hinausgeschossen und hat den Effekt, echte Intimität recht unwahrscheinlich zu machen" (SULLIVAN 1953, S. 269). Rollentheoretiker betonen die verschiedenen Rollen, die Jugendliche spielen. Wenn Jugendliche sich der Vielzahl der Erwartungen bewußt werden, die an ihr Verhalten gestellt werden, kommt das Konzept der "Rollenausübung" im Sinne GOFFMAN's (1959) klarer zum Ausdruck. Interpersonales Verhalten kann geplant werden, um Erwartungen zu erfüllen und so die Berechtigung zum Einnehmen einer bestimmten Rolle zu stärken.

Alle diese theoretischen Orientierungen legen es nahe, daß es Gründe für die Erwartung gibt, daß sich Jugendliche mehr als jüngere Kinder der Wirkung ihres Ver-

haltens auf andere bewußt sind, und geschickter darin sind, diese Wirkung zu verändern. Ebenso legen diese Theorien nahe, daß das interpersonale Verhalten im Jugendalter durch besondere Unzulänglichkeiten oder Beschränkungen zu beschreiben
sei, insbesondere durch Zurückgezogenheit oder Mißtrauen im Umgang mit erwachsenen
Autoritäten, durch Beschäftigung mit dem Selbst, sowie durch eine Neigung zu über-
zogenem Rollenverhalten, das noch kein Gefühl des Authentischen vermittelt. Die
Qualität des interpersonalen Verhaltens kann in ziemlich dramatischer Weise variieren. Sie ist abhängig vom Grad der Vertrautheit mit einer Situation, von der An-
bzw. Abwesenheit von Autoritätspersonen und vom Ausmaß an Angst, die eine Situation
in Bezug auf emotional empfindliche Bereiche, wie z.B. sexuelle Intimität, Aussehen
oder familiäre Bindungen, auslöst.

*16.4   In welchem Ausmaß stützen empirische Untersuchungen die Implikation, die
        wir aus diesen theoretischen Perspektiven abgeleitet haben?*

Wie können wir die kognitiven, affektiven und sozialen Komponenten interpersonaler Interaktionen während der Adoleszenz charakterisieren? Der folgende Überblick
bezieht sich auf fünf Bereiche. Zunächst: Wie groß ist die *Variationsbreite sozialer Interaktionen bei Jugendlichen?* Von der kognitiven Perspektive aus fragen wir
nach dem *Egozentrismus* und seiner besonderen Bedeutung während der frühen Adoleszenz. Ein drittes und verwandtes Thema bezieht sich auf die Entwicklung in der
interpersonalen Urteilsbildung. Wie gut können Jugendliche andere konzeptualisie-
ren? Der vierte Bereich, aus der psychosexuellen Sichtweise abgeleitet, fragt nach
Abwehrmechanismen. Welche Art von Abwehrmechanismen benutzen Jugendliche? Wie ist
die Beziehung zwischen Abwehrmechanismen und interpersonalem Verhalten? Der letzte
Bereich schließlich umfaßt *Merkmale verbalen Verhaltens.* Welche Arten von Ausdrücken
beherrschen die Interaktionen? Wie gut entwickelt sind die verbalen Fertigkeiten des
Jugendlichen? Haben soziale Rollen oder Umgebungen Effekte, die die Qualität der sozialen Interaktionen verändern?

16.4.1   Die Variationsbreite der Interaktionen

Mit wem interagieren Jugendliche? Philip NEWMAN (1979) betrachtete eine geschich-
tete Zufallsstichprobe von männlichen und weiblichen 10-, 11- und 12-Klässlern
zweier großer Vorstadtschulen im mittleren Westen der USA. Die Stichprobe bestand
aus 248 Mädchen und 249 Jungen. Sie wurden gefragt, wie oft sie mit verschiedenen
Personen reden, wenn sie nicht in der Schule sind. Sie berichteten, daß ihre häufigsten Interaktionen außerhalb der Schule mit ihren Eltern (13.55) und engen Freunden
(13.7) stattfanden. Mit diesen beiden Gruppen hatten sie annähernd die gleiche An-

zahl von Kontakten. Die nächst häufigsten Interaktionen fanden mit Geschwistern statt (10.2). Freundinnen, Freunde und andere Erwachsene waren je ca. sechsmal täglich an Interaktionen beteiligt. Anderen Verwandten sowie Geistlichen begegneten sie weniger häufig. Die Schüler interagierten durchschnittlich weniger als einmal täglich mit Rektor, Konrektor, Beratungslehrer, "Trainer" und allen anderen Schulangestellten. Die Schüler berichteten von ungefähr sechs Interaktionen täglich mit ihren Lehrern. Die durchschnittliche Anzahl der Schüler-Schüler-Interaktionen lag bei 53.3, war also nahezu sechsmal so häufig wie die Interaktionen mit Lehrern.

Eine andere Strategie, das Interaktionsmuster Jugendlicher aufzuzeichnen, beschreiben CZIKSZENTMIHAYI, LARSON und PRESCOTT (1977). Man gab 25 Schülern elektronische *Aufzeichnungsgeräte*. Zwischen 8.oo Uhr und 23.oo Uhr wurden die Schüler eine Woche lang nach einem Zufallsplan fünf- bis siebenmal täglich "angefunkt". Auf dieses Signal hin hatten die Teilnehmer einen Fragebogen auszufüllen, auf dem sie beschrieben, was sie gerade taten, warum sie es taten und wie sie sich dabei fühlten. Mit "Gleichaltrigen reden" war die am häufigsten berichtete Einzelaktivität. Von 542 Beobachtungen bezogen sich 111 (ca. 20 %) auf Gespräche mit Gleichaltrigen. Im Gegensatz dazu enthielten nur 31 (6 %) der Beobachtungen eine Interaktion mit Erwachsenen. Darüber hinaus haben zehn der Versuchspersonen in keiner einzigen Beobachtung erwähnt, mit Erwachsenen zu reden. Eine andere, häufig erwähnte Aktivität war "Fernsehen". In beinahe 15 % der Beobachtungen wurde Fernsehen als primäre oder sekundäre Aktivität berichtet. Mit Arbeit oder Können verbundene Aktivitäten einschließlich Sport, Lesen, Lernen oder am Unterricht teilnehmen, trugen mit je etwa 5 % zur Gesamtzahl der Beobachtungen bei.

Diese beiden Studien legen es nahe, daß die vorherrschenden sozialen Kontakte der Jugendlichen Gleichaltrige mit einbeziehen, und zwar sowohl innerhalb als auch außerhalb der Schule. IACOVETTA (1975) stellte die Hypothese auf, daß die Orientierung auf Gleichaltrige hin umso ausgeprägter ist, je weniger befriedigend die Interaktionen eines Jugendlichen mit Erwachsenen sind. Eine Stichprobe von mehr als 600 Schülern im letzten Schuljahr der Sekundarstufe wurde gebeten, einen Fragebogen auszufüllen, der sich auf die Qualität der Interaktionen zwischen Jugendlichen und Erwachsenen und auf die Orientierung auf die Peer-Gruppe hin konzentrierte. Die Qualität der Interaktionen zwischen Jugendlichen und Erwachsenen stand mit drei Variablen in Beziehung:

a) mit der Anzahl der Abende pro Woche, die Jugendliche mit ihren Freunden verbringen,

b) mit dem Ausmaß, in dem Jugendliche glauben, daß die meisten Teenager sich an Freunde wenden, wenn sie Hilfe brauchen,

c) mit der Häufigkeit unbeaufsichtigter Aktivitäten mit der Peer-Gruppe.

Der Zusammenhang war jedesmal negativ. Je besser die Beziehung der Jugendlichen zu Erwachsenen war, umso weniger waren sie zu der Peer-Gruppe hin orientiert. MONTEMAYOR und van KOMEN (1980) untersuchten zwei andere Fragen der Bezugnahme auf die Peer-Gruppe: (1) In welchem Ausmaß sind jugendliche Peer-Gruppen altersspezifisch, und (2) inwieweit haben Mädchen und Jungen unterschiedliche Muster der Interaktion mit Gleichaltrigen? In Salt Lake City/Utah wurden in drei Schulen der Sekundarstufe und in sieben Jugendgruppen auf einem nicht-schulischen Hintergrund Interviews durchgeführt. Die Gruppen innerhalb der Schulen waren sich im Alter ähnlicher als diejenigen außerhalb der Schule. Gemischtgeschlechtliche Gruppen waren im Alter unterschiedlicher als gleichgeschlechtliche Gruppen. Wenn man solche Gruppen aus der Stichprobe nahm, in denen sich miteinander verwandte Jugendliche befanden, wurde die Altersvariation in den Gruppen außerhalb der Schule signifikant verringert. Die durchschnittliche Altersdifferenz zwischen Jugendlichen und ihren Freunden betrug 6.04 Monate innerhalb der Schule und 14.01 Monate außerhalb. In keiner der Gruppen wurde ein Jugendlicher zusammen mit einem Kind oder einer älteren Person beobachtet, das (die) nicht gleichzeitig mit ihm verwandt war. Außerhalb der Schule waren 45 % der Gefährten der Jugendlichen Gleichaltrige, 37 % Erwachsene (älter als 20 Jahre) und 16 % waren Kinder (jünger als 12.9 Jahre). Je älter die beobachtete Person war, umso ähnlicher war das Alter der Gefährten. Jungen und Mädchen waren beide mit größerer Wahrscheinlichkeit in einer gleichgeschlechtlichen (74 % über alle Gruppen) als in einer gemischtgeschlechtlichen Gruppe (26 % über alle Gruppen). Die Wahrscheinlichkeit, daß sowohl Jungen als auch Mädchen in gemischtgeschlechtlichen Gruppen beobachtet werden konnten, nahm mit dem Alter zu. Überraschenderweise kannten sich die Partner männlicher Paare länger als die weiblicher oder gemischter Paare. Es gab keine Unterschiede zwischen den Geschlechtern in Bezug auf die Gruppengröße.

Es zeichnet sich ab, daß Jugendliche die häufigsten Interaktionen in gleichaltrigen Gruppen des gleichen Geschlechts und sehr ähnlichen Alters haben. Innerhalb der Schule ist die Altersvariation extrem begrenzt (4.5 Monate), während das Alter außerhalb der Schule zwischen eineinhalb und zwei Jahren variieren kann. Gemischtgeschlechtliche Interaktionen nehmen zum Ende der frühen Adoleszenz hin (18 bis 19 Jahre) zu. Der theoretische Standpunkt, daß Jugendliche an einem komplexeren System von Rollenbeziehungen teilnehmen und verschiedeneren Standpunkten begegnen, muß durch Daten, die auf homogene Gleichaltrigen-Interaktionen schließen lassen, abgeschwächt werden.

16.4.2 Egozentrismus

PIAGET benutzt den Begriff Egozentrismus zur Beschreibung der Tendenz, den eigenen Standpunkt überzubewerten. Es wird angenommen, daß zu Beginn einer jeden Phase der kognitiven Entwicklung der Egozentrismus einen Höhepunkt erreicht. Der Egozentrismus der frühen Adoleszenz drückt sich im Unvermögen aus, logische Formulierungen anderer zu akzeptieren und in der rückhaltlosen Überzeugung von der Genauigkeit des eigenen Urteils.

ELKIND (1967) erweiterte dieses Konzept des Egozentrismus im Jugendalter um drei Qualitäten:

a) Jugendliche bewerten sich selbst im Lichte eines Publikums, das sich sehr stark mit dem Verhalten der Jugendlichen beschäftigt ("imaginary audience"),

b) Jugendliche halten fest am Glauben an ihre Einzigartigkeit ("personal fable"),

c) Jugendliche sind mehr mit Gedanken über sich selbst als über andere beschäftigt.

Aus einer rein kognitiven Perspektive heraus würde ich hinzufügen, daß Egozentrismus in der frühen Adoleszenz mit der Unfähigkeit zusammenhängt, mehrere Hypothesen oder Interpretationen sozialer Gegebenheiten zu generieren. Welche empirischen Belege lassen sich anführen, um das Phänomen des jugendlichen Egozentrismus zu stützen oder zu entkräften? SIMMONS, ROSENBERG und ROSENBERG (1973) entwickelten eine Selbstaufmerksamkeits-Skala, die sich auf die Bereitwilligkeit bezog, sich vor einem Publikum "zur Schau zu stellen". In ihrer Arbeit mit 8- bis 18jährigen waren die 12jährigen am meisten selbstaufmerksam. ELKIND und BOWEN (1979) entwickelten eine Skala des imaginären Publikums, die nach den Reaktionen der Probanden auf zwölf, möglicherweise peinliche, Situationen fragte. Die Probanden kamen aus den Klassen 4 bis 12. In dieser Studie zeigten die Probanden der 8. Klasse eine größere Beschäftigung mit dem imaginären Publikum, als die älteren oder jüngeren Teilnehmer. Dies weist auf eine Periode erhöhten Egozentrismus im Alter von 13 Jahren hin. In einer eigenen Studie über Egozentrismus arbeitete ich mit Kindern des 6. bis 11. Schuljahrs. Die Kinder wurden gebeten, sich sechs Tonbandgespräche anzuhören. Nach jedem Gespräch wurden ihnen einige mögliche Interpretationen der Interaktion aus der Perspektive der beiden Sprecher angeboten. Die Kinder wurden nun gebeten, alle diejenigen Interpretationen herauszusuchen, die ihrer Ansicht nach sinnvoll seien. Wieder zeigten die Schüler aus der 8. Klasse die geringste Flexibilität. Mit geringerer Wahrscheinlichkeit als ältere oder jüngere Kinder zogen sie mehrere unterschiedliche Interpretationen ein und derselben Interaktion in Betracht.

ENRIGHT, SHUKLA und LAPSLEY (1980) legten ELKINDs Konzept zugrunde, um ein Maß zur Erfassung von Egozentrismus und Soziozentrismus zu entwickeln. Die Probanden waren Schüler der 6., 8., 10. und 12. Klasse, sowie Studenten. 6.-Klässler erreichten den höchsten Wert im Maß für Egozentrismus, während Studenten den höchsten Wert für Soziozentrismus erzielten. Eine spezifische Subskala für Selbstaufmerksamkeit zeigte ein interessantes, kurvilineares Muster. Die jüngsten und ältesten Probanden erreichten höhere Punktwerte als die drei mittleren Gruppen. Dies könnte bedeuten, daß die Beschäftigung mit dem Selbst in der frühen Adoleszenz mehr mit der Frage der Bewertung durch andere verbunden ist, während in der späten Adoleszenz die Beschäftigung mit dem Selbst mehr mit der Entwicklung bedeutsamer sozialer Beziehungen in Zusammenhang steht. Das Abnehmen des allgemeinen Egozentrismus legt eine größere Fähigkeit zur Introspektion über das Selbst nahe, bei gleichzeitiger Aufrechterhaltung einer objektiven Einschränkung der sozialen Realität.

16.4.3 Soziales Urteil

Soziales Urteil ist ein allgemeiner Ausdruck, der viele Aspekte unseres Verständnisses für andere und für soziale Situationen berührt. Er bezieht sich auf den Prozeß des Erschließens von Motiven aus Verhalten, auf die Fähigkeit, zukünftige Reaktionen aufgrund vorangegangener Beobachtungen vorherzusagen, auf die Kapazität, die Perspektiven verschiedener Teilnehmer einer Interaktion zu integrieren und schließlich auf die Fähigkeit, die eigenen Verhaltensweisen zu modifizieren, um verstanden zu werden oder bei anderen eine gewünschte Wirkung zu erzielen.

CULVERIC (1979) bat Kinder aus dem Kindergarten, der 4., 8. und 12. Klasse um eine verbale Charakterisierung von zwölf Personen, nachdem die Kinder je drei Dias gesehen hatten, die das Verhalten dieser Personen zeigten. Außerdem wurden die Kinder gebeten, das Verhalten der Person in einer neuen Situation vorauszusagen. Mit zunehmendem Alter zeigten die Kinder die Tendenz, die Informationen aller drei Dias zu einer Beschreibung von Merkmalen der Person zu integrieren. Ältere Kinder zogen auch eher Schlüsse aus dem, was sie beobachtet hatten, um das Verhalten der jeweiligen Person in einer neuen Situation vorauszusagen. KEATING und CLARK (1980) untersuchten die Beziehung zwischen logischem Urteil über physikalische und soziale Konzepte an einer Stichprobe von 12-, 14- und 16jährigen. Formales Denken in diesen beiden Bereichen schien in enger Beziehung zu stehen. Je älter die Probanden waren, umso größer war der Anteil formal-operationalen Denkens bei beiden Aufgaben. Das höchste in dieser Stichprobe benutzte Niveau sozialen Urteilens wurde als Sozialsystem-Urteilen beschrieben. Auf diesem Niveau erkennen die Kinder, daß zwei Personen die Perspektive der jeweils anderen miteinbeziehen können in die Entscheidung über ihr Handeln. Ebenso nehmen die Kinder wahr, daß ihre eigene Sichtweise von derjenigen der in einer Situation involvierten Personen verschieden sein kann (SEL-MAN 1976). In der Arbeit von KEATING und CLARK gingen 33 % der ältesten Kinder die Aufgaben interpersonalen Urteils auf diesem Niveau an. Dem stehen 63 % der ältesten Kinder gegenüber, die bei den physikalischen Aufgaben formales Denken anwandten (das Sinken, bzw. Schwimmen von Objekten erklären, die Periode eines Pendels erklären).

Hieraus läßt sich folgern, daß Urteilen über interpersonale Situationen hinter dem Urteilen über physikalische Situationen zurückbleibt. HAAN (1975, 1978) hat diesen Gedanken sogar noch weitergeführt. Sie hat gezeigt, daß sich der interpersonale Kontext auf das moralische Urteil auswirkt, so daß das moralische Urteil in Abhängigkeit davon variiert, ob man den Konflikt lediglich beobachtet oder tatsächlich daran teilnimmt. HAAN (1978) bezog adoleszente Probanden, die bereits Mitglieder von Freundesgruppen waren, in fünf Spiele mit ein, die verschiedene Arten moralischer Konflikte darstellten. Während eines Interviews vor dem Test, nach dem Test und während der Spiele selbst, wurden sowohl formales als auch interpersonales, moralisches Urteilen kodiert. Die Zusammenhänge zwischen den in den Interviews zum Ausdruck gebrachten moralischen Urteilen und denen, die während der Spiele deutlich wurden, war viel schwächer als die Beziehungen zwischen den Phasen moralischen Urteilens in den Interviews selbst. Wenn moralisches Urteilen in einem interpersonalen Kontext stattfand, insbesondere in einem streßbeladenen Kontext, fluktuierte die logische Moralität ganz erheblich. Im Gegensatz dazu war das moralisch-formale Urteil konsistenter und reflektierte auf diese Weise die Fähigkeit, Emotionen zu kontrollieren, sich in andere einzufühlen und die sozialen Anforderungen einer Situation zu verstehen. HAAN betont die Notwendigkeit, den interpersonalen Aspekt in einen Ansatz zum moralischen Denken aufzunehmen und beschreibt einen wichtigen Unterschied zwischen den beiden Systemen:

Interpersonales Urteilen ist grundsätzlich ein induktiver Prozeß, während formales Urteilen primär ein deduktiver Prozeß ist ...: folgerichtig können neue oder dringende moralische Lösungen eher durch interpersonales als auch formales Denken erreicht werden. Weil alle Situationen in einem gewissen Grad neu sind, hat die Person, die sich interpersonalen Urteilens bedient, eine bessere Chance, eine passende, umsetzbare Lösung zu finden. Darüber hinaus können die Personen, die formales Urteilen anwenden, zu der Ansicht gelangen, daß ihre Prinzipien nicht adäquat seien bzw. zu unvertretbaren 'reinen' Handlungen führen. Also können sie nicht handeln und müssen ihren Anspruch auf Verbindlichkeit der Lösung verringern. Was ist zu tun, wenn alles, was man tun kann, darin besteht, die eigene Person durch die Wahl des kleineren von zwei Übeln als unehrenwert erscheinen zu lassen? Was ist zu tun, wenn man keinen Vertreter der Gerechtigkeit in der ganzen Welt und zu jeder Zeit sein kann? (HAAN 1978, S. 303).

16.4.4 Abwehrstil

Aus psychodynamischer Sichtweise bringt die Adoleszenz ein Anwachsen libidinöser Energie mit sich. Impulse werden intensiver wahrgenommen. Das Es droht, die in
der mittleren Kindheit erlangte Kontrolle des Gleichgewichts zwischen Ausdruck und
Hemmung von Impulsen zu zerstören. Anna FREUD (1946) hat zwei mögliche negative Konsequenzen dieses dynamischen Konflikts zwischen Es und Ich während der Adoleszenz
beschrieben. Die eine ist, daß eine neue Woge von Triebenergie das Es so sehr stärken kann, daß es über das Ich dominiert. Das Resultat ist ein Erwachsenenleben, das
durch Impulsivität, geringe Frustrationstoleranz und das ständige Verlangen nach
Selbstbefriedigung charakterisiert ist. Die zweite negative Konsequenz liegt in der
Möglichkeit einer rigiden defensiven Reaktion des Ichs, das die Legitimität jegli-
chen Aspekts eines sexuellen Triebes zurückweist oder leugnet. Anna FREUD beschreibt
zwei Abwehrmechanismen des Ichs als Antwort des Adoleszenten auf das Anwachsen der
Triebenergie: Askese und Intellektualisierung. Askese bezieht sich auf ein Mißtrauen
den Triebkräften gegenüber und auf die Weigerung, an irgendeiner Form angenehmer
Aktivitäten teilzunehmen. Intellektualisierung bedeutet eine Beschäftigung mit den
abstrakten Konzepten von Freundschaft, Liebe, Heirat oder anderer konfliktbeladener
Themen. Diese Beschäftigung mit Abstraktionen wird als ein Versuch angesehen, Ich-
Kontrolle über bedrohliche Triebe zu erlangen. Trotz wiederholter Diskussionen,
Grübeleien und trotz Lesens über Themen, die mit Sexualität verbunden sind, können
die Handlungen des Jugendlichen gegenüber Freunden, Familienmitgliedern und möglichen Sexualobjekten weiterhin selbstzentriert und impulsiv sein. So ist die von
Anna FREUD beschriebene Bedrohung im Jugendalter die, daß das Ich durch die während
der Pubertät entstandenen Triebkräfte überwältigt wird. Die Flut von widersprüchli-
chem Verhalten: selbstzentriert und leidenschaftlich liebend, unterwürfig und rebellisch, fröhlich und niedergeschlagen, - all das spiegelt den Kampf wider, der
geführt wird, um das Ich als die dominante psychologische Kraft zu bestimmen und
zu festigen.

BLOS (1962) hat vorgeschlagen, die extreme Defensivität dieser Periode als ein
Produkt der Diskrepanz zwischen biologischen Ereignissen und psychologischer Wahrnehmung anzusehen. Wenn das Bewußtwerden der biologischen Veränderung vorangeht,
kann die wachsende libidinöse Energie genutzt werden, ein sich erweiterndes Feld
sozialer Interessen zu erkunden. Geht jedoch biologische Veränderung der psychologischen Wahrnehmung voraus, tendiert das Ich dazu, sich gegen den Angriff der uner-
warteten Impulse zu verteidigen.

CRAMER (1979) benutzte das von GLESER und IHILEVICH (1969) entwickelte Inventar
zur Erfassung von Abwehrmechanismen, um bei Jugendlichen Geschlechtsdifferenzen bezüglich der Wahl von Abwehrmechanismen zu untersuchen. Fünf Abwehrstile wurden ge-

346

messen: Projektion, Wendung gegen das Objekt, Umkehrung (beinhaltet: Reaktionsbildung, Verneinung, Unterdrückung und Verleugnung), Intellektualisierung bzw. Rationalisierung und Wendung gegen das Selbst. Probanden waren Jungen und Mädchen des
9. bis 12. Schuljahres. Wendung gegen das Objekt und Projektion wurden eher von
Jungen benutzt. Wendung gegen das Selbst und Intellektualisierung bzw. Rationalisierung dagegen eher von Mädchen. Die Unterschiede zwischen Jungen und Mädchen wurden schon bei den jüngsten Probanden beobachtet und wurden mit dem Alter immer ausgeprägter. Besonders bei den Mädchen wurde die Bedeutung des Abwehrmechanismus
"Wendung gegen das Selbst" im 11. und 12. Schuljahr besonders deutlich. Die Arbeit
von MORIARTY und TOUSSIENG (1976) beschreibt Anpassungsstile, die in einer ausführlichen Studie an 45 Probanden beobachtet wurden. Die "Zensoren" machten 28 % der
Stichprobe aus. Innerhalb dieser Gruppe blenden die "gehorsamen Traditionalisten"
alle Erfahrungen und Gefühle aus, die nicht das unterstützen, was ihrer Meinung
nach durch die Kultur gebilligt wird. Die "Ideologisch-Konservativen" gestatten
sich die Freiheit, ihre Umwelt in bestimmten, vordefinierten Bereichen wahrzunehmen. Beide Gruppen benutzen die Werte und Ansichten ihrer Eltern als Maßstab für
ihre Bemühungen. Die "Ideologisch-Konservativen" neigen dazu, in Bezug auf die Kor-
rektheit ihrer Werte recht energiegeladen dogmatisch zu sein.

Die "Sensoren" bilden 72 % der Stichprobe. Sensoren zeigen ein weniger glattes
Entwicklungsmuster. Sie erfahren mehr von ihrer Umwelt und können größere Schwierigkeiten mit der Inkonsistenz und Heuchelei ihrer Welt haben. Die Orientierung,
die Umwelt und besonders die Menschen in dieser Umwelt miteinzubeziehen, ließ diese Jugendlichen verletzlicher und zur gleichen Zeit scharfsichtiger sein. Sie hatten ein umfassenderes, komplexeres Verständnis ihrer Realität. Die beiden grund-
sätzlichen Anpassungssstile weisen auf zwei stark unterschiedliche Orientierungen
bei der Anpassung an die Realität hin. Zukünftiges Wachstum kann mit der Haltung
verbunden sein, die der Jugendliche den sich ändernden Werten seiner momentanen
Gesellschaft gegenüber einnimmt. Diejenigen, die darum kämpfen, ein traditionelles
System zu verteidigen und das Experimentieren ihrer Gleichaltrigen zurückweisen,
werden höchstwahrscheinlich ganz andere Lebensentscheidungen treffen als diejenigen, die ihre Aufgabe darin sehen, mehr und mehr Informationen über die Mannigfal-
tigkeit, die sie umgibt, zu sammeln.

16.4.5 *Qualität von Interaktionen*

Was sind die interpersonalen Fertigkeiten, die Jugendliche in sozialen Interaktionen einbringen? Welche sprachlichen Fähigkeiten, affektiven Qualitäten und welche Interaktionsmuster sind charakteristisch im Vergleich zu Gleichaltrigen, Eltern
und anderen Erwachsenen? In welcher Weise beeinflussen Rahmenbedingungen die Quali-

tät der Interaktionen? Viele Familien-Interventionsstrategien basieren auf der Vermittlung von Kommunikationsfertigkeiten. Trotzdem existiert wenig Klarheit über das Kompetenz- oder Performanzniveau interpersonaler Fertigkeiten im frühen Jugendalter.

ROSENTHAL (1979) untersuchte die Beziehung zwischen formal-operationalem Denken beim Pendel-Problem und sprachlichen Fähigkeiten. Kinder auf dem Niveau der formalen Operationen konnten eher Beziehungen zwischen Variablen zum Ausdruck bringen, abstrakte Dimensionen in ihren Beschreibungen benutzen und Gesetze über die beobachteten Beziehungen artikulieren. Kinder auf der Stufe der konkreten Operationen oder im Übergangsstadium zum formalen Denken konnten dimensionale Konzepte zwar verstehen, sie aber nicht spontan zum Erklären von Beziehungen nutzen.

Interpersonale Fertigkeiten sind ebenfalls im Kontext von Interaktionen in kleinen Gruppen untersucht worden. SMITH (1977) nahm die verbalen Interaktionen von 28 Gruppen mit je fünf Personen auf Tonband auf. Die Altersspanne der Teilnehmer lag zwischen 5 und 20 Jahren. Gleichzeitiges Verbalisieren von zwei oder mehr Gruppenmitgliedern nahm mit zunehmendem Alter der Teilnehmer ab. In jedem Alter, mit Ausnahme der 16jährigen, zeigten weibliche Teilnehmer weniger gleichzeitige Verbalisationen. Sowohl die jüngsten als auch die ältesten Probanden zeigten weniger Interaktionen als die Gruppen mittleren Alters.

NEWMAN (1975) benutzte eine modifzierte Form der Interaktionsprozeßanalyse von BALES, um das interpersonale Verhalten zweier Jungengruppen aus dem 10. Schuljahr zu charakterisieren. Die am häufigsten kodierten Verhaltensweisen waren: eine Meinung zum Ausdruck bringen, Dramatisieren und Angst ausdrücken. Es wurden geringfügig mehr affektive als kognitive Interaktionen kodiert. Im Vergleich mit BALES' (1970) Beschreibung von Studentengruppen zeigten diese jüngeren Gruppen bemerkenswert weniger Zustimmung und mehr Dramatisierung. Der Gebrauch von Witzeleien, Phantasie und Tollkühnheit waren ausgesprochen auffällig in der Gruppe jüngeren Alters. Demgegenüber wurde das Verhalten von Gruppen im Studentenalter durch Gruppenunterstützung und ernsthafte Gespräche charakterisiert.

Die schulische Umgebung trägt zur Qualität der unter Jugendlichen stattfindenden Interaktionen bei. NEWMAN und NEWMAN (1974) beschreiben das Verhalten von 18 Jungen im Verlauf ihres Schultages. Diese Jungen waren bereits ein Jahr zuvor im Rahmen der oben beschriebenen Kleingruppensitzungen beobachtet worden. Im Vergleich zu den Diskussionsgruppen bezogen die Interaktionen in der Schule mehr aufgabenorientierte oder kognitive Handlungen mit ein. In diesen beiden Situationen wurde annähernd der gleiche Anteil von Handlungen als entmutigend (2 %), dramatisierend und verneinend (26 %) und negativ (4 %) kodiert. Jedoch wurden entschieden mehr positive Interaktionen in der Schule (79 %) als in der Kleingruppensituation (6 %) beobachtet.

Über diesen Gruppentrend hinaus fanden NEWMAN und NEWMAN zwei weitere charakteristische Merkmale interpersonalen Verhaltens innerhalb der schulischen Umgebung. Einerseits konnten unterschiedliche situative Rahmenbedingungen innerhalb der Schule durch verschiedene Interaktionsnormen gekennzeichnet werden. Die deutlichsten Differenzen traten zwischen Klassenraum und den Fluren auf, wo alle Probanden beobachtet wurden. 80 % aller beobachteten Interaktionen fanden im Klassenraum statt, lediglich 7 % in den Gängen. Es gab keine signifikanten Korrelationen zwischen dem Gebrauch bestimmter Interaktionskategorien in diesen beiden Situationen. Der proportionale Anteil der deskriptiven Kategorien unterschied sich signifikant bei sechs Dimensionen. Interaktionen in den Gängen waren öfter an Schüler adressiert, als dies im Klassenraum der Fall war. Im Klassenraum waren die Interaktionen mit größerer Wahrscheinlichkeit an Erwachsene, an männliche Personen gerichtet, bezogen sich auf die Schule, waren ernst, dramatisch und sarkastisch. Interaktionen in den Gängen dagegen waren eher an weibliche Personen gerichtet, bezogen sich nicht auf die Schule und waren persönlich.

Nicht nur die Rahmenbedingungen innerhalb der Schule unterscheiden sich hinsichtlich der durch sie nahegelegten Interaktionsweisen, sondern auch Personen differieren hinsichtlich der von ihnen bevorzugt gezeigten Verhaltensweisen. Die Durchschnittswerte der Probanden wurden für jede Variable der beiden Beobachtungszeiträume in z-Werte transformiert, um das Verhalten jedes einzelnen Probanden mit dem Mittelwert der Gruppe vergleichen zu können. So konnten fünf Interaktionsstile identifiziert werden. Gruppe 1 bestand aus sieben Probanden mit einer durchscnittlichen Anzahl von Interaktionen. In allen Kategorien - mit einer Ausnahme (Mangel an Förmlichkeit) - zeigten sie ein dem Durchschnitt sehr ähnliches Profil. In Gruppe 2 waren drei Jungen, die weit mehr Interaktionen mit Gleichaltrigen als mit Erwachsenen hatten. In den Interaktionen dieser Gruppe kam auch mehr Affekt zum Ausdruck, insbesondere Dramatisierung, bzw. "das Erzählen großspuriger Geschichten" sowie sarkastisches Hänseln anderer. Gruppe 3 bestand aus zwei Jungen, die eine relativ höhere Anzahl von Interaktionen mit Erwachsenen und weniger Interaktionen mit Gleichaltrigen hatten als der Gruppendurchschnitt. In anderen Aspekten waren die beiden Jungen recht unterschiedlich. Einer zeigte häufig eher freundlich, scherzend und warm zu bezeichnende Interaktionen. Der andere Junge benutzte mehr förmliche, entmutigte und dramatisierende Interaktionen. Die beiden Jungen können als Vertreter eines sozio-emotionalen und aufgabenorientierten Führungsstils betrachtet werden: Sie bedienen sich unterschiedlicher Strategien, um ihre Führung in den Augen der erwachsenen Autoritäten zu etablieren. Gruppe 4 umfaßte drei Jungen, die eine hohe Teilnahme an Interaktionen mit Lehrern und Gleichaltrigen aufwiesen. Sie waren sehr ängstlich und verlegen. Sie benutzten Sarkasmus, Hänseln und Witzeln, um ihre Situation in der Schule herunterzuspielen. Sie waren nahezu unfähig, ihre Interaktionen zu unterdrücken und nutzten jede Gelegenheit, die Aufmerksamkeit auf sich zu lenken. Die Gruppe 5 schließlich bestand aus drei Jungen, die sehr wenig Anteil nahmen. Sie waren zurückgezogen und entfremdet, sowohl Erwachsenen als auch Gleichaltrigen gegenüber. Für sie war typisch, daß sie dem Unterricht fernblieben oder Stunde um Stunde still herumsaßen. Sie hatten lediglich einige zufällige Interaktionen mit Gleichaltrigen und fast keinen Kontakt mit Erwachsenen. Diese Jungen betrachteten sich selbst als "Außenseiter". Es schien ihnen unmöglich, mit ihrer Umgebung Kontakt aufzunehmen.

Wir sehen also, daß in einer komplexen Umgebung eine dynamische Interaktion stattfindet, zwischen den normativen Verhaltenserwartungen bestimmter situativer Rahmenbedingungen und den individuellen Differenzen in Bezug auf interpersonale Fähigkeiten oder interpersonale Verhaltensstile. Es ist vorstellbar, daß einige Schüler sehr wohl wußten, was die Rolle des "guten Schülers" von ihnen erwartet, sich aber entschieden, diese Rolle nicht anzunehmen. Andere hatten ihr Verhalten nicht wirklich unter Kontrolle, um es den Normen anzupassen. Wieder andere spielten die Rolle gewandt, funktionierten in einer angepaßten, vergleichsweise oberflächlichen Art, wirkten dabei aber farblos.

16.4.6   Zusammenfassung der Merkmale interpersonalen Verhaltens

Was kann aus den fünf bisher erörterten Aspekten interpersonalen Verhaltens geschlossen werden?

1. Wenn man den ganzen Tag betrachtet, dann interagieren Jugendliche am häufigsten mit Gleichaltrigen, insbesonders mit Gleichaltrigen des gleichen Geschlechts.

2. Die Variationsbreite der Interaktionen variiert stärker außerhalb des schulischen Kontextes.

3. Adoleszente halten sich am häufigsten in Zweiergruppen auf. Die Wahrscheinlichkeit, daß diese Gruppen aus einem Jungen und einem Mädchen bestehen, nimmt mit dem Alter etwas zu.

4. Egozentrismus ist ein Charakteristikum des interpersonalen Verhaltens im Jugendalter, das im Alter zwischen 11 und 13 Jahren besonders ausgeprägt zu sein scheint.

5. Soziales Urteilen ist ein komplexes Konzept, das sich auf logisches Denken über interpersonale Erfahrungen und Ereignisse bezieht. Formal-operationales Denken scheint die Fähigkeit zu vergrößern, interpersonale Ereignisse zu interpretieren und zu analysieren.

6. Interpersonales Urteilen scheint hinter dem Urteilen über die physikalische
   Welt zurückzubleiben. Wegen der Komplexität und Variabilität der interpersonalen Situationen scheinen die Prinzipien der formalen Logik keine ausreichende Anleitung zum Lösen interpersonaler Konflikte zu sein.

7. Abwehrstile scheinen sich während der Adoleszenz herauszukristallisieren.
   Sowohl die Geschlechtsrollen-Sozialisation als auch andere kognitive- und
   Temperamentscharakteristika tragen zur Bildung einer Abwehrhaltung bei.

8. Eine höchst rigide Abwehrhaltung kann bei einigen Jugendlichen beobachtet
   werden, ist jedoch nicht die häufigste Form der Anpassung. Die meisten
   Jugendlichen zeigen sich neuen Erfahrungen gegenüber offen und sind ge-
   willt, Unsicherheiten gegenüberzutreten.

9. Verbales Verhalten unterliegt zwischen den letzten Jahren der Schulzeit und
   dem Studentenalter einigen Veränderungen. Abstrakte Konzepte, verbunden mit
   formalen Urteilen werden häufiger angewandt. Gruppeninteraktionen erfolgen
   eher sequentiell als simultan. Die Häufigkeit der Unterstützung oder des
   Einverständnisses mit den Beiträgen eines anderen Gruppenmitgliedes nehmen
   zu.

10. Unter den jungen, männlichen Adoleszenten sind bestimmte verbale Verhaltens-
    weisen vergleichsweise gebräuchlicher als unter den älteren Jugendlichen.
    Dazu gehören: Erzählen "großspuriger" Geschichten, Prahlen, Übertreiben,
    Witzeln, Hänseln, Sarkasmus. Diese Besonderheiten können als "herabsetzend"
    und "kühl" zusammengefaßt werden.

11. Innerhalb der schulischen Umgebung sind verschiedene Situationen dadurch ge-
    kennzeichnet, daß sie verschiedene Interaktionsnormen implizieren.

12. Anpassung an die schulische Umgebung kann durch Beobachtungen des Musters
    und der Qualität verbaler Interaktionen untersucht werden.

*16.5   Ist das frühe Jugendalter eine sensible Phase für die Bildung eines
        interpersonalen Stils?*

Eine sensible Phase bezeichnet eine Zeit, in der auf Seiten des Organismus die
Bereitschaft zur Entwicklung einer neuen Funktion besteht, und eine erhöhte Empfindlichkeit gegenüber Umweltfaktoren vorliegt, die dieses neue Wachstum fördern oder
unterbrechen. Es ist offensichtlich, daß interpersonale Fertigkeiten schon lange
vor der Adoleszenz vorhanden sind. Bereits von der frühen Kindheit an gehören Kommunikationsfertigkeiten und die Fähigkeit zur interpersonalen Interaktion zum Re-
pertoire einer Person. Was charakterisiert das Wachstum des interpersonalen Stils
während der Adoleszenz?

Eine Reihe von Motiven trägt zu der Notwendigkeit bei, während der Adoleszenz
Kompetenz im interpersonalen Bereich zu erwerben. Sowohl der Antrieb, sich von den
Eltern zu differenzieren als auch das Bedürfnis, zumindest einen gewissen Grad verhaltensmäßiger Unabhängigkeit innerhalb der Familie zu erreichen, verlangen das Erlernen effektiver interpersonaler Fertigkeiten. Das Bedürfnis nach Identifikation

und Anerkennung in einer Peer-Gruppe erhöht die Sensitivität im Bereich des Interpersonalen. Es ist nicht ungewöhnlich, Gesten, Ausdrücke, Witze und Affektiertheiten zu beobachten, die die Mitglieder einer Peer-Gruppe miteinander verbinden. Der Wunsch, heterosexuelle Beziehungen einzugehen und diese über bloße Bekanntschaft hinaus zu einer emotional und sexuell intensiveren Beziehung zu machen, erfordert interpersonale Fertigkeiten.

Eine Folge dieser Konvergenz von Motiven in der frühen Adoleszenz ist das Bedürfnis, zwischen der authentischen und der öffentlichen Selbstdarstellung zu unterscheiden. Jugendliche werden zurückhaltender und strategischer in ihren Interaktionen (GOFFMAN 1969). Ein Prozeß beginnt, in dem der Jugendliche sich ein Bild macht von Beziehungen mit unterschiedlicher Intimität. Bestimmte Vertrautheiten und Ausdrucksformen von Unterstützung sind für einige nahe Freunde reserviert. Mit einiger Übung kann das Erscheinungsbild in der Öffentlichkeit nach Wunsch modifiziert werden, um bescheiden, zerknirscht, kühl oder entrüstet zu wirken. Die Idee, den Lehrer "zum Wahnsinn zu treiben", oder die Eltern "reinzulegen", wird Teil des aktiven Experimentierens mit interpersonalen Interaktionen.

Die Periode der frühen Adoleszenz scheint eine Zeit des bedeutsamen Wachstums der sozialen Urteilsfähigkeit zu sein. Mit der Reduktion des Egozentrismus und der größeren Flexibilität in der Interpretation interpersonaler Begegnungen werden die Jugendlichen aufnahmebereitere Partner in Interaktionen (IANNOTTI, O'DELL, KROSZER & DOOREN 1979). Die Zeit des ersten Verliebtseins oder einer romantischen Beziehung kommt für viele junge Leute während dieser frühen Jugendjahre. In diesen frühen Romanzen gibt es ganz deutliche wechselseitige Effekte. Eine Verringerung des Egozentrismus erlaubt es der Beziehung, sich zu entwickeln. Gleichzeitig motiviert die tiefe Sorge um die Gefühle und Reaktionen einer anderen Person dazu, größere Anstrengungen zu machen, die Perspektive des anderen einzunehmen und so den Egozentrismus zu reduzieren.

Arbeiten über Persönlichkeitsentwicklung legen es nahe, daß die frühe Jugend eine Periode ist, in der sich interpersonale Verhaltensweisen herauskristallisieren, die mit dem Niveau der Ich-Entwicklung verbunden sind. HAUSER (1978) beschreibt die Art und Weise, wie bestimmte Stufen der Ich-Entwicklung mit interpersonalen Interaktionen in Beziehung stehen. Dimensionen wie Wärme, Dominanz, Sinnlichkeit, Feindseligkeit und Spontaneität werden jeweils mit Hilfe von Tonfällen der Stimme, Haltung oder Gestik und dem verbalen Inhalt beschrieben. Es ergab sich eine Beziehung zwischen der Ich-Entwicklung und drei Skalen: warm - kalt, freundlich - feindlich und empfindsam - nicht empfindsam. Je höher der Grad der Ich-Entwicklung war, umso positiver waren die Punktwerte in jeder der drei Skalen. Die

Arbeiten von VAILLANT (1977) und von MORIARTY und TOUSSIENG (1976) zusammengesehen vermitteln einen Eindruck von der Entwicklung der Abwehrmechanismen von der Jugend zum Erwachsenenalter. Es sieht so aus, als entwickelten sich einige Jugendliche hin zu einem hochstrukturierten, einschränkenden interpersonalem Stil, der im Jugendalter sehr reif erscheint. Er ist jedoch verbunden mit der Unfähigkeit, die Entwicklung bis ins Erwachsenenalter hinein fortzusetzen. Reife im Erwachsenenalter verlangt eine ausgedehnte Wahrnehmung, eine vergrößerte Kapazität für Verpflichtungen, das Verwirklichen bedeutsamer Beziehungen und einen Sinn für Freude und Fest im Leben.

Lassen Sie mich mit einem Hinweis darauf schließen, daß der interpersonale Bereich nicht nur wichtig ist für das Erreichen wesentlicher Ziele im Jugendalter selbst, sondern daß die Orientierung auf andere hin, die während der Adoleszenz etabliert wird, Möglichkeit und Richtung einer Entwicklung im Erwachsenenalter beeinflussen wird. Die Fähigkeit, während der Adoleszenz Konflikten und Unsicherheiten zu begegnen, sich in verschiedenen Beziehungen zu engagieren und mit einer Auswahl von Rollen zu experimentieren, scheint für das zukünftige Wachstum im Erwachsenenalter ausschlaggebend zu sein.

17. Formen der Problembewältigung bei besonders belasteten Jugendlichen

Inge Seiffge-Krenke

17.1 Einleitung

Sowohl im Alltagsverständnis als auch in der Wissenschaft gilt das Jugendalter als die traditionelle Übergangsperiode von der fremdbestimmten Kindheit zum stärker eigenverantwortlichen Erwachsenenalter. Obwohl der menschliche Lebenslauf viele solcher Übergänge enthält (z.B. Einschulung, Berufsausbildung, Heirat, Berentung), in denen das Individuum vor charakteristischen Entwicklungsaufgaben steht, kommt der Adoleszenz doch eine besondere Bedeutung zu: Es werden psychische Umstrukturierungen vorgenommen, Entscheidungen gefällt und Handlungen ausgeführt, deren Ergebnisse profund und langdauernd sein können und die bis ins Erwachsenenalter hineinreichen.

Neuere Darstellungen der Forschungsergebnisse im Jugendalter (COLEMAN 1978; OERTER & MONTADA 1982; SEIFFGE-KRENKE & OLBRICH 1982) lassen den Schluß zu, daß diese Übergangsperiode zwischen Kindheit und Erwachsenenalter vor allem durch zwei charakteristische Merkmale gekennzeichnet ist:

- durch die Vernetztheit der an den Jugendlichen herangetragenen Entwicklungsaufgaben
- und durch die relative Konformität der zu beobachtenden Veränderungen.

Während die Adoleszenz lange Zeit als eine Phase der Turbulenz galt, konnten
sorgfältige Längsschnittstudien in den letzten Jahren (DOUVAN & ADELSON 1966,
OFFER & OFFER 1975; BACHMAN, O'MALLEY & JOHNSON 1978) doch ein erstaunliches Maß
an Konsistenz im Entwicklungsgeschehen belegen. Dennoch gibt es einige Befunde,
die nicht so ganz in die These des problemlosen, kontinuierlichen Aufarbeitens von
Entwicklungsaufgaben passen wollen. So findet sich auch in den bereits genannten
Studien eine gewisse Anzahl von Jugendlichen (ca. 20 bis 30 % eines Altersjahr-
gangs), der die Bewältigung des Übergangs Schwierigkeiten bereitet.

Daher steht im Mittelpunkt dieses Beitrags eine detailliertere Analyse derjenigen Jugendlichen, die sich im Grenzbereich zwischen gelungener und mißlungener Anpassung bewegen. Solche Analysen können u.a. dazu dienen, zwischen kontroversen
theoretischen Standpunkten zu vermitteln. Bezugspunkt der folgenden Ausführungen
ist ein Verständnis von Coping, das von HAAN (1977) und LAZARUS et al. (1974) vertreten wird.

*17.2   Theoretischer Ausgangspunkt: Kontroverse Befunde zur Problembewältigung
         im Jugendalter*

Die Betrachtung des Jugendalters ist wie kaum ein anderes Forschungsobjekt geeignet, ein Schlaglicht auf die Geschichte der Entwicklungspsychologie zu werfen.
Obwohl der Entwicklungsgedanke schon im Altertum, besonders aber in der Romantik
und Aufklärung von Bedeutung war, fand er auch nach Gründung einer eigenständigen
psychologischen Wissenschaft nur sehr zögernd Anhänger. Dies gilt besonders für
die Jugendpsychologie, die nach recht reger Forschungstätigkeit in den 30er Jahren
(vgl. HETZER 1982) erst in den letzten beiden Jahrzehnten wieder an Attraktivität
gewann. Sie stand jedoch immer im Schatten der Kinderpsychologie, denn es wurden
zu jedem Zeitpunkt wesentlich mehr Studien zu Fragestellungen der ersten Lebensjahre und der Kindheit durchgeführt (SCHMITZ 1979). Möglicherweise hängt es mit
der fast 30jährigen Forschungspause zusammen, daß zu der Frage, in welcher Weise
Jugendliche den Übergang von der Kindheit zum Erwachsenenalter bewältigen, so viele kontroverse Befunde existieren. Dieses Phänomen soll im folgenden an einigen
Beispielen verdeutlicht werden.

17.2.1   Kontinuierliche Bearbeitung von Entwicklungsaufgaben oder "Krise"?

Neben gravierenden körperlichen Veränderungen imponiert das Jugendalter als eine
Phase, in der psychische Auffälligkeiten an der Tagesordnung zu sein scheinen. Es
ist eine Zeit erhöhter Unfallgefährdung, bestimmte psychische Störungen wie Psycho-

sen werden zum ersten Mal manifest (JOSSELYN 1971), Alkohol- und Drogenmißbrauch
(BAER & CORRADO 1975), Disziplinprobleme und verfrühter Abbruch der Ausbildung
(NOTESTINE 1969) zählen zu den besorgniserregenden Begleiterscheinungen der Ado-
leszenz.

Auch wenn sich die psychische Entwicklung im einzelnen weniger dramatisch vollzieht, so ist doch auffällig, daß bestimmte Verhaltensweisen der Jugendlichen, wie
deren emotionale Ambivalenz und Aggressivität, die Neigung zu stürmischen Konflikten und das provozierend flegelhafte Benehmen zu einer ganz bestimmten Wahrnehmung
dieser Entwicklungsphase geführt haben. Diese Perzeption als "negative Phase"
(HETZER 1948; A. FREUD 1958) im menschlichen Lebenslauf deckt sich in etwa mit der
Alltagsmeinung über Jugendliche.

Besonders in der frühen entwicklungspsychologischen Theorienbildung über das
Jugendalter finden wir eine solche Akzentuierung, die mit dem Aufweis von Störungen oder Krisen und dem Aufstellen von Problemkatalogen einhergeht. Diese Ausrichtung an einem Störreiz-Modell (THOMAE 1969) läßt sich sowohl in den biologischen
als auch in den soziologischen und den persönlichkeitspsychologischen Konzeptionen
des Jugendalters finden. Der Jugendliche erscheint unter dieser Perspektive als
ein Defizitwesen, seine sozialen Interaktionen sind auf den Krisenbereich eingeengt. Die in dieser klassischen Jugendpsychologie entstandenen Konzepte des "Sturm
und Drangs", der "Identitätskrise" und des "Generationskonflikts" hielten sich
sowohl im Alltagsverständnis als auch in der wissenschaftlichen Darstellung erstaunlich lange. Charakteristisch für die frühen Untersuchungen ist, daß empirische Daten fast ausschließlich an klinisch auffälligen Gruppen wie neurotischen (A. FREUD
1958) oder verwahrlosten Jugendlichen (AICHHORN 1951) gewonnen wurden. Die an diesen sehr ausgelesenen Stichproben erhobenen Befunde wurden dann auf das Verhalten
normaler Heranwachsender generalisiert.

In den späteren Jahren haben dann sorgfältige Studien zum ersten Mal die Entwicklung großer Gruppen normaler Jugendlicher über einen Zeitraum von mehreren Jahren verfolgt. Eine Analyse dieser Befunde brachte ein erstaunliches Ausmaß an Regel-
haftigkeit und Konsistenz in der Entwicklung an den Tag (vgl. SEIFFGE-KRENKE &
OLBRICH 1982):

- Der Vorgang der Ablösung von den Eltern stellt sich diesen neueren Befunden zufolge als ein kontinuierlich verlaufender Entwicklungsprozeß dar, der sich die
  gesamte Kindheit hindurch fortsetzt und lediglich in der Adoleszenz eine besondere Beschleunigung erfährt (TRAUTNER 1972; EWERT in diesem Band; MÖNKS &
  HEUSINKVELD 1973).

- Das Selbstkonzept der Jugendlichen zeigt im Verlauf mehrerer Jahre eine relative
  Stabilität und Konsistenz (OFFER in diesem Band; FILIPP 1980; COLEMAN et al.
  1977); die Korrelation zwischen den Selbsteinschätzungen der Jugendlichen zu

verschiedenen Zeitabschnitten der Adoleszenz beträgt in der Untersuchung von
ENGEL .70 (ENGEL 1959).

- Die Zuwendung zur Gruppe der Gleichaltrigen, die der beschleunigten Abwendung
  vom Elternhaus parallel geht, gibt sowohl von der Struktur als auch von der Funktion her keinen Anlaß zur Postulierung einer gegen die Erwachsenen gerichteten
  Jugendkultur mit völlig abweichender Wertorientierung (NEWMAN & NEWMAN 1979;
  OERTER & MONTADA 1982; ANDERSON in diesem Band).

- Der Übergang zwischen Schule und Beruf vollzieht sich für den weitaus größten
  Teil der Jugendlichen auf der Basis einer realistischen Einschätzung der eigenen
  Fertigkeiten und bereitet keine ungewöhnlich großen Probleme (KREUTZ 1975).

Nach diesen empirischen Befunden änderte sich auch die Theorienbildung: Der Jugendliche wird nun stärker in seiner aktiven Leistung bei der Bewältigung alterstypischer Probleme herausgearbeitet, als der "producer of his own development"
(vgl. LERNER in diesem Band) apostrophiert und die enorme Koordinierungsleistung
bei der Bewältigung alterstypischer Entwicklungsaufgaben betont, so in der Fokal-
Theorie COLEMANs (1978).

Bei der Darstellung und Diskussion dieser neueren Befunde wird nun aber die
Gruppe der Jugendlichen, die beträchtliche Probleme bei der Bewältigung ihrer Entwicklungsaufgaben hat, zu wenig berücksichtigt.

17.2.2 *Zunahme oder Abnahme psychischer Störungen in der Adoleszenz?*

Die Frage, ob psychische Störungen oder abweichendes Verhalten im Jugendalter
im Vergleich zu anderen Phasen des menschlichen Lebenslaufs gehäuft auftreten,
wird kontrovers diskutiert. Zahlreiche Monographien weisen darauf hin, daß mit dem
beginnenden Jugendalter bestimmte Problemverhaltensweisen gehäuft auftreten:

- Die Zeit von 14 bis 24 Jahren ist die Zeit der höchsten Unfallgefährdung, sie
  ist jetzt doppelt so hoch wie in der Vorpubertät (SMART & SMART 1973).

- Die Selbstmordquote steigt an. Ein Drittel der Todesursachen der 14- bis 24jäh-
  rigen sind Suizide. Auch die Rate der Suizidversuche bei Jugendlichen (120 : 1)
  ist deutlich höher als die der Erwachsenen (10 : 1).

- Etwa ein Drittel der festgenommenen Täter waren Anfang der 70er Jahre Jugend-
  liche unter 21 Jahre; der Anteil Jugendlicher und junger Erwachsener unter den
  Straftätern ist recht hoch (BECKER 1975). Sie verüben allerdings zum großen
  Teil "leichtere" Delikte wie Diebstähle (64 %).

- Der Drogenkonsum ist neben dem Alkohol- und Zigarettenkonsum ein ernstes Problem
  bei Jugendlichen geworden, das jährlich viele Todesopfer fordert (LÜSCHENKOHL
  1971; JESSOR & JESSOR 1975). Vorsichtige Schätzungen in der Bundesrepublik
  Deutschland belaufen sich auf 60.000 Fixer; 40 % der Drogenabhängigen sind jünger als 18 Jahre (HUNKE 1980).

- Bestimmte psychische Störungen wie Psychosen werden erst in der Adoleszenz manifest (REMSCHMIDT 1979).

Große epidemiologische Untersuchungen wie die von RUTTER et al. (1976) belegen jedoch, daß das Jugendalter gerade nicht durch eine außergewöhnliche Häufung von Störungen gekennzeichnet ist: Im Regelfall werden die Entwicklungsaufgaben ohne manifeste Störungen bewältigt. Die relative Häufigkeit psychischer Störungen liegt nach REMSCHMIDT (1979) im Jugendalter bei 15 bis 20 % und unterscheidet sich damit nicht wesentlich von der Rate im Kindheitsalter.

Eine Analyse der Krankenakten einer psychotherapeutischen Klinik erbrachte, daß der Anteil jugendlicher Patienten über einen Zeitraum von sechs Jahren tatsächlich konstant bei etwa 20 % lag (SEIFFGE-KRENKE 1982 a). Eine Erweiterung auf verschiedene therapeutische Institutionen wie Erziehungsberatungsstellen, Jugendpsychiatrien sowie niedergelassene Therapeuten erbrachte eine deutliche Institutionsgebundenheit: Der Prozentsatz vorgestellter Jugendlicher ist erwartungsgemäß in typischen Einrichtungen für Jugendliche wie den Beratungsstellen und Jugendpsychiatrien höher (40 %) als in Einrichtungen, die keinen solchen Schwerpunkt haben (freie Praxen 14 %). In jedem Fall aber liegt die Quote behandelter Jugendlicher unter der kindlicher und erwachsener Patienten (SEIFFGE-KRENKE 1982 b).

Epidemiologische Untersuchungen zeigen in der Regel zwei Altersgipfel mit besonderer Störanfälligkeit, die frühen Schuljahre (6 bis 8 Jahre) und die frühe Adoleszenz (13 bis 16 Jahre). Die durchschnittliche Häufigkeit der Störungen bleibt sonst zwar über die Jahre konstant, doch bemerken wir eine Altersabhängigkeit der Symptome: So finden wir im Jugendalter Auffälligkeiten und Störungsformen (z.B. Verwahrlosung, Delinquenz, Depression, Suizidneigung), die in der Kindheit nicht oder nicht mit dieser Häufung auftraten. Ein weiteres wichtiges Novum ist die Angleichung der bislang bestehenden geschlechtsspezifischen Unterschiede. Während in der Kindheit Jungen häufiger psychische Störungen aufweisen (2/3 zu 1/3 der beobachteten Störungen bei den Mädchen), gleicht sich dieses Verhältnis im Jugendalter an. Etwa um das 15. Lebensjahr kehrt sich das in der Kindheit beobachtete Verhältnis sogar um (PETRI 1979; SEIFFGE-KRENKE 1982 a). Es muß offen bleiben, inwieweit ab jetzt bereits Geschlechtsrollenstereotype wie die empirisch belegte größere Bereitschaft zur Inanspruchnahme therapeutischer Hilfe bei Patientinnen wirksam werden.

17.2.3 Geglückte Problembewältigung und depressive Stimmung?

Die Längsschnittstudien von OFFER und OFFER (1975) belegen eindrucksvoll die kompetente Bewältigung der phasenspezifischen Aufgaben durch die Jugendlichen. Die Mehrzahl der von ihnen untersuchten Adoleszenten berichtet über eine herzliche und warme Beziehung zu ihren Eltern, über befriedigende Kontakte zu den Gleichaltrigen und verfügt über ein positives, durchaus selbstbewußtes Selbstkonzept.

Wenn man sich vor Augen hält, wie viele Umstrukturierungen in diesem doch recht kurzen Zeitraum von wenigen Jahren notwendig sind und miteinander verbundene Veränderungen in ganz unterschiedlichen Bereichen nach sich ziehen (vgl. dazu LERNERs Konzept der "multiple transitions" in diesem Band), so erfordert dies alles doch eine erstaunliche Anpassungs- und Koordinierungsleistung vom Jugendlichen. Lediglich bei einem Fünftel der Untersuchten traten manifeste Störungen auf, die in der Regel mit einer ungewöhnlichen Überbeanspruchung der Jugendlichen zusammenhingen. Wie COLEMAN (1978) ausführt, konnte man bei diesen Jugendlichen eine untypische Häufung von Problemen bemerken, wobei die stützenden und strukturierenden Hilfestellungen von seiten der Umwelt weitgehend fehlten. Aber auch für die große Gruppe der Jugendlichen, für die sich der Übergang von der fremdbestimmten Kindheit zum eher selbstbestimmten Erwachsenenalter als eine gelungene Entwicklung darstellt, läßt sich bei genauerer Analyse eine latente, mehr oder weniger lang andauernde Phase mit deutlicher depressiver Verstimmung nachweisen: 30 % der von RUTTER et al. (1977) befragten Jugendlichen erleben ihre Eltern als ihnen gegenüber kritisch eingestellt, 45 % der Teenager berichten über Gefühle der Unsicherheit und Traurigkeit, die nicht von den Eltern oder Lehrern bemerkt werden. In der in Kapitel 5 des Buches dargestellten Studie von OFFER klagen 21 % der Jugendlichen über Kommunikationsprobleme, 40 % fühlen sich oft unverstanden. Immerhin ein Drittel der von HARTUP (1977) befragten Jugendlichen geben an, sie hätten noch nie einen guten Freund oder eine gute Freundin gehabt. WEINER (1981) fand in seinem Sammelreferat zahlreiche Anzeichen für maskierte Depressionen bei Jugendlichen: Sie zogen sich entweder auf solitäre Aktivitäten wie Musikhören, Herumschmusen mit Stofftieren zurück oder stürzten sich in hektische Gruppenaktivitäten, organisierten Feste und Ausflüge, um aufkommende depressive Gefühle abzuwehren. Diese Anzeichen von Traurigkeit, Einsamkeit, von Sich-Unverstandenfühlen scheinen offenkundig ein Begleitsymptom bei der Bewältigung der oft schwierigen phasenspezifischen Probleme zu sein, ohne daß die Jugendlichen manifest auffällig werden oder grundsätzlich ihre Beziehungen zu Eltern oder Freunden in Frage stellen. Eine solche grundsätzliche Ablehnung war nur bei 5 % der von ANDERSSON (vgl. Kap. 14 des Buches) untersuchten Jugendlichen nachweisbar.

Auch die inzwischen empirisch belegte Beobachtung, daß die großen Konflikte zwischen Eltern und Teenagern durch kleinere alltägliche Streitereien (über Lautstärke der Musik, Ausgehen, Kleidung, vgl. COLEMAN et al. 1977) abgelöst werden, bestätigen einen neuen Trend: Die laute, konfrontative Auseinandersetzung ist einer eher leisen Verarbeitung mit grüblerischen und subdepressiven Anteilen gewichen.

Auch die Zunahme selbstreflexiver Beschäftigungen wie Tagebuchschreiben (SCARLETT
1971; SEIFFGE-KRENKE 1983) scheint dafür zu sprechen.

Diese Befunde deuten darauf hin, daß die komplexe Anforderungssituation, der
sich der Jugendliche mit seiner im Fluß befindlichen Struktur gegenübersieht, möglicherweise von Erwachsenen unterschätzt wird. Auch Jugendliche, denen die Bewältigung der typischen Aufgaben dieser Entwicklungsphase gelingt, erleben sich zeitweilig als sehr belastet, ohne daß dies von den sie umgebenden Erwachsenen in adäquater Weise wahrgenommen und aufgegriffen wird. Das gefühlsmäßige Erleben der
Jugendlichen in diesen Phasen verdichteter Problembewältigung erinnert in gewisser
Hinsicht an die Abläufe bei der kreativen Produktion, in der spannungsgeladene, be-
drückende und belastende Phasen erlebt werden, an deren Ende jedoch auch ein gelun-
genes Produkt steht (ULMANN 1968; SEIFFGE-KRENKE 1974).

Es bleibt die Frage offen, inwieweit die bisherigen empirischen Studien ein adäquates Bild von den psychischen Vorgängen beim Jugendlichen liefern können. Wir
müssen davon ausgehen, daß Jugendliche in der Regel Hemmungen haben, das wirkliche
Ausmaß ihrer Ängste, Sorgen und Konflikte mitzuteilen. Infolge dieser Hemmung kann
es zu einer Unterschätzung des realen Ausmaßes an Belastung kommen (COLEMAN 1980).

*17.2.4   Die ambivalente Funktion der Erwachsenen beim Prozeß der Problembewälti-
         gung: Rollenprobleme und mangelnde Toleranz*

Über die Ursachen dafür, daß sich das Stereotyp des Jugendalters als *der* Krisen-
phase im menschlichen Lebenslauf trotz Bekanntwerdens gegenteiliger Befunde so lange hielt und auch heute noch in den Massenmedien sehr verbreitet ist, kann man nur
spekulieren. Vermutlich hat die Tatsache, daß damit ein zumindest auch im Alltags-
leben besonders auffälliger Verhaltensanteil von Jugendlichen prägnant charakterisiert wurde, dazu beigetragen, vielleicht aber auch - wie BANDURA (1972) vermutet -,
weil die in diesen auffälligen Verhaltensweisen zum Ausdruck kommenden Autonomie-
bestrebungen der Jugendlichen für Erwachsene besonders beunruhigend sind. Es scheint
sich hierbei offenkundig um ein sehr generelles Phänomen zu handeln, denn HORNSTEIN
(1976, 1982) konnte in seiner Analyse der Jugend in verschiedenen historischen Epochen und Kulturen geradezu stereotyp eine Gegenüberstellung zwischen unruhigen und
provokanten Jugendlichen und verunsicherten und mißtrauischen Erwachsenen ausmachen, und zwar umso deutlicher, je komplexer die Anforderungen beim Übergang ins
Erwachsenenalter waren (vgl. dazu auch MEAD 1965).

Es gibt verschiedene empirische Hinweise dafür, daß die sozialen Beziehungen
zwischen Eltern und Teenagern vor allem bei sehr ängstlichen und durch die Autono-

miebestrebungen ihrer Kinder verunsicherten oder autoritär auf Einhaltung bestimmten Konventionen bedachten Eltern konflikthafte Formen annehmen: In der Untersuchung von ELDER (1974) fiel es Jugendlichen immer dann besonders leicht, elterliche Normen und Werte zu übernehmen, wenn sie häufig mit den Eltern interagierten und bei Verstößen mit verständnisvollen Erklärungen seitens ihrer Eltern rechnen konnten. Bei gleicher Machtverteilung in der Familie konnten BOWERMAN und BAHR (1973) häufiger Identifizierungsprozesse zwischen Eltern und Jugendlichen nachweisen. Abgesehen von qualitativen Unterschieden einer eher autokratischen oder eher demokratischen Erziehungseinstellung spielt die Familienkonstellation für sich genommen bereits eine entscheidende Rolle für das Ausmaß an gewährter Toleranz. Allein die Tatsache, daß mehr als vier Familienmitglieder vorhanden sind, führt zu Verschiebungen in den Erziehungsmaßnahmen. In großen Familien finden wir - unabhängig von der Schichtzugehörigkeit - immer ein größeres Ausmaß körperlicher Bestrafungen und einen deutlichen Rückgang an Erklärungen zur Lösung eines Problems.

Das Gefühl, von den Eltern ungerecht, zu streng oder zu restriktiv behandelt zu werden, kann auf seiten des Jugendlichen wiederum Arroganz, Provokation und Widerstand gegen jeden elterlichen Eingriff wecken (POWELL 1955). Es kann dann zu einer aggressiven Eskalation kommen, die wegen ihrer Ähnlichkeit zur Eltern-Kind-Interaktion im Vorschulalter gelegentlich als "zweite Trotzphase" (CAIRNS 1979) apostrophiert wird. Von besonderer Bedeutung für eine solche Eskalation dürfte die zeitliche Koinzidenz zwischen zwei sehr bedeutsamen Entwicklungen beim Jugendlichen und Erwachsenen sein: Die zunehmende Autonomie des Jugendlichen fällt in eine Phase, in der seine Eltern sich in der Regel mit der Zurücknahme beruflicher Aktivitäten, dem Älterwerden (Wechseljahre) und der zunehmenden Vereinsamung auseinandersetzen müssen.

Die Rückwirkungen dieses adoleszenten Entwicklungsschubs in Richtung Progression auf Erwachsene, insbesondere die Eltern, sind leider sehr selten empirisch untersucht worden. Eine der wenigen Erhebungen, die Teenager und ihre Eltern zum gleichen Sachverhalt befragte, erbrachte aufschlußreiche Befunde (ANDERSON 1969): Die Erwachsenengeneration wurde von den Jugendlichen erstaunlich positiv beschrieben. Bei der Frage, wie sie glaubten, daß die Jugendlichen sie selbst sehen, wurde offenkundig, daß die Erwachsenen mit negativeren Urteilen gerechnet hatten: Sie erwarteten in über 50 % der Fälle negative Zuschreibungen von seiten der Teenager, nämlich daß man sie als konservativ, altmodisch, dumm oder langweilig einschätzen würde. Die Erwachsenen selbst fanden, daß die Jugendlichen viel informierter, engagierter und offener sind als sie selbst. Die Teenager verhielten sich recht tolerant: Sie teilten zwar die Meinungen und Ansichten ihrer Eltern keineswegs (43 %), fanden aber auch nicht, daß diese sich unbedingt ändern sollten.

Über die Bedeutung der am Jugendlichen beobachteten Veränderungen für seine erwachsenen Eltern kann man nur spekulieren. Das hartnäckige Festhalten an der Krisenkonzeption in ganz verschiedenen historischen Epochen und die Ignoranz gegenüber produktiven Veränderungen legt den Schluß nahe, daß es sich um ein Stereotyp handelt, das aus bestimmten psychodynamischen Gründen nur sehr schwer aufgegeben werden kann. Eine eigene Untersuchung erbrachte in diesem Zusammenhang einen interessanten Befund. Beim Vergleich der Bereitschaft zur therapeutischen Arbeit mit Jugendlichen erwiesen sich diejenigen Therapeuten als besonders positiv gegenüber Jugendlichen eingestellt, die selbst sehr wenig realen Kontakt zu Jugendlichen hatten (SEIFFGE-KRENKE 1982 b). Sie schilderten das jugendliche Klientel als durchaus einsichtig, kompetent und zu einer anspruchsvollen therapeutischen Zusammenarbeit fähig. Therapeuten in Erziehungsberatungsstellen und Jugendpsychiatrien, die dagegen häufiger Jugendliche sahen, schätzen den Behandlungserfolg äußerst pessimistisch ein und nannten zahlreiche Schwierigkeiten, die eine effektive Zusammenarbeit behindern könnten. Die Mehrzahl dieser Schwierigkeiten waren auf der Ebene der Patienten-Therapeuten-Beziehung angesiedelt.

*17.3   Das Konzept des Coping und seine Bedeutung für die Bearbeitung von
        Entwicklungsaufgaben*

Zur Klärung dieser Kontroversen scheint ein Forschungsansatz geeignet, der sich mit dem Copingverhalten, also den "Bemühungen eines Individuums, sich mit einer fordernden Situation auseinanderzusetzen" (KIPNOWSKI 1980, S. 43), befaßt. Die Relevanz dieser Verarbeitungsstrategien wird aus einer Bemerkung von SCHLOTTKE und WETZEL (1981, S. 31) deutlich, die aufgrund der Ergebnisse verschiedener Studien zur Persistenz und Prognose von Verhaltens- und Erlebnisstörungen bei Kindern und Jugendlichen konstatieren:

> "Der beste Prediktor für psychische Gesundheit schien nicht das Fehlen von
> Symptomen oder Problemen in irgendeinem Lebensabschnitt zu sein, sondern
> die Kompetenz, mit der altersspezifische Anforderungen aus dem Arbeitsbe-
> reich oder aus dem sozialen Bereich bewältigt werden konnten."

Da bereits eingangs (vgl. Kap. 1 dieses Buches) auf die Genese und wichtige Ergebnisse dieses Forschungszweiges eingegangen wurde, soll an dieser Stelle lediglich die Nutzung des Copingkonzeptes für entwicklungspsychologische Fragestellungen im Jugendalter herausgearbeitet werden.

Das Copingkonzept, so wie es im folgenden verstanden und für die empirische Untersuchung genutzt wurde, orientiert sich an den Vorstellungen von LAZARUS et al. (1974), die in der verwirrenden Fülle von Begriffen und Theorieansätzen noch am ehesten konsensfähig sein dürften. LAZARUS betrachtet vor allem den kognitiven, informationsverarbeitenden Aspekt des Copinggeschehens und teilt mit HAAN (1977) und MEICHENBAUM et al. (1981) die Sichtweise des Coping als Problemlöseverhalten. Copingverhalten wird allerdings durchaus noch unter anderen Gesichtspunkten konzeptualisiert, so von WHITE (1974) unter dem Begriff der Adaptation, von PEARLIN und SCHOOLER (1978) unter dem Begriff der Konflikt- und Krisenbewältigung oder von SCHULZ und SCHÖNPFLUG (1981) unter dem Begriff der biokybernetischen Regulation. Zwischen diesen einzelnen Arbeitsgruppen bestehen deutliche Auffassungsunterschiede, die zu unterschiedlichen Modellbildungen führten. Aber auch die Konzepte, die innerhalb der Sichtweise des Coping als Problemlöseverhalten entwickelt wurden, unterscheiden sich beträchtlich, zum Teil wegen der unterschiedlichen Ausrichtung und Forschungstradition der Exponenten, zum Teil auch wegen deutlicher Weiterentwicklungen der vorliegenden Ansätze.

Das Copingkonzept spielte zunächst eine zentrale Rolle in der Streßforschung und schloß die Verarbeitung so unterschiedlicher Reize wie Mißerfolg, Lärm, Isolation und chronische Krankheiten mit ein (LAZARUS & LAUNIER 1978). In den neueren Forschungsarbeiten läßt sich eine Schwerpunktverlagerung von der Untersuchung bedrohlicher bzw. schädigender Reize zu herausfordernden, mild belastenden Stimuli (everyday hazzles nach LAZARUS 1982) ausmachen. Bei der Verarbeitung solcher mehr oder weniger kritischen Ereignisse heben LAZARUS et al. (1974) und HAAN (1977) die Bedeutung kognitiver Funktionen hervor. Während LAZARUS vor allem die kognitiven Bewertungsprozesse herausarbeitete - für eine gelungene Problemlösung sind seiner Theorie zufolge drei miteinander verknüpfte kognitive Diskriminations- und Bewertungsprozesse erforderlich - hat HAAN zwischen gelingendem Coping und Abwehr- bzw. Fragmentierungsprozessen unterschieden. Wie sie ausführt, sind Copingprozesse zielgerichtet, flexibel und ermöglichen einen adäquaten Affektausdruck, Abwehrprozesse dagegen rigide und realitätsunangemessen bei verzerrter affektiver Abfuhr. Zwischen beiden Vorgängen bestehen allerdings nur quantitative Unterschiede hinsichtlich der Kriterien Affektausdruck, Realitätsbezug und Zielgerichtetheit, während die Fragmentierung einen qualitativen Sprung ins Pathologische beinhaltet: Die Reaktionen sind nun automatisiert, ritualisiert und irrational. Die beiden Exponenten der kognitiven, informationsverarbeitenden Sicht des Copinggeschehens unterscheiden sich hinsichtlich der zugeschriebenen Dynamik und Stabilität des Konstrukts. Während HAAN (1977) eher die Trait-Komponente der Problembewältigung betont, hebt LAZARUS die Situationsspezifität der Problembewältigung hervor. In seinem prozeßorientierten Modell des Coping stellt er die Bedeutung der Disposition hinter spezifischen Bedingungen und Aktualisierungsmöglichkeiten zurück. Zu den Quellen der Bewältigung zählen u.a. solche der Person (Problemlösefertigkeiten, Einstellungen) und der Umwelt (materielle Ressourcen, soziale Unterstützung), die die Aktualisierung in einer bestimmten Situation beeinflussen. In dem von ihm entwickelten Klassifikationsschema von Copingprozessen unterscheidet er zwischen der Modalität (z.B. Handlung, Hemmung einer Handlung, Informationssuche) und der Funktion des Coping (z.B. problemorientiert vs. palliativ).

Die Frage der Ressourcen wurde von PEARLIN und SCHOOLER (1978) aufgegriffen und weiterentwickelt. Sie unterscheiden zwischen "social resources" (Freund, Bekannte als Quelle der Unterstützung), "psychological resources" (Persönlichkeitscharakteristiken und Fertigkeiten als Disposition) und "mastery" (die aktualisierten Dispositionen, das reale Verhalten in einer Situation).

Wir müssen uns allerdings vor Augen führen, daß die Copingforschung zur Zeit noch vor großen konzeptionellen und methodischen Problemen steht, die mit den besonderen Charakteristiken dieses Forschungsgegenstandes (Person-Situation-Interaktion, prozessuales Geschehen, Aktualisierung in Verhalten und Erleben, Mehrebenenbetrachtung) zusammenhängen. Die Nutzung des zweifellos revisionsbedürftigen Copingkonzeptes - vor allem in seiner neueren Konzeptualisierung als Auseinandersetzung mit mild belastenden Ereignissen des täglichen Lebens - dürfte doch gerade auch im Hinblick auf die eingangs erwähnten Forschungsergebnisse zum Jugendalter vielversprechend sein. Diesen Befunden zufolge beherrschen nicht die großen Krisen, sondern die alltäglichen kleinen Ärgernisse das Bild.

Die Nutzung für entwicklungspsychologische Fragestellungen des Jugendalters heißt aber auch, den Akzent von den Stressoren auf den Mechanismus der Bewältigung zu legen, die Möglichkeiten des Gelingens von Entwicklung, auch unter belastenden Umständen, stärker zu beachten. Die referierten neueren Forschungsergebnisse führten vor Augen, daß der größte Teil der Jugendlichen durchaus in der Lage ist, die Anforderungen dieses Entwicklungsabschnitts aktiv zu meistern, anstatt sich einem Krisengeschehen ausgeliefert zu fühlen: Neue Erfahrungsmöglichkeiten und ihre aktive Nutzung erlauben die Erarbeitung neuer Verhaltensprogramme und machen so eine Weiterentwicklung möglich, vor allem dann, wenn dem Jugendlichen soziale Unterstützung zuteil wird.

17.4 Fragestellung und Methode der Untersuchung

Zielsetzung der vorliegenden Studie ist es, die Bewältigungsstrategien von Jugendlichen beim Übergang von der Kindheit zum Erwachsenenalter zu analysieren. Dabei soll zugleich versucht werden, zur Überwindung der eingangs dargestellten theoretischen Kontroversen beizutragen.

Die Frage, wie Jugendliche mit Problemen fertig werden, ist nach ROSKIES und LAZARUS (1980) praktisch bedeutsamer als die Frage nach der Häufigkeit und dem Schweregrad der Probleme. Wenn RODIN (1980, S. 185) schreibt:

"Coping refers to behavior that protects people from being harmed by problematical experience"

so liegt die Frage nahe, wie Jugendliche mit den für diese Entwicklungsphase typischen Problembelastungen ganz allgemein umgehen, wie sie die gestellten Probleme bearbeiten und welche Bewältigungsstrategien sie heranziehen, um sich vor weiterer Überlastung zu schützen.

Die dargestellten widersprüchlichen Befunde zur Entwicklung im Jugendalter legen allerdings den Schluß nahe, nicht so sehr die gelungene oder mißlungene Problembewältigung zu untersuchen, sondern den Zwischenbereich: Gegenstand der vorliegenden Studie sind Jugendliche, die unter besonderer Problembelastung stehen, deren Bewältigungsformen aber noch nicht im eigentlichen Sinne als mißlungen oder gar pathologisch anzusehen sind. Im Unterschied zu den meisten Untersuchungen, die sich mit dieser Fragestellung befassen, wurde keine klinische Stichprobe mit einer Stichprobe normaler Jugendlicher verglichen, sondern innerhalb einer großen Gruppe normaler Jugendlicher das Ausmaß wahrgenommener Problembelastung analysiert. Jugendliche mit besonders hoher wahrgenommener Problembelastung wurden dann bezüglich der bevorzugten Verarbeitungsstrategien mit Jugendlichen verglichen, die nach ihren eigenen Angaben unter besonders geringer Belastung standen.

Diese Selektion und Analyse von Extremgruppen mit unterschiedlicher Problembelastung bot die Möglichkeit, die Copingstrategien von Jugendlichen zu untersuchen, die noch nicht direkt als klinisch auffällig stigmatisiert waren und in entsprechenden Institutionen um Rat und Hilfe ersucht haben. Dabei interessierte auch die Frage, wie die besonders belastete Gruppe von Jugendlichen zu einer solchen Behandlung steht, d.h. ob eine große Problembelastung auch mit einer erhöhten Bereitschaft zur Inanspruchnahme therapeutischer Hilfe kovariiert. Von entscheidender Bedeutung dürfte dabei die Qualität der Eltern-Kind-Beziehung sein. Wie wir verschiedenen empirischen Studien entnehmen können, bestehen Beziehungen zwischen konfliktreichen familiären Beziehungen und einer erhöhten Neigung, therapeutische Hilfe in Anspruch zu nehmen. In der Studie von WEINSTOCK (1967) korrelierten die Abwehrmechanismen von Eltern und Teenagern sogar höher miteinander als die produktiven Bewältigungsstrategien.

Geschlechtsunterschiede in den Bewältigungsmechanismen, insbesondere bei mißlungener Problembewältigung, wurden verschiedentlich untersucht, so von HAAN (1974), MARTIN (1977) und STEWART (1978). Diese Untersuchungen legen den Schluß nahe, daß weibliche Jugendliche weniger funktionalistisch und eher gefühlsbetont vorgehen, wenn sie alterstypische Probleme lösen. Der für das Jugendalter charakteristische Abwehrmechanismus der Intellektualisierung (A. FREUD 1958) fand sich in diesen Studien häufiger bei männlichen Jugendlichen. Da die alterstypischen Entwicklungsaufgaben häufig miteinander vernetzt sind und sich in bestimmten Altersstufen bevorzugt stellen, ist es notwendig, zwischen verschiedenen Phasen der Adoleszenz zu unterscheiden. Nach den Befunden von BLOS (1967) und HAMBURG (1974) setzen die frühe und die späte Adoleszenz ganz unterschiedliche Schwerpunkte bei der Bearbeitung der Entwicklungsaufgaben und erfordern entsprechend verschiedene Adaptationen im Bereich der Verarbeitungsstrategien.

Aufgrund dieser Befunde empfiehlt es sich, eine sorgfältige Analyse der Bewältigungsstrategien normaler Jugendlicher nach den Merkmalen Alter und Geschlecht vorzunehmen und bei der Zusammensetzung der Extremgruppen mit hoher bzw. niedriger Problembelastung auf die Verteilung dieser Variablen zu achten. Es erscheint sinnvoll, neben der subjektiven Problembelastung noch einen weiteren - eher persönlichkeitsspezifischen - Index der Belastung zu wählen, und das Selbstkonzept der Jugendlichen, das Ausmaß der reflexiven Beschäftigung mit sich und anderen wichtigen Interaktionspartnern sowie die Qualität der Beziehungen zu Eltern und Gleichaltrigen zu kontrollieren.

Es wurde so vorgegangen, daß zunächst in einer Voruntersuchung an 14 bis 18jährigen Jugendlichen typische Probleme dieser Entwicklungsphase und die ihnen zugeordneten Modi des Umgangs gesammelt wurden. Eine inhaltsanalytische Auswertung der freien Antworten zur Frage nach typischen Problemen erbrachte 56 Kategorien, die sich sieben übergeordneten Problembereichen (z.B. Schule, Eltern etc.) zuordnen ließen. Die Ergebnisse dieser Voruntersuchung wurden in einem Problemfragebogen zusammengefaßt, der nach dem Ausmaß des Zutreffens des jeweils in Frage stehenden Problems zu beantworten war. Anschließend wurden die freien Antworten der Jugendlichen hinsichtlich der Modi des Umgangs mit diesen Problemen inhaltsanalytisch und mit verschiedenen Verfahren zur Erfassung von Copingstrategien verglichen (vgl. zusammenfassend PRYSTAV 1981). Die Analyse der freien Antworten zu Strategien der Problembewältigung ergab so große kategoriale Übereinstimmungen mit dem Coping-Questionnaire von Mary WESTBROOK (1979), daß dieser Fragebogen mit leichten Adaptationen für die Studie verwendet wurde: Die von WESTBROOK vorgegebenen Items wurden an den Sprachgebrauch der Schüler adaptiert, außerdem sollte jede der ausgewählten 20 Verarbeitungsstrategien problemspezifisch beantwortet werden. Zu jedem der sieben von den Schülern genannten Problembereiche wurden daher zwei spezifische, das Problem illustrierende Situationen ausgewählt, für die die jeweils bedeutsamen Verarbeitungsstrategien angegeben werden sollten. Außerdem wurde der Selbstkonzept-Fragebogen von OFFER (vgl. dazu Kapitel 5 dieses Buches) und das Verfahren zur Selbstaufmerksamkeit von FILIPP (1978) vorgegeben. Eine Dimensionierung beider Verfahren wurde nach den faktoren- und itemanalytischen Ergebnissen der untersuchten Stichprobe vorgenommen. Diesen Ergebnissen zufolge ließen sich für die Selbstaufmerksamkeit zwei Subskalen (auf das Selbst bzw. die soziale Umwelt bezogene Aufmerksamkeit) und für das Selbstkonzept fünf Skalen (Selbstaspekte, die Beziehungen zu Eltern und Gleichaltrigen betreffen, einen positiv und einen negativ getönten Aspekt der Selbstcharakterisierung und Aspekte des Selbst, bezogen auf die eigene Leistungsfähigkeit) ausmachen. Sie faßten die von OFFER vorgeschlagenen zehn Bereiche für die hier untersuchte Stichprobe sinnvoll zusammen. Als zusätzliches Maß für die erlebte Belastung bzw. den Neurotizismusgrad wurde das Freiburger Persönlichkeitsinventar (FPI, FAHRENBERG & SELG 1970) verwendet. Die Einstellung zur Inanspruchnahme psychotherapeutischer Hilfe wurde mit einem von SCHMITZ (1978) entwickelten Verfahren gemessen; die von dem Autor nach sorgfältigen Vorstudien vorgenommene Dimensionierung in vier Skalen, die u.a. die Behandlungsmotivation und das Therapeutenbild erfassen, wurde beibehalten. Eine Anzahl freier Fragen eruierte zusätzlich das Ausmaß der Informiertheit der Jugendlichen über Möglichkeiten der therapeutischen Behandlung, ihre Einschätzung der Prognose und des Behandlungserfolges sowie ihre eigenen Erfahrungen mit Beratungsstellen bzw. mit Personen, die selbst einmal psychisch erkrankt waren.

In der Hauptuntersuchung wurden insgesamt 353 Schüler im Alter von 15 bis 19 Jahren befragt. Um regionale Verzerrungen zu kontrollieren, wurde die Untersuchung in sechs verschiedenen Klein- und Großstädten durchgeführt. Tabelle 17.1 zeigt die Alters- und Geschlechtsverteilung der untersuchten Stichprobe:

<u>Tab. 17.1.</u>   Alters- und Geschlechtsverteilung der untersuchten Stichprobe von Jugendlichen (N = 353)

Alter	Jungen	Mädchen	Summe
15 Jahre	23	32	55
16 Jahre	41	49	90
17 Jahre	41	51	92
18 Jahre	29	42	71
19 Jahre	19	26	45
Summe	153	200	353

Bei der Auswertung wurde so vorgegangen, daß zunächst die Ergebnisse der gesamten Stichprobe analysiert und anschließend Extremgruppenvergleiche zwischen Jugendlichen mit besonders hoher und besonders niedriger Problembelastung vorgenommen wurden.

17.5   Ergebnisse

Die Idee der Studie aufnehmend, wollen wir uns zunächst mit der Frage beschäftigen, welche Verarbeitungsstrategien normale Jugendliche zur Bewältigung der alterstypischen Probleme einsetzen. Dabei geht es insbesondere um die Frage, ob sich al-
ters- und geschlechtsspezifische Formen der Problembewältigung auffinden lassen und
in welcher Weise diese mit dem Selbstkonzept der Jugendlichen in Beziehung stehen.
Außerdem soll untersucht werden, ob diese Jugendlichen unter einem ungewöhnlich großen Problemdruck zu leiden haben, in welchem Umfang sie sich reflektierend mit sich
und ihrer weiteren sozialen Umwelt beschäftigen und ob sie die Inanspruchnahme therapeutischer Hilfe für den Fall, daß sie selbst mit einem schwierigen persönlichen
Problem nicht zurechtkommen, in Erwägung ziehen. Erst dann wollen wir uns der Frage
zuwenden, wie Jugendliche mit unterschiedlich großer Problembelastung reagieren. Im
einzelnen geht es darum, welche Verarbeitungsstrategien Jugendliche mit besonders
hoher Problembelastung wählen, und ob sie mehr oder weniger als andere Jugendliche
bereit sind, Hilfen bei der Problembewältigung in Anspruch zu nehmen.

17.5.1   Problembelastung und Bewältigungsstrategien normaler Jugendlicher

17.5.1.1 Altersspezifische Unterschiede in der Problembewältigung

Auffällig hebt sich von allen Altersstufen die Gruppe der 17jährigen Jugendlichen ab, die durch ein negativer getöntes Selbstkonzept, eine fast durchgängig
höhere Problembelastung, vor allem in den Bereichen "Schule" und "Selbst" und eine
etwas größere Bereitschaft zur Inanspruchnahme therapeutischer Hilfe auffällt. Diese Gruppe beschreibt sich auch als depressiver, gehemmter und stärker irritierbar
als die anderen Altersgruppen. Die jüngeren Altersstufen zeichnen sich dagegen
durch ein recht ungebrochenes Selbstvertrauen - auch in ihre eigene Leistungsfähigkeit - aus. Sie berichten über ein signifikant besseres Verhältnis zu ihren
Eltern. Im OFFER-Selbstkonzept-Fragebogen wird deutlich, daß sie ihre Familie noch
als Vorbild sehen, elterliche Strenge und Autorität eher akzeptieren und zugleich
das Gefühl haben, auf Entscheidungen innerhalb ihrer Familie produktiv Einfluß nehmen zu können. Das Selbstbild der ältesten Gruppe, der 18- bis 19jährigen, entspricht in der Tendenz der zuversichtlichen Sichtweise der jüngsten Altersgruppe,
ist aber etwas moderater und selbstkritischer. Unabhängig von dieser eher positiv-
zuversichtlichen bzw. negativ-selbstunsicheren Tönung der verschiedenen Aspekte des
Selbst finden wir in allen Altersstufen eine gleich große Disposition zur Selbstaufmerksamkeit.

Die Problembelastung und das Selbstkonzept von Jugendlichen verschiedenen Alters unterscheidet sich offenkundig. Lassen sich auch altersspezifische Formen des Umgangs mit diesen Problemen ausmachen? Tabelle 17.2 veranschaulicht die Unterschiede in 20 verschiedenen Bewältigungsstrategien, summiert über 14 in Frage stehende Problemsituationen.[1]

Tab. 17.2. Summenwerte der Problembewältigungsstrategien in 14 Problemsituationen für drei verschiedene Altersgruppen (N = 353)

Copingstrategien	15/16 Jahre (N = 126)	17 Jahre (N = 114)	18/19 Jahre (N = 113)
1. Ich diskutiere das Problem mit meinen Eltern/anderen Erwachsenen.	458.0	430.7	459.3
2. Ich spreche auftauchende Probleme sofort aus und trage sie nicht tagelang mit mir herum.	277.8	268.3	268.1
3. Ich suche bei Schwierigkeiten fachmännischen Rat (Arbeitsamt, Jugendberatungsstellen etc.).	95.7	99.1	120.5
4. Ich mache mich auf das Schlimmste gefaßt.	132.5	191.2	130.9
5. Ich akzeptiere meine Grenzen.	138.2	172.1	161.0
6. Ich versuche, Probleme im Gespräch mit den Betroffenen unmittelbar anzusprechen.	279.5	239.5	267.5
7. Ich lasse mir nichts anmerken und tue so, als ob alles in Ordnung wäre.	108.0	147.3	132.6
8. Ich versuche, mich abzureagieren (durch laute Musik, Motorradfahren, wildes Tanzen, Sport etc.).	156.4	213.6	188.4
9. Ich mache mir keine Sorgen, denn meistens gehen die Dinge gut aus.	100.1	96.4	130.1
10. Ich denke über das Problem nach und spiele verschiedene Lösungsmöglichkeiten in Gedanken durch.	399.9	421.9	493.8
11. Ich schließe Kompromisse.	186.4	24.28	223.9
12. Ich mache meinem Ärger und meiner Ratlosigkeit "Luft" durch Schreien, Heulen, Türen knallen etc.	63.0	101.9	92.1
13. Ich mache mir klar, daß es immer irgendwelche Probleme geben wird.	216.7	253.7	212.4
14. Ich denke erst an Probleme, wenn sie auftreten.	98.3	137.6	106.8

Fortsetzung Tab. 17.2.

Copingstrategien	15/16 Jahre (N = 126)	17 Jahre (N = 114)	18/19 Jahre (N = 113)
15. Ich suche nach Informationen in Fachbüchern, Zeitschriften oder Nachschlagewerken.	138.2	177.2	166.6
16. Ich versuche, nicht über das Problem nachzudenken und es aus meinen Gedanken zu verdrängen.	81.8	97.3	90.0
17. Ich versuche, meine Probleme durch Alkohol und Drogen zu vergessen.	9.6	51.8	14.3
18. Ich suche Trost und Zuwendung bei Leuten, denen es ähnlich geht wie mir.	218.1	253.4	287.7
19. Ich versuche, mit Freunden meine Probleme gemeinsam zu lösen.	429.1	528.1	535.5
20. Ich ziehe mich zurück, da ich es doch nicht ändern kann.	59.1	107.8	90.2

In allen drei gegenübergestellten Altersgruppen zählen die sogenannten aktiven Copingstrategien im Sinne WESTBROOKs (1979) wie das Diskutieren von Problemen mit anderen, die Suche von Hilfe bei anderen und das denkerische Durchspielen verschiedener Lösungsmöglichkeiten zu den bevorzugten Verarbeitungsweisen. Es bestehen allerdings auch einige Unterschiede: Besonders bei einzelnen Problemen, aber auch bei Gruppen von Problemen (Summenwerte) wird deutlich, daß die 15jährigen Jugendlichen seltener als ältere Jugendliche versuchen, ihre Probleme gemeinsam mit Freunden zu lösen, während ein Gespräch mit Eltern oder anderen Erwachsenen allen Jugendlichen gleich brauchbar erscheint. Außerdem fällt auf, daß das Bedürfnis, bei anderen Trost und Zuwendung zu bekommen, mit dem Alter zunimmt und bei den älteren Jugendlichen am häufigsten genannt wird. Diese Altersgruppe informiert sich auch am häufigsten beispielsweise auf dem Arbeitsamt und spielt Lösungsmöglichkeiten gedanklich durch. Wir beobachten, daß die 17jährigen Jugendlichen eine eher fatalistische Haltung an den Tag legen: Sie machen sich auf das Schlimmste gefaßt, schließen eher Kompromisse und akzeptieren ihre Grenzen. Auffällig sind auch die etwas höheren Werte in den ausweichenden, meidenden Problembewältigungsstrategien wie Ablenkung durch Musik, Drogen, Alkohol oder andere Aktivitäten. Diese Altersgruppe, die sich selbst am belastetsten erlebt, zieht sich eher zurück und stellt sich einem Problem erst, wenn sie damit unausweichlich konfrontiert wird. Die verschiedenen Altersstufen unterscheiden sich im übrigen nicht in ihrer Bereitschaft, bei einem drängenden Problem psychotherapeutische Hilfe in Anspruch zu nehmen. Die in der Stichprobe beobachtete größere Skepsis der jüngeren Altersstufe gegenüber Personen, die psychisch krank sind, mag ihre Ursache in dem geringen Bekanntheitsgrad haben: Diese Altersgruppe berichtet nämlich signifikant seltener als andere, jemanden zu kennen, der psychisch krank ist oder schon einmal therapeutische Hilfe in Anspruch genommen hat. Die Gruppe der 17jährigen, die durch ihre größere Problembelastung auffiel, äußert entschieden häufiger als andere Altersgruppen, an Informationen über die Arbeit von Psychologen und Psychotherapeuten interessiert zu sein und glaubt, daß therapeutische Angebote wegen dieses Informationsmangels zu selten genutzt werden.

17.5.1.2   Geschlechtsspezifische Unterschiede in der Problembewältigung und ihre Beziehungen zum Selbstkonzept, zur Selbstreflexion und zur Behandlungsbereitschaft

Insgesamt ist die Problembelastung der untersuchten Jugendlichen nicht auffallend hoch. Der Problembereich "Zukunft" ist nach ihren Angaben derjenige, der ihnen noch am meisten Sorgen bereitet und Items, die die immer weiter fortschreitende Zerstörung der Umwelt zum Inhalt haben, weisen die höchsten Mittelwerte auf. Dieses Phänomen der sorgenvollen Zukunftsantizipation ist auch aus anderen empirischen Erhebungen bekannt (vgl. MÖNKS 1968). Jungen und Mädchen unterscheiden sich im übrigen im Ausmaß wahrgenommener Problembelastung nicht, wenn man von einem Trend der Mädchen, Aspekte des Selbst als problematischer und einen Trend der Jungen, die Beziehung zu Gleichaltrigen als belastender zu erleben, absieht. Männliche und weibliche Jugendliche haben allerdings ein deutlich verschiedenes Selbstkonzept:

<u>Tab. 17.3.</u> Mittelwertsvergleiche zwischen Jungen (N = 153) und Mädchen (N = 200) in fünf Skalen des OFFERschen Selbstkonzeptfragebogens

	Jungen		Mädchen			
Subskalen	$\bar{X}$	s	$\bar{X}$	s	t	p
1. Allgemeine Zufriedenheit mit sich und der Welt	32.9	5.9	32.6	6.2	.49	.62
2. Gute Beziehungen zu den Eltern	40.3	7.0	38.7	7.7	2.0	.05*
3. Selbstvertrauen in die eigene Leistung	32.4	4.7	31.1	4.9	2.5	.05*
4. Soziales Verhalten gegenüber Gleichaltrigen	25.9	3.7	28.9	3.2	-7.5	.00**
5. Depressives, instabiles Selbstbild	39.7	9.2	42.9	8.9	-3.1	.00**

Obgleich Mädchen sich im großen und ganzen als ähnlich zufrieden mit sich und
der Welt beschreiben, wie dies die Jungen tun, charakterisieren sie sich zugleich
als kränkbarer und verletzlicher, klagen über eine wenig zufriedenstellende Beziehung zu ihren Eltern und schätzen ihre eigene Leistungsfähigkeit skeptisch ein.
Sie zeichnen bei ausgeprägter depressiver Stimmungslage ein eher instabiles und
verletzliches Bild von sich selbst. Diese Geschlechtsunterschiede entsprechen
exakt den Ergebnissen OFFERs (vgl. auch den Beitrag in diesem Buch, Kap. 5), der
im Zeitraum von 1962 bis 1980 20.000 Jugendliche befragte. Auch in dieser beacht-
lich großen Stichprobe beschrieben sich die Mädchen als depressiver, einsamer, mit
ihrer körperlichen Entwicklung unzufriedener, während die männlichen Jugendlichen
über eher positive Anteile des Selbstkonzepts berichten. Ein weiterer geschlechtsspezifischer Befund ist das geringe Vertrauen der Mädchen in die eigene Leistung,
er stimmt recht gut mit den Ergebnissen von HÜBNER-FUNK (1981) überein. Was die Beziehungen zu Gleichaltrigen angeht, so schreiben sich weibliche Jugendliche ein wesentlich größeres Engagement zu als ihre männlichen Altersgenossen. Für sie ist es
von größerer Bedeutung, einen guten Freund oder eine gute Freundin zu haben, sie
zeigen sich mitfühlend und hilfsbereit. Gleichzeitig bemerken wir aber auch hier
eine gewisse Unsicherheit im Umgang mit anderen: Mädchen suchen auch dann den Fehler bei sich, wenn sie nicht selbst Schuld sind.

Diese gerade erwähnte größere soziale Orientierung der Mädchen macht sich auch
in signifikant höheren Werten in der Reflexion über sich und andere bemerkbar und
läßt sich bis zu den Bewältigungsstrategien hin verfolgen:

<u>Tab. 17.4.</u> Summenwerte der Problembewältigungsstrategien in 14 Problem-
situationen der Gesamtgruppe (N = 353), getrennt ausgewertet
für Jungen und Mädchen

Copingstrategien	Jungen N = 153	Mädchen N = 200
1. Ich diskutiere das Problem mit meinen Eltern/anderen Erwachsenen.	293.5	492.5
2. Ich spreche auftauchende Probleme sofort aus und trage sie nicht tagelang mit mir herum.	207.3	337.5
3. Ich suche bei Schwierigkeiten fachmännischen Rat (Arbeitsamt, Jugendberatungsstelle, etc.).	85.8	123.0
4. Ich mache mich auf das Schlimmste gefaßt.	136.2	162.5
5. Ich akzeptiere meine Grenzen.	145.9	165.0
6. Ich versuche, Probleme im Gespräch mit den Betroffenen unmittelbar anzusprechen.	225.5	291.5

Fortsetzung Tab. 17.4.

Copingstrategien	Jungen N = 153	Mädchen N = 200
7. Ich lasse mir nichts anmerken und tue so, als ob alles in Ordnung wäre.	122.3	133.5
8. Ich versuche, mich abzureagieren (durch laute Musik, Motorradfahren, wildes Tanzen, Sport, etc.).	168.8	202.5
9. Ich mache mir keine Sorgen, denn meistens gehen die Dinge gut aus.	135.5	89.5
10. Ich denke über das Problem nach und spiele verschiedene Lösungsmöglichkeiten in Gedanken durch.	383.7	478.0
11. Ich schließe Kompromisse.	198.6	237.5
12. Ich mache meinem Ärger und meiner Ratlosigkeit "Luft" durch Schreien, Heulen, Türenknallen, etc.	39.3	119.0
13. Ich mache mir klar, daß es immer irgendwelche Probleme geben wird.	162.2	272.0
14. Ich denke erst an Probleme, wenn sie auftreten.	120.9	109.5
15. Ich suche nach Informationen in Fachbüchern, Zeitschriften oder Nachschlagewerken.	122.9	188.0
16. Ich versuche, nicht über das Problem nachzudenken und es aus meinen Gedanken zu verdrängen.	63.5	109.5
17. Ich versuche, meine Probleme durch Alkohol und Drogen zu vergessen.	36.0	16.0
18. Ich suche Trost und Zuwendung bei Leuten, denen es ähnlich geht wie mir.	124.2	349.5
19. Ich versuche, mit Freunden meine Probleme gemeinsam zu lösen.	344.5	625.0
20. Ich ziehe mich zurück, da ich es doch nicht ändern kann.	73.0	94.5

Wir sehen hier deutlich, daß - unabhängig davon, um welches Problem es sich handelt - Mädchen etwa doppelt so häufig ein Problem mit Freunden gemeinsam oder durch Diskussion mit Eltern und anderen Erwachsenen lösen, aber auch doppelt so häufig Trost und Zuwendung bei Personen suchen, denen es ähnlich geht. Sie sprechen die Probleme eher direkt an und spielen verschiedene Lösungsmöglichkeiten eher in Gedanken durch als die männlichen Jugendlichen. Jungen machen sich weniger Sorgen, denn ihrer Erfahrung nach gehen die Dinge meist gut aus. Jungen neigen auch eher zu ausweichenden Reaktionen. Insgesamt können wir festhalten, daß die Jugendlichen vor allem Verhaltensweisen zur Problembewältigung heranziehen, die von WESTBROOK

(1979) der Dimension "Aktion/Konfrontation" zugeordnet wurden: die Klärung der Probleme mit den Betroffenen (dies trifft meist auf Interaktionsprobleme zu), das gedankliche Durchspielen von Lösungsmöglichkeiten, das direkte Benennen eines Problems sowie die gezielte Informationssuche. Bewältigungsstrategien, die nach WESTBROOK ausweichende oder vermeidende Verhaltensweisen umfassen (sich nichts anmerken lassen, anderweitige Abreaktion, Verdrängung des Problems, Zurückziehen, Neigung zu Drogen- oder Alkoholkonsum) werden von allen Jugendlichen insgesamt seltener genannt. Erstaunlich gering ist der Prozentsatz von Verhaltensweisen, die eine direkte affektive Abreaktion einschließen.

Wir finden übrigens auch bei den Verarbeitungsstrategien wiederum die - bei aller Initiative - pessimistischere Haltung der Mädchen: Sie neigen dazu, das Schlimmste zu erwarten, sind sich bewußt, daß es praktisch immer Probleme geben wird und verhalten sich auch nachgiebiger als die Jungen. Das Ausmaß wahrgenommener Problembelastungen war zwar bei Jungen und Mädchen in etwa gleich, dennoch unterscheiden sich beide Geschlechter in der Bereitschaft, therapeutische Hilfe, sollte sie einmal nötig sein, in Anspruch zu nehmen. Mädchen zeichnen sich durch eine generell höhere Psychotherapiemotivation und eine positivere Einstellung gegenüber psychisch Kranken aus. Auf Itemebene zeigt sich, daß sie eine Psychotherapie für sich als eine durchaus akzeptable Lösung ansehen, für die sie auch größere Opfer bringen würden. Mädchen haben weniger Probleme damit, bei Ratlosigkeit fachmännische Hilfe in Anspruch zu nehmen und glauben nicht - wie die Jungen -, daß man mit einem starken Willen ein Problem in jedem Fall allein lösen kann. Vermutlich dürfte dabei das Verständnis von psychischer Erkrankung eine Rolle spielen. Für Mädchen sind soziale Isolierung und Rückzug, für Jungen eher mangelnde Affektkontrolle und Selbstbeherrschung ein Indiz dafür, daß der Betreffende psychisch erkrankt ist. Jungen und Mädchen glauben gleichermaßen, daß es heute mehr psychische Krankheiten gibt als früher und daß Jugendliche davon besonders betroffen sind; sie schätzen jedoch die Heilungschancen mit 61 bzw. 72 % recht günstig ein. Ein relativ geringer Prozentsatz der Jugendlichen (11 % der Jungen und 10 % der Mädchen) hatte schon Kontakt zu einem niedergelassenen Therapeuten, einer Beratungsstelle u.ä., aber rund ein Drittel kennt jemanden, der schon einmal therapeutische Hilfe in Anspruch genommen hat. Die Mädchen haben zwar signifikant häufiger schon einmal etwas über die Arbeit von Psychologen, Psychotherapeuten etc. gehört - in den Massenmedien, aber auch über ihre Freunde - sie sind aber dennoch an weiteren Informationen, vor allem einer genaueren Aufklärung über die Behandlungsmethoden und -orte, interessiert (74 % gegenüber 46 % der Jungen).

Welche Schlußfolgerungen lassen sich aus den Befunden der Gesamtgruppe 15- bis 19jähriger Jugendlicher ziehen?

Zunächst ist auffällig, daß in nahezu allen untersuchten Variablen Alterseffekte deutlich weniger Gewicht besitzen als Unterschiede, die mit dem Geschlecht der Jugendlichen zusammenhängen. Wenn wir von einer eher skeptischen, skrupulösen Haltung der Jugendlichen in der mittleren Adoleszenz einmal absehen, unterscheiden sich die Jugendlichen verschiedener Altersstufen bezüglich der wahrgenommenen Problembelastung, den bevorzugten Verarbeitungsstrategien, dem Interesse an therapeutischer Hilfe für schwierige Probleme praktisch nicht. Ihr Selbstkonzept ist in allen Altersstufen ähnlich und die Aufmerksamkeit, die Jugendliche ihrer eigenen Person bzw. wichtigen Interaktionspartnern schenken, gleich groß. Dieses Bild kontrastiert mit auffälligen Geschlechtsunterschieden in nahezu allen untersuchten Variablen: Wie wir feststellen konnten, zeichnen sich Mädchen durch ein negativer getöntes Selbstkonzept aus. Ihre Kompetenzen liegen im sozialen Bereich, mit dem sie sich - durchaus auch selbstkritisch - sehr beschäftigen. Erwartungsgemäß wählen sie Problembewältigungsstrategien, in denen die aktive Suche nach Hilfe und Verständnis und das direkte Ansprechen eines Konflikts im Vordergrund stehen. Allerdings macht sich auch hier eine Tendenz bemerkbar, sich schnell von Problemen überlastet zu fühlen und einen pessimistischen Verlauf anzunehmen. Die Bereitschaft zur Inanspruchnahme von Hilfe - auch psychotherapeutischer Art - ist groß, das Therapeutenbild durchweg positiv und die Einstellung gegenüber Menschen, die in eine seelische Krise geraten sind, hilfsbereit und verständnisvoll. Die Schwelle, psychotherapeutische Hilfe in einem besonderen Problemfall in Anspruch zu nehmen, ist bei Mädchen deutlich geringer, das Informationsbedürfnis über diese Möglichkeit - bei recht guter Vorinformation - deutlich größer als bei den Jungen.

17.5.2   Charakteristische Unterschiede in den wahrgenommenen Problemen und dem Umgang mit diesen Problemen bei besonders belasteten Jugendlichen

17.5.2.1 Problembewältigung bei besonders belasteten Jugendlichen: Beziehungen zum Selbstkonzept, zum Ausmaß der Selbstaufmerksamkeit und zur Persönlichkeitsstruktur

Wir wollen uns nun der Frage zuwenden, wie Jugendliche, die sich selbst als besonders problembelastet erleben, ihre Umwelt und sich selbst wahrnehmen, welche bevorzugten Verarbeitungsstrategien sie für die offensichtlich größere Anzahl zu bewältigender Sorgen und Schwierigkeiten wählen und wie sie zu der Möglichkeit stehen, eventuell therapeutische Hilfe in Anspruch zu nehmen. Zu diesem Zweck wurden aus der Gesamtgruppe untersuchter Jugendlicher zwei Extremgruppen selegiert, die in allen sieben Problembereichen besonders hohe bzw. besonders niedrige Summenwerte aufwiesen.

Wegen der gerade erörterten Alters- und Geschlechtseffekte wurde auf eine ausge-
glichene Verteilung dieser Merkmale in beiden Gruppen Wert gelegt. Erwartungsgemäß
sind die Mittelwertsunterschiede zwischen den hoch problembelasteten bzw. niedrig
problembelasteten Jugendlichen signifikant, besonders bedeutsam sind sie aber in
drei Problembereichen: Die Beziehungen zu Eltern und zu Gleichaltrigen sowie Fragen, die die eigene Person betreffen, werden als besonders schwierig erlebt:

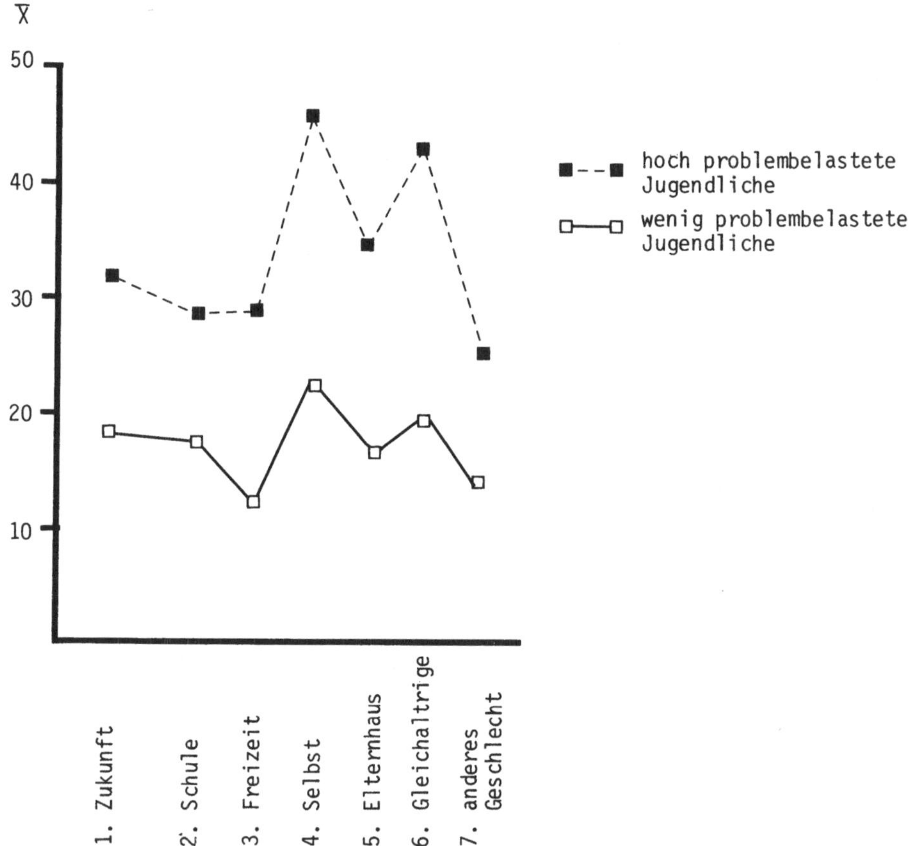

<u>Abb. 17.1.</u> Mittelwertsunterschiede zwischen hoch problembelasteten (N = 43)
und wenig problembelasteten Jugendlichen (N = 42) in sieben
verschiedenen Problembereichen

Im einzelnen geben die besonders belasteten Jugendlichen an, sich durch die Abhängigkeit von den Eltern, durch den Mangel an Entscheidungsfreiheit und durch Mei-
nungsverschiedenheiten am stärksten beeinträchtigt zu fühlen. Bezüglich ihrer Beziehungen zu gleichaltrigen anderen Jugendlichen äußern sie ihr Mißfallen über deren
Intoleranz gegenüber Außenstehenden, die keinen Anschluß an bestehende Cliquen finden. Auch leiden sie darunter, keinen wirklichen Freund zu haben, mit dem sie persönliche Sorgen und Probleme besprechen können, da viele Bekannte nur zu oberfläch-

lichen Kontakten bereit seien. So nimmt es nicht wunder, daß hinsichtlich der Probleme, die die eigene Person betreffen, Einsamkeit und Verlassenheitsgefühle betont
werden und eine depressive, bedrückte Stimmungslage vorherrscht. Dieses Ergebnis
wird durch die unterschiedlichen Selbstbilder in beiden Extremgruppen bestätigt:

<u>Tab. 17.5.</u> Mittelwertsvergleiche zwischen hoch problembelasteten (N = 43) und
niedrig problembelasteten Jugendlichen (N = 42) in fünf Skalen
des OFFERschen Selbstkonzeptfragebogens

| | Problembelastung | | | | | |
| | gross | | gering | | | |
Subskalen	$\overline{X}$	s	$\overline{X}$	s	t	p
1. Allgemeine Zufriedenheit mit sich und der Welt	26.6	6.2	38.0	4.3	-9.7	.00**
2. Gute Beziehungen zu den Eltern	34.3	7.9	43.9	6.3	-6.1	.00**
3. Selbstvertrauen in die eigene Leistung	30.1	5.2	33.6	4.7	-3.2	.00**
4. Soziales Verhalten gegenüber Gleichaltrigen	28.5	3.4	27.3	4.7	1.3	.19
5. Depressives, instabiles Selbstbild	51.9	8.6	33.7	7.1	10.5	.00**

Erwartungsgemäß sind Jugendliche mit geringer Problembelastung zufriedener mit
sich und der Welt und weisen ein größeres Selbstvertrauen in die eigene Leistungsfähigkeit auf, während stark problembelastete Jugendliche über ein besonders instabiles und verletzliches Selbst verfügen und über schlechte Beziehungen zu ihren
Eltern klagen. Der Bereich des Selbst weist übrigens bei den hoch problembelasteten
Jugendlichen zahlreiche signifikante Interkorrelationen mit dem FPI, besonders mit
den Skalen Nervosität (.38), Depressivität (.45), Gehemmtheit (.45) und emotionale
Labilität (.56) auf, während in der Gruppe der wenig belasteten Jugendlichen kaum
bedeutsame Beziehungen zu Persönlichkeitsdimensionen bestehen.

In insgesamt zehn der zwölf FPI-Skalen lassen sich signifikante Mittelwertsdif-
ferenzen zwischen beiden Gruppen nachweisen - auch dies kann als Hinweis auf eine
unterschiedlich wahrgenommene Belastung mit veränderter Stimmungslage gewertet werden.

Tab. 17.6. Mittelwertsunterschiede zwischen hoch problembelasteten (N = 43) wenig problembelasteten Jugendlichen (N = 42) in den Skalen des Freiburger Persönlichkeitsinventars

	Problembelastung					
	gross		gering			
Subskalen	$\overline{X}$	s	$\overline{X}$	s	t	p
1. Nervosität	3.7	1.6	1.6	1.2	6.7	.00**
2. Aggressivität	2.5	1.7	2.3	1.7	.65	.51
3. Depressivität	5.4	1.7	2.5	1.5	8.0	.00**
4. Erregbarkeit	4.3	2.0	2.6	2.2	3.5	.00**
5. Geselligkeit	2.5	2.0	5.1	1.6	-6.6	.00**
6. Gelassenheit	1.7	1.7	4.0	1.7	-6.8	.00**
7. Dominanzstreben	2.1	1.5	2.0	1.8	.38	.70
8. Gehemmtheit	5.1	1.7	2.4	1.8	7.0	.00**
9. Offenheit	4.6	1.7	3.7	1.5	2.5	.02*
10. Extraversion	2.3	1.8	4.4	2.0	-5.0	.00**
11. Emotionale Labilität	5.4	1.4	2.7	1.8	7.5	.00**
12. Maskulinität	1.4	1.3	4.3	1.4	-9.6	.00**

Auffällige Unterschiede zwischen beiden Extremgruppen bestehen auch in den Problembewältigungsstrategien, besonders in solchen, die man nach WESTBROOK (1979) der Dimension "Ausweichen/Vermeiden" zuordnen würde (Tab. 17.7).

Jugendliche mit großer wahrgenommener Problembelastung umgehen wesentlich häufiger konflikthafte Situationen, indem sie sich nichts anmerken lassen und so tun, als ob alles in Ordnung wäre. Sie versuchen, nicht über Probleme nachzudenken und neigen zu einer resignativen Haltung, indem sie annehmen, daß Lösungsversuche ohnehin ohne Erfolg bleiben werden. Kennzeichnend für die hoch problembelasteten Jugendlichen ist auch eine wesentlich stärkere Neigung zu ausagierendem Verhalten und zwar, wie die Analyse auf der Ebene der 14 Probleme deutlich zeigt, besonders bei Problemen mit den Eltern. Immerhin wird die Möglichkeit, Probleme mit Hilfe von Drogen oder Alkohol zu vergessen, in Betracht gezogen, während das Jugendliche mit niedriger Problembelastung strikt ablehnen.

Insgesamt erinnern die Verarbeitungsstrategien der sehr belasteten Jugendlichen an die Unterscheidung von Norma HAAN (1977) bezüglich "coping" und "defending": Mißlungene Verarbeitungsstrategien haben deutlich den Charakter von Abwehrmechanismen im Sinne von Anna FREUD (1958), in denen Konfliktmeidung, Verdrängung und Aus-

Tab. 17.7. Summenwerte der Problembewältigungsstrategien in 14 Problemsituationen, getrennt ausgewertet für hoch problembelastete (N = 43) und wenig problembelastete Jugendliche (N = 42)

Copingstrategien	hohe Problembelastung	geringe Problembelastung
1. Ich diskutiere das Problem mit meinen Eltern/anderen Erwachsenen.	356.0	554.7
2. Ich spreche auftauchende Probleme sofort aus und trage sie nicht tagelang mit mir herum.	267.7	371.5
3. Ich suche bei Schwierigkeiten fachmännischen Rat (Arbeitsamt, Jugendberatungsstellen, etc.).	109.3	119.0
4. Ich mache mich auf das Schlimmste gefaßt.	323.4	112.0
5. Ich akzeptiere meine Grenzen.	205.0	116.9
6. Ich versuche, Probleme im Gespräch mit den Betroffenen unmittelbar anzusprechen.	279.2	264.5
7. Ich lasse mir nichts anmerken und tue so, als ob alles in Ordnung wäre.	325.7	43.0
8. Ich versuche, mich abzureagieren (durch laute Musik, Motorradfahren, wildes Tanzen, Sport, etc.)	362.8	102.2
9. Ich mache mir keine Sorgen, denn meistens gehen die Dinge gut aus.	137.4	138.1
10. Ich denke über das Problem nach und spiele verschiedene Lösungsmöglichkeiten in Gedanken durch.	576.8	366.6
11. Ich schließe Kompromisse.	307.2	169.1
12. Ich mache meinem Ärger und meiner Ratlosigkeit "Luft" durch Schreien, Heulen, Türenknallen, etc.	177.2	45.4
13. Ich mache mir klar, daß es immer irgendwelche Probleme geben wird.	413.9	111.9
14. Ich denke erst an Probleme, wenn sie auftauchen.	132.6	90.6
15. Ich suche nach Informationen in Fachbüchern, Zeitschriften oder Nachschlagewerken.	256.0	171.6
16. Ich versuche, nicht über das Problem nachzudenken und es aus meinen Gedanken zu verdrängen.	288.5	42.9
17. Ich versuche, meine Probleme durch Alkohol und Drogen zu vergessen.	84.0	0.0

Fortsetzung Tab. 17.7.

Copingstrategien	hohe Problem-belastung	geringe Pro-blembelastung
18. Ich suche Trost und Zuwendung bei Leuten, denen es ähnlich geht wie mir.	369.7	233.3
19. Ich versuche, mit Freunden meine Probleme gemeinsam zu lösen.	502.4	478.7
20. Ich ziehe mich zurück, da ich es doch nicht ändern kann.	256.0	21.5

agieren an Stelle einer kompetenten, problemlösenden Bearbeitung stehen. Offensichtlich scheint eine Überlastung mit Problemen eher zum Rückzug und zur Meidung aktiver Problembewältigung zu führen, während eine als adäquat erlebte Problembelastung ("challenge" im Sinne LAZARUS et al. 1974) kompetentere Formen der Bewältigung in Gang setzt. Die Ergebnisse sprechen also deutlich für die in diesem Buch vertretenen Thesen LERNERs, bzw. COLEMANs, daß erst die Häufung von Problemen zum Ausfall adäquater Bewältigungsmechanismen führt. Offensichtlich hat dies bei den problembelasteten Jugendlichen schon eine gewisse Geschichte, denn ihre fatalistische Haltung und die vorschnelle Neigung, eigene Grenzen zu akzeptieren und Kompromisse zu schließen, lassen auf eine schon eine Zeitlang andauernde Erfahrung mit inkompetenten Bewältigungsmechanismen bei gleichzeitig erlebter bedrückender Problemlage schließen. Ein wichtiger Hinweis ist in der Bewältigungsdimension "Suche von Hilfe bei anderen" zu finden: Wir müssen feststellen, daß niedrig Problembelastete in größerem Ausmaß Hilfestellungen durch ihre Eltern und andere Erwachsene erfahren. Darauf deuteten auch die signifikanten Mittelwertsunterschiede im Selbstkonzept hin (vgl. Tab. 17.5). Eine hilfreiche, unterstützende Beziehung zwischen Eltern und Jugendlichen scheint demnach eine wichtige Voraussetzung dafür zu sein, daß sich die Jugendlichen kompetent, selbstsicher und relativ problemfrei erleben.

Interessant ist aber auch, daß die Jugendlichen mit großer Problembelastung - die, wie wir gesehen haben, auch noch auf besonders wenig Hilfe und Unterstützung seitens der Eltern rechnen können - nicht nur dazu neigen, schwierigen Problemen auszuweichen, sie versuchen auch, konstruktive Lösungsmöglichkeiten zu finden. Wie wir Tabelle 17.7 entnehmen, unterscheiden sie sich bezüglich der Dimension "Aktion/Konfrontation" nur in zwei Verarbeitungsstrategien von den weniger Problembelasteten: Sie spielen das Problem häufiger gedanklich durch und suchen eher nach Informationen in Fachbüchern. Wir müssen also festhalten, daß Jugendliche mit großer Problembelastung nicht nur ein ausweichendes, vermeidendes und fatalistisches Verhalten an den Tag legen, sie bemühen sich auch besonders - und ohne Unterstützung anderer - darum, die in Frage stehenden Probleme durch vermehrte kognitive Anstrengungen zu bewältigen. Daß sie sich dabei besonders mit ihrer Umwelt und der eigenen Wirkung auf die Mitmenschen beschäftigen - bei einem großen Teil der als belastend erlebten Probleme handelt es sich ja um Interaktionsprobleme - wird auch an der erhöhten Selbstreflexion bemerkbar:

<u>Tab. 17.8.</u> Mittelwertsunterschiede zwischen hoch problembelasteten (N = 43) und wenig problembelasteten Jugendlichen (N = 42) im Verfahren zur Erfassung der Selbstaufmerksamkeit

| | Problembelastung | | | | | |
| | gross | | gering | | | |
Subskalen	$\overline{X}$	s	$\overline{X}$	s	t	p
1. Reflexion über die soziale Umwelt	43.9	6.9	38.2	8.6	3.3	.00**
2. Selbstreflexion	44.5	6.6	37.8	7.4	4.3	.00**

17.5.2.2 Beziehungen zwischen den Kenntnissen über Möglichkeiten therapeutischer Hilfe und der Bereitschaft zur aktiven Mitarbeit in einer Behandlung

Es war bereits erwähnt worden, daß enge Beziehungen zwischen hoher Problembelastung und bestimmten Skalen des FPI bestehen und sich Jugendliche mit großer Problembelastung in insgesamt zehn der zwölf FPI-Skalen von den wenig problembelasteten unterschieden, die ein deutlich ausgeglicheneres, weniger "neurotisches" Persönlichkeitsprofil haben. Wir müssen allerdings feststellen, daß weder die größere Problembelastung noch die offenkundig instabilere, empfindliche Persönlichkeitsstruktur die stark belasteten Jugendlichen dazu veranlaßt, Hilfe von einem Therapeuten in Anspruch zu nehmen (Tab. 17.9).

Die Bereitschaft zur Teilnahme an einer Psychotherapie ist bei dieser Gruppe nicht wesentlich erhöht, ihr Therapeutenbild - was man möglicherweise aufgrund der sehr schwierigen Beziehung zu Eltern und Erwachsenen generell erwarten könnte - nicht wesentlich negativer als das der weniger problembelasteten Jugendlichen. Allerdings weisen sie ein stärkeres Bedürfnis auf, ihren privaten Bereich zu schützen. Auf Itemebene wird offenkundig, daß diese Jugendlichen fürchten, ein Therapeut könne zuviel Einblick in ihr Leben nehmen, sie könnten sich nicht vor ihm schützen, überhaupt haben sie in ihrem Leben Erfahrungen gemacht, die sie mit niemanden besprechen können oder möchten.

Tab. 17.9. Mittelwertsunterschiede zwischen hoch problembelasteten (N = 43) und wenig problembelasteten Jugenlichen (N = 42) im Verfahren von SCHMITZ (1978) zur Inanspruchnahme therapeutischer Hilfe

Subskalen	Problembelastung				t	p
	gross		gering			
	$\overline{X}$		$\overline{X}$			
1. Skepsis gegenüber Therapeuten	33.9	7.0	32.4	5.6	1.1	.27
2. Eigenbereitschaft zur Psychotherapie	64.1	12.0	59.7	10.9	1.7	.08
3. Schutz der Privat- sphäre	29.9	7.1	23.0	5.7	4.8	.00**
4. Soziale Akzeptierung psychisch Gestörter	35.5	6.4	34.8	9.2	.36	.71

Die Ergebnisse erinnern an das von KEIL (1981) und SCHLATTER (1981) im Rahmen der Selbstenthüllung entdeckte Phänomen der antagonistischen Kräfte: Bei großem Leidensdruck besteht ein großer Äußerungswunsch bei gleichzeitig ausgeprägter Äußerungshemmung. Ähnliche Zusammenhänge wurden in den Untersuchungen von BROUGHTON (1981) gefunden: Jugendliche verfügen in einer Phase gesteigerter Selbstwahrnehmung zugleich über eine besonders gehemmte Selbstenthüllung. Von entscheidender Bedeutung scheint dabei zu sein, daß es sich um erwachsene Enthüllungspartner handelt, bezüglich deren Vertrauenswürdigkeit Zweifel bestehen. Auch in unserer Untersuchung stoßen wir auf diesen Zusammenhang. Von der kritischen Beziehung der besonders problembelasteten Jugendlichen zu ihren Eltern war bereits die Rede.

Einen weiteren Aufschluß über diesen Zusammenhang ergibt die multiple Regressionsanalyse, in die verschiedene Prädiktoren eingegeben worden waren, um das Kriterium "hohe Eigenbereitschaft zur Psychotherapie" vorherzusagen. Neben einem geringen Bedürfnis nach Schutz der Privatsphäre (r = .34) ist das wahrgenommene Verhalten der Eltern gegenüber einem problembelasteten, psychisch labilen Menschen (r = .28) ein wichtiger Prädiktor zur Vorhersage der Behandlungsbereitschaft dieser Jugendlichen.

Tabelle 17.10 verdeutlicht, daß sich im eigenen Verhalten der Jugendlichen, auch im wahrgenommenen Verhalten ihrer Freunde gegenüber einem psychisch kranken Bekannten kein Unterschied ausmachen läßt, daß jedoch die hochbelasteten Jugendlichen signifikant häufiger befürchten, ihre Eltern verhielten sich gegenüber einer solchen Person ablehnend.

<u>Tab. 17.10.</u> Eigenes Verhalten, Verhalten der Freunde und Eltern gegenüber einem
psychisch kranken Bekannten aus der Sicht hoch problembelasteter
(N = 43) und wenig problembelasteter Jugendlicher (N = 42)

hohe Werte: Vertrauensvolles, zugewandtes Verhalten
niedrige Werte: Ablehnung, mißtrauisches Beobachten

| | Problembelastung | | | | | |
| | gross | | gering | | t | p |
	$\overline{X}$	s	$\overline{X}$	s		
eigenes Verhalten	32.0	3.9	31.8	3.6	.23	.81
Verhalten der Freunde	27.4	9.0	30.3	7.7	1.5	.12
Verhalten der Eltern	24.3	5.5	28.7	3.9	-3.2	.00**

Hinsichtlich der Einschätzung von Verbreitung, Prognose und Heilungschancen
unterscheiden sich übrigens Jugendliche mit großer und geringer Problembelastung
kaum, auch die Charakterisierung des Verhaltens, das eine Schlußfolgerung "psychisch
krank" nahelegt, ist gleich. Problembelastete Jugendliche hatten allerdings häufiger Kontakt zu einer Beratungsstelle (52 %) als Jugendliche mit weniger Problemen
(35 %), sie sind auch deutlicher an weiteren Informationen interessiert. Die wenig
belastete Gruppe lehnt das Aufsuchen einer Beratungsstelle entschiedener ab und betont demgegenüber den Versuch, die Probleme mit wichtigen Bezugspersonen zu lösen.

Wir können also abschließend festhalten, daß Problembelastung für sich genommen
noch nicht zu einer größeren Bereitschaft zur Inanspruchnahme therapeutischer Hilfe
führt. Eine wesentliche Voraussetzung scheint zu sein, daß Erwachsene in der Vergangenheit als hilfreich und unterstützend wahrgenommen wurden, um eine solche Zusammenarbeit auch als sinnvoll erleben zu können. Hinzu kommt, daß die Problembelastung nicht so groß sein darf, daß das Verhaltensrepertoire aus Gründen psychischer
Ökonomie fast nur noch ausweichende und meidende Verhaltensweisen enthält. Wir konnten an der von uns untersuchten Extremgruppe jedoch auch feststellen, daß selbst
bei sehr großer Problembelastung immer noch in einem beachtlichen Ausmaß produktive
Versuche der Problembewältigung unternommen werden, daß die Jugendlichen also den
Versuch der kompetenten Bearbeitung nicht vollständig aufgegeben haben. Dies
scheint - auch im Hinblick auf weitere Forschungen - ein sehr wesentliches Ergebnis
zu sein.

*17.6   Diskussion der Befunde vor dem Hintergrund kompetenter Problembewältigung
        im Jugendalter*

Die Ergebnisse der Untersuchung an 15- bis 19jährigen Jugendlichen bestätigen
insgesamt neuere entwicklungspsychologische Erkenntnisse der Coping-Forschung. Eingebettet in den Rahmen der an der Gesamtgruppe normaler Jugendlicher erhobenen Befunde lassen sich nun auch einige bedeutsame Aussagen über die Verarbeitungsstrategien derjenigen Jugendlichen machen, für die sich der Übergang zwischen Kindheit
und Erwachsenwerden schwierig gestaltet. So ist es möglich, ein Stück weit zur
Klärung der eingangs dargestellten Kontroversen beizutragen.

Betrachten wir zunächst die Befunde, die an der Gesamtgruppe normaler Jugendlicher erhoben wurden: Die Ergebnisse sprechen eindeutig für eine kompetente Bewältigung der alterstypischen Probleme durch die Mehrzahl der untersuchten Jugendlichen.[2]
Sie stellten Maßnahmen der aktiven Bewältigung im Sinne WESTBROOKs (1979) in den
Vordergrund und wählten - auch wenn sich in dieser Hinsicht alters- und geschlechtsspezifische Unterschiede aufweisen ließen - ausweichende, problemmeidende Verarbeitungsstrategien entschieden seltener. Deutlich wurde auch, daß die Jugendlichen für
die verschiedenen vorgegebenen Problemsituationen in der Regel verschiedene Bewältigungsstrategien einsetzten. Wie ROSKIES und LAZARUS (1980, S. 48) ausführen, ist
eine Kombination verschiedener Verarbeitungsstrategien besonders effektiv:

> "Coping with any major threat or challenge usually involves an amalgam of
> many diverse coping acts performed over time and in multiple contexts."

Die Wahl der entsprechenden Problembewältigungsstrategien war deutlich durch den
situativen Kontext bestimmt (vgl. dazu auch die Ergebnisse von RÖSLER und KÜHL 1981).
Bei den besonders belasteten Jugendlichen ließ sich eine sinnvolle Auswahl aus dem
Register möglicher adäquater Verhaltensweisen noch prägnanter zeigen. Soziale Problemsituationen wurden überwiegend unter Einbeziehung der betreffenden sozialen Interaktionspartner geklärt, Situationen mit einem deutlichen kognitiven bzw. leistungsbezogenen Schwerpunkt hatten kognitive, informationssuchende Bewältigungsstrategien zur Folge.

Hinweise auf eine situationsspezifische Auswahl möglicher Verhaltensweisen finden sich auch bei den in dieser Studie sehr auffälligen Geschlechtsunterschieden:
Die größere soziale Orientierung der weiblichen Jugendlichen machte sich hier in
einer erhöhten Wahl von Verarbeitungsstrategien bemerkbar, die Hilfe, Unterstützung
oder Kontaktnahme zu bestimmten Interaktionspartnern einschlossen. Die Beobachtung,
daß die untersuchten weiblichen Jugendlichen zu einem offeneren Ausdruck von Affekten neigen, bestätigt übrigens die Befunde von MARTIN (1977). Wir finden allerdings
bei den Mädchen auch eine Neigung, durch eine besonders skeptische und fatalistische

Sichtweise des Problems den Stress zu erhöhen. Ähnliches fanden PEARLIN und SCHOO-LER (1978), die einen deutlichen Unterschied zwischen den Geschlechtern hinsichtlich wahrgenommener Belastung und effektiver Nutzung von Coping-Strategien bemerkten. Auch die von STEWART (1978) untersuchten weiblichen Jugendlichen lassen sich durch eine gewisse Tendenz zu fatalistischer Problemsicht bei gleichzeitig vorhandenen negativen Selbstcharakterisierungen beschreiben.

Man ist versucht, Beziehungen herzustellen zwischen dem Verhalten der weiblichen Jugendlichen, die über ein ähnlich instabiles Selbstbild und schwierige Eltern-Kind-Beziehungen berichten, und einer aus der Gesamtgruppe normaler Jugendlicher selegierten Extremgruppe, den besonders problembelasteten Jugendlichen. Die Bewältigungsstrategien der Mädchen sind jedoch deutlicher durch eine große Anzahl produktiver Lösungsansätze unter Nutzung sozialer Ressourcen gekennzeichnet. Die Verarbeitungsstrategien dieser Extremgruppe, die von allen untersuchten Jugendlichen durch das instabilste Selbstbild, die problematischsten Beziehungen zu Eltern und anderen Erwachsenen und die bedrückteste Stimmungslage ·charakterisiert waren, erinnern an die Befunde von SMITH und DANIELSON (1978), die bei depressiven Jugendlichen internalisierte Reaktionen mit einer Neigung zu stereotypen Wiederholungen fanden. Die besonders belasteten Jugendlichen in unserer Studie zogen sich zurück, machten sich auf das Schlimmste gefaßt und beschäftigten sich grüblerisch mit dem in Frage stehenden Problem. Auffällig ist jedoch auch, daß neben produktiven Versuchen, die Probleme mit den Betroffenen selbst zu klären, affektive Abreaktionen wie weinen, Türen knallen, ablenkende Beschäftigungen etc. deutlich häufiger vorkamen als bei der Gruppe der weniger belasteten Jugendlichen. Dies ist sicher ein prognostisch günstiges Zeichen, denn aus Untersuchungen an suizidalen Jugendlichen (vgl. LEWINSKY-AURBACH 1980) ist bekannt, daß Jugendliche immer dann als besonders gefährdet gelten müssen, wenn sie sehr belastende Konflikte ausschließlich grüblerisch und zurückgezogen verarbeiten.

Nach der Taxonomie von LAZARUS et al. (1974) müssen wir den beobachteten Verarbeitungsstrategien eine ausgesprochen instrumentelle Funktion zuschreiben. Den besonders belasteten Jugendlichen war es nicht immer möglich, durch äußere Reaktionen eine Situation zu ändern, so daß sie sich aus der belastenden Situation zurückzogen und sie ertrugen. Gezielte Informationssuche und direkte Aktionen (affektive Abreaktion und Aussprechen mit Freunden) dienten dann offenkundig dem Ziel, die Emotionen zu regulieren und auf die sozialen Ressourcen zurückzugreifen, die diesen Jugendlichen vertrauenswürdig erschienen: die Gruppe der Gleichaltrigen. Aufgrund der sehr schwierigen Beziehungen zu Eltern und anderen Erwachsenen[3] nutzen die belasteten Jugendlichen diese Alternative dagegen seltener. Dies wird auch an ihrer ambivalenten Einschätzung der Funktion eines Therapeuten offenkundig: Trotz ihres großen Bedürfnisses nach Hilfe bemerken wir bei den besonders problembelasteten

Jugendlichen eine deutliche Vorsicht und Skepsis, therapeutische Hilfe in Anspruch zu nehmen.

Die Beziehungen zwischen Jugendlichen und ihren Eltern erwiesen sich demnach in mehrfacher Hinsicht als kritisch: Wie die vorliegenden Befunde, insbesondere in den Extremgruppen, zeigen, führen belastete Beziehungen zwischen Eltern und ihren Teenagern dazu, daß Jugendliche in Problemsituationen auf Bewältigungsstrategien ausweichen, die sie autonom, unabhängig von der Zustimmung Erwachsener machen: Neben einer erhöhten grüblerischen Beschäftigung mit dem Problem werden neutrale Hilfen (Nachschlagewerke, Informationssammlungen) häufiger genutzt. Gleichzeitig bemerken wir einen Ausstrahlungseffekt dieser als sehr schwierig erlebten Eltern-Kind-Beziehungen auf Bewältigungsstrategien, die andere Erwachsene wie beispielsweise Therapeuten einschließen. Wie wir deutlich machen konnten, sind die Barrieren, von einem anderen Erwachsenen Hilfe und Unterstützung in Anspruch zu nehmen, recht hoch und wachsen mit zunehmendem Problemdruck. Für die unter besonderer Belastung stehenden Jugendlichen werden die Gleichaltrigen zu den hauptsächlichen Ansprechpartnern. Auch andere empirische Untersuchungen berichten über einen Zusammenhang zwischen der Qualität familiärer Interaktion und dem mehr oder weniger verstärkten Bedürfnis, Gleichaltrige als Informations- und Vertrauenspartner zu wählen (IACOVETTA 1975).

Der Unterscheidung von LAZARUS und LAUNIER (1978) zufolge haben wir es offenkundig mit Umweltreizen zu tun, die teilweise schon zu einem Verlust, einer Schädigung geführt haben, die jedoch für die Mehrzahl der belasteten Jugendlichen noch Bedrohungscharakter haben: Eine mögliche Schädigung wird von ihnen antizipiert, wir finden aber neben vermeidenden, ausweichenden Verhaltensweisen noch zahlreiche produktive Bewältigungsversuche. Diese Schutzfunktion der Bewältigungsstrategien kann sich der Untersuchung von PEARLIN und SCHOOLER (1978) zufolge in drei verschiedenen Strategien äußern: der Eliminierung bzw. Modifikation von Bedingungen, die als Ursache angesehen werden, einer erhöhten Wahrnehmungskontrolle der Situation und dem Versuch, die gefühlsmäßigen Konsequenzen des Problems in handhabbaren Grenzen zu halten. Für alle drei Wege lassen sich Hinweise in unserer Studie finden: Die besonders problembelasteten Jugendlichen wichen auf Lösungsstrategien aus, die sie ohne Interaktionspartner bzw. mit vertrauenswürdigen Interaktionspartnern lösen konnten, sie zeigten eine erhöhte Vigilanz gegenüber möglicherweise auftretenden neuen Schwierigkeiten, und sie agierten Teile der erlebten Spannung offen aus, bzw. reduzierten die wahrgenommene Belastung durch Ausweichstrategien.

Wir können also gerade auch für die Gruppe der Jugendlichen, die unter erschwerten Bedingungen die altersspezifischen Probleme der Adoleszenz lösen müssen, ein sinnvolles Adaptationsverhalten feststellen. Die Ergebnisse zeigen einmal mehr, daß es notwendig ist, im Grenzbereich zwischen Normalität und Pathologie zu differenzieren- insbesondere in einem Entwicklungsabschnitt, der Eltern und Erziehern die Unterscheidung schwer macht, in dem sich auch für die Jugendlichen selbst die Grenzen verwischen (A. FREUD 1958). Der Vergleich zwischen Gruppen von Jugendlichen mit unterschiedlich hoher subjektiv erlebter Problembelastung hat - eingebettet in die Befunde der Gesamtgruppe normaler Jugendlicher - aufschlußreiche Hinweise zum Verständnis des Bewältigungsprozesses, seiner Bedingungen und Konsequenzen, geliefert. Der Mechanismus der Nutzung von Ressourcen nach ihrer psychologisch sinnvollen Effektivität ist besonders deutlich geworden.

Da positive psychische Strukturen bekanntlich einen stabileren Verlauf aufweisen (vgl. ENGEL 1959), ist zu vermuten, daß sich die Bewältigungsstrategien der sehr belasteten Jugendlichen über die Zeit hinweg stärker verändern als diejenigen der weniger belasteten, normalen Jugendlichen. Für weitere Studien wäre es daher lohnend, die Beziehungen zwischen Stabilität und Qualität von Bewältigungsstrategien eingehender zu untersuchen. Wünschenswert wäre es außerdem, die hier gewonnenen Befunde an der Altersgruppe der 12- bis 14jährigen abzusichern. Wenn man überhaupt von einer Krise im Entwicklungsverlauf sprechen will, so ist die frühe Adoleszenz mit ihren raschen, asynchronen körperlichen Veränderungen (HAMBURG 1974), ihrem kurzzeitigen Einbruch in den positiven Selbstwertcharakterisierungen (SIMMONS et al. 1973) und dem passageren Egozentrismus bei depressiver Stimmungslage (WEINER 1981) noch am ehesten als objektiv belastend anzusehen. Es wäre sicher interessant, die Bewältigungsstrategien dieser jüngeren Jugendlichen - auch im Zeitverlauf - detaillierter zu analysieren.

Anm. 1: Die Problemsituationen entstammen den Bereichen "Schule", "Zukunft", "Elternhaus", "Gleichaltrige", "anderes Geschlecht", "Freizeit" und "Selbst".

Anm. 2: Wir müssen uns allerdings der Tatsache bewußt bleiben, daß die Untersuchung auf der Ebene berichteter Verhaltensweisen und nicht realen beobachteten Verhaltens geblieben ist (vgl. dazu auch THORNBURG 1980).

Anm. 3: Aus Untersuchungen von ADELMAN et al. (1979) ist bekannt, daß zwischen der Einschätzung von Eltern, Jugendlichen und Lehrern bezüglich der Schwere eines Problems erhebliche Diskrepanzen bestehen können. In der vorliegenden Studie wurde die erlebte Belastung als Kriterium gewählt, weil sie für die Jugendlichen psychische Relevanz besitzt und - wie sich nachweisen ließ - auch zu entsprechenden Verhaltenskonsequenzen führte.

LITERATURVERZEICHNIS

ABROMS, K.I. & GOLLIN, J.B.: Developmental study of gifted preschool children and measures of psychosocial giftedness. Exceptional Children, 1980, 5, 334-341

ADELMAN, H.: Discrepancies among student, parent and teacher ratings of the severity of a student problems. American Educational Research Journal, 1979, 16, 38-41

ADELSON, J.: What generation gap? In: New York Times, 1970, 18 Jan., S. 10 ff

ADELSON, J.: The political imagination of the young adolescent. Daedalus, 1971, (Fall), 1013-1049

ADELSON, J. & DOEHRMAN, M.J.: The psychodynamic approach to adolescence. In: J. ADELSON (Hrsg.): Handbook of adolescent psychology. New York: Wiley, 1980

ADELSON, J. & O'NEIL, R.P.: The growth of political ideas in adolescents: The sense of community. Journal of Personality and Social Psychology, 1966, 4, 295-306

ADORNO, T.W., FRENKEL-BRUNSWIK, E., LEVINSON, D.H. & SANFORD, R.N.: The authoritarian personality. New York: Harper, 1950

AEBLI, H.: Denken: Das Ordnen des Tuns. Band I: Kognitive Aspekte der Handlungstheorie. Stuttgart: Klett-Cotta, 1980

AICHHORN, A.: Verwahrloste Jugend. Bern: Huber, 1951

ALLPORT, G.W.: Personality, a psychological interpretation. New York: Holt, 1937 (deutsch: Persönlichkeit. Stuttgart: Klett, 1949)

AMES, C.: Children's achievement attribution and self-reinforcement: Effects of self-concept and competitive reward structure. Journal of Educational Psychology, 1978, 70, 345-355

AMES, C., AMES, R. & FELKER, D.W.: Effects of competitive reward structure and valence of outcome on children's achievement attribution. Journal of Educational Psychology, 1977, 69, 1-8

388

ANDERSSON, B.-E.: Studies in adolescent behavior. Stockholm: Almquist & Wiksell, 1969

ANDERSSON, B.-E.: Older and younger generations' views of each other. A study in misunderstandings.Scandinavian Journal of Educational Research, 1974, 18, 117-132

ANDERSSON, B.-E. & EKHOLM, M.: The generation gap. Frame of reference and design of the Stug-project. Report from the Institute of Educational Research, University of Göteborg, Nr. 13, 1971

ANDERSSON, B.-E. & EKHOLM, M.: The Stug Project (Studies of the generation gap). In: F.J. MÖNKS, W.W. HARTUP & J. de WIT (Hrsg.): Determinants of behavioral development. New York and London: Academic Press, 1972, 635-639

ANDERSON, J.: The psychology of development and adjustment. New York: Holt, 1949

ARBINGER, R., GEBELEIN, H., SEITZ, H. & TODT, E.: Fragebogen zur Erfassung naturwissenschaftlicher Interessen. Weinheim: Beltz, 1978

ASCHENBRENNER, M.: Komplexes Wahlverhalten als Problem der Informationsverarbeitung. In: H. UECKERT & D. RHENIUS (Hrsg.): Komplexe menschliche Informationsverarbeitung. Wien: Huber, 1979

AUSUBEL, D.P.: Theories and problems of adolescent development. New York: Grune & Stratton, 1965 (deutsch: Das Jugendalter. München: Juventa, 1968)

BAADE, F.E., BORCK, J., KOEBE, S. & ZUMVENNE, G.: Theorien und Methoden der Verhaltenstherapie. Sonderheft II, 1980, Mitteilungen der DGVT

BACHMAN, J.G.: Youth in transition: The impact of family background and intelligence on tenth-grade boys (Bd. 2). Ann Arbor: University of Michigan Press, 1970

BACHMAN, J.G., KAHN, R.L., MEDNICK, M.T., DAVIDSON, T.N. & JOHNSTON, L.D.: Youth in transition: Blueprint for a longitudinal study of adolescent boys. (Bd. 1). Ann Arbor: Institute for Social Research, 1967

BACHMAN, J.G., GREEN, S. & WIRTANEN, I.D.: Youth in transition: Dropping out - problem or symptom? (Bd. 3). Ann Arbor: University of Michigan Press, 1971

BACHMAN, J.G. & O'MALLEY, P.M.: Self-esteem in young men: A longitudinal analysis of the impact of educational and occupational attainment. Journal of Personality and Social Psychology, 1977, 35, 365-380

BACHMAN, J.G. & JOHNSTON, L.D.: The monitoring the future project: Design and procedures (Monitoring the future occasional paper 1). Ann Arbor: Institute for Social Research, 1978

BACHMAN, J.G., O'MALLEY, P.M. & JOHNSTON, J.: Youth in transition: Adolescent to adulthood - change and stability in the lives of young men. (Bd. 6). Ann Arbor: Institute for Social Research, 1978

BACHMAN, J.G. & O'MALLEY, P.M.: The youth in transition series: A study of change and stability in young men. In: A.C. KERCKHOFF (Hrsg.): Research in sociology of education and socialization (Bd. I). Grennwich, Connecticut: JAI Press Inc., 1980

BACHMAN, J.G., JOHNSTON, L.D. & O'MALLEY, P.M.: Smoking, drinking and drug use among american high school student: Correlates and trends, 1975-1979. American Journal of Public Health, 1981, 71, 59-69

BAER, D.J. & CORRADO, S.J.: Heroin addict relationships with parents during childhood and early adolescent years. Journal of Genetic Psychology, 1974, 124,
99-103

BALES, R.F.: Personality and interpersonal behavior. New York: Holt, Rinehart &
Winston, 1970

BALINT, M.: Therapeutische Aspekte der Regression. Hamburg: Rowohlt, 1972

BALTES, P.B.: Longitudinal and cross-sectional sequences in the study of age and
generation effects. Human Development, 1968, 11, 145-171

BALTES, P.B. (Hrsg.): Life-span development and behavior (Bd. 1). New York: Academic Press, 1978

BALTES, P.B.: Life-span developmental psychology: Some converging observation on
history and theory. In: P.B. BALTES & O.G. BRIM, Jr. (Hrsg.): Life-span development and behavior (Bd. 2). New York: Academic Press, 1979 a

BALTES, P.B.: On the potential and limits of child development: Life-span developmental perspectives. Newsletter of the Society for Research in Child Development,
1979 (Summer), 1-4 b

BALTES, P.B., BALTES, M.M. & REINERT, G.: The relationship between time of measurement and age in cognitive development of children: An application of cross-sectional sequences. Human Development, 1970, 13, 258-268

BALTES, P.B. & NESSELROADE, J.R.: The development analysis of individual differences on multiple measures: In: J.R. NESSELROADE & H.W. REESE (Hrsg.): Life-span
developmental psychology: Methodological issues. New York: Academic Press, 1973

BALTES, P.B. & SCHAIE, K.H. (Hrsg.): Life-span developmental psychology: Personality
and socialization. New York: Academic Press, 1973

BALTES, P.B. & SCHAIE, K.W.: The myth of the twilight years. Psychology Today, 1974,
7, 35-40

BALTES, P.B. & SCHAIE, K.W.: On the plasticity of intelligence in adulthood and old
age: Where Horn and Donaldson fail. American Psychologist, 1976, 31, 720-725

BALTES, P.B., CORNELIUS, S.W. & NESSELROADE, J.R.: Cohort effects in behavioral
development: Theoretical and methodological perspectives. In: W.A. COLLINS
(Hrsg.): Minnesota symposia on child psychology (Bd. II). New York: Thomas
Crowell, 1977

BALTES, P.B., REESE, H.W. & NESSELROADE, J.R.: Life-span developmental psychology:
Introduction to research methods. Monterey, CA.: Brooks/Cole, 1977

BALTES, P.B. & BRIM, O. (Hrsg.): Life-span behavior and development (Bd. 2). New
York: Academic Press, 1979

BALTES, P.B. & BALTES, M.M.: Plasticity and variability in psychological aging:
Methodological and theoretical issues. In: Department of Gerontology, Institute
of Neuropsychopharmacology, Free University of Berlin: Symposium contribution
in "Methodological considerations in determining the effects of aging on the
CNS". Berlin, West Germany, 1979

BALTES, P.B., REESE, H.W. & LIPSITT, L.P.: Life-span developmental psychology,
Annual Review of Psychology, 1980, 31, 65-110

BALTES, P.B. & DITTMANN-KOHLI, F.: Einführende Überlegungen zur Intelligenz im Erwachsenenalter. Neue Sammlung, 1982, 22, 261-278

BANDURA, A.: The stormy decade: fact or fiction? In: D. ROGERS (Hrsg.): Issues in adolescent psychology (2. Auflage). New York: Appleton-Century-Crofts, 1972

BANDURA, A.: Self-efficacy: Toward a unifying theory of behavioral change. Psychological Reviews, 1977, 2, 191-215

BANDURA, A.: The self system in reciprocal determinism. American Psychologist, 1978, 33, 344-358

BARNETT, R.C.: Sex differences and age trends in occupational preference and occupational prestige. Journal of Counseling Psychology, 1975, 22, 35-38

BARRETT, J.H.: Gerontological psychology. Springfield, Ill.: Thomas, 1972

BARTSCH, M.: Rahmendaten zur Lebenswelt Auszubildender in der Region Konstanz. Arbeitsbericht 10, Konstanz: Universität Konstanz, Zentrum I für Bildungsforschung, 1978

BAUMRIND, D.: Current patterns of parental authority. Developmental Psychology Monograph, 1971, 4, 1-103

BAUMRIND, D.: Early socialization and adolescent competence. In: S.E. DRAGASTIN & G. ELDER (Hrsg.): Adolescence in the life cycle. New York: John Wiley, 1975

BAUMRIND, D.: New directions in socialization research. American Psychologist, 1980, 35, 639-652

BECK, A.T.: Cognitive therapy and the emotional disorders. New York: International University Press, 1976 (deutsch: Wahrnehmung der Wirklichkeit und Neurose. München: Pfeiffer, 1979)

BECKER, W.: Jugendkriminalität und Resozialisierung. Deutsche Akademie für medizinische Forschung. Kongreßbericht. Stuttgart: Enke, 1975

BELSCHNER, W. & KAISER, P.: Darstellung eines Mehrebenenmodells primärer Prävention. In: S.-H. FILIPP (Hrsg.): Kritische Lebensereignisse. München: Urban & Schwarzenberg, 1981

BENDER-SZYMANSKI, D.: Das Verhalten von Jugendlichen in der Berufsentscheidung. Weinheim: Beltz, 1976

BENDER-SZYMANSKI, D.: Berufsentscheidung und Bewährung. Weinheim: Beltz, 1980

BENDER-SZYMANSKI, D.: Arbeitsblätter zur Berufswahl. Weinheim: Beltz, 1980

BENGTSON, V.L.: The generation gap. Youth and Society, 1970, 2, 7-32

BENGTSON, V.L. & TROLL, L.: Youth and their parents: Feedback and intergenerational incluence in socialization. In: R.M. LERNER & G.B. SPANIER (Hrsg.): Child influences on marital and family interaction: A life-span perspective. New York: Academic Press, 1978

BERSCHEID, E. & WALSTER, E.: Physical attractiveness: In: L. BERKOWITZ (Hrsg.): Advances in experimental social psychology. New York: Academic Press, 1974

BIGELOW, B.J. & La GAIPA, J.J.: Children's written descriptions of friendship. Developmental Psychology, 1975, 11, 857-858

BIJOU, S.J.: Child development: The basic stage of early childhood. Englewood
Cliffs, N.J.: Prentice-Hall, 1976

BLANERTZ, H.: Analyse von Lebenssituationen unter besonderer Betonung erziehungs-
wissenschaftlich begründeter Modelle. In: K. FREY (Hrsg.): Curriculum-Handbuch,
Band II. München: Piper, 1975

BLAU, P.M.: Occupational choice, a conceptual framework. Industrial Labor Relations
Review, 1956, 9, 531-543

BLOCK, J.: The Q-sort method in personality assessment and psychiatric research.
Springfield, Ill.: Charles C. Thomas, 1961

BLOS, P.: On adolescence: A psychoanalytic interpretation. New York: Free Press,
1962 (deutsch: Adoleszenz. Stuttgart: Klett, 1973)

BLOS, P.: The second individuation process of adolescence. Psychoanalytic Study of
the Child, 1967, 22, 162-186

BLOS, P.: Character formation in adolescence. Psychoanalytic Study of the Child,
1968, 23, 245-263

BLÜCHER, V.: Junge Menschen heute. Köln: Kiepenheuer & Witch, 1966

BOESCH, E.E.: Psychopathologie des Alltagslebens. Bern: Huber, 1978

BONDY, C.: Jugendliche stören die Ordnung. München: Juventa, 1957

BORDIN, E.S.: A theory of vocational interests as dynamic phenomena. Educational
and Psychological Measurement, 1943, 3, 49-65

BORDIN, E.S. & WILSON, E.H.: Change of interest as a function of shift in curricu-
lar orientation. Educational and Psychological Measurement, 1953, 297-307

BOSMA, H.A. & GRAAFSMA, T.L.G. (Hrsg.): De ontwikkeling van de identiteit in de
adolescentie. Nijmegen: Dekker & Van de Vegt, 1982

BOWERMAN, C.E. & Bahr, S.J.: Conjugal power and adolescent identification with
parents. Sociometry, 1973, 36, 366-377

BRANDSTÄDTER, J., REINERT, G. & SCHNEEWIND, K.A. (Hrsg.): Probleme und Perspektiven der Pädagogischen Psychologie. Stuttgart: Klett-Cotta, 1980

BRANDSTÄDTER, J. & van EYE, A. (Hrsg.): Psychologische Prävention. Bern: Huber,
1982

BRAUKMAN, W. u.a.: Problem-solving and coping with critical life-events - a life-
span developmental study. Paper, vorgelegt auf dem "ersten europäischen Treffen
kognitiver Verhaltenstherapie", Lissabon, Portugal, Sept. 1981

BRAUKMANN, W. & FILIPP, S.-H.: Personale Kontrolle und die Bewältigung kritischer
Lebensereignisse. In: S.-H. FILIPP (Hrsg.): Kritische Lebensereignisse. München:
Urban & Schwarzenberg, 1981

BRAUNGART, R.G.: Youth movements. In: J. ADELSON (Hrsg.): Handbook of adolescent
psychology. New York: Wiley, 1980

BRENT, S.B.: Individual specialization, collective adaption and rate of environment
change. Human Development, 1978, 21, 21-33

BRIM, O.G., Jr.: Adolescent personality as self-other systems. Journal of Marriage and the Family, 1965, 27, 156-162

BRIM, O.G., Jr.: Adult socialization. In: J.A. CLAUSEN (Hrsg.): Socialization and society. Boston: Little, Brown, 1968

BRIM, O.G., Jr. & KAGAN, J.: Constancy and change: A view of the issues. In: O.G. BRIM, Jr. & J. KAGAN (Hrsg.): Constancy and change in human development. Cambridge, Mass.: Harvard University Press, 1980

BRIM, O.G., Jr. & RYFF, C.D.: On the properties of life events. In: P.B. BALTES & O.G. BRIM, Jr. (Hrsg.): Life-span development and behavior (Bd. 3). New York: Academic Press, 1980

BRONFENBRENNER, U.: The roots of alienation. Scientific American, 1974, 231, 53-61

BRONFENBRENNER, U.: Ökologische Sozialisationsforschung - Ein Bezugsrahmen. In: K. LÜSCHER (Hrsg.): Ökologische Sozialisationsforschung. Stuttgart: Klett-Cotta, 1976

BRONFENBRENNER, U.: Toward an experimental ecology of human development. American Psychologist, 1977, 32, 513-531

BRONFENBRENNER, U.: The ecology of human development. Cambridge, Mass.: Harvard University Press, 1979

BROUGHTON, J.M.: The divided self in adolescence. Human Development, 1981, 24, 13-32

BROWN, A.L. & DeLOACHE, J.S.: Skills, plans and self-regulation. In: R. SIEGLER (Hrsg.): Childrens' thinking: What develops. Hillsdale: Erlbaum, 1978

BRUNKHORST, H.: Interpersonelle Beziehungen in der Familie. Empirische Befunde über Auszubildende. Arbeitsbericht 9, Konstanz: Universität Konstanz, Zentrum I für Bildungsforschung, 1978 a

BRUNKHORST, H.: Die Verschränkung der Wahrnehmungsperspektiven am Arbeitsplatz am Beispiel zweier Auszubildenden. Arbeitsbericht 14, Konstanz: Universität Konstanz, Zentrum I für Bildungsforschung, 1978 b

BRUNKHORST, H.: Auszubildende in der Freizeit. Arbeitsbericht 17, Konstanz: Universität Konstanz, Zentrum I für Bildungsforschung, 1978 c

BRUNKHORST, H. & BARTSCH, M.: Auszubildende in der Berufsschule. Arbeitsbericht 19, Konstanz: Universität Konstanz, Zentrum I für Bildungsforschung, 1978

BÜHLER, Ch.: Das Seelenleben des Jugendlichen. Jena: Fischer, 1923

Bundesminister für Bildung und Wissenschaft: Mädchen in "Männerberufen". Bonn, o.J.

BUTTERS, S.: The logic of enquiry of participant observation. In: S. HALL & T. JEFFERSON (Hrsg.): Resistance through rituals. London: Hutchinson, 1976

BYNNER, J.M., O'MALLEY, P.M. & BACHMAN, J.G.: Self-esteem and delinquency revisited. (Submittes for publication 1980)

BYRNE, D.: Repression - sensitization as a dimension of personality. In: B.A. MAHER (Hrsg.): Progress in experimental personality research (Bd. 1). New York: Academic Press, 1964

CAIRNS, R.S.: Social development: The origin of and plasticity of interchances. San Francisco: W.H. Freeman and Company, 1979

CAMPBELL, D.T.: On the conflicts between biological and social evolution and between psychology and moral traditions. American Psychologist, 1975, 30

CAPLAN, G.: Principles of preventive psychiatry. New York: Basic Books, 1964

CARTER, H.D.: The development of vocational attitudes. Journal of Consulting Psychology, 1940, 4, 181-191

CLARK, M. & ANDERSON, B.G.: Culture and aging. Springfield, Ill.: Thomas, 1967

COELHO, G.V., HAMBURG, D.A. & ADAMS, J.E. (Hrsg.): Coping and adaption. New York: Basic Books, 1974

COLE, L.: Psychology of adolescence. New York: Holt, 1961

COLE, L. & HALL, I.N.: Adolescence: New York: Rinehart, 1976

COLEMAN, J.C.: Relationships in adolescence. London: Routledge & Kegan Paul, 1974

COLEMAN, J.C.: Adolescents and their parents: A study of attitudes. Journal of Genetic Psychology, 1977, 130, 239-245

COLEMAN, J.C.: Current contradictions in adolescent theory. Journal of Youth and Adolescence, 1978, 7, 1-11

COLEMAN, J.C.: Friendship and the peer group in adolescence. In: J. ADELSON (Hrsg.): Handbook of adolescent psychology. New York: Wiley, 1980

COLEMAN, J.C., HERZBERG, J. & MORRIS, M.: Identity in adolescence: present and future self-concepts. Journal of Youth and Adolescence, 1977, 6, 63-75

COLEMAN, J.S.: The adolescent society. New York: The Free Press, 1961

COLEMAN, J.S.: The nature of adolescence. London: Methuen, 1980

CONGER, J.J.: Adolescence and youth. New York: Harper & Row, 1973

COOPERSMITH, S.: The antecedents of self-esteem. San Francisco: W.H. Freeman and Company, 1967

CRAMER, P.: Defense mechanisms in adolescence. Developmental Psychology, 1979, 15, 476-477

CROSS, P.: Accent on learning. San Francisco: Jossey Bass, 1976

CULVERIC, B.R.: A developmental approach to conceptualizing others. Paper presented at the 87th Annual Convention of the American Psychological Association. New York, September 3, 1979

CZIKSZENTMIHALYI, M., LARSON, R. & PRESCOTT, S.: The ecology of adolescent activity and experience. Journal of Youth and Adolescence, 1977, 6, 281-294

DANISH, S.J., SMYER, M.A. & NOWAK, C.A.: Developmental intervention: Enhancing life-event processes. In: P.B. BALTES & O.G. BRIM: Life-span development and behavior. New York: Academic Press, 1980

DANISH, S.J. & D'AUGELLI, A.R.: Kompetenzerhöhung als Ziel der Intervention in Entwicklungsverläufe über die Lebensspanne. In: S.-H. FILIPP (Hrsg.): Kritische Lebensereignisse. München: Urban & Schwarzenberg, 1981

DASEN, P.R.: Cross-cultural Piagetian research: A summary. Journal of Cross-Cultural Research, 1972, 3, 23-39

DATAN, N. & REESE, H.W. (Hrsg.): Life-span developmental psychology: Dialectical perspectives on experimental psychology. New York: Academic Press, 1977

DeCHARMS, R.: Ein schulisches Trainingsprogramm zum Erleben eigener Verursachung. In: W. EDELSTEIN & D. HOPF (Hrsg.): Bedingungen des Bildungsprozesses. Stuttgart: Klett-Cotta, 1973

DEGENHARDT, A.: Zur Veränderung des Selbstbildes bei jungen Mädchen beim Eintritt in die Reifezeit. Zeitschrift für Entwicklungspsychologie und Pädagogische Psychologie, 1971, 3, 1-13

DeLEON, C.S.: The relationship between personal-social problems and underachievement in high school. St. Louis University Research Journal, 1970, 1, 601-620

DIETRICH, G.: Kriminelle Jugendliche. Bonn: Bouvier, 1962

DION, K.: Young children's stereotyping of facial attractiveness. Developmental Psychology, 1973, 9, 183-188

DITTMANN, F.: Humankompetenz - berufliche Qualifikation: Eine Antithese? Arbeitsbericht 2, Konstanz: Universität Konstanz, Zentrum I für Bildungsforschung, 1977

DITTMANN, F.: Soziale Kompetenz in interpersonalen Beziehungen. Arbeitsbericht 8, Konstanz: Universität Konstanz, Zentrum I für Bildungsforschung, 1978

DITTMANN-KOHLI, F.: Sozialisation in der Lehrlingsausbildung. In: Sonderforschungsbereich 23 (Hrsg.): Wissenschaftlicher Arbeits- und Ergebnisbericht 1976 - 1978. Forschungsbericht 36, Konstanz: Universität Konstanz, Zentrum I für Bildungsforschung, 1979

DITTMANN-KOHLI, F.: Lebensbewältigung und Persönlichkeitsentwicklung als Leitziele von Schulsozialarbeit. In: E. RAAB & H. RADEMACKER (Hrsg.): Schulsozialarbeit. München: Deutsches Jugendinstitut, 1981

DITTMANN-KOHLI, F.: Theoretische Grundlagen der Analyse von Lebensbewältigung und Umwelt. In: F. DITTMANN-KOHLI, N. SCHREIBER & F. MÖLLER. Lebenswelt und Lebensbewältigung. Konstanz: Universität Konstanz, Zentrum I für Bildungsforschung, 1982

DITTMANN-KOHLI, F., SCHREIBER, N. & MÖLLER, F.: Methodik und Ergebnisse einer qualitativen Studie über Lebenswelt und Lebensbewältigung von Lehrlingen. In: F. DITTMANN-KOHLI, N. SCHREIBER & F. MÖLLER: Lebenswelt und Lebensbewältigung. Konstanz: Universität Konstanz, Zentrum I für Bildungsforschung, 1982

DITTMANN-KOHLI, F. & BALTES, P.B.: Toward a neofunctionalist conception of adult intellectual development: Wisdom as a prototypical case of intellectual growth. In: C. ALEXANDER & E. LANGER (Hrsg.): Beyond formal operations: Alternative endpoints to human development. (in Vorbereitung)

DÖBERT, R. & NUNNER-WINKLER, G.: Performanzbestimmende Aspekte des moralischen Bewußtseins. In: G. PORTELE (Hrsg.): Sozialisation und Moral. Weinheim/Basel: Beltz, 1978

DÖBERT, R. & NUNNER-WINKLER, G.: Jugendliche "schlagen über die Stränge" - Abwehr- und Bewältigungsstrategien in moralisierbaren Handlungssituationen. In: L.H. ECKENSBERGER & R.K. SILBEREISEN (Hrsg.): Entwicklung sozialer Kognition: Paradigmen, Theorien, Ergebnisse. Stuttgart: Klett, 1980

DÖBERT, R. & NUNNER-WINKLER, G.: Formale und materiale Rollenübernahme. Das Verstehen von Selbstmordmotiven im Jugendalter. In: W. EDELSTEIN & M. KELLER (Hrsg.): Perspektivität und Interpretation. Frankfurt: Suhrkamp, 1982 a

DÖBERT, R. & NUNNER-WINKLER, G.: Adoleszenzkrise und Identitätsbildung. Frankfurt: Suhrkamp, 1982 b

DÖBERT, R. & NUNNER-WINKLER, G.: Moralisches Urteilsniveau und Verläßlichkeit. In: H. HARTMANN, G. LIND & R. WAKENHUT (Hrsg.): Moralisches Urteilen und soziale Umwelt, im Druck

DÖBERT, R. & NUNNER-WINKLER, G.: Soziokognitive Entwicklung als Aspekt der Bewältigung von Selbstmordimpulsen im Jugendalter. In: B. DAMON & W. EDELSTEIN (Hrsg.), im Druck

DÖRNER, D.: Über die Schwierigkeiten des menschlichen Umgangs mit Komplexität. Psychologische Rundschau, 1981, 163-179

DÖRNER, D. & REITHER, F.: Über das Problemlösen in sehr komplexen Realitätsbereichen. Zeitschrift für Experimentelle und Angewandte Psychologie, 1978, 4, 527-551

DOUVAN, E. & ADELSON, J.: The adolescent experience. New York: John Wiley, 1966

DREHER, M.: Kognitive Komplexität beim Problemlösen: Empirische Befunde zur kognitiven Sozialisation. In: H. MANDL & G.L. HUBER (Hrsg.): Kognitive Komplexität. Göttingen: Hogrefe, 1978

DREHER, M.: Theoretische und methodische Grundlegungen zur Erfassung der Realitätskonstruktion im Kontext von Planung. Dissertation, Augsburg, 1980 a

DREHER, E.: Handlungsplanung als Komponente kognitiver Sozialisation. Dissertation, Augsburg, 1980 b

DUCK, S.W.: Personality similarity and friendship choices by adolescents. European Journal of Social Psychology, 1975, 5, 351-365

DUNKEL-SCHETTER, Ch. & WORTMAN, C.B.: Dilemmas of social support: Parallels between victimization and aging. In: S.B. KIESLER, J.N. MORGAN & K.K. OPPENHEIMER (Hrsg.): Aging: Social change, 1981

DUNCAN, O.D.: A socioeconomic index for all occupation and properties and characteristics of the socioeconomic index. In: A.J. REISS, Jr. (Hrsg.): Occupations and social status. New York: The Free Press, 1961

DUSEK, J.B. & FLAHERTY, J.F.: The development of the self-concept during the adolescent years. Monographs of the Society for Research in Child Development, 1981, 4

DWECK, C.S.: Achievement. In: M.E. LAMB (Hrsg.): Social and personality development. New York: Holt, Rinehart & Winston, 1978

EDWARDS, W. & TVERSKY, A. (Hrsg.): Decision making. Harmondsworth: Penguin, 1967

ELDER, G.H.: Parental power legitimation and its effect on the adolescent. Sociometry, 1963, 26, 50-65

ELDER, G.H.: Adolescent socialisation and development. In: E. BORGATTA & W. LAMBERT (Hrsg.): Handbook of personality theory and research. Chicago: Rand McNally, 1968

ELDER, G.H.: Children of the great depression. Chicago: University of Chicago Press, 1974

ELDER, G.H.: Adolescence in the life cycle. In: S.E. DRAGASTIN & G.H. ELDER (Hrsg.): Adolescence in the life cycle. New York: John Wiley, 1975

ELDER, G.H.: Historical change in life patterns and personality. In: P.B. BALTES & O.G. BRIM (Hrsg.): Life-span development and behavior (Bd. 2). New York: Academic Press, 1979

ELDER, G.H.: Adolescence in historical perspective. In: J. ADELSON (Hrsg.): Handbook of adolescent psychology. New York: Wiley, 1980

ELKIND, D.: Egocentrism in adolescence. Child Development, 1967, 38, 1025-1034

ELKIND, D. & BOWEN, R.: Imaginary audience behavior in children and adolescents. Developmental Psychology, 1979, 15, 38-44

ELLIS, A.: Reason and emotion in psychotherapy. New York: Lyle Stuart, 1962

ENGEL, M.: The stability of the self-concept in adolescence. Journal of Abnormal and Social Psychology, 1959, 59, 211-215

ENRIGHT, R.D., SHUKLA, D.G. & LAPSLEY, D.K.: Adolescent egocentrism: Sociocentrism and self-conciousness. Journal of Youth and Adolescence, 1980, 9, 101-116

EPPEL, E.M. & EPPEL, M.: Adolescence and morality. London: Routledge and Kegan Paul, 1966

EPSTEIN, S.: The self-concept revisited: Or a theory of a theory. American Psychologist, 1973, 5, 404-416

EPSTEIN, S.: Entwurf einer integrativen Persönlichkeitstheorie. In: S.-H. FILIPP (Hrsg.): Selbstkonzeptforschung. Stuttgart: Klett-Cotta, 1979

ERIKSON, H.E.: Childhood and society. New York: Norton, 1952 (deutsch: Kindheit und Gesellschaft. Stuttgart: Klett, 1964)

ERIKSON, E.H.: Identity and the life cycle. New York: International Universities Press, 1959, 1-171 (deutsch: Identität und Lebenszyklus. Frankfurt: Suhrkamp, 1966)

ERIKSON, E.H.: Identity: Youth and crisis. London: Faber and Faber, 1968 a (deutsch: Jugend und Krise. Stuttgart: Klett-Cotta, 1981)

ERIKSON, E.H.: The human life cycle. International Encyclopedia of the Social Sciences. New York: Macmillian & Free Press, 1968 b

ERIKSON, E.H.: Dimensions of a new identity. New York: Norton, 1974

FAHRENBERG, J. & SELG, H.: Freiburger Persönlichkeitsinventar (FPI). Göttingen: Hogrefe, 1970

FILIPP, S.-H.: Aufbau und Wandel von Selbstschemata über die Lebensspanne. In: R. OERTER (Hrsg.): Entwicklung als lebenslanger Prozeß. Hamburg: Hoffmann und Campe, 1978 a

FILIPP, S.-H.: Hinweise zur Durchführung und Auswertung des "Fragebogens zur Erfassung dispositioneller Selbstaufmerksamkeit" (SAM Form A). Persönliche Mitteilungen, Trier, 1978 b

FILIPP, S.-H.: Selbstkonzept-Forschung. Stuttgart: Klett-Cotta, 1979 a

FILIPP, S.-H.: Entwurf eines heuristischen Bezugsrahmens für Selbstkonzeptforschung: Menschliche Informationsverarbeitung und naive Handlungstheorie. In: S.-H. FILIPP (Hrsg.): Selbstkonzeptforschung. Stuttgart: Klett-Cotta, 1979 b

FILIPP, S.-H.: Entwicklung von Selbstkonzepten. Zeitschrift für Entwicklungspsychologie und Pädagogische Psychologie, 1980, 12, 105-125

FILIPP, S.-H. (Hrsg.): Kritische Lebensereignisse. München: Urban & Schwarzenberg, 1981

FILIPP, S.-H.: Ein allgemeines Modell für die Analyse kritischer Lebensereignisse. In: S.-H. FILIPP (Hrsg.): Kritische Lebensereignisse. München: Urban & Schwarzenberg, 1981

FISHBURN, P.C.: Decision and value theory. New York: Wiley, 1964

FLAVELL, J.H.: Cognitive changes in adulthood. In: L.R. GOULET & P.B. BALTES (Hrsg.): Life-span developmental psychology: Research and theory. New York: Academic Press, 1970

FLAVELL, J.H.: Kognitive Entwicklung. Stuttgart: Klett-Cotta, 1979

FLAVELL, H.H. & WELLMAN, H.M.: Metamemory. In: R.V. KAIL & J.W. HAGEN (Hrsg.): Perspectives on the development of memory and cognition. Hillsdale: Erlbaum, 1977

FOLKMAN, S. & LAZARUS, R.S.: An analysis of coping in a middle-aged community sample. Journal of Health & Social Behavior, 1980, 21, 219-239

FRANCIS, D. & WOODCOCK, M.: 50 activities for self-development. Aldershot, England: Grower, 1982

FREEMAN, J.: Gifted children: Their identification and development in a social context. Lancaster, England: MTP Press Limited, 1979

FREUD, A.: The ego and the mechanisms of defence. London: Hogarth Press, 1937 (deutsch: Das Ich und die Abwehrmechanismen. Wien, 1936)

FREUD, A.: Adolescence. In: R.S. EISSLER (Hrsg.): Psychoanalytic study of the child, Bd. 13. New York: Intern. Universities Press, 1958

FREUD, S.: Drei Abhandlungen zur Sexualtheorie. Wien: Verlag F. Deuticke, 1905

FREUD, S.: Totem and taboo. In the standard edition of the complete psychological works of Sigmund Freud, 1913, 13, 1-164 (deutsch: Totem und Tabu. Gesammelte Werke. Frankfurt: Fischer, 1940)

FRISK, M.: Emotional maturation and behavior. In: S.R. BERENBERG (Hrsg.): Puberty. Biologic and psychosocial components. Leiden: Stenfert-Kroese, 1975

FRITZ, J.: Methoden sozialen Lernens. München: Juventa, 1977

FRY, P.S.: The development of differentiation in self-evaluations: A cross-cultural study. Journal of Psychology, 1974, 87, 193-202

GALLAGHER, J.J.: Characteristics of gifted children: A research summary. In: W.B. BARBE & S. RENZULLI (Hrsg.): Psychology and education of the gifted. New York: Wiley, 1975

GALLATIN, J.E.: Adolescence and individuality. New York: Harper & Row, 1975

GALPERIN, P.J.: Die Entwicklung der Untersuchung über die Bildung geistiger Operationen. In: H. HIEBSCH, F. KLIX, M. VORWERG (Hrsg.): Ergebnisse der sowjetischen Psychologie. Berlin: Akademischer Verlag, 1967

GANNON, P.: Behavioral problems and temperament in middle class and Puerto Rican five-years-olds. Unpublished Master's thesis. Hunter College of the City University of New York, 1978

GARBARINO, J. & BRONFENBRENNER, U.: The socialization of moral judgment and behavior in cross-cultural perspectives. In: T. LICKONA (Hrsg.): Moral development and behavior. New York: Holt, Rinehart & Winston, 1976

GEHMACHER, E.: Lebensmanagement. Planungswissenschaft für die individuelle Daseinsgestaltung. Stuttgart: Seewald, 1975

GERDTS, U., ASCHENBRENNER, M., JEROMIN, S., KREH-PÖSCHEL, E. & ZAUS, M.: Problemorientiertes Entscheidungsverhalten bei Entscheidungssituationen mit mehrfacher Zielsetzung. In: H. UECKERT & D. RHENIUS (Hrsg.): Komplexe menschliche Informationsverarbeitung. Wien: Huber, 1979

GERGEN, K.J.: The concept of self. New York: Holt, Rinehard & Winston, 1971

GESELL, A.: Youth: The years from ten to sexteen. New York: Harper & Row, 1957

GETZELS, J.W. & JACKSON, P.W.: Creativity and intelligence. New York: Wiley, 1962

GILLIS, J.R.: Youth and history. New York: Academic Press, 1974 (deutsch: Geschichte der Jugend. Weinheim: Beltz, 1980)

GINZBERG, E., GINSBERG, S.W., AXELRAD, S. & HERMA, J.L.: Occupational choice. New York: Columbia University Press, 1951

GLESER, G.C. & IHILEVICH, D.: An objective instrument for measuring defense mechanisms. Journal of Consulting and Clinical Psychology, 1969, 33, 51-60

GOEHRKE, R.: Eine Untersuchung über "Motivationsvariablen" im Physikunterricht bei Gesamtschülern der 7. und 8. Klassenstufe. Diplomarbeit, Gießen, 1976

GOFFMAN, E.: The presentation of self in everyday life. Garden City, New York: Doubleday, 1959 (deutsch: Wir alle spielen Theater. München: Piper, 1969)

GOFFMAN, E.: Strategic interaction. Philadelphia: University of Pennsylvania Press, 1969

GOLDFRIED, M.R.: The use of relaxion and cognitive relabeling as coping skills. In: R.B. STUART (Hrsg.): Behavioral self-management: Strategies, techniques and outcome. New York: Brunner/Mazel, 1977

GOLDFRIED, M.R. & GOLDFRIED, A.P.: Cognitive change methods. In: F.H. KANFER & A.P. GOLDSTEIN (Hrsg.): Helping people change. New York: Pergamon, 1975 (deutsch: Möglichkeiten der Verhaltensänderung. München: Urban & Schwarzenberg, 1977)

GOLLIN, E.S.: Development and plasticity. In: E.S. GOLLIN (Hrsg.): Developmental plasticity. New York: Academic Press, 1980

GOUGH, H.: Manual for the California Psychological Inventory. Palo Alto, Calif.: Consulting Psychologists' Press, 1957

GRINDER, R.E.: Adolescence. New York: John Wiley, 1973

GRINDER, R.E.: Isolationism in adolescent research. Human Development, 1982, 25, 223-232

GUNN, B.: Children's conceptions of occupational prestige. Personnel and Guidance Journal, 1964, 42, 558-563

GÜNTHER, M.: Rahmenbedingungen der Berufsschule - Gespräche mit Berufsschullehrern. Arbeitsbericht 4, Konstanz: Universität Konstanz, Zentrum I für Bildungsforschung, 1976

GÜNTHER, M.: Rahmenbedingungen der Berufsschule - Literaturbericht. Arbeitsbericht 3, Konstanz: Universität Konstanz, Zentrum I für Bildungsforschung, 1977

GUSTAFSON, B.: Life values of high school youth in Sweden. Stockholm: Institute of Sociology of Religion, 1972

GUSTIN, J.C.: The revolt of youth. Psychoanalysis and the Psychoanalytic Review, 1973, 98, 78-80

HAAN, N.: Proposed model of ego functioning. Coping and defense mechanisms in relation to IQ change. Psychological Monographs, 1963, 77, Nr. 8

HAAN, N.: The adolescent antecedents of an ego model of coping and defense and comparisons with Q-sorted ideal personalities. Genetic Psychology Monographs, 1974, 89, 273-306

HAAN, N.: Hypothetical and actual moral reasoning in a situation of civil disobedience. Journal of Personality and Social Psychology, 1975, 32, 255-270

HAAN, N.: Coping and defending. New York: Academic Press, 1977

HAAN, N.: Two moralities in action contexts: Relationships to thought, ego regulation and development. Journal of Personality and Social Psychology, 1978, 36, 286-305

HACKER, W.: Allgemeine Arbeits- und Ingenieurpsychologie. Bern: Huber, 1978

HACKENBERG, W.: Untersuchung zur psycho-sozialen Situation von Geschwistern behinderter Kinder. Dissertation, Bonn, 1982

HALL, G.S.: Adolescence. New York: Appleton, 1904

HALL, S. & JEFFERSON, T.: Resistance through rituals. London: Hutchinson, 1976

HAMBITZER, M.: Schicksalsbewältigung und Daseinsermöglichung bei Körperbehinderten. Bonn: Bouvier, 1952

HAMBURG, B.: Early adolescence. In: G.V. COELHO, D.A. HAMBURG & J.E. ADAMS (Hrsg.): Coping and adaption. New York: Basic Books, 1974

HAMBURG, B.A.: Early adolescence as a life stress. In: S. LEVINE & H. URSIN (Hrsg.): Coping and health. New York: Plenum Press, 1980

HAMBURG, B.A. & VARENHORST, B.B.: Peer counseling in the secondary schools. American Journal of Orthopsychiatry, 1972, 42, 566-581

HARTER, S.: Effectance motivation reconsidered: Toward a developmental model. Human Development, 1978, 21, 34-64

HARTUP, W.W.: Adolescent peer relations: A look to the future. In: J.P. HILL & F.J. MÖNKS (Hrsg.): Adolescence and youth in the year 2000. Guilford: IPC Science and Technology Press, 1977

HARTUP, W.W.: Perspectives on child and family interaction: Past, present and future. In: R.M. LERNER & G.B. SPANIER (Hrsg.): Child influences on marital and family interaction: A life-span perspective. New York: Academic Press, 1978 a

HARTUP, W.W.: Children and their friends. In: H. McGURK (Hrsg.): Issues in childhood social development. London: Methuen, 1978 b

HAUPT, K.: Formen der Eingliederung Vertriebener. Vita Humana, 1959, 2, 35-64

HAUSER, S.T.: Ego development and interpersonal style in adolescence. Journal of Youth and Adolescence, 1978, 7, 333-352

HAUSER, T. & SHAPIRO, R.C.: Differentiation of adolescent self-images. Archieves of General Psychiatry, 1973, 29, 63-68

HAVIGHURST, R.J.: Developmental tasks and education. New York: Longmans & Green, 1951 (New York: McKay, 1972)

HAVIGHURST, R.J.: Growing up in River City. New York: Wiley, 1962

HAVIGHURST, R.J., DREYER, P.H. & REHAGE, K.J. (Hrsg.): Youth: The 74th yearbook of the NSSE. Chicago: University of Chicago Press, 1975

HECKHAUSEN, H.: Wachsen und Lernen in der Genese der Persönlichkeitseigenschaften. Bericht 24. Kongreß der Deutschen Gesellschaft für Psychologie in Wien. Göttingen: Hogrefe, 1964

HECKHAUSEN, H.: Selbstbewertung nach erwartungswidrigem Leistungsverlauf: Einfluß von Motiv, Kausalattribution und Zielsetzung. Zeitschrift für Entwicklungspsychologie und Pädagogische Psychologie, 1978, 10, 191-216

HECKHAUSEN, H.: Motivation und Handeln. Berlin: Springer, 1980

HEMMER, K.P. & ZIMMER, J.: Der Bezug zu Lebenssituationen in der didaktischen Diskussion. In: K. FREY (Hrsg.): Curriculum-Handbuch, Band II. München: Piper, 1975

HEMPEL, C.G.: Philosphy of natural science. Englewood Cliffs, N.J.: Prentice-Hall, 1966

HETZER, H.: Der Einfluß der negativen Phase auf soziales Verhalten und literarische Produktion bei Mädchen. Quellen und Studien zur Jugendkunde, 4, Jena, 1926

HETZER, H.: Systematische Beobachtungen über den Verlauf der negativen Phase an Jugendlichen. Zeitschrift für Pädagogische Psychologie, 1927, 28, 80-96

HETZER, H.: Kind und Jugendlicher in der Entwicklung. Hannover: Schroedel, 1948

HETZER, H.: Kinder- und jugendpsychologische Forschung am Wiener Psychologischen Institut von 1922 bis 1938. Zeitschrift für Entwicklungspsychologie und Pädagogische Psychologie, 1982, 14, 175-224

HILL, J.P.: The family. In: M. JOHNSON (Hrsg.): Toward adolescence: The middle school years. Seventy-ninth yearbook of the National Society for the Study of Education. Part I. Chicago: University of Chicago Press, 1980 a

HILL, J.P.: Understanding early adolescence: A framework. Chapel Hill, North Carolina: Center for Early Adolescence, 1980 b

HILL, J.P. & MONKS, F.J. (Hrsg.): Adolescence and youth in prospect. Guilford: IPC Science and Technology Press, 1977

HOBBS, N. & ROBINSON, S.: Adolescent development and public policy. American Psychologist, 1982, 37, 212-223

HOFFMAN, L.W.: Maternal employment: 1979. American Psychologist, 1979, 34, 859-865

HOFFMAN, H.: Jugend auf Abwegen. Gelsenkirchen: J. Schmidt, 1953

HOGAN, R.: The gifted adolescent. In: J. ADELSON (Hrsg.): Handbook of adolescent psychology. New York: Wiley, 1980

HOGAN, R., VIERNSTEIN, M.C., McGINN, P.V., DAURIO, A. & BOHANNON, W.: Verbal giftedness and socio-political intelligence: Terman revisited. Journal of Youth and Adolescence, 1977, 6, 107-116

HOLLAND, J.L.: The psychology of vocational choice: A theory of personality types and model environments. Waltham, Mass.: Blaisdell, 1966

HOLLAND, J.L.: Making vocational choices: A theory of careers. Englewood Cliffs: Prentice-Hall, 1973

HOLLINGSHEAD, A.: Elmtown's youth. New York: Wiley, 1949

HORNSTEIN, W.: Jugend in ihrer Zeit. Hamburg: Schröder, 1966

HORNSTEIN, W., SCHEFOLD, W., SCHMEISER, G. & STACKEBRANDT, J.: Lernen im Jugendalter. Stuttgart: Klett-Cotta, 1975

HOUSE, J.S.: Work stress and social support. Menlo Park: Addison-Wesley, 1981

HUBER, O.: Analyse von Entscheidungsstrategien auf der Basis elementarer kognitiver Operationen. In: L.H. ECKENSBERGER (Hrsg.): Bericht über den 31. Kongreß der Deutschen Gesellschaft für Psychologie, Band 1. Göttingen: Hogrefe, 1979 a

HUBER, O.: Kognitive Strategien für multidimensionale Entscheidungen als Hierarchien von elementaren Substrategien. In: H. UECKERT & D. RHENIUS (Hrsg.): Komplexe menschliche Informationsverarbeitung. Wien: Huber, 1979 b

HÜBNER-FUNK, S.: Berufsfindung in sozialökologischer Perspektive - Geschlechts- und umweltspezifische Strategien der Lehrstellensuche bei Hauptschulabsolventen. In: H. FRIEBEL (Hrsg.): Von der Schule in den Beruf ... Alltagserfahrungen Jugendlicher und sozialwissenschaftliche Deutung. Opladen, 1983, 262-308

HÜBNER-FUNK, S. u.a.: Sozialisation und Umwelt. DJL Forschungsbericht. München, 1983

HULTSCH, D.F. & PLEMONS, J.K.: Live events and life-span development. In: P.B. BALTES & O.G. BRIM (Hrsg.): Life-span development and behavior. New York: Academic Press, 1979

HUNKE, W.: Heroin. Bild der Wissenschaft, 1980, 10, 178-217

HUNT, Mc. V.: Intrinsic motivation and psychological development. In: H.M. SCHRODER & P. SUEDFELD (Hrsg.): Personality theory and information processing. New York: Ronald, 1971

HUSCHKE, P.: Findung von fächerübergreifenden Lernzielen und -inhalten am Beispiel von Leistungsmotivation und sozialem Lernen. In: K. FREY (Hrsg.): Curriculum-Handbuch, Band II. München: Piper, 1975

IACOVETTA, R.G.: Adolescent-adult interaction and peer-group involvement. Adolescence, 1975, 10, 327-336

IANNOTTI, R.J., O'DELL, N., KROSZER, L. & DOOREN, D.: Changes in cognition and egocentrism across the life span. Paper presented at the meeting of the American Psychological Association. New York, September 1979

IWAWAKI, S. & LERNER, R.M.: Cross-cultural analyses of bodybehavior relations: I. A comparison of body build stereotypes of Japanese and American males and females. Psychologia, 1974, 17, 75-81

IWAWAKI, S. & LERNER, R.M.: Cross-cultural analyses of body-behavior relations: III. Developmental intra- and inter-cultural factor congruence in the body build stereotypes of Japanese and American males and females. Psychologia, 1976, 19, 67-76

IWAWAKI, S., LERNER, R.M. & CHIHARA, T.: Development of personal space schemata among Japanese in late childhood. Psychologia, 1977, 20, 89-97

JAIDE, W.: Achtzehnjährige - zwischen Reaktion und Rebellion. Opladen: Leske, 1978

JAMES, W.: Psychology, briefer course. New York: Henry Holt and Company, 1892

JENNINGS, M. & NIEMI, R.: Continuity and change in political orientations - a longitudinal study of two generations. American Political Science Review, 1975, 69, 1216-1335

JERSILD, A.T. & TASCH, R.J.: Children's interests and what they suggest for education. New York: Bureau of Publications Teachers College, 1949

JESSOR, T. & JESSOR, S.L.: Problem behavior and psychological development: A longitudinal study of youth. New York: Academic Press, 1977

JOHNSTON, L.D.: Drugs and american youth. Ann Arbor: Institute for Social Research, 1973

JOHNSTON, L.D., BACHMAN, J.G. & O'MALLEY, P.M.: Drugs and the class of '78: Behavior, attitudes and recent national trends (National Institute on Drug Abuse). Washington, D.C.: U.S. Government Printing Office, 1979

JOHNSTON, L.D., BACHMAN, J.G. & O'MALLEY, P.M.: Highlights from student drug use in America 1975 - 1980 (National Institute on Drug Abuse). Washington, D.C.: U.S. Government Printing Office, 1981

JONES, M.C. & BAYLEY, N.: Physical maturing among boys as related to behavior. Journal of Educational Psychology, 1950, 41, 129-148

JOSSELYN, I.M.: Adolescence. New York: Harper and Row, 1971

Jugendwerk der Deutschen Shell: Jugend in Europa, Band I-III. Hamburg, 1977

KAHL, O.: Berufliche Entscheidung und berufliche Laufbahn. Alsbach: Leuchtturm, 1981

KAMINSKI, G.: Ökologische Perspektiven in pädagogisch-psychologischer Theoriebildung und deren Konsequenzen. In: J. BRANDSTÄDTER, G. REINERT & K.A. SCHNEEWIND (Hrsg.): Pädagogische Psychologie: Probleme und Perspektiven. Stuttgart: Klett-Cotta, 1979

KANFER, F.H.: Self-regulation: Research, issues and speculations. In: C. NEURIGNER & J.L. MICHAEL (Hrsg.): Behavior modification in clinical psychology. New York: Appleton, 1970

KANFER, F.H.: Self-management methods. In: F.H. KANFER & A.P. GOLDSTEIN (Hrsg.):
    Helping people change. New York: Pergamon Press, 1975 (deutsch: Möglichkeiten
    der Verhaltensänderung. München: Urban & Schwarzenberg, 1977)

KAPLAN, H.G.: Deviant behavior and self enhancement in delinquency. Journal of
    Youth and Adolescence, 1978, 1, 253-279

KATCHADOURIAN, H.: The biology of adolescence. San Francisco: Freeman, 1977

KATSCHNIG, H. (Hrsg.): Sozialer Stress und psychische Erkrankung. München: Urban &
    Schwarzenberg, 1980

KAUFMANN, H.: Introduction to the study of human behavior. Philadelphia: Saunders,
    1968

KEATING, D.P. (Hrsg.): Intellectual talent: Research and development. Baltimore,
    Maryland: The Johns Hopkins University Press, 1976

KEATING, D.P.: Thinking processes in adolescence. In: J. ADELSON (Hrsg.): Handbook
    of adolescent psychology. New York: Wiley, 1980

KEATING, D.P. & CLARK, L.V.: Development of physical and social reasoning in adoles-
    cence. Developmental Psychology, 1980, 16, 23-30

KEIL, U.: Leidensdruck und Selbstenthüllung. Unveröffentlichte Diplomarbeit, Gießen,
    1981

KENISTON, K.: The uncommitted alienated youth in american society. New York: Dell,
    1960

KENISTON, K.: Youth as a stage of life. In: R.J. HAVIGHURST, P.H. DREYER & K.J.
    REHAGE (Hrsg.): The 74th yearbook of the NSSE. Chicago: University of Chicago
    Press, 1975

KIFER, E.: Relationships between academic achievement and personality characteri-
    stics. American Educational Research Journal, 1975, 12, 191-210

KIPNOWSKI, A.: Formen der Daseinsbewältigung bei chronischen Krankheiten. Disser-
    tation, Bonn, 1980

KIRSCH, W.: Einführung in die Theorie der Entscheidungsprozesse. Wiesbaden: Gabler,
    1977

KLEINBECK, U.: Untersuchungen über motivationale Faktoren der Berufswahl. Disser-
    tation, Bochum, 1972

KNAPP, J.: A selection of self concept measures. Princeton, N.J.: Educational
    Testing Service, 1973

KOHLBERG, L. & GILLIGAN, C.: The adolescent as a philosopher: The discovery of the
    self in a post-conventional world. In: J. KAGAN & R. COLES (Hrsg.): 12 to 16:
    Early adolescence. New York: Norton, 1972, 144-179

KOHLI, M.: Berufswahl und berufliche Sozialisation. Dissertation, Bern, 1971

KOHUT, H.: The analysis of self: A systematic approach to the psychoanalytic treat-
    ment of narcissistic personality disorders, the psychoanalytic study of the child
    monograph No. 4. New York: International Universities Press, Inc., 1971

KORN, S.J.: Temperament, vulnerability, and behavior. Paper presented at the Louis-
    ville Temperament Conference. Louisville, Kentucky, September 1978

KORN, S.J., CHESS, S. & FERNANDES, P.: The impact of children's physical handicaps on marital quality and family interaction. In: R.M. LERNER & G.B. SPANIER (Hrsg.): Child influences on marital and family interaction: A life-span perspective. New York: Academic Press, 1978

KOSSAKOWSKI, A. & LOMPSCHER, J.: Teilfunktionen und Komponenten der psychischen Regulation der Tätigkeit. In: A. KOSSAKOWSKI, H. KUHN, L. LOMPSCHER & G. ROSEN-FELD (Hrsg.): Psychologische Grundlagen der Persönlichkeitsentwicklung im pädagogischen Prozeß. Köln: Pahl-Rugenstein, 1977

KRAAK, B. & LINDENLAUB, S.: Entwurf einer Handlungs- und Entscheidungstheorie. Frankfurt: Deutsches Institut für Internationale Pädagogische Forschung, 1974, 75/76, 93-105

KRETSCHMER, E.: Geniale Menschen. Berlin: Springer, 1958

KREUTZ, H.: Die zeitliche Dimension von Sozialisationsumwelten. In: H. WALTER (Hrsg.): Sozialisationsforschung, Band 2. Stuttgart: F. Fromm, 1975

KRIS, E.: Die ästhetische Illusion. Frankfurt: Suhrkamp, 1977

KROEBER, T.C.: The coping functions of the ego mechanisms. In: R. WHITE (Hrsg.): The study of lives. New York: Atherton, 1963

KROH, O.: Psychologie der Oberstufe. Langensalza: Beyer, 1940

KRÜGER, H.: Anfänge der Entwicklung des Anstrengungskonzeptes im Kindergartenalter. Unveröffentlichte Diplomarbeit, Bochum, 1978

KUBIE, L.S.: Distinction between normality and neurosis. Psychological Issues, 1978, 11, 4

KUHL, J.: Entwicklung der Ursachenerklärung von gelungenen und mißlungenen Handlungsergebnissen im Vorschulalter. Unveröffentlichte Diplomarbeit, Bochum, 1975

KUHL, J.: Motivational and functional helplessness. Journal of Personality and Social Psychology, 1981, 40, 155-171

KUHN, D.: Mechanisms of cognitive and social development: One psychology or two? Human Development, 1978, 21, 92-118

KUN, A., PARSONS, J.E. & RUBLE, D.N.: Development of integration processes using ability and effort information to predict outcome. Developmental Psychology, 1974, 10, 721-732

LaGAIPA, J.J.: A developmental study of the meaning of friendship in adolescent. Journal of Adolescent, 1979, 2, 201-213

LANGENHEDER, W.: Sozialisations- und Kommunikationsforschung. Sonderforschungsbereich der Universität Erlangen/Nürnberg, 1973

LANGLOIS, J.H. & STEPHAN, C.W.: Beauty and the beast: The role of physical attraction in peer relationships and social behavior. In: S.S. BREHM, S.M. KASSIN & S.X. GIBBONS (Hrsg.): Developmental social psychology: Theory and research. New York: Oxford University Press, 1981

LAZARUS, R.S.: Psychological stress and the coping process. New York: McGraw-Hill, 1966

LAZARUS, R.S.: Emotions and adaption. In: W.J. ARNOLD (Hrsg.): Nebraska Symposium on Motivation, 1968, 16, 175-266

LAZARUS, R.S.: The stress and coping paradigm. In: A. BOND & J.E. ROSEN (Hrsg.):
Competence and coping during adulthood. Boston: University Press of New England,
1980

LAZARUS, R.S.: Streß und Streßbewältigung - Ein Paradigma. In: S.-H. FILIPP (Hrsg.):
Kritische Lebensereignisse. München: Urban & Schwarzenberg, 1981

LAZARUS, R.S.: Der kleine tägliche Ärger, der krank macht. Psychologie heute, 1982,
3. 46-49

LAZARUS, R.S., AVERILL, J. & OPTION, E.: The psychology of coping: Issues of research and assessment. In: G.V. COELHO, D.A. HAMBURG & J.E. ADAMS (Hrsg.):
Coping and adaption. New York: Basic Books, 1974

LAZARUS, R.S. & COHEN, J.B.: Theory and method in the study of stress and coping in
aging individuals. Paper presented at the 5th Conference on Society, Stress and
Disease. Stockholm, 1976

LAZARUS, R.S. & LAUNIER, R.: Stress-related transactions between person and environment. In: L.A. PERVIN & M. LEWIS (Hrsg.): Perspectives in interactional psychology. New York: Plenum, 1978

LEHR, U.: Frau im Beruf. Frankfurt: Athenäum, 1969

LEHR, U.: Die Bedeutung der Lebenslaufpsychologie für die Gerontologie. Aktuelle
Gerontologie, 1980, 10, 257-269

LEHR, U. & THOMAE, H.: Eine Längsschnittuntersuchung an 30 bis 50jährigen Angestellten. Vita Humana, 1958, 1, 100-110

LEHR, U. & THOMAE, H.: Konflikt, seelische Belastung und Lebensalter. Opladen: West-
deutscher Verlag, 1965

LEONTJEW, A.N.: Tätigkeit, Bewußtsein, Persönlichkeit. Stuttgart: Klett-Cotta, 1977

LERNER, R.M.: The development of stereotyped expectancies of body build-behavior
relations. Child Development, 1969 a, 28, 137-141

LERNER, R.M.: Some female stereotypes of male body build-behavior relations. Per-
ceptual and Motor Skills, 1969 b, 28, 363-366

LERNER, R.M.: "Richness" analyses of body build stereotype development. Developmental Psychology, 1972, 7, 219

LERNER, R.M.: The development of personal space schemata toward body build. Journal
of Psychology, 1973, 84, 229-235

LERNER, R.M.: Nature, nurture and dynamic interactionism. Human Development, 1978,
21, 1-20

LERNER, R.M.: A dynamic interactional concept of individual and social relationship development. In: R.L. BURGESS & T.L. HUSTON (Hrsg.): Social exchange in
developing relationships. New York: Academic Press, 1979

LERNER, R.M.: Adolescent development: Scientific study in the 1980s. Youth and
Society, 1981, in press

LERNER, R.M. & GELLERT, E.: Body build identification, preference and aversion in
children. Developmental Psychology, 1969, 1, 456-462

LERNER, R.M. & SCHROEDER, C.: Kindergarten children's active vocabulary about body
build. Developmental Psychology, 1971 a, 5, 179

LERNER, R.M. & SCHROEDER, C.: Physique identification, preference and aversion in kindergarten children. Developmental Psychology, 1971 b, 5, 538

LERNER, R.M. & POOL, K.B.: Body build stereotypes: A cross-cultural comparison. Psychological Reports, 1972, 31, 527-532

LERNER, R.M. & KORN, S.J.: The development of body build stereotypes in males. Child Development, 1972, 43, 912-920

LERNER, R.M., KARABENICK, S.A. & STUART, J.L.: Relations among physical attractiveness, body attitudes and self-concept in male and female college students. Journal of Psychology, 1973, 85, 119-129

LERNER, R.M. & KARABENICK, S.A.: Physical attractiveness, body attitudes and self-concept in late adolescents. Journal of Youth and Adolescence, 1974, 3, 307-316

LERNER, R.M., KARABENICK, S.A. & MEISELS, M.: Effects of age and sex on the development of personal space schemata toward body build. Journal of Genetic Psychology, 1975 a, 127, 91-101

LERNER, R.M., KARABENICK, S.A. & MEISELS, M.: One-year stability of children's personal space schemata towards body build. Journal of Genetic Psychology, 1975 b, 127, 151-152

LERNER, R.M., KARSON, M., MEISELS, M. & KNAPP, J.R.: Actual and perceived attitudes of late adolescents and their parents: The phenomenon of the generation gaps. Journal of Genetic Psychology, 1975, 126, 195-207

LERNER, R.M., VENNING, J. & KNAPP, J.R.: Age and sex effects on personal space schemata towards body build in late childhood. Developmental Psychology, 1975, 11, 855-856

LERNER, R.M. & IWAWAKI, S.: Cross-cultural analyses of body-behavior relations: II. Factor structure of body build stereotypes of Japanese and American adolescents. Psychologia, 1975, 18, 83-91

LERNER, R.M., IWAWAKI, S. & CHIHARA, T.: Development of personal space schemata among Japanese children. Developmental Psychology, 1976, 12, 466-467

LERNER, R.M., ORLOS, J.B. & KNAPP, J.R.: Physical attractiveness, physical effectiveness, and self-concept in late adolescence. Adolescence, 1976, 11, 313-326

LERNER, R.M. & LERNER, J.V.: The effects of age, sex and physical attractiveness on child-peer relations, academic performance and elementary school adjustment. Developmental Psychology, 1977, 13, 585-590

LERNER, R.M. & SPANIER, G.B. (Hrsg.): Child influences on marital and family interaction: A life-span perspective. New York: Academic Press, 1978

LERNER, R.M. & BRACKNEY, B.: The importance of inner and outer body parts attitudes in the self-concept of late adolescents. Sex Roles, 1978, 4, 225-238

LERNER, R.M., SKINNER, E.A. & SORELL, G.T.: Methodological implications of contextual/dialectic theories of development. Human Development, 1980, 23, 225-235

LERNER, R.M., IWAWAKI, S., CHIHARA, T. & SORELL, G.T.: Self-concept, self-esteem and body attitudes among Japanese male and female adolescents. Child Development, 1980, 51, 847-855

LERNER, R.M. & SPANIER, G.B.: Adolescent development: A life-span perspective. New York: McGraw-Hill, 1980

LERNER, R.M. & BUSCH-ROSSNAGEL, N.A.: Individuals as producers of their develop-
     ment: Conceptual and empirical bases. In: R.M. LERNER & N.A. BUSCH-ROSSNAGEL
     (Hrsg.): Individuals as producers of their development: A life-span perspective.
     New York: Academic Press, 1981

LERNER, R.M., PALERMO, M., NESSELROADE, J. & SPIRO, R.: Assessing the dimensions
     of temperamental individuality across the life-span: The dimensions of tempera-
     ment survey (DOTS). Unpublished manuscript. The Pennsylvania State University,
     1981

LERNER, R.M., SPANIER, G.B. & BELSKY, J.: The child in the family. In: C.B. KNOPP
     & KRAKOW (Hrsg.): The child: Development in a social context. Reading: Addison-
     Wesley, 1982

LERNER, R.M., PALERMO, M., SPIRO, A. & NESSELROADE, J.R.: Assessing the dimensions
     ot temperamental individuality across the life-span: The dimensions of tempera-
     ment survey. Child Development, 1982, 53, 149-159

LERNER, R.M., HULTSCH, D.F. & DIXON, R.A.: Contextualism and the charakter of deve-
     lopmental psychology in the 1970s. Annals of the New York Academy of Sciences,
     (im Druck)

LERNER, J.V.: The role of congruence between temperament and school demands in
     school children's academic performance, personal adjustment, and social relations.
     Unpublished Ph.D. Dissertation. The Pennsylvania State University, 1980

LERNER, J.V.: The role of temperament in psychosocial adaption in early adoles-
     cents: A test of a 'goodness of fit' model. Journal of Genetic Psychology (in
     Vorbereitung)

LEWIN, K.: Feldtheorie in den Sozialwissenschaften. Bern: Huber, 1963

LEWIN, K.: Resolving social conflict. New York: Harper, 1948 (deutsch: Die Lösung
     sozialer Konflikte. Bad Nauheim: Christian, 1953)

LEWINSKY-AUERBACH, B.: Suizidale Jugendliche. Stuttgart: Enke, 1980

LEWIS, M. & ROSENBLUM, M.A.: Friendship and peer relations. New York: Wiley, 1975

LEWIS, M. & FEIRING, C.: The child's social world. In: R.M. LERNER & G.B. SPANIER
     (Hrsg.): Child influences on marital and family interaction: A life-span per-
     spective. New York: Academic Press, 1978

LEWONTIN, R.C. & LEVINS, R.: Evolution. Encyclopedia V: Divino-Fame. Torino, Italy:
     Einaudi, 1978

LIND, G.: Die Rolle der Fachinteressen bei der Entscheidung von Abiturienten für
     Ausbildung und Beruf. Konstanz SFB 23, Arbeitsunterlage 52. Konstanz, 1978

LIVSON, N. & PESKIN, H.: Perspectives on adolescence from longitudinal research.
     In: J. ADELSON (Hrsg.): Handbook of Adolescent Psychology. New York: Wiley,
     1980

LOEVINGER, J., WESSLER, R. & REDMORE, C.: Measuring ego development, Bd. I und II.
     San Francisco: Jossey-Bass, 1970

LOEVINGER, J.: Ego Development. San Francisco: Jossey-Bass, 1976

LÖSCHENKOHL, E.: Jugendliche und Rauschmittel. Wien: Österreichischer Bundesverlag
     für Unterricht, Wissenschaft und Kunst, 1971

408

LOMPSCHER, J. & KOSSAKOWSKI, A.: Persönlichkeitsentwicklung in unterschiedlichen
Tätigkeitsarten. In: A. KOSSAKOWSKI, H. KÜHN, J. LOMPSCHER & G. ROSENFELD (Hrsg.):
Psychologische Grundlagen der Persönlichkeitsentwicklung im pädagogischen Pro-
zeß. Köln: Pahl-Rugenstein, 1977

LUCK, P.W. & HEISS, J.: Social determinants of self-esteem in adult males. In: Sociology and Social Research, 1972, 57, 69-84

MACCOBY, E.E.: Social development: Psychological growth and the parent-child relationship. New York: Harcourt Brace Jovanovich, Inc., 1980

MACCOBY, E.E. & JACKLIN, C.N.: The psychology of sex differences. Stanford: Stanford University Press, 1974

MAHONEY, M.J.: Kognitive Verhaltenstherapie. München: Pfeiffer, 1977

MANASTER, G.J.: Adolescent development and the life task. Boston: Allyn and Bacon,
1977

MARCIA, J.E.: Identity in adolescence. In: J. ADELSON (Hrsg.): Handbook of adolescent psychology. New York: Wiley, 1980

MARTIN, J.C.: Choice of defense mechanism by indian and white adolescents. Journal
of Clinical Psychology, 1977, 33, 1027-1028

MARX, K.: Das Kapital, Band 1 - 3. Berlin: Dietz, 1969 - 1970

MASTERSON, J.F., Jr.: The psychiatric dilemma of adolescence. Boston: Little,
Brown & Company, 1967

MATTESON, D.R.: Adolescence to-day; sex-roles and the search for identity. Homewood, Ill.: The Dorsey Press, 1975

MAYER, E., SCHUMM, W., FLAAKE, K., GERBERDING, H. & REULING, J.: Berufliche Sozialisation und gesellschaftliches Bewußtsein. Frankfurt: Campus, 1981

McCALL, G.J. & SIMMONS, J.L.: Identität und Interaktion. Düsseldorf: Schwann, 1974

McCLELLAND, D.C.: The achieving society. New York: Free Press, 1961

McCANDLESS, B.R.: Adolescents. Hillsdale, Ill.: Dryden Press, 1970

McCLELLAND, D.C. & WINTER, D.G.: Motivation economic achievement. New York: The
Free Press, 1969

MEACHAM, J.A.: Continuing the dialogue: Dialectics and remembering. Human Development, 1976, 19, 304-309

MEACHAM, J.A.: A transactional model of remembering. In: N. DATAN & H.W. REESE
(Hrsg.): Life-span developmental psychology: Dialectical perspectives on experimental research. New York: Academic Press, 1977

MEAD, M.: Geschlecht und Temperament in primitiven Gesellschaften. In: M. MEAD:
Leben in der Südsee. München: Szczesny, 1965

MEAD, M.: Culture and commitment. Garden City, New York: Doubleday and Company,
1970

MEHRABIAN, A. & EPSTEIN, N.A.: A measure of emotional empathy. Journal of Personality, 1972, 40, 523-543

MEICHENBAUM, D.: Toward a cognitive theory of self-control. In: G.E. SCHWARTZ &
D. SHAPIRO (Hrsg.): Consciousness and self-regulation. New York: Wiley, 1976

MEICHENBAUM, D.: Cognitive behavior modifikation. New York: Plenum Press, 1977

MEICHENBAUM, D., HENSHAW, D. & HIRNEL, N.: Coping with stress as problem-solving
process. In: H.W. KROHNE & L. LAUX (Hrsg.): Achievement, stress and anxiety.
Washington: Hemisphere, 1981

MEISELS, M. & GUARDO, C.J.: Development of personal space schemata. Child Development, 1969, 40, 1167-1178

MERELMAN, R.M.: The development of policy thinking in adolescence. American Political Science Review, 1971, 65, 1033-1047

MERELMAN, R.M.: The structure of policy thinking in adolescence. American Political
Science Review, 1973, 67, 161-166

MEYER, W.-U.: Leistungsmotiv und Ursachenerklärung von Erfolg und Mißerfolg. Stuttgart: Klett-Cotta, 1973

MEYERSON, S. (Hrsg.): Adolescence, the crisis of adjustment. London: G. Allen &
Unwin, 1975

MIKA, S.: Die Rolle von Aufgaben im Prozeß der Einstellungsbildung. In: T. TOMAS-
ZEWSKI (Hrsg.): Zur Psychologie der Tätigkeit. Berlin: VEB Deutscher Verlag der
Wissenschaften, 1981

MISCHEL, W.: Toward a social learning reconceptualization of personality. Psychological Review, 1973, 80, 252-283

MISCHEL, W. & MISCHEL, H.N.: Self-control and the self. In: T. MISCHEL (Hrsg.):
The self: Psychological and philosophical Issues. Totowa, N.J.: Rowman & Little-
field, 1977

MONGE, R.H.: Developmental trends in factors of adolescent self-concept. Developmental Psychology, 1973, 80, 252-283

MÖLLER, F. & SCHREIBER, N.: Struktur und Verfahren der empirischen Untersuchung.
Arbeitsbericht 5, Konstanz: Universität Konstanz, Zentrum I für Bildungsforschung, 1978 a

MÖLLER, F. & SCHREIBER, N.: Berufswahl und Planung der beruflichen Zukunft Auszubildender. Empirische Befunde Teil I. Arbeitsbericht 6, Konstanz: Universität
Konstanz, Zentrum I für Bildungsforschung, 1978 b

MÖLLER, F. & SCHREIBER, N.: Gestaltung der betrieblichen Ausbildung durch Auszubildende. Empirische Befunde Teil II. Arbeitsbericht 11, Konstanz: Universität
Konstanz, Zentrum I für Bildungsforschung, 1978 c

MÖLLER, F. & SCHREIBER, N.: Beziehungen der Auszubildenden zu Vorgesetzten und Kollegen. Empirische Befunde Teil III. Arbeitsbericht 12, Konstanz: Universität Konstanz, Zentrum I für Bildungsforschung, 1978 d

MÖLLER, F. & SCHREIBER, N.: Selbstbild Auszubildender und ihr Umgang mit Gefühlen.
Empirische Befunde Teil V. Arbeitsbericht 13, Konstanz: Universität Konstanz,
Zentrum I für Bildungsforschung, 1978 e

MÖNKS, F.J.: Future time perspective in adolescence. Human Development, 1968, 11,
107-123

MÖNKS, F.J.: Jugend und Zukunft. München: Barth, 1976

MÖNKS, F.J.: Ansatz zur biographischen Forschung bei Jugendlichen. In: U. LEHR &
    F.E. WEINERT (Hrsg.): Entwicklung und Persönlichkeit. Stuttgart: Kohlhammer,
    1978

MÖNKS, F.J. & HEUSINKVELD, H.G.: Demythe van de generatiekloof. In: J. DeVEIT
    (Hrsg.): Psychologen over het Kind 3. Groningen: Tjeenk Willink, 1973

MÖNKS, F.J. & HILL, J.P.: Entwicklungsperspektiven im Jugendalter. In: L. MONTADA
    (Hrsg.): Brennpunkte der Entwicklungspsychologie. Stuttgart: Kohlhammer, 1979

MÖNKS, F.J. & KNOERS, A.M.P.: Ontwikkelinspsychologie. Nijmegen: Dekker & Van des
    Vegt, 1982

MONTADA, L.: Die geistige Entwicklung aus der Sicht Jean Piagets. In: R. OERTER &
    L. MONTADA (Hrsg.): Entwicklungspsychologie. München: Urban & Schwarzenberg,
    1982

MONTEMAYOR, R. & VanKOMEN, R.: Age segregation of adolescence in and out of school.
    Journal of Youth and Adolescence, 1980 a, 9, 371-381

MONTEMAYOR, R. & VanKOMEN, R.: The development of sex differences in friendships
    and peer group structure during adolescence. Workung paper, 1980 b

MONTEMAYOR, R. & EISEN, M.: The development of self-conceptions from childhood to
    adolescence. Developmental Psychology, 1975, 13, 314-319

MOOS, R.H. (Hrsg.): Human adaption: Coping with life crises. Lexington: Heath and
    Company, 1976

MORIARTY, A.E. & TOUSSIENG, P.W.: Adolescent coping. New York: Grunde & Stratton,
    1976

MOSHER, R.L. & SPRINTHALL, N.A.: Psychological education in secondary schools.
    American Psychologist, 1970, 25, 911-924

MULLENER, N. & LAIRD, J.D.: Some developmental changes in the organization of self-
    evaluations. Developmental Psychology, 1971, 5, 233-236

MURPHY, L.B. & MORIARTY, A.E.: Vulnerability, coping and growth from infancy to
    adolescence. New Haven: Yale University Press, 1976

MUSSEN, P.H. & JONES, M.C.: Self-conceptions, motivations and interpersonal atti-
    tudes of late- and early-maturing boys. Child Development, 1957, 28, 242-256

MUSSEN, P.H., CONGER, J.J. & KAGAN, J.: Lehrbuch der Kinderpsychologie. Stuttgart:
    Klett, 1976

MUSSEN, P. & EISENBERG-BERG, N.: Roots and caring, sharing and helping: The deve-
    lopment of prosocial behavior in children. San Francisco: W.H. Freeman, 1977

MUSSEN, P., SULLIVAN, L.B. & EISENBERG-BERG, N.: Changes in political-economic
    attitudes during adolescence. Journal of Genetic Psychology, 1977, 130, 69-76

MUSSEN, P. & HAAN, N.: A longitudinal study of patterns of personality and politi-
    cal ideologies. In: D.H. EICHORN, J.A. CLAUSEN, N. HAAN, M.P. HONZIK & P. MUSSEN
    (Hrsg.): Present and past in middle life. New York: Academic Press, 1982

NESSELROADE, J.R. & REESE, H.W. (Hrsg.): Life-span developmental psychology:
    Methodological issues. New York: Academic Press, 1973

NESSELROADE, J.R. & BALTES, P.: Adolescent personality: Developmental and historical change. Monographs for the Society of Research in Child Development, 1974,
39, 154

NESSELROADE, J.R. & BALTES, P.B. (Hrsg.): Longitudinal research in the study of
behavior and development. New York: Academic Press, 1979

NESSWETHA, W.: Formen von Reaktionen auf Konflikte. Dissertation, Bonn, 1964

NEUGARTEN, B.L. & DATAN, N.: Sociological perspective on the life cycle. In: P.B.
BALTES & K.W. SCHAIE (Hrsg.): Life-span developmental psychology. New York:
Academic Press, 1973

NEWMAN, B.M.: Characteristics of interpersonal behavior among adolescent boys.
Journal of Youth and Adolescence, 1975, 4, 145-153

NEWMAN, B.M. & NEWMAN, P.R.: Development through life. Homewood: The Dorsey Press,
1975

NEWMAN, B.M. & NEWMAN, P.R.: An introduction to the psychology of adolescence.
Homewood: The Dorsey Press, 1979

NEWMAN, P.: Persons and settings: A comparative analysis of the quality and range
of social interaction in two schools. In: J.G. KELLY (Hrsg.): Adolescent boys
in high school: A psychological study of coping and adaption. Hillsdale, New
Jersey: Lawrence Erlbaum Association, 1979

NEWMAN, P. & NEWMAN, B.M.: Naturalistic observation of student interactions with
adults and peers in the high school. Paper presented at the Eastern Psycholo-
cal Association Convention in Philadelphia, April, 1974

NICHOLLS, J.G.: Causal attribution and other achievement-related cognitions:
Effects of task outcome, attainment value and sex. Journal of Personality and
Social Psychology, 1975, 31, 379-389

NICHOLLS, J.G.: The development of concepts of effort and ability, perception of
academic attainment and the understanding, that difficult task require more
ability. Child Development, 1978 a, 49, 800-814

NICHOLLS, J.G.: Development of causal attributions and evaluative responses to
success and failure in Maori and Pakeha children. Developmental Psychology,
1978 b, 14, 687-688

NOTESTINE, E.B.: A comparative study of student retention and withdrawal in the
school. Dissertation Abstracts International, 1969, 38 (4-A), 1402-1403

NUGENT, F.A.: The relationship of discrepancies between interest and aptitude
scores to other selected personality variables. Personnel and Guidance Journal,
1961, 39, 388-394

O'CONNELL, A.N.: The relationship between life style and identity synthesis and
resynthesis in traditional, neo-traditional and non-traditional women. Journal of Personality, 1976, 44, 675-688

ODEN, M.: The fulfillment of promise: 40-year followup of the terman gifted group.
Genetic Psychology Monographs, 1968, 77, 3-93

OERTER, R.: Entwicklung und Sozialisation. Donauwörth: Auer, 1977

OERTER, R.: Zur Dynamik von Entwicklungsaufgaben im menschlichen Lebenslauf. In:
R. OERTER (Hrsg.): Entwicklung als lebenslanger Prozeß. Hamburg: Hoffmann &
Campe, 1978

412

OERTER, R.: Sinn als kognitive und motivationale Rahmenbedingung der Lernsituation. In: G. CLAUS, J. GUTHKE & G. LEHWALD (Hrsg.): Psychologie und Psychodiagnostik lernaktiven Verhaltens. Tagungsbericht. Gesellschaft für Psychologie der DDR, Berlin, 1978

OERTER, R.: Entwicklung im Jugendalter - ein umweltorientierter Ansatz. In: H. RAUH (Hrsg.): Jahrbuch der Entwicklungspsychologie, 1/1979. Stuttgart: Klett-Cotta, 1978

OERTER, R., DREHER, E. & DREHER, M.: Kognitive Sozialisation und subjektive Struktur. München: Oldenbourg, 1977

OERTER, R. & MONTADA, L.: Entwicklungspsychologie. München: Urban & Schwarzenberg, 1982

OFFER, D.: The psychological world of the teenager: A study of normal adolescent boys. New York: Basic Books, 1969

OFFER, D. & OFFER, J.: From teenage to young manhood: A psychological study. New York: Basic Books, Inc., 1975

OFFER, D., OSTROV, E. & HOWARD, K.I.: The mental health professional's concept of the normal adolescent. American Medical Association Archives of Generals Psychiatry, 1981 a, 38

OFFER, D., OSTROV, E. & HOWARD, K.I.: Adolescence: A psychological self portrait. New York: Basic Books, Inc., 1981 b

OLBRICH, E.: Entwicklung der Persönlichkeit. In: H. HETZER, E. TODT, I. SEIFFGE-KRENKE & R. ARBINGER (Hrsg.): Angewandte Entwicklungspsychologie. Heidelberg: Quelle & Meyer, 1979

OLBRICH, E.: Normative Übergänge im menschlichen Lebenslauf: Entwicklungskrisen oder Herausforderungen? In: S.-H. FILIPP (Hrsg.): Kritische Lebensereignisse. München: Urban & Schwarzenberg, 1981

O'MALLEY, P.M. & BACHMAN, J.G.: Self-esteem and education: Sex and cohort copmarisons among high school seniors. Journal of Personality and Social Psychology, 1979, 37, 1153-1159

OSGOOD, C.E., SUCI, G.H. & TANNENBAUM, P.H.: The measurement of meaning. Cerbana, Ill.: University of Illinois Press, 1957

OVERTON, W.F. & REESE, H.W.: Models of development: Methodological implications. In: J.R. NESSELROADE & H.W. REESE (Hrsg.): Life-span developmental psychology: Methodological issues. New York: Academic Press, 1973

OVERTON, W.F. & RIEGEL, K.: Theoretical contribution to concepts of stability and change. Human Development, 1978, 21, 360-363

Oxford English Dictionary, 1973 Edition

PABST, N.: Zur subjektiven Struktur von Arbeit und Freizeit bei berufstätigen Jugendlichen. Unveröffentlichte Zulassungsarbeit, Augsburg, 1980

PADIN, M.A., LERNER, R.M. & SPIRO, A.: III. The role of physical education interventions in the stability of body attitudes and self-esteem in late adolescents. Adolescence, (im Druck)

PARK, R.E.: Human imigration and the marginal man. American Journal of Sociology, 1928, 33, 881-893

PATALON, P.: Analyse der Beziehungen zwischen Interessen und Werthaltungen bei verschiedenen Altersstufen. Unveröffentlichte Diplomarbeit, Gießen, 1976

PEARLIN, L.I. & SCHOOLER, C.: The structure of coping. Journal of Health and Social Behavior, 1978, 19, 2-21

PEPPER, S.C.: World hypotheses: A study in evidence. Berkeley: University of California Press, 1942

PETERSEN, A.C. & OFFER, D.: The early adolescent study. Chicago, Ill., 1979 - 1984

PETERSEN, A.C. & TAYLOR, B.: The biological approach to adolescence: Biological change and psychological adaption. In: J. ADELSON (Hrsg.): Handbook of adolescente psychology. New York: Wiley, 1980

PETRI, H.: Soziale Schicht und psychische Erkrankung im Kindes- und Jugendalter. Göttingen: Vandenhoeck und Ruprecht, 1979

PIAGET, J.: Psychologie der Intelligenz. Zürich: Rascher, 1946

PIAGET, J.: Play, dreams and imitation in childhood. New York: Norton, 1962 (deutsch: Nachahmung, Spiel und Traum. Stuttgart: Klett, 1969)

PIAGET, J.: The intellectual development of the adolescent. In: G. CAPLAN & S. LEBOVICI (Hrsg.): Adolescence: Psychological perspectives. New York: Basic Books, 1969, 22-26

PIAGET, J.: Intellectual evolution from adolescence to adulthood. Human Development, 1972, 15, 1-12

PIAGET, J.: Einführung in die genetische Erkenntnistheorie. Frankfurt: Suhrkamp, 1973

PIAGET, J.: Das Weltbild des Kindes. Stuttgart: Klett-Cotta, 1978

PIAGET, J. & INHELDER, B.: The psychology of the child. New York: Basic Books, 1969 (deutsch: Die Psychologie des Kindes. Olten: Walter, 1972)

PIERS, E.V. & HARRIS, D.B.: Age and other correlates of self-concept in children. Journal of Educational Psychology, 1964, 55, 91-95

POWELL, N.: Age and sex differences in the degree of conflict with certain areas of psychological adjustment. Psychological Monographs, 1955, 69, 1-14

PRECHTL, M.: Zur Entwicklung des Fleiß- und Intelligenzkonzeptes. Unveröffentlichte Zulassungsarbeit. Augsburg, 1978

PRINGLE, M.L.: Able misfits. London: Longmans, 1970

PRIOR, H. (Hrsg.): Soziales Lernen. Düsseldorf: Schwann, 1976

PRYSTAV, G.: Die Bedeutung der Vorhersagbarkeit und Kontrollierbarkeit von Stressoren für Klassifikationen von Belastungssituationen. Zeitschrift für Klinische Psychologie, 1979, 8, 283-301

PRYSTAV, G.: Psychologische Copingforschung: Konzeptbildungen, Operationalisierungen, Meßinstrumente. Diagnostica, 1981, 27, 189-214

PURKEY, W.W.: Self-concept and school achievement. New Jersey: Prentice-Hall, 1970

QUECKELBERGHE, R. van: Systematik der Psychotherapie. München: Urban & Schwarzenberg, 1979

REESE, H.W. & OVERTON, W.F.: Models of development and theories of development. In: L.R. GOULET & P.B. BALTES (Hrsg.): Life-span developmental psychology: Research and theory. New York: Academic Press, 1970

REINERT, G.: Educational psychology in the context of the human life span. In: P.B. BALTES & O.G. BRIM (Hrsg.): Life-span development and behavior, Bd. 3. New York: Academic Press, 1980

REMSCHMIDT, H.: Adoleszenzkrisen und ihre Behandlung. In: F. SPECHT, K. GERLICHER & K. SCHÜTT (Hrsg.): Beratungsarbeit mit Jugendlichen. Göttingen: Vandenhoeck und Ruprecht, 1979

RICHARDSON, S.A.: Handicap, appearance and stigma. Social Science and Medicine, 1971, 5, 621-628

RIEGEL, K.F.: Toward a dialectical theory of development. Human Development, 1975, 18, 50-64

RIEGEL, K.F.: The dialectics of human development. American Psychologist, 1976, 31, 689-700

RIES, H.: Berufswahl in der modernen Industriegesellschaft. Bern: Huber, 1970

RIESMAN, D.: Die Generation ohne Engagement. In: L. van FRIEDEBURG (Hrsg.): Jugend in der modernen Gesellschaft. Köln: Kiepenheuer & Witsch, 1965

ROBINSOHN, S.B.: Bildungsreform als Revision des Curriculum. Neuwied: Luchterhand, 1975

RODIN, J.: Managing the stress of aging: The role of Control and coping. In: S. LEVINE & H. URSIN (Hrsg.): Coping and health. New York: Plenum Press, 1980

ROGERS, D.: The psychology of adolescence. New York: Appleton Century Crofts, 1972

ROSENBERG, M.: Society and the adolescent self-image. Princeton, N.J.: Princeton University Press, 1965

ROSENBERG, M. & SIMMONS, R.G.: Black and white self-esteem: The urban school child (Rose Monograph Series). Washington, D.C.: American Sociological Association, 1971

ROSENTHAL, D.A.: Language skills and formal operations. Merrill-Palmer Quarterly, 1979, 25, 133-143

ROSKIES, E. & LAZARUS, R.S.: Coping theory and the teaching of coping skills. In: P.O. DAVIDSON & S.M. DAVIDSON (Hrsg.): Behavioral medicine. New York: Brunner/ Mazel, 1980

RÖSLER, R.S. & KÖHL, R.: Situations- und probandenspezifische Einflüsse bei der Aktualisierung von Bewältigungsstrategien in Belastungssituationen. Zeitschrift für Differentielle und Diagnostische Psychologie, 1981, 2, 107-121

ROSSI, A.S.: Transition to parenthood. Journal of Marriage and the Family, 1968, 30, 26-39

ROTH, H.: Pädagogische Anthropologie, Bd. 1. Hannover: Schroedel, 1969

RUBINSTEIN, S.L.: Sein und Bewußtsein. Berlin: Akademie Verlag, 1977

RUDINGER, G.: Methodologische Überlegungen zur Paradigmendiskussion. In: R.K. SILBEREISEN (Hrsg.): Bericht über die 4. Tagung Entwicklungspsychologie. Berlin, 1980

RUSHTON, J.P.: Altruism, socialization and society. Englewood Cliffs, N.J.:
    Prentice-Hall, 1980

RUTTER, M.: Parent-child separation: Psychological effects on the children. Jour-
    nal of Child Psychology and Psychiatry, 1971, 12, 233-260

RUTTER, M.: Attachment and the development of social relationships. In: M. RUTTER
    (Hrsg.): Scientific foundations of developmental psychiatry. London: William
    Heinemann Books Limited, 1980

RUTTER, M., QUINTON, D. & YULE, W.: Family pathology and disorder in the children.
    London: Wiley, 1976

RUTTER, M., GRAHAM, P., CHADWICK, O. & YULE, W.: Adolescent turmoil: fact or fic-
    tion? Journal of Child Psychology and Psychiatry, 1976, 17, 35-36

SALISBURY, H.E.: Die zerrüttete Gesellschaft. Reinbek: Rowohlt, 1962

SAMEROFF, A.J.: Differences in infant temperament in relation to maternal illness
    and race. Paper presented at the Louisville Temperament Conference. Louisville,
    Kentucky, September, 1978

SCARLETT, G.: Adolescent thinking and the diary of Anne Frank. Psychoanalytic
    Review, 1971, 58, 265-278

SCHAFFER, H.R. & HARGREAVES, D.: Young people in society: A research initiative
    by the SSRC. Bulletin British Psychological Society, 1978, 31, 91-94

SCHAEFER, R.E.: Mathematische Entscheidungstheorie und kognitive Strategien der
    Informationsverarbeitung. In: H. UECKERT & D. RHENIUS (Hrsg.): Komplexe mensch-
    liche Informationsverarbeitung. Wien: Huber, 1979

SCHAIE, K.W.: A general model for the study of developmental problems. Psychologi-
    cal Bulletin, 1965, 64, 92-107

SCHAIE, K.W.: The primary mental abilities in adulthood: An exploration in the
    development of psychometric intelligence. In: P.B. BALTES & O.G. BRIM, Jr.
    (Hrsg.): Life-span development and behavior, Bd. 2. New York: Academic Press,
    1979

SCHAIE, K.W., LABOUVIE, G.V. & BUECH, B.V.: Generational and cohortspecific diffe-
    rences in adult cognitive functioning: A fourteen-year study of independent
    samples. Developmental Psychology, 1973, 9, 151-166

SCHAIE, K.W. & QUAIHAGEN, M.: Aufgaben einer Pädagogischen Psychologie des mitt-
    leren und höheren Lebensalters. In: J. BRANDSTÄDTER, G. REINERT & K. SCHNEEWIND
    (Hrsg.): Pädagogische Psychologie: Probleme und Perspektiven. Stuttgart: Klett-
    Cotta, 1979

SCHELSKY, H.: Die skeptische Generation. Düsseldorf: Diedrichs, 1957

SCHLATTER, G.: Leidensdruck - Versuch einer Konzeptualisierung und Konstruktvali-
    dierung. Unveröffentlichte Diplomarbeit, Gießen, 1981

SCHLOTTKE, P.F. & WETZEL, H.: Psychologische Behandlung von Kindern und Jugendli-
    chen. München: Urban & Schwarzenberg, 1980

SCHMIDT, J.: Analyse des Differentiellen Interessentests. Diplomarbeit, FU Berlin,
    FB 12, 1976

SCHMIED, D.: Fächerwahl, Fachwahlmotive und Schulleistungen in der reformierten
    gymnasialen Oberstufe. Zeitschrift für Pädagogik, 1982, 28, 11-30

SCHMITZ, P.G.: Trends in der entwicklungspsychologischen Forschung. Zeitschrift für Entwicklungspsychologie und Pädagogische Psychologie, 1979, 11, 16-30

SCHNEIRLA, T.C.: The concept of development in comparative psychology. In: D.B. HARRIS (Hrsg.): The concept of development. Minneapolis: University of Minnesota Press, 1957

SCHNEIRLA, T.C.: An evolutionary and developmental theory of biphasic processes underlying approach and withdrawal. In: M.R. JONES (Hrsg.): Nebraska Symposium on Motivation. Lincoln: University of Nebraska Press, 1959

SCHÖNPFLUG, W.: Regulation und Fehlregulation im Verhalten. I und II. Psychologische Beiträge, 1979, 21, 174-202 und 597-621

SCHREIBER, N. & BARTSCH, M.: Beruf und Betriebsausbildung aus der Sicht Auszubildender. Empirische Befunde aus Untersuchungen über Auszubildende in der Bundesrepublik. Arbeitsbericht 16, Konstanz: Universität Konstanz, Zentrum I für Bildungsforschung, 1978

SCHRODER, H.M., DRIVER, M.J. & STREUFERT, S.: Human information processing. New York: Holf & Company, 1967

SCHULZ, D.D.: The changing family. Englewood Cliffs: Prentice Hall, 1972

SCHULZ, P. & SCHÖNPFLUG, W.: Regulatory activity during states of stress. In: H.W. KROHNE & L. LAUX (Hrsg.): Achievement, stress and anxiety. Washington: Hemisphere, 1981

SCHUMACHER, E. & TODT, E.: Beziehungen zwischen Prestigeeinstufungen bei Berufen bzw. Berufstätigkeiten einerseits und prestigeverleihenden Merkmalen andererseits. Eine Untersuchung zur Differentiellen Psychologie der Prestigeeinstufungen durch Gymnasiasten. In: A. SPITZNAGEL & E. TODT (Hrsg.): Beiträge zur Pädagogischen Psychologie der Sekundarstufe. Schriftenreihe der Justus-Liebig-Universität Gießen, Nr. 2, 1976, 308-319

SCHÜTZ, A. & LUCKMANN, T.: Strukturen der Lebenswelt. Neuwied: Luchterhand, 1975

SCRIVEN, M.: Perspective and descriptive approaches to problem solving. In: D.T. TUMA & F. REIF (Hrsg.): Problem solving and education: Issues in teaching and research. Hillsdale, N.J.: Erlbaum, 1980

SEIDMAN, J.: The adolescent. New York: Dryden, 1953

SEIFERT, K.H.: Theorien der Berufswahl und der beruflichen Entwicklung. In: K.H. SEIFERT (Hrsg.): Handbuch der Berufspsychologie. Göttingen: Hogrefe, 1977

SEIFERT, K.W.: Neuere Tendenzen der Berufswahlforschung im deutschsprachigen Bereich. IX. Weltkongreß der AIOSP, Bulletin AIOSP, Bundesanstalt für Arbeit. Nürnberg, 1980

SEIFFGE-KRENKE, I.: Probleme und Ergebnisse der Kreativitätsforschung. Bern: Huber, 1974

SEIFFGE-KRENKE, I.: Handbuch Psychologieunterricht, Band 1 und 2. Düsseldorf: Schwann, 1981

SEIFFGE-KRENKE, I.: Das jugendliche Klientel einer Psychotherapeutischen Institution. Unveröffentlichtes Manuskript. Gießen, 1982 a

SEIFFGE-KRENKE, I.: Einstellungen von Therapeuten zur Psychotherapie mit Jugendlichen. Unveröffentlichtes Manuskript. Gießen, 1982 b

SEIFFGE-KRENKE, I.: Die Funktion des Tagebuchs bei der Bewältigung altersspezifi-
    scher Probleme in der Adoleszenz. In: R. OERTER (Hrsg.): Lernerfahrung und
    Umweltbewältigung im Jugendalter (in Vorbereitung)

SEIFFGE-KRENKE, I. & OLBRICH, E.: Psychosoziale Entwicklung im Jugendalter. In:
    W. WIECZERKOWSKI & H. zur OEVESTE (Hrsg.): Lehrbuch der Entwicklungspsychologie.
    Düsseldorf: Schwann, 1982

SELMAN, R.: A structural approach to the study of developing interpersonal rela-
    tionship concepts: Research with normal and disturbed preadolescent boys. In:
    A. PICK (Hrsg.): Tenth Annual Minnesota Symposium on Child Psychology. Minnea-
    polis: University of Minnesota Press, 1976

SELMAN, R.L.: The growth of interpersonal understanding. New York: Academic Press,
    1980

SELYE, H.: Stress without distress. Philadelphia: Lippincott, 1974

SHAFFER, D.R.: Social and personality development. Monterey, Cal.: Brooks/Cole
    Publishing, 1979

SHANAN, J.: Historical factors as determinants of coping style and morale during
    the middle years. Zeitschrift für Gerontologie, 1975, 2, 87-95

SHELDON, W.H.: The varieties of human physique. New York: Harper, 1940

SHRAUGER, J.S. & SCHOENEMAN, T.J.: Symbolic interactionist view of self-concept:
    Through the looking glass darkly. Psychological Bulletin, 1979, 86, 549-573

SIMMONS, R., ROSENBERG, F. & ROSENBERG, M.: Disturbance in self-image at adoles-
    cence. American Sociological Review, 1973, 38, 553-568

SMART, M. & SMART, R.C.: Adolescents. Developments and relationship. New York:
    Macmillan Company, 1973

SMITH, H.W.: Small group interaction at various ages: Simultaneous talking and
    interruptions of others. Small Group Behavior, 1977, 8, 65-74

SMITH, G.J. & DANIELSON, A.: Depressive tendencies in childhood and adolescence
    as defined by process-oriented experiments. Archiv für Psychologie 1978, 130,
    281-296

SPIVACK, G., PLATT, J.J. & SHURE, M.B.: The problem-solving approach to adjustment.
    San Franzisco: Jossey-Bass, 1976

SPRANGER, E.: Psychologie des Jugendalters. Leipzig: Quelle & Meyer, 1924

STANLEY, J.C.: Rationale of the study of mathematically precocious youth (SMPY)
    during its first years of promoting educational acceleration. In: J.C. STANLEY,
    W.C. GEORGE, C.H. SOLANO (Hrsg.): The gifted and the creative: A fifty-year
    perspective. Baltimore, Maryland: The Johns Hopkins University Press, 1977

STANLEY, J.C., KEATING, D.P. & FOX, L.H. (Hrsg.): Mathematical talent: Discovery,
    description and development. Baltimore, Maryland: The Johns Hopkins University
    Press, 1974

STAUB, E.: Positive social behavior and morality (Bd. 1). New York: Academic Press,
    1978

STEINBERG, L.D. & HILL, J.P.: Patterns of family interaction as a function of age,
    the onset of puberty and formal thinking. Developmental Psychology, 1978, 14,
    683-684

STEWART, A.J.: A longitudinal study of coping styles in self-defining and socially defined woman. Journal of Consulting and Clinical Psychology, 1978, 46, 1079-1084

STONEQUIST, E.V.: The marginal man. New York: Scriber, 1937

STRONG, R.: The adolescent views himself. New York: McGraw-Hill, 1957.

SULLIVAN, H.S.: The collected works of Harry Stack Sullivan, Bd. 1 und 2. New York: Norton, 1949

SULLIVAN, H.S.: The interpersonal theory of psychiatry. New York: Norton, 1953

SUPER, D.E.: The psychology of careers. New York: Harper and Row, 1957

SUPER, D.E., STARISHEWSKY, R., MATLIN, N. & JORDAAN, D.P.: Career development: Self-concept theory. Princeton: College Enfrance Examination Board, 1963

SUPER, D.E. & CRITES, J.O.: Appraising vocational fitness by means of psychological tests. New York: Harper & Row, Publ., Inc., 1962

SUPPES, P. & WARREN, H.: On the generation and classification of defense mechanisms. International Journal of Psychoanalysis, 1975, 56, 405-414

TAPP, J.L. & KOHLBERG, L.: Developing senses of law and legal justice. Journal of Social Issues, 1971, 27, 65-91

TENFELDE, W.: Berufliche Orientierung durch Berufswahlunterricht. Bad Heilbrunn: Klinkhardt, 1978

TERMAN, L.M.: Genetic studies of genius: Mental and physical traits of a thousand gifted children (Bd. 1). Standford, Cal.: Standford University Press, 1925

THIEDEMAN, D.V. & O'HARA, R.P.: Career development: Choice and adjustment. Princeton: College Entrance Examination Board, 1963

THOMAE, H.: Persönlichkeit. Bonn: Bouvier, 1951 (1955)

THOMAE, H.: Über Daseinstechniken sozial auffälliger Jugendlicher. Psychologische Forschung, 1953, 24, 11-33

THOMAE, H.: Das Individuum und seine Welt. Göttingen: Hogrefe, 1968

THOMAE, H.: Ansätze zu einer Theorie der Reifezeit. Vita Humana, 1969, 213-237

THOMAE, H.: Die Bedeutung einer kognitiven Persönlichkeitstheorie für die Theorie des Alterns. Zeitschrift für Gerontologie, 1971, 4, 8-18

THOMAE, H. (Hrsg.): Patterns of aging. Basel: Karger, 1976

THOMAE, H.: Personality and adjustment to aging. In: J.E. BIRREN & R.B. SLOANE (Hrsg.): Handbook of mental health and aging. Englewood Cliffs: Prentice Hall, 1980

THOMAE, H. & LEHR, U.: Conflict and stress-organizers of the life course? In: A. SORENSEN, F. WEINERT & L.R. SHERROD (Hrsg.): Life course research on human development (in Vorbereitung)

THOMAS, A., CHESS, S., BIRCH, H.G., HERTZIG, M. & KORN, S.J.: Behavioral individuality in early childhood. New York: New York University Press, 1963

THOMAS, A., CHESS, S. & BIRCH, H.G.: Temperament and behavior disorders in children. New York: New York University Press, 1968

THOMAS, A., CHESS, S. & BIRCH, H.G.: The origin of personality. Scientific American, 1970, 223, 102-109

THOMAS, A. & CHESS, S.: Temperament and development. New York: Brunner/Mazel, 1977

THOMAS, A. & CHESS, S.: The dynamics of psychological development. New York: Brunner/Mazel, 1980

THOMAS, A. & CHESS, S.: The role of temperament in the contributions of individuals to their development. In: R.M. LERNER & N.A. BUSCH-ROSSNAGEL (Hrsg.): Individuals as producers of their development: A life-span perspective. New York: Academic Press, 1981

THORNBURG, H.D.: Attitude measurement strategies in adolescent research: An evaluation. Adolescence, 1980, 15, 705-713

THORNDIKE, E.L.: The permanence of interest and their relation to abilities. Popular Science Monthly, 1912, 81, 449-456

THORNDIKE, E.L.: Early interests: Their permanence and relation to abilities. School and Society, 1917, 5, 178-179

THORNDIKE, R.M., WEISS, D.J. & DAWIS, R.V.: Canonical correlation of vocational interests and vocational needs. Journal of Counseling Psychology, 1968, 15, 101-106

TOBACH, E.: The methodology of sociobiology from the viewpoint of a comparative psychologist. In: A.L. CAPLAN (Hrsg.): The sociobiology debate. New York: Harper & Row, 1978

TOBACH, E. & SCHNEIRLA, T.C.: The biopsychology of social behavior of animals. In: R.E. COOKE & S. LEVIN (Hrsg.): Biologic basis of peditric practice. New York: McGraw-Hill, 1968

TODT, E. (Hrsg.): Motivation. Heidelberg: Quelle & Meyer, 1977

TODT, E.: Das Interesse. Bern: Huber, 1978

TODT, E.: Geschlechtsrolle und schulisches Lernen. Unterrichtswissenschaft 1979, 7, 101-115

TODT, E.: Entwicklung der Motivation. In: H. HETZER, E. TODT, I. SEIFFGE-KRENKE, R. ARBINGER (Hrsg.): Angewandte Entwicklungspsychologie des Kindes- und Jugendalters. Heidelberg: Quelle & Meyer, 1979

TODT, E. & FRIEDRICH, H.J.: Die Bedeutung der Interessen für die Wahl des Studienfaches. Blickpunkt Hochschuldidaktik 20, Hamburg: Arbeitskreis für Hochschuldidaktik, 1971

TOMASZEWSKI, T.: Tätigkeit und Bewußtsein. Weinheim: Beltz, 1978

TOMASZEWSKI, T.: Struktur, Funktion und Steuerungsmechanismen menschlicher Tätigkeit. In: T. TOMASZEWSKI (Hrsg.): Zur Psychologie der Tätigkeit. Berlin: VEB Deutscher Verlag der Wissenschaften, 1981

TOME, H.R.: Le moi et l'autre dans la conscience de l'adolescence. Paris: Delachanx et Niestle, 1972

TRAUTNER, H.M.: Zusammenhänge zwischen elterlichem Erziehungsstil und Elternzentriertheit bei 10- bis 14jährigen. Zeitschrift für Entwicklungspsychologie und Pädagogische Psychologie, 1972 a, 4, 92-104

TRAUTNER, H.M.: Der Einfluß von Reifen und Lernen auf die Elternzentriertheit von
Mädchen zwischen 10 und 14 Jahren. Zeitschrift für Entwicklungspsychologie und
Pädagogische Psychologie, 1972 b, 4, 92-104

TROWER, P., BRYANT, B. & ARGYLE, M.: Social skills and mental health. London:
Methuen, 1978

TUMA, D.T. & REIF, F. (Hrsg.): Problem solving and education: Issues in teaching
and research. Hillsdale, N.J.: Erlbaum, 1980

TYLER, L.E.: The development of "vocational interests": I: The organization of
likes and dislikes in ten-year-old children. Journal of Genetic Psychology,
1955, 86, 33-44

TYLER, L.E.: The antecedents of two varieties of vocational interests. Genetic
Psychology Monographs, 1964, 70, 177-227

ULLRICH, R. & ULLRICH, R.: Einübung von Selbstvertrauen und sozialer Kompetenz.
München: Pfeiffer, 1976

ULMANN, G.: Kreativität. Weinheim: Beltz, 1968

UNDEUTSCH, U.: Jugendalter. Studienbrief der Fernuniversität Hagen, 1981

VAILLANT, G.: Adaption to life. Boston: Little Brown & Co., 1977

VanLIESHOUT, C.F. & INGRAM, D.J.: Stimulation of social development in school.
Amsterdam: Swets & Zeitlinger, 1977

VIERNSTEIN, M.C. & HOGAN, R.: Parental personality factors and achievement motivation in talented adolescents. Journal of Youth and Adolescence, 1975, 4, 183-
190

VIERNSTEIN, M.C., McGINN, P.V. & HOGAN, R.: The personality correlates of differential verbal and mathematically ability in talented adolescence. Journal of
Youth and Adolescence, 1977, 6, 169-178

VOLPERT, W.: Handlungsstrukturanalyse als Beitrag zur Qualifikationsforschung.
Köln: Pahl-Rugenstein, 1974

VOLPERT, W. (Hrsg.): Beiträge zur psychologischen Handlungstheorie. Bern: Huber,
1980

VOLPERT, W.: Zur Erforschung effektiver innerer Modelle. In: W. HACKER & H. RAUM
(Hrsg.): Optimierung von kognitiven Arbeitsanforderungen. Bern: Huber, 1980

WALLACH, M.A. & KOGAN, N.: Modes of thinking in young children. New York: Holt,
Rinehart & Winston, 1965

WEINER, I.B.: Psychopathology in adolescence. In: J. ADELSON (Hrsg.): Handbook of
adolescent psychology. New York: John Wiley & Sons, 1981

WEIDMAN, J.C., PHELAN, W.T. & SULLIVAN, M.A.: The influence of educational attainment on self-evaluation of competence. Sociology of Education, 1972, 45, 303-
312

WEINER, B. & KUKLA, A.: An attributional analysis of achievement motivation. Journal of Personality and Social Psychology, 1970, 15, 1-20

WEINER, B. & PETER, N.: A cognitive developmental analysis of achievement and
moral judgements. Developmental Psychology, 1973, 9, 290-309

WEINSTOCK, A.R.: Family environment and the development of defense and coping mechanism. Journal of Personality and Social Psychology, 1967, 5, 67-75

WELSH, G.S.: Personality correlates of intelligence and creativity in gifted adolescents. In: J.C. STANLEY, W.W. GEORGE & C.H. SOLAND (Hrsg.): The gifted and the creative: A fifty-year perspective. Baltimore, Maryland: The John Hopkins University Press, 1977

WESTBROOK, M.: A classification of coping behavior, based on multidimensional scaling of similiarity ratings. Journal of Clinical Psychology, 1979, 35, 407-410

WHITE, R.W.: Motivation reconsidered: The concept of competence. Psychological Review, 1959, 66, 297-333

WHITE, R.W.: Strategies of adaption: An attempt at systematic description: In: G.V. COELHO, D.A. HAMBURG & J.E. ADAMS (Hrsg.): Coping and adaption. New York: Basic Books, 1974

WILSON, E.O.: Sociobiology: The new synthesis. Cambridge, Mass.: Harvard University Press, 1975

WISSMANS, L.: Entwicklung von Geschlechtsrollen und Bedingungen der Veränderung von Geschlechtsrollenverhalten im Rahmen des Berufswahlunterrichts. Unveröffentlichte Diplomarbeit, Gießen, 1977

WITTMEYER, H.: Analyse der Interessenstruktur. Unveröffentlichte Diplomarbeit, Gießen, 1979

WUFFEL, de, F.J.: Parent-adolescent interaction and adolescent interpersonal orientation: A research proposal. Unpublished manuscript, Katholieke Universität Nijmegen, 2, 1982

WYLIE, R.C.: The self-concept (Bd. 1). Lincoln: University of Nebraska Press, 1974

WYLIE, R.C.: The self-concept (Bd. 2). Lincoln: University of Nebraska Press, 1979

YANKELOVICH, D.: Generations apart: A study of the generation gap. New York: CBS News, 1969

ZIEHE, Th.: Pubertät und Narzißmus. Frankfurt: Europäische Verlagsanstalt, 1975

ZIELENIEWSKI, J.: Die Leistungsfähigkeit des Handelns. In: K. ALSLEBEN & W. WEHRSTEDT (Hrsg.): Praxeologie. Quickborn: Schnelle, 1966

ZOSCHKE, J.: Coping-Prozesse in der Fokal-Therapie. Unveröffentlichte Diplomarbeit, Bonn, 1980

Ablösung(s) 40, 50 ff, 135, 139, 183,
  200, 355
  -prozeß 50, 272

Abwehr (Defense) 13 ff, 19 ff, 42,
  44, 236, 268, 271, 276, 377
  -mechanismen 12 f, 21, 44, 50 f,
  188, 259, 268 f, 271, 273, 275,
  277, 339, 345 f, 352, 364 f, 377
  -prozesse 19 f, 42, 259 ff, 362

Adoleszenz
  frühe 81, 84, 86, 115, 320, 322,
  324 f, 333 ff, 365, 386
  mittlere 374
  Prä- 61
  späte 53, 56, 115, 139, 320,
  322 ff, 343, 365

Aggression (Aggressivität) 31, 51,
  90, 95, 100, 102, 104 f, 107 f,
  124, 147 f, 269, 271, 282, 305,
  321, 323 f, 326, 355, 377

Alkohol 149, 151 ff, 280, 369, 372,
  377 f
  -konsum 149 ff, 153, 356, 373
  -mißbrauch 355

Altruismus 12, 317, 328

Ambivalenz 36, 51 f, 56, 355

Anforderungen 2, 7, 12, 16, 18, 20,
  22 ff, 26 f, 31, 33 ff, 39, 42, 45 f,
  53, 55, 77 ff, 84 ff, 90, 159 ff, 209,
  211, 217, 219, 221 f, 228 ff, 234,
  236 f, 313, 344, 361, 363
  Ausbildungs- (siehe Ausbildung)
  Berufs- (siehe Beruf)

Angst 51, 66, 113, 124, 313, 339, 347,
  359

Anpassung(s) 1 ff, 49, 55, 64, 66 f,
  77, 82, 84 ff, 92 ff, 100 ff, 112,
  122, 125, 127, 141, 155, 168, 170,
  174, 177, 204 f, 207, 231, 284 f,
  287 f, 293, 324, 346, 350, 354
  -konstruktive/produktive 2 f, 11, 15,
  17 ff, 25 f, 30, 32 ff, 40, 46 f, 49,
  324
  -technik 93

Anspruchsniveau 137, 140 ff

Anstrengung(s) 128, 189 ff, 196, 198,
  207, 379
  -konzept 190, 198, 202

Antizipation 211 f, 219 f

Arbeit(s) 12 ff, 20, 40, 69, 73, 116,
  122, 138 ff, 142 f, 151 f, 180, 188,
  191 f, 194, 198, 202, 205, 207, 219,
  239, 247, 280 ff, 295, 310, 340
  -losigkeit 137 ff, 148, 203, 313,
  -merkmale 220, 222

-struktur 40, 187 ff, 191 f, 194, 196,
  200, 202, 205
  -tätigkeiten 238, 242 f, 248

Attraktivität 76, 81 f
  körperliche 81

Aufgabe(n) 7, 12 f, 22, 24, 194 f, 202,
  206 f, 228, 230, 231 ff, 235, 240 f,
  244, 246 f, 257, 346, 357, 359
  -bewältigung 231, 234

Ausbildung(s) 39, 105, 132, 146, 219 ff,
  223, 238, 243, 250, 252, 289, 310,
  315, 325, 355
  -anforderungen 212, 214, 217 f, 221,
  226
  -berufe 210, 217, 222 f, 242
  -entscheidung 216, 224

Auseinandersetzung 2, 4, 11, 14, 18,
  20, 24, 29, 35 f, 39, 45 f, 89 ff,
  112, 228, 251, 285, 293, 295, 358,
  363
  affektive 230
  handelnde 230
  kognitive 230
  produktive 218

Autonomie 4, 7, 14, 20, 44 f, 54 ff,
  58, 182, 223, 276, 280 f, 283 f,
  291, 308 f, 313, 322 ff, 335 f, 350,
  359 f

Bedürfnis 10, 13, 28, 39, 50 f, 54, 64,
  94 ff, 99 ff, 140, 161 f, 239, 249,
  256, 283, 323, 325, 333, 350 f, 369,
  380 f, 384
  -befriedigung 161 f

Belastung 23 f, 28, 34, 37, 45 f, 57,
  66, 67, 89 ff, 236, 263 f, 359,
  365 f, 376, 384 ff

Beruf(s) 4 f, 42, 75, 93, 96, 105,
  116, 138, 140 ff, 168, 170, 187,
  205 ff, 209 f, 214, 217, 219 ff,
  229, 238, 241 ff, 246 f, 250 f,
  283 f, 292, 297, 310 f, 356
  -anforderungen 212, 214, 217 ff
  -ausbildung 95, 97, 210 f, 213,
  216, 229, 240, 290, 294, 353
  -einstellung 142 f, 155, 204
  -entscheidung 41, 210 ff, 214,
  216, 221, 223 ff
  -erfolg 210, 289
  -interesse 161, 163, 174
  -tätigkeit 55, 116, 139, 246
  -wahl 39, 41, 56, 96 f, 140, 163 ff,
  168, 173, 209, 223, 246, 256, 292,
  313, 327 f

Bewältigung(s) 12, 21 ff, 27, 34, 39,
  41 f, 46, 51, 108, 112, 122 f, 125,
  127, 129, 131 f, 151, 155, 159 ff,
  207, 209 ff, 227 ff, 259 ff, 266 ff,
  275 ff, 298, 354, 356 ff, 362 f, 367,
  379, 383
  -formen 94, 260, 364
  -mechanismus 269, 364, 379
  -prozeß 24 f, 33, 42, 67, 259 ff, 386
  -strategien 27, 45 f, 272, 263 ff,
  367 f, 371, 373, 383 ff

Bewertung(s) 25, 33, 41, 54, 79 f, 82,
  163, 182, 189, 212 ff, 221 ff, 249,
  254, 276 f, 294, 343
  -kriterien 41, 216 ff, 221 f, 224

Beziehung 51, 58, 65, 75 f, 112, 125,
  127, 247 f, 250, 272, 279, 283, 286 f,
  301, 308, 331, 341, 343, 351 f, 365 f,
  376, 379 ff, 384 f
  heterosexuelle 65 f, 337, 351

Bildung 103, 137, 139, 145, 152, 156,
  215, 330

Bildungsniveau
  berufliches 133, 135, 139, 145
  schulisches 133, 135 ff, 140 f, 143,
  145 ff, 150

Bindung 51 f, 58, 129, 182 f, 248,
  280 ff, 284 ff, 293
  elterliche/familiäre 58, 182, 339

Coping 2, 11, 14 ff, 18 ff, 30, 32 f,
  39, 46, 49, 67, 90, 109, 112, 121,
  129, 132, 155, 157, 168, 174, 236,
  260, 268, 270, 276, 285, 354, 361 ff,
  377, 383
  -prozeß 2, 16, 20, 23 ff, 32 f, 35,
  173, 236, 250, 362
  -strategien 365, 368 f, 371 f
  -theorie (siehe Theorie)

Daseinstechnik 29, 33, 37, 93 f, 207

Delegieren (Delegation) 191 f, 194 f,
  197

Delinquent 38, 124, 130

Delinquenz 130 f, 147 f, 155, 280, 287,
  357

Denken 5, 51, 195, 200, 219, 233, 264,
  290, 321, 324 ff, 328 f, 331, 335,
  349
  hypothetisch-deduktives/formales 25,
  75, 195, 200 f, 343 f, 347, 349
  -operationen 5, 18, 25, 34, 195, 200

Depression 74, 90, 100, 102, 104 f,
  107 f, 124, 357 f

Differenzierung 4, 31 f, 40, 163, 180,
  191, 195 f, 202, 234, 254 f, 263,
  283, 301

Disziplinprobleme (siehe Probleme)

Drogen 50 f, 149, 151 ff, 204, 369,
  372, 377 f
  -abhängigkeit 204, 280
  -konsum 39, 62, 131 ff, 356, 373
  -mißbrauch 355

Egozentrismus 42, 44, 335, 338 f,
  342 f, 349, 351, 386

Einstellung 3, 31, 39, 59, 65, 80, 97,
  99, 112, 118, 130 ff, 145, 156, 185,
  205, 254, 282, 289, 294, 295, 298,
  301, 303 f, 307 f, 314 f, 317 ff,
  326 ff, 330 f, 366, 373 f
  berufsbezogene (berufliche) 131 ff
  politische 44, 317 ff
  sexuelle 59, 112, 125, 127, 130

Ektomorphie 80

Eltern 9, 13, 20, 22, 38, 43 f, 46,
  50, 52, 55 ff, 65 f, 75, 77, 95 ff,
  103, 108, 119 ff, 124, 126, 152 ff,
  157, 170, 183, 200, 238, 242, 246,
  248, 263, 272, 282 f, 285 ff, 289 ff,
  297, 299 ff, 308 ff, 312, 314, 326,
  328 ff, 336 ff, 346, 350 f, 355,
  358 ff, 364 ff, 375 ff, 384 ff
  -generation 58, 103, 305 f

Empathie 15, 19, 51, 248, 254, 269,
  328

Endomorphie 80

Entfremdung 57, 60, 202, 338

Entscheidung(s) 4, 39 ff, 121, 123,
  172 f, 210 ff, 219, 221 ff, 329, 343,
  367
  -bedingungen 210, 224
  -konsequenzen 211 f, 214 ff, 220 ff
  -kriterien 210
  -verhalten 41, 209, 211, 222, 224 f

Entwicklung(s)
  -aufgabe 2, 21 ff, 26, 41, 53, 206,
  227 ff, 271, 283, 285, 291, 353 f,
  356 f, 361, 365
  berufliche 210
  Ich- (siehe Ich)
  körperliche 3, 115, 371
  kognitive 25, 75, 195, 342
  psychosexuelle 6, 50, 53
  -reiz 2, 20, 45
  (psycho-)soziale 45, 79, 82, 279 ff

Erwachsene(n) 4 f, 9 f, 19 ff, 30 f,
  39 f, 43 f, 46, 56 ff, 62, 64, 74,
  120, 124, 126, 128, 151, 157, 161,
  180, 182, 199, 204, 249 ff, 257, 288,
  292 f, 297 ff, 307 ff, 311 ff, 318,
  320, 326, 331, 340, 346, 348 f, 356,
  359 f, 368 f, 371, 378 f, 382, 384 f
  -generation (-alter) 4, 43, 69, 74,
  89 f, 94, 131, 155, 228 ff, 236, 250,
  253, 298, 300 ff, 305, 314, 320, 322,
  324, 327, 352 f, 358
  -rolle 5 f, 17, 43, 57, 297 ff
  -status 4, 6, 309 f, 315

Es 15, 345

Familie 7, 42, 44, 50 f, 56 ff, 71, 75,
  82, 120, 129, 137, 151, 168, 182,
  238, 244, 248, 251, 256, 272, 280 ff,
  286, 290, 293 ff, 310, 315, 326,
  335 ff, 350, 360, 367

Fähigkeit 14, 18, 21, 25, 40, 67, 69,
  82, 122, 124 f, 133, 137 ff, 142,
  166, 189 ff, 202, 207, 211, 219, 229,
  232, 234, 250 f, 254 f, 257, 275,
  279 ff, 283 ff, 289, 291, 293, 309,
  318, 324 f, 328, 334 f, 337 f, 343 f,
  346 f, 349, 352
  kognitive 166, 228, 280 f

Fertigkeit 56, 121, 142 f, 211, 220,
  227 ff, 232, 234, 250 f, 254 f, 257,
  333, 335, 337, 339, 356, 363
  interpersonale 335, 338, 346 f, 350 f

Freizeit 244, 248, 283, 375, 386
  -bereich 238, 240, 247

Freund 38, 53, 96 f, 116 f, 119, 121,
  123, 129, 143, 172, 214, 221, 238,
  248, 263, 265, 282 f, 287 f, 310,
  326 ff, 335, 340 f, 345, 251, 358,
  363, 369, 371 ff, 375, 379, 381, 384
  -schaft 65, 116, 248, 280 ff, 284,
  287 f, 293, 345
  -schaftsbeziehungen 45, 282, 287 f

Frustration(s) 90, 157, 271
  -toleranz 223, 345

Funktionalität(s) 42, 259 ff
  -kriterium 42, 260

Gegenstandsbezug 187 f, 195 ff

Generation(s) 9, 36, 43, 57 ff, 75, 96,
  109, 115, 118, 123, 126, 128 f, 250,
  297 ff
  ohne Bindung 10
  ohne Engagement 10
  -kluft (-konflikt) 1, 43, 60, 74, 355
  'me-generation' 11
  skeptische 10
  unauffindbare 10
  zerrüttete 10

Geschlecht(s) 22, 42, 76, 80, 101, 114,
118 f, 122, 124, 129, 133, 151, 154,
161, 163 f, 173, 223, 272, 299, 308 ff,
321, 328 f, 335, 337 f, 341, 349, 365,
373 ff, 384, 385
-identität 162, 271
-rolle 22, 129, 271, 273, 306
-unterschiede (-differenzen) 99, 115,
117, 119, 122, 129, 151, 153, 162 ff,
271, 299, 314, 345, 364, 371, 374,
383

Gesundheit 65, 105, 114, 124, 169 f,
291, 361
psychische 127 f, 285, 361

Gleichaltrige (siehe peers)

Handlung(s) 16, 19, 39 ff, 95, 117, 131,
163, 187, 193, 195 f, 198 f, 206, 233,
255, 259, 262, 266 ff, 275, 277, 309,
323, 344 ff, 347, 353, 363
-alternativen 41, 43, 204, 276
-bereitschaft 41, 211 f, 214, 223
-konsequenzen (-folgen) 23 f, 41,
211 f, 214 f, 219, 222, 224
-möglichkeit 40 f, 204, 206, 211, 215,
230, 233, 251, 256, 270
-niveau 196
-planung 16, 19, 42, 230, 232, 256
-strategie 228
-struktur (-muster) 40, 94, 187 ff,
229, 245, 249
-ziel 233, 236, 247, 256

Hochbegabte 45, 279 ff

Hochbegabung 279 f, 289, 294

Ich 5, 8, 12 ff, 19 f, 33, 43 f, 50,
54, 202, 266, 275, 345
-Entwicklung 14, 54, 262 ff, 275,
277, 351
-Interesse 262, 266 ff, 272 f, 275
-Prozesse 12, 14 f, 18 ff, 269
-Stärke 44, 319, 323 ff, 327

Ideal 53, 90

Identifikation 51, 95, 99 f, 104 ff,
235, 238, 269, 330, 350

Identität(s) 19, 21, 45, 53 f, 60, 75,
90, 162, 208, 249, 280 f, 283 f,
291 ff, 314
-bildung 42, 53, 240, 250, 262
-diffusion 53, 236
-entwicklung 53 f, 200
-krise 1, 36, 54, 61, 128, 284, 355

Idol 13, 50, 90

Individualität 11, 37, 76 ff

Individuation(s) 52, 336
-prozeß 50

Intellektualität (Intellektualisierung)
15, 19, 104 f, 269, 323 f, 345 f

Intelligenz 202, 207, 286 f, 289, 291,
318

Interaktion 8, 18, 20, 24, 28, 35, 46,
64, 75, 77, 84 ff, 103, 105, 193, 198,
237, 239, 268, 272, 281, 295, 326,
333 ff, 339 ff, 346 ff, 360
familiäre 272, 385
interpersonelle 20, 44, 234, 239, 335 f,
338, 350
soziale 44 f, 72, 103, 193, 195, 197 f,
240, 248, 254, 333, 335, 339, 346, 355

Interessen 9, 13, 25, 39, 41, 43, 54, 60,
62, 65 f, 103, 135, 146, 149, 159 ff,
167 f, 170 ff, 177, 180, 197, 212,
214 f, 217 f, 221 f, 224, 230, 250 f,
266 ff, 274, 279, 283, 289 f, 295, 304,
321, 323, 335, 337, 345, 374
-konflikt 268

Intervention(s) 42 f, 85 f, 200, 252, 277
-prinzip 254
-programme 252 f, 255 f
-ziele 240

Intimität 293, 338 f, 351

Jugendbewegung 9 f, 62, 202

Können 41, 212, 214 f, 217 f, 221 f, 224

Körperschema (-bild) 81, 112

Kognition 8, 27, 30, 34, 250
soziale 334

Kohorte(n) 37, 40, 79, 91 f, 96 ff,
101 ff, 106, 109, 139, 147
-effekt 74, 183, 207 f

Kompetenz 26, 39, 42, 177, 234, 247,
250 f, 255, 276, 350, 361, 374
-entwicklung 43, 262, 265, 276

Konflikt 7, 13 f, 19 ff, 24, 31, 34,
36 f, 40, 42, 49, 58, 62, 66, 89 ff,
119, 126, 129, 174, 236, 247, 250,
265 f, 272, 274, 276, 286, 338, 344 f,
350, 352, 355, 358 f, 374, 384
-lösung 43, 276, 362
psychosexueller 13

Konformität 9, 58, 289, 326, 329, 353

Konservatismus 44, 90 f, 305, 319

Kontext
historisch-evolutionärer 75
sozialer 56, 77, 85, 230
soziohistorischer 74
sozioökonomischer 74

Konzeption (vgl. auch Theorie)
  biographisch-deskriptive 27
  biokybernetische 30
  feldtheoretische 30
  handlungstheoretische 41
  kognitive (kognitionspsychologische) 21 f, 33, 41
  psychoanalytische 11, 14, 33
  soziologische 355

Krise 1 ff, 53, 109, 128, 264, 284,
  354 f, 363, 386
  normative 5, 53

Kriterium
  Funktionalitäts- 42, 262, 266
  Wahrheits- 42 f, 261 f, 266 ff, 275

Lebensereignis, kritisches 21, 24 f,
  207, 252, 260 f

Lebensraum (-welt) 30 f, 33, 43, 237,
  241 ff, 248

Leistung 34, 37, 39 f, 45, 56, 93 ff,
  100 ff, 129, 162, 182, 188 ff,
  194 f, 198, 200, 202, 205, 207, 231,
  246, 280 ff, 288 ff, 292 ff, 356,
  370 f, 376

Liberalismus 44, 318 f, 328 ff

Macht 40, 180, 182, 308 f

Menarche 39, 182
  -alter 75, 182

Mesomorphie 80

Moral/Moralität 59, 125, 127, 129 f,
  267, 344
  -entwicklung 264

Moratorium 9, 292
  psychosoziales 53

Motiv 42, 128, 172, 228 f, 232, 234,
  256, 264 f, 269, 283 f, 295, 326,
  328 f, 334, 343, 350

Motivation 161, 164, 232, 253, 283,
  289 f, 326

Negativismus 51 f

Nonkonformität 51

Normen 11 f, 25, 34, 57, 191, 262,
  273 f, 337, 349, 360
  moralische 267 f, 274

Paradigma 2, 35, 235
  kontextualistisch-dialektisches 37, 73
  kontextuelles 37, 70 f
  mechanistisches 37, 69 f, 73
  organismisches 37, 69 f, 73

Peers 11, 13, 20 ff, 25, 31, 44 f, 51,
  54, 57 ff, 75, 80 ff, 113, 118, 154,
  157, 168, 238, 282 f, 287 f, 292, 326,
  328, 331, 335, 337 f, 340, 346, 348,
  356, 358, 366, 370 f, 375, 385
  -Beziehungen 249, 282, 286 ff
  -Gruppe 34, 57, 64, 75, 249, 280 f,
  283, 288, 294 f, 335, 340 f, 351

Persönlichkeit(s) 12, 20 f, 50, 53, 56,
  110, 133, 240, 274, 317 ff, 374, 380
  -dimension 140, 376
  -entwicklung 1, 11, 55, 201, 206, 289,
  320, 351
  -merkmal 20, 60, 85, 133, 135, 320,
  325

Planung 195, 197, 199, 206, 233, 241,
  246 f, 254, 283, 309

Plastizität 12, 70, 72 f

Problem
  Disziplin- 355
  -lösung (-bewältigung) 43, 99, 108,
  129, 157, 231, 233 f, 244, 256 f,
  259 ff, 276 f, 285, 353 ff
  -situation 46, 276, 368, 383

Projektion 15, 269, 271, 273

Pubertät 14, 50, 61, 66, 73, 90, 129,
  228 f, 282, 337, 345

Rationalisierung 15, 19, 267, 269, 346

Reaktion(s)
  evasive 95, 100, 102, 104 f, 107 f
  -formen 37, 94 f, 97 ff, 101 f, 104,
  109 f
  psychosomatische 95, 99 f, 104 f, 107

Regression 13, 15, 19 f, 36, 50 ff, 73,
  191

Reifung 6, 9, 52, 66, 131
  körperliche 131

Rollen 5 f, 22, 27 f, 37, 50, 53 ff,
  62 f, 70, 74, 90, 133, 135, 227, 232,
  237 f, 246 ff, 251, 254, 256 f, 290,
  297, 313 ff, 318, 330, 335, 349, 352,
  360, 362, 373
  -anforderung 55, 236
  -erwartung 101, 336
  -konflikt 182
  -repertoire 54 f
  soziale 42, 237, 250, 238 f
  -übernahme 56
  -verhalten 54, 56, 283, 339

Selbst 8, 54 f, 60, 86, 111 f, 118, 120,
  126, 137, 159, 180, 239, 254, 264,
  268 f, 271, 339, 343, 346, 366 f, 370,
  376 f, 386

-aufmerksamkeit 55, 61, 338, 343,
365 ff, 374, 380
-behauptung 95, 98, 100, 102 ff,
107 f, 251, 273
-bewertung 27, 135, 159, 190
-bewußtsein 292
-bild 18, 38, 40, 42, 46, 54 ff,
60 f, 65, 111 ff, 161, 167, 182 f,
224, 238, 240, 249 f, 284, 291 ff,
367, 370, 376, 384
Familien- 38, 112, 119, 120, 124 f
Körperselbstbild 114, 125, 127
-kontrolle 115, 130, 196, 329
-konzept 6, 8, 31, 39, 41, 60, 81,
112, 131 f, 138, 159 ff, 179 ff,
186, 212, 215, 221 f, 240, 284, 291,
327, 355, 358, 365 ff, 374, 379
-kritik 328
-mord 8, 42, 262 ff, 356
phänomenales 112
problembewältigendes 38, 112, 121 ff,
125
psychologisches 38, 112 ff, 124 f
-reflexivität 162, 263 f, 380
-regulation (-steuerung) 42, 254,
261, 264, 266
sexuelles 38, 112, 119, 125
soziales 38, 112, 116 ff, 125
-ständigkeit (siehe Autonomie)
-vertrauen 44, 56, 121, 157, 224,
283 f, 291 f, 324 f, 367, 370, 376
-verwirklichung 28, 140, 188, 202,
205
-wahrnehmung 43, 159, 180, 249, 254,
381
-wertgefühl 39, 61, 129, 131 ff,
285, 292, 337, 334

Sexualität 38, 59, 119, 126, 129, 280 ff,
293, 345

Soziozentrismus 343

Subkultur 1, 202, 204

Sublimierung 12, 15, 19

Schuld (-gefühl) 21, 51, 117, 271, 274,
371

Schule 9, 39, 52, 55 ff, 77, 95 f, 98,
112 f, 132, 134 f, 137, 140, 144,
147 f, 151, 153 f, 156 f, 163, 168,
170, 183, 190, 200, 205, 238, 240,
243 f, 248, 251, 256, 263, 280 ff,
286, 289, 292, 294 f, 297, 303,
309 f, 312, 315, 335, 340 f, 347 ff,
356, 365, 367, 375, 386

Status 5, 84, 129, 135, 137 ff, 149,
182 ff, 191, 202, 249, 285, 287, 290 f,
293, 301, 309 ff, 313
-unsicherheit 56

Streß 23, 25, 32, 36, 39, 46, 53, 63 f,
132, 231, 236, 263 f, 384
-verarbeitung 23, 25

Störreiz 2, 36 f, 45
-modell 1, 35, 37, 46, 355

Struktur (Schema) 17 f
kognitive 16 f

Sturm- und Drangperiode 1, 89

Tätigkeit(s) 57, 168, 170, 187, 192 f,
198, 205, 229, 234 ff, 254
berufliche 170, 189
-konzept 202

Temperament(s) 36, 83 ff
-typen 83
-unterschiede 37, 83 f

Theorie 8, 11, 23, 30, 32 ff, 41, 49 f,
58, 62 ff, 67, 103, 179, 254, 270,
276, 334, 339
Coping- 22 f, 26, 34
Fokal- 36, 65 ff, 356
des Jugendalters (der Adoleszenz,
Jugend-) 32, 49, 57, 60, 62 ff, 236,
249, 280
kognitive 16, 44, 337
Krisen- 25
neoanalytische 14 ff, 18, 33
psychoanalytische 49 f, 52 f, 57, 64
psychosexuelle 44, 337
sozialpsychologische 44, 337
soziologische 49, 54 f, 57, 64
Streß- 25
Stufen- 65
Sturm- und Drang- (-Modell) 42, 52,
92, 109, 240, 250, 355

Trieb 14, 126, 236, 345

Über-Ich 12, 266

Übergang 4 ff, 21, 25, 30, 35, 38, 43,
45, 64, 131, 297, 298, 315, 353 f,
356, 358 f, 363

Umwelt 5, 16 ff, 28 ff, 35, 37, 39 ff,
54, 74, 77, 99, 126, 133, 148, 151,
161 f, 180, 182, 200 ff, 205 f, 227 f,
231, 233, 235, 237 ff, 247, 250 f, 254,
281, 337, 346, 362 f, 367, 370, 374,
380
-bezug 187 f, 194 f, 199, 201 f, 204,
231
familiäre 238
Organismus-(Person-)Umwelt-Relation
73, 207, 235, 237
soziale 30, 42, 108, 118, 133, 162,
250, 337, 366 f

Unabhängigkeit (siehe Autonomie)

Verarbeitungsprozeß 5 f, 277

Verdrängung 12, 15, 19, 29, 93, 106,
   261, 270, 324, 377
Verhalten(s)
  abweichendes 124, 356
  delinquentes 138, 147, 156
  interpersonales 44, 333 f
  obstruktives 51
  prosoziales 44, 317 f, 324, 328 f
  sexuelles 112
  -stile 45, 83 f, 93, 349

Verwahrlosung 357

Wahrnehmung 16 ff, 25, 41 ff, 56, 154,
   168, 180, 219 f, 233, 241, 248 f,
   260, 298, 300 ff, 307 ff, 311, 314,
   319, 331, 345, 352
  Fremd- 37
  Selbst- (siehe Selbst)

Werte 22, 25, 31, 34, 58 f, 62, 118,
   123, 127, 129 f, 135, 222, 328, 337,
   346
  elterliche 59
  -haltung 215 f, 223
  moralische 118, 323
  -schätzung 40, 180
  -system 22, 25, 215

Zentrifugalität 40, 182 ff

Zentripetalität 40, 182 ff, 186

Zukunft(s) 8, 38, 120, 124, 203, 239,
   291, 295, 297, 309, 313, 370, 375,
   386
  berufliche 205
  -perspektive (-aussichten) 205, 221,
  223

Abroms, K.I. 290
Adams, J.E. 23
Adelman, H. 386
Adelson, J. 14, 59, 60, 63, 277, 336, 354
Adorno, T.W. 319, 321
Aebli, H. 233
Aichhorn, A. 355
Allport, G.W. 35
Ames, C. 190
Ames, R. 190
Anderson, B.G. 231
Anderson, J. 3
Andersson, B.-E. 5, 43, 297, 298, 356, 358, 360
Arbinger, R. 168, 172
Argyle, M. 255
Aschenbrenner, M. 215
Ausubel, D.P. 280
Averill, J. 236, 362
Axelrod, S. 210
Baade, F.E. 25
Bachmann, J.G. 38, 39, 75, 131, 132, 133, 139, 149, 151, 155, 156, 157, 354
Baer, D.J. 355
Bahr, S.J. 360
Bales, R.F. 347
Balint, M. 20
Baltes, M.M. 72
Baltes, P.B. 59, 69, 70, 71, 72, 73, 74, 79, 85, 186, 228, 231, 233
Bandura, A. 26, 58, 76, 89, 236, 359

Barnett, R.C. 161
Barrett, J.H. 231
Bartsch, M. 239, 243, 245
Baumrind, D. 56, 245, 286, 329
Bayley, N. 288
Beck, A.T. 25
Becker, W. 356
Belschner, W. 253
Belsky, J. 76
Bender-Szymanski, D. 5, 41, 166, 173, 209
Bengston, V.L. 59, 75
Berscheid, E. 76, 82
Bigelow, B.J. 287
Bijou, S.J. 76
Birch, H.G. 83
Blanerz, H. 253
Blau, P.M. 210
Block, J. 320
Blos, P. 6, 14, 50, 52, 53, 73, 89, 337, 345, 365
Blücher, V. 10
Boesch, E.E. 240
Bohannon, W. 289, 291, 292
Bondy, C. 10
Borck, J. 25
Bordin, E.S. 160, 174
Bosma, H.A. 284, 292
Bowen, R. 342
Bowerman, C.E. 360
Brackney, B. 81
Brandstädter, J. 230
Braukman, W. 24, 272

Braungart, R.G. 1
Brent, S.B. 75, 85
Brim, O.G. 56, 69, 70, 73, 86, 231
Bronfenbrenner, U. 57, 75, 205, 228, 318
Broughton, J.M. 381
Brown, A.L. 199
Brunkhorst, H. 245
Bryant, B. 255
Buech, B.V. 74
Bühler, Ch. 180
Busch-Rossnagel, N.A. 70, 72, 73, 75, 76, 77, 85
Butters, S. 64
Bynner, J.M. 157
Byrne, D. 91, 93
Cairns, R.S. 360
Campbell, D.T. 72
Caplan, G. 25
Carter, H.D. 160, 173
Chadwick, O. 60
Chess, S. 76, 77, 83, 84
Chihara, T. 81
Clark, L.V. 343, 344
Clark, M. 231
Coelho, G.V. 23
Cohen, J.B. 261
Cole, L. 1, 90
Coleman, J.C. 5, 6, 14, 36, 37, 49, 59, 61, 63, 65, 66, 89, 236, 240, 283, 287, 353, 355, 356, 358, 359, 379

Coleman, J.S. 1
Conger, J.J. 4, 202
Coopersmith, S. 135
Cornelius, S.W. 79
Corrado, S.J. 355
Cramer, P. 345
Cross, P. 255
Culveric, B.R. 343
Czikszentmihalyi, M. 340
Damon, W. 331
Danielson, A. 384
Danish, S.J. 253, 277
Dasen, P.R. 200
Datan, N. 6, 73
D'Augelli, A.R. 277
Daurio, A. 289, 291, 292
Davidson, T.N. 131
Dawis, R.V. 162
DeCharms, R. 253
Degenhardt, A. 182
DeLeon, C.S. 286, 288
DeLoache, J.S. 199
Dietrich, G. 94
Dion, K. 82
Dittmann, F. 230, 234, 252
Dittmann-Kohli, F. 5, 41,
  42, 227, 229, 230, 231,
  233, 235, 239, 240, 241,
  243, 244, 245
Dixon, R.A. 70
Döbert, R. 5, 42, 259, 262,
  264, 272, 273, 277
Doehrman, M.J. 14
Dörner, D. 215, 232
Dorren, D. 351
Douvan, E. 59, 63, 336,
  354
Dreher, E. 194, 195, 196,
  197
Dreher, M. 195, 196
Dreyer, P.H. 4
Driver, M.J. 194, 195
Duck, S.W. 282
Duncan, O.D. 140
Dunkel-Schetter, Ch. 33
Dusek, J.B. 284
Dweck, C.S. 290
Edwards, W. 210
Eisen, M. 180
Eisenberg-Berg, N. 324,
  326, 329
Ekholm, M. 298
Elder, G.H. 54, 55, 57,
  74, 336, 360
Elkind, D. 338, 342, 343
Ellis, A. 25
Engel, M. 60, 61, 179,
  356, 386
Enright, R.D. 343
Eppel, E.M. 63
Eppel, M. 63

Epstein, N.A. 327
Epstein, S. 8, 186, 240
Erikson, H.E. 1, 5, 14, 53,
  54, 76, 90, 91, 206, 231,
  284
Ewert, O. 5, 38, 39, 40
Eye, A. 230
Fahrenberg, J. 366
Feiring, C. 78
Felker, D.W. 190
Ferguson, T.J. 5, 45, 279
Fernandes, P. 83
Filipp, S.-H. 6, 21, 25,
  180, 186, 231, 240, 259,
  272, 355, 365
Fishburn, P.C. 210
Flaake, K. 239
Flaherty, J.F. 284
Flavell, J.H. 73, 199, 200
Folkman, S. 21, 24, 93
Fox, L.H. 291, 292
Francis, D. 252
Freeman, J. 285, 286, 287,
  288, 289, 290, 291, 292,
  294
Frenkel-Brunswik, E. 319
Freud, A. 12, 13, 14, 128,
  259, 345, 355, 377, 386
Freud, S. 11, 12, 126
Friedrich, H.J. 173, 174
Frisk, M. 90
Fritz, J. 252
Fry, P.S. 180
Gallagher, J.J. 290
Gallatin, J.E. 75
Galperin, P.J. 187
Gannon, P. 84
Garbarino, J. 75
Gebelein, H. 168, 172
Gehmacher, E. 240, 255
Gellert, E. 81
George, R. 59
Gerberding, H. 239
Gerdts, U. 215
Gergen, K.J. 135
Gesell, A. 160
Getzels, J.W. 290
Gilligan, C. 337
Gillis, J.R. 7, 9, 11
Ginsberg, S.W. 210
Ginzberg, E. 210, 215
Gleser, G.C. 269, 271, 345
Goehrke, R. 170
Goffman, E. 338, 351
Goldfried, M.R. 22
Gollin, E.S. 290
Gollin, J.B. 228
Gough, H. 324
Graafsma, T.L.G. 284, 292
Graham, P. 60
Green, S. 75

Grinder, R.E. 89, 90, 279
Guardo, C.J. 81
Gunn, B. 161
Günther, M. 243
Gustafson, B. 59
Gustin, J.V. 89
Haan, N. 15, 16, 18, 19, 20,
  93, 260, 270, 276, 319,
  344, 354, 362, 364, 377
Hacker, W. 240
Hackenberg, W. 106
Hall, G.S. 1, 3, 89, 200
Hall, I.N. 90
Hall, S. 62
Hambitzer, M. 91
Hamburg, B. 365, 386
Hamburg, B.A. 257
Hargreaves, D. 64
Harris, J.B. 61
Harter, S. 162
Hartup, W.S. 282, 287, 288,
  358
Haupt, K. 91
Hauser, S.T. 351
Hauser, T. 180
Havighurst, R.J. 4, 21, 22,
  206, 231, 283
Heckhausen, H. 189, 190,
  207, 283
Heiss, J. 135
Hemmer, K.P. 253
Hempel, C.G. 70
Henshaw, D. 362
Herma, J.L. 210
Hertzig, M. 83
Herzberg, J. 355
Hetzer, H. 182, 354, 355
Heusinkveld, H.G. 355
Hill, J.P. 75, 86, 228, 280
Hirnel, N. 362
Hobbs, N. 279
Hoffman, H. 93
Hoffman, L.W. 75
Hogan, R. 289, 291, 292
Holland, J.L. 161, 173,
  210, 215
Hollingshead, A. 5
Holt, G. 59
Hornstein, W. 3, 7, 8, 9,
  10, 229, 238, 359
House, J.S. 35
Howard, K.I. 111, 113, 128
Huber, O. 215
Hübner-Funk, S. 371
Hultsch, D.F. 70, 231
Hunke, W. 356
Huschke, P. 255
Hunt, Mc. V. 161
Iacovetta, R.G. 340, 385
Iannotti, R.J. 351
Ihilevich, D. 269, 271, 345
Ingram, D.J. 255

Inhelder, B. 337
Iwawaki, S. 80, 81
Jacklin, C.N. 162
Jackson, P.W. 290
Jaide, W. 110
James, W. 112
Jefferson, T. 62
Jennings, M. 59
Jersild, A.T. 167
Jessor, S.L. 156, 356
Jessor, T. 356
Johnston, L.D. 131, 132,
    133, 149, 151, 155, 354
Jones, M.C. 82, 288
Jordaan, D.P. 173
Josselyn, I.M. 355
Kagan, J. 69, 70, 73, 86,
    202
Kahl, O. 216
Kahn, R.L. 131
Kaiser, P. 253
Kaminski, G. 228, 237
Kanfer, F.H. 196
Kaplan, H.G. 156
Karabenick, S.A. 81
Karson, M. 75
Katchadourian, H. 75
Katschnig, H. 23, 25
Kaufmann, H. 70
Keating, D.P. 5, 18, 291,
    292, 343, 344
Keil, U. 381
Keniston, K. 4, 202
Kifer, E. 167
Kipnowski, A. 91, 103, 361
Kirsch, W. 240
Kleinbeck, U. 210
Knapp, J.R. 75, 81, 159
Koebe, S. 25
Kogan, N. 290
Kohlberg, L. 162, 163, 277,
    337
Kohli, M. 210
Kohut, H. 11
Korn, S.J. 80, 81, 83, 84
Kossakowski, A. 228, 233
Kraak, B. 210
Kretschmer, E. 3
Kreutz, H. 356
Kris, E. 14
Kroeber, T.C. 15, 260
Kroh, O. 180
Kroszer, L. 351
Krüger, H. 189
Kubie, L.S. 260, 270
Kühl, R. 383
Kuhl, J. 8, 207
Kuhn, D. 70
Kukla, A. 189
Kun, A. 190
Labouvie, G.V. 74

LaGaipa, J.J. 282, 287
Laird, J.D. 180
Langenheder, W. 210
Langlois, J.H. 82
Lapsley, D.K. 343
Larson, R. 340
Launier, R. 23, 90, 236,
    362, 385
Lazarus, R.S. 18, 21, 22,
    23, 24, 26, 29, 32, 90,
    93, 207, 234, 236, 260,
    261, 275, 276, 354, 362,
    364, 379, 383, 384, 385
Lehr, U. 91, 92
Leontjew, A.N. 187, 228
Lerner, J.V. 77, 82, 84,
    85
Lerner, R.M. 6, 36, 37,
    69, 70, 71, 72, 73, 75,
    76, 77, 80, 81, 82, 84,
    85, 280, 283, 288, 356,
    358, 379
Levins, R. 71
Levinson, D.H. 319
Lewin, K. 1, 30, 31, 33,
    237, 249
Lewinsky-Auerbach, B. 384
Lewis, M. 78, 288
Lewontin, R.C. 71
Lind, G. 166, 173, 174
Lindenlaub, S. 210
Lipsitt, L.P. 186, 228,
    231
Livson, N. 73
Loevinger, J. 263, 277
Löschenkohl, E. 356
Lompscher, J. 228, 233
Luck, P.W. 135
Luckman, T. 237
Maccoby, E.E. 162, 286,
    287
Mahoney, M.J. 25, 255, 256
Manaster, G.J. 6, 230
Marcia, J.E. 284, 292
Martin, J.C. 271, 364, 383
Marx, K. 202
Masterson, J.F. 128
Matlin, N. 173
Matteson, D.R. 284
Mayer, E. 239
McCall, G.J. 237
McClelland, D.C. 253, 255,
    283
McCandless, B.R. 283
McGinn, P.V. 289, 291, 292
Meacham, J.A. 71
Mead, M. 126, 359
Mednick, M.T. 131
Mehrabian, A. 327
Meichenbaum, D. 23, 25, 26,
    255, 362

Meisels, M. 75, 81
Merelman, R.M. 277
Meyer, W.-U. 190
Meyerson, S. 89
Mika, S. 235
Mischel, H.N. 240
Mischel, W. 228, 240
Möller, F. 229, 241, 243,
    244, 245
Mönks, F.J. 5, 45, 204, 228,
    279, 280, 355, 370
Monge, R.H. 60, 180
Montada, L. 16, 353, 356
Montemayor, R. 180, 341
Moos, R.H. 21
Moriarty, A.E. 23, 90, 91,
    345, 352
Morris, M. 355
Mosher, R.L. 252
Mullener, N. 180
Murphy, L.B. 23
Mulot, C.M. 168
Mussen, P.H. 5, 44, 82, 202,
    317, 324, 326, 329
Nesselroade, J.R. 59, 72,
    74, 84
Nesswetha, W. 99
Neugarten, B.L. 6
Newman, B. 333, 347, 348,
    356
Newman, B.M. 5, 21, 44
Newman, P. 21, 339, 347,
    348, 356
Nicholls, J.G. 190
Niemi, R. 59
Notestine, E.B. 355
Nowicki, B. 168
Nowak, C.A. 253
Nugent, F.A. 166, 167, 174
Nunner-Winkler, G. 5, 42,
    259, 262, 264, 272, 273,
    277
O'Connell, A.N. 90
O'Dell, N. 351
Oden, M. 285, 286, 288, 289,
    291, 292, 294
Oerter, R. 6, 40, 187, 194,
    195, 196, 228, 229, 230,
    240, 280, 353, 356
Offer, D. 5, 38, 39, 58,
    111, 112, 113, 125, 127,
    128, 129, 130, 180, 236,
    354, 355, 357, 358, 365,
    366, 371
Offer, J. 58, 111, 180, 236,
    354, 357
O'Hara, R.P. 210
Olbrich, E. 1, 21, 25, 236,
    353, 355
O'Malley, P.M. 131, 132,
    133, 139, 149, 151, 155,
    157, 354

O'Neil, R.P. 277
Opton, E. 236, 362
Orlos, J.B. 81
Osgood, C.E. 180, 298
Ostrov, E. 111, 113, 128
Overton, W.F. 70, 71
Pabst, N. 204
Padin, M.A. 81
Palermo, M. 84
Park, R.E. 31
Parsons, J.E. 190
Patalon, P. 168
Pearlin, L.I. 234, 362, 363, 384, 385
Pepper, S.C. 70
Peskin, H. 73
Peter, N. 186, 190
Petersen, A.C. 3, 6, 111, 180
Petri, H. 357
Phelan, W.T. 135
Piaget, J. 5, 16, 17, 25, 73, 189, 195, 200, 208, 331, 335, 337, 342
Piers, E.V. 61
Platt, J.J. 255
Plemons, J.K. 231
Pool, K.B. 80
Powell, N. 360
Prechtl, M. 189, 190
Prescott, S. 340
Pringle, M.L. 286, 291
Prior, H. 255
Prystaf, G. 32, 236, 365
Purkey, W.W. 135
Quaihagen, M. 253
Quekelberghe, R. 25
Quinton, D. 285
Redmoore, C. 277
Reese, H.W. 70, 73, 186, 228, 231
Rehage, K.J. 4
Reif, F. 232, 256
Reinert, G. 230, 253
Reither, F. 215, 232
Remschmidt, H. 357
Reuling, J. 239
Richardson, S.A. 82
Riegel, K.F. 71, 73
Ries, H. 210
Riesman, D. 10
Robinsohn, S.B. 253
Robinson, S. 279
Rodin, J. 364
Rogers, D. 3
Rosenberg, F. 342, 383
Rosenberg, M. 55, 61, 135, 342, 383
Rosenblum, M.A. 288
Rosenthal, D.A. 347
Roskies, E. 23, 26, 234, 236, 364, 383

Rösler, R.S. 383
Rossi, A.S. 21
Roth, H. 4
Rubinstein, S.L. 187
Ruble, D.N. 190
Rudinger, D. 208
Rushton, J.P. 319, 324, 328
Rutter, M. 60, 282, 285, 286, 357, 358
Ryff, C.D. 231
Salisbury, H.E. 10
Sameroff, A.J. 84
Sanford, R.N. 319
Scarlett, G. 359
Schaefer, R.E. 215
Schaffer, H.R. 64
Schaie, K.W. 74, 253
Schefold, W. 229, 238
Schelsky, H. 10, 89
Schlatter, G. 381
Schlottke, P.F. 361
Schmeiser, G. 229, 238
Schmidt, J. 163
Schmied, D. 172
Schmitz, P.G. 354, 366
Schneewind, K.A. 230
Schneirla, T.C. 71, 72, 76, 77
Schoeneman, T.J. 289
Schönpflug, W. 30, 362
Schooler, C. 234, 362, 363, 384, 385
Schreiber, N. 229, 239, 241, 243, 244, 245
Schroder, H.M. 194, 195
Schroeder, C. 80, 81
Schulz, D.D. 362
Schumacher, E. 161
Schumm, W. 239
Schütz, A. 237
Scriven, M. 230, 232, 233
Seidman, J. 5
Seifert, K.H. 216
Seifert, K.W. 216
Seiffge-Krenke, I. 252, 353, 355, 357, 359, 361
Seitz, H. 168, 172
Selg, H. 366
Selman, R. 263, 277, 282, 344
Selye, H. 22
Shaffer, D.R. 286, 287
Shanan, J. 110
Shapiro, R.C. 180
Sheldon, W.H. 80
Shrauger, J.S. 289
Shukla, D.G. 343
Shure, M.B. 255
Simmons, J.L. 237

Simmons, R. 61, 135, 342, 386
Skinner, E.A. 73
Smart, M. 1, 356
Smart, R.C. 1, 356
Smith, G.J. 384
Smith, H.W. 347
Smyer, M.A. 253
Sorell, G.T. 73
Spanier, G.B. 75, 76, 280, 283
Spiro, A. 81, 84
Spivack, G. 255
Spranger, E. 180, 200, 284
Sprinthall, N.A. 252
Stackebrandt, J. 229, 238
Stanley, J.C. 283, 289, 291, 292
Starishewsky, R. 173
Staub, E. 324, 328
Steinberg, L.D. 75
Stephan, C.W. 82
Stewart, A.J. 364, 384
Stonequist, E.V. 31
Strong, R. 3, 159
Streufert, S. 194, 195
Stuart, J.L. 81
Suci, G.H. 180
Sullivan, H.S. 14, 338
Sullivan, L.B. 326
Sullivan, M.A. 135
Super, D.E. 173, 210, 215
Suppes, P. 277
Tannenbaum, P.H. 180
Tapp, J.L. 277
Tasch, R.J. 167
Taylor, B. 3
Tenfelde, W. 216
Terman, L.M. 285, 286, 287, 289, 292
Thiedeman, D.V. 210
Thomae, H. 1, 6, 27, 28, 29, 33, 35, 36, 37, 89, 91, 92, 93, 110, 206, 207, 355
Thomas, A. 76, 77, 83, 84
Thornburg, H.D. 386
Thorndike, E.L. 162, 166, 174
Tobach, E. 71, 72
Todt, E. 5, 38, 39, 159, 161, 162, 163, 164, 168, 172, 173, 174
Tomaszewski, T. 235, 236
Tome, H.R. 60
Toussieng, P.W. 90, 346, 352
Trautner, H.M. 186, 355
Troll, L. 75
Trower, P. 255
Tuma, D.T. 232, 256
Turiel, E. 331

Tversky, A. 210
Tyler, L.E. 167
Ulmann, G. 359
Undeutsch, U. 3, 4
Vaillant, G. 12, 90, 352
VanKomen, R. 341
VanLieshout, C.F. 255
Varenhorst, B.B. 257
Venning, J. 81
Viernstein, M.C. 289, 291, 292
Volpert, W. 216, 240, 255
Wallach, M.A. 290
Walster, E. 76, 82
Warren, H. 277
Weidman, J.C. 135
Weiner, B. 189, 190, 358, 386
Weinstock, A.R. 364
Weiss, D.J. 162
Wellmann, H.M. 199
Welsh, G.S. 290

Wessler, R. 277
Westbrook, M. 365, 369, 372, 373, 377, 383
Wetzel, H. 361
White, R.W. 161, 236, 362
Winter, D.G. 253, 255
Wilson, E.H. 160
Wilson, E.O. 72
Wirtanen, I.D. 75
Wissmans, L. 164
Wittmeyer, H. 166
Woodcock, M. 252
Worthmann, C.B. 33
Wuffel, de, F.J. 285
Wylie, R.C. 156, 159, 179
Yankelovich, D. 202
Yule, W. 60, 285
Ziehe, Th. 11
Zieleniewski, J. 234
Zimmer, J. 253
Zoschke, J. 19, 20, 25, 34
Zumvenne, G. 25

Interaktion
in der Familie

Herausgeber: **E. J. Brunner**

1984. 4 Abbildungen, 12 Tabellen. XIV, 320 Seiten
DM 44,–
ISBN 3-540-13031-4

Dieses Buch informiert in verständlicher Form über die Methoden der Erfassung von Familieninteraktion zum Zweck der Beratung und der Intervention bei Familien. Das familientherapeutische Konzept wird vorgestellt, seine methodologischen Grundlagen diskutiert sowie das Spektrum familiendiagnostischer Vorgehensweisen und einzelne Verfahren (der Erfassung von Familieninteraktion) ausführlich erörtert.
Ziel des Buches ist es, praktizierende Familientherapeuten, Psychologen und Ärzte, Pädagogen und Soziologen, die mit Familien zu tun haben, mit dem Spektrum möglicher Analysemethoden vertraut zu machen, ihnen eine gründliche und umfassende Einführung in die Grundlagen und Methoden der Interaktionsanalyse von Familien zu geben und ihnen verschiedene Verfahren sowie deren Möglichkeiten und Grenzen vorzustellen.

Familientherapie und
Familienforschung

Herausgeber: **O. Bach, M. Scholz**
Mit Beiträgen zahlreicher Fachwissenschaftler

2. Auflage. 1982. 32 Abbildungen. 168 Seiten
DM 28,–
ISBN 3-211-95803-7

Bei einer Reihe psychopathologischer Syndrome spielen Störungen der Familienbeziehungen eine erhebliche Rolle. Aus diesem Grund hat sich die Psychiatrie in den letzten Jahrzehnten diesen Fragen mehr und mehr zugewendet. Die Autoren dieses Bandes gehen von einem einheitlichen theoretischen Standpunkt aus und geben eine in hohem Maße praxisrelevante Darstellung, die für gewisse Krankheitsgruppen, wie Suchten, endogene Psychosen und Neurosen, einen wichtigen therapeutischen Ansatz umreißt.

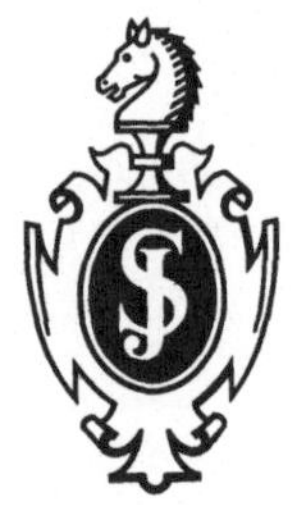

Springer -Verlag
Berlin
Heidelberg
New York
Tokyo